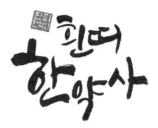

흰띠 한약사

입문 편

흰 띠 한약사 _ 입문 편

펴 낸 날 2014년 5월 15일

지 은 이   이 혁
펴 낸 이   최지숙
편집주간   이기성
편집팀장   이윤숙
기획편집   윤은지, 김송진, 주민경
표지디자인 신성일
책임마케팅 임경수
펴 낸 곳   도서출판 생각나눔
출판등록   제 2008-000008호
주   소   경기도 고양시 덕양구 화중로 130번길 24, 한마음프라자 402호
전   화   031-964-2700
팩   스   031-964-2774
홈페이지   www.생각나눔.kr
이 메 일   webmaster@think-book.com

• 책값은 표지 뒷면에 표기되어 있습니다.
  ISBN 978-89-6489-281-7   14510
  세 트 978-89-6489-270-1   14510

• 이 도서의 국립중앙도서관 출판 시 도서목록(CIP)은 서지정보유통지원시스템 홈페이지
  (http://seoji.nl.go.kr)와 국가자료공동목록시스템(http://www.nl.go.kr/kolisnet)에서
  이용하실 수 있습니다(CIP제어번호: CIP2014011978).

입문 편

흰띠 한약사

흰띠
한약사

흰띠
한약사

…와 가족의 소중한 건강,
…스로 지켜나가고 싶은 당신의 인연서

| 이 혁 지음 |

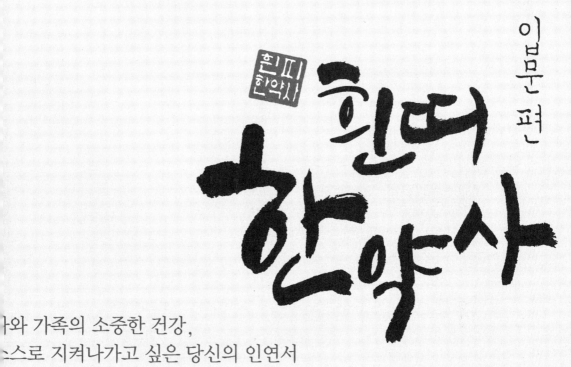

생각나눔

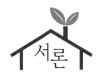

서론

사람의 인연(因緣)이란 우연이 아니듯,
우리에게 책이란 것도 사람의 인연과 같습니다.

우리가 인연으로 만난 사람 중에는 짜증 나서 보기 싫은 사람이 있고, 별 의미
없이 그저 그런 사람도 있습니다.
반대로, 만나면 즐거운 사람이 있으며 매일 보고 싶은 사람도 있습니다.
여러분은 삶이 힘들 때, 위로받을 수 있는 향기로운 인연이 있으신지요?
향기로운 인연을 가진 사람은 참 행복한 사람 아닐까요?

책의 인연이란 것도 위와 마찬가지입니다.
수박 껍데기 같은 책이 있는 반면, 책 커버 고이 씌워 두고두고 보고 싶은 책이
있습니다. 삶이 힘들 때, 위로받을 수 있는 향기로운 책!
『흰 띠 한약사』는 한약 전문서이지만, 당신에게 향기로운 책이 되고자 합니다. 고
요한 새벽 4시 성스러운 시간, 한약을 공부하는 여러분에게 선택받는 책이 되고 싶
습니다. 한약의 진정한 향기를 맡고 싶을 때, 손길이 닿는 책이었으면 합니다.

책이란 것도 인연처럼 연(緣)이 닿아야 그 사람과 만날 수 있는 것이니, 이 책과
연(緣)이 된 당신에게, 『흰 띠 한약사』가 향기로운 만남이 되길 기원합니다.

하고 싶은 말들 많지만, 뒤에 시간은 많으니까요, 천천히 교감해 나갈까요?

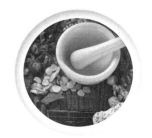

이 책을 읽을 필요가 없는 사람

1. 한의학이 비과학적인 구시대 유물이라 생각하는 사람

이런 사람은 한약 공부가 힘들 수 있습니다.

한의학의 내용을 이해할 수 있는 마음의 공간이랄까요? 한약이란 강력한 무기를 받아들일 마음의 공간이 부족한 경우입니다. 공부하면 그저 시간 낭비입니다.

2. 약을 최대한 싼 가격으로 복용하려는 사람

이 책은 한의학에 대해 수박 겉핥기식으로 접근하는 것을 부정합니다.

주변에 효험 있는 약초, 처방이 소개된 간편한 책은 많이 있습니다.

몸이 아픈 원인 파악에 노력하기보다는, 어디에 좋다는 약초와 처방들을 알아보고, 싼 가격에 효과를 보려는 사람은 그런 간편한 책을 선택함이 이 책보다 수월할 것입니다.

3. 단번에 비방과 병을 고칠 비법을 알고 싶은 사람

선무당이 되어 주변 사람에게 피해를 줄 수 있는 사람입니다.

이 책을 읽다가 포기할 것이니 읽어도 시간 낭비일 것입니다.

왜냐하면, 시중에 광고하는 명방이나 비방이란 개념은 존재하지 않기 때문입니다.

드라마처럼 맥 한번 보고 병의 원인을 단숨에 알아내는 특별한 비법도 없습니다.

모든 분야가 정성과 시간이 필요하듯, 한약 공부도 절대 단기간에 이룰 수 없답니다.

이 책을 읽어야 하는 사람

1. 자신의 몸을 알고, 자신에 몸의 주인공이 되고 싶은 사람

내 몸의 건강을 결정하는 사람은 의약학을 전공한 사람들이 아닙니다. 여러분 몸의 주인공은 바로 당신이 되어야 합니다.

자기 몸의 불균형을 이해하고 조화롭고 건강한 몸과 마음으로 살아가고 싶은 분께는 이 책이 큰 도움을 줄 것입니다.

2. 자신의 노력으로 가족의 건강을 지키고 싶은 사람

질병과 아픔의 고통 앞에서 두려움을 극복하고 싶은 사람,

내 아들, 내 딸이 아플 때 원인도 모르고 초조하게 병원대기실에서 기다리기 싫은 사람, 나와 가족의 건강을 자신 있게 지켜나가고 싶은 사람에게는 이 책이 도움을 줄 것입니다.

3. 한약 공부를 전공하는 사람

한약을 전공하는 후배님들에게는 공부의 시작을 조금이나마 쉽게 하는데 도움을 주고 실력향상의 시간도 좀 더 단축할 수 있도록 목표하였습니다.

4. 평소 한의학이나 한약에 관심이 있어 공부를 해보고 싶었던 사람

한의학을 모르는 사람이 『동의보감』을 읽는다고 몸을 알고 병을 치료할 수 있을까요? 어려운 한의학책들은 이해가 안 되고, 어떻게 시작해야 할지 모르는 분들, 스타트만 도와준다면 그다음부터는 스스로 공부해보고 싶은 자신감이 있는 사람.

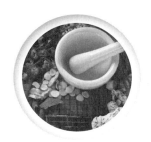

위 중 한 가지라도 포함되는 사람은 이 책이 도움이 될 것입니다.

『흰 띠 한약사』시리즈는 한약전공자를 위한 책이지만, 한약에 관심 있는 분들도 노력하면 쉽게 이해할 수 있도록 목표한 책입니다. 그러나 소설책처럼 가볍고 쉽지는 않습니다. 또한, 중간마다 어려운 과정이 있어서 도중에 포기하고 싶은 순간도 있을 것입니다. 하지만 한의학에 관심 있는 분이 매일 한 시간만이라도 집중해서 공부하신다면 2~3년 뒤에는 한약사, 한의사 같은 한약전공자 수준이 되실 것을 믿어 의심치 않습니다.

어떻습니까?

이 정도 노력으로 병을 치료할 수 있는 한약이란 큰 무기를 얻을 수 있다면,

충분한 메리트가 있지 않나요? 인생의 가장 큰 무기를 지녀보세요.

시작이 반이라고 했습니다.

당신과 가족의 건강은 스스로 지켜나가시기 바랍니다.

2014년 4월

이 혁

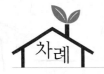

차례

제1장 한약 공부의 입문

1 한약 공부의 시작 1

한약 공부의 시작 · 14 | 한약이란 · 20 | 한약 공부란? · 24 |
상대성의 학문 · 29 | 직관의 학문 · 32 | 이해의 영역 · 34

2 한약 공부의 시작 2

천인상응(天人相應) · 37 | 연기(緣起) · 41 | 비방이란? · 45 | 본초가 뭐지? · 49 |
방제가 뭐지? · 52

3 병에 대하여

병의 원인 · 56 | 병의 원인 분류 · 59 | 병의 원인 예 · 62 |
외인(外因) · 66 | 내인(內因) 1 · 70 | 내인 2 · 73 | 불내외인 · 77

4 음양오행

음양이란 1 · 80 | 음양이란 2 · 84 | 우리 몸의 음양 · 86 | 오행이란 · 91 |
오행의 특징 · 94 | 오행 상생상극 1 · 98 | 오행 상생상극 2 · 100

5 본초, 방제의 첫걸음

귀경(歸經) · 105 | 포제(炮製) · 108 | 녹차와 마테차 · 114 | 보약이란 · 117

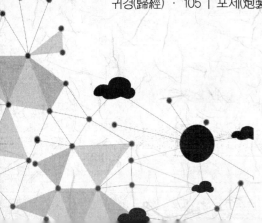

제2장 생리학·병리학

1 한방에서의 우리 몸

　오장(五臟) · 122 | 육부(六腑) · 125 | 정신(精神) · 129 | 기(氣) · 134 |
　혈(血), 진액(津液) · 138

2 오장의 소개

　간(肝) · 142 | 심(心) · 147 | 비(脾) · 151 | 폐(肺) · 155 | 신장(腎臟) · 158

3 육부의 소개

　담(膽) · 162 | 소장(小腸) · 165 | 위(胃) · 169 | 대장(大腸) · 175 |
　방광(膀胱), 삼초(三焦) · 180

4 장부관계

　오장육부 표리관계 · 183 | 수화지교(水火之交) · 188 | 기항지부(奇恒之府) · 193 |
　골(骨), 수(髓) · 197

5 병리학

　건강 욕심 · 201 | 아기의 병을 보며 · 205 | 변증열(變蒸熱) · 210 |
　후두염 · 214 | 병을 찾아서 · 220 | 병의 원인 · 226

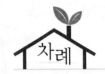
차례

제3장 본초학

1 본초공부 첫걸음

본초의 성질 · 234 | 한열온냉(寒熱溫冷) · 240 | 오미(五味) · 244 |
귀경(歸經) · 248 | 포제 · 253

2 본초 특성

동물, 광물 · 259 | 잎, 줄기 · 264 | 뿌리, 꽃, 과실, 종자 · 268 |
승강부침(升降浮沈) · 272 | 자연 그대로의 힘 · 279

3 본초이야기

인삼(人蔘) · 282 | 녹용(鹿茸) · 286 | 대조(大棗) 1 · 290 |
아이들 처방 · 294

4 본초학 단어공부

단어공부 1 · 302 | 단어공부 2 · 307 | 단어공부 3 · 312 |
단어공부 4 · 319 | 단어공부 5 · 324 | 단어공부 6 · 328 |
단어공부 7 · 333

5 본초의 방제

본초의 배합 · 336 | 본초에서 방제로 1 · 342 | 본초에서 방제로 2 · 347 |
본초에서 방제로 3 · 351 | 세균, 바이러스 · 355 | 대조 2 · 361

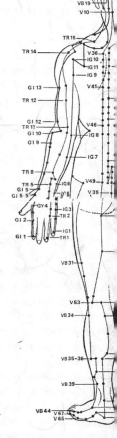

제4장 방제학

1 처방공부 첫걸음

한약처방의 목표 · 366 | 처방의 구성 1 · 371 | 처방의 구성 2 · 375 |
비싼 약 · 382

2 용약의 기본

이법방약(理法方藥) · 385 | 팔강(八綱) 1 · 391 | 팔강 2 · 396 |
팔법(八法) 1 · 401 | 팔법 2 · 407

3 처방의 분류

처방분류 · 413 | 처방분류 2 · 417 | 처방분류 3 · 421 | 처방분류 4 · 425 |
처방분류 5 · 430 | 처방의 변화 1 · 434 | 처방의 변화 2 · 438

4 방제학 단어공부

단어공부 1 · 442 | 단어공부 2 · 447 | 단어공부 3 · 453 |
단어공부 4 · 459 | 성장탕이란 · 464

5 방제의 응용

처방은 얼마나 많을까? · 469 | 처방응용 1 · 475 | 처방응용 2 · 481 |
처방예 · 486 | 방제 편 마무리 · 489

제5장 입문 편 마무리

1 음양오행과 한약

　음양 1 · 496 | 음양 2 · 500 | 음양 3 · 504 | 오행 1 · 510 |
　오행 2 · 517

2 오장과 오행

　오장주관 1 · 521 | 오장 주관 2 · 526 | 오장 주관 3 · 532 |
　오장주관 4 · 539 | 오장주관 5 · 543

3 병과의 대화

　망문문절(望聞問切) · 549 | '증'이란 · 555 | '증(證)'의 중요성 · 558 |
　변증론치(辨證論治) 1 · 563 | 변증론치(辨證論治) 2 · 566 |
　변증의 구분 1 · 570 | 변증의 구분 2 · 574

4 한약에 대한 질문

　임신 한약 1 · 577 | 임신 한약 2 · 582 | 임신오저 · 586 | 아이 한약 · 592 |
　한약은 간에 해롭다 · 595 | 한약은 효과가 느리다 · 600

5 입문 편 마무리

　동물 한약 · 604 | 처방 변화의 원리 · 607 | 1권을 마무리하며 · 611 |
　2권을 맞이하며 · 614

제1장
한약 공부의 입문

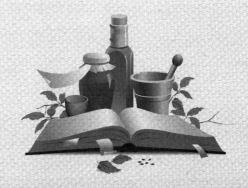

1. 한약 공부의 시작 1

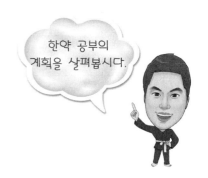

한약 공부의
계획을 살펴봅시다.

:: 한약 공부의 시작

흰 띠 한약사는 '자기 몸을 스스로 지킬 수 있는 사람'을 목표로 합니다.

흰 띠 한약사란 제목의 의미는, 도전의 상징인 흰띠를 매고 건강하고 행복한 삶을 위해 스스로 육체의 주인공이 되자는 노력의 상징입니다. 우리 인생에 가장 중요한 부분을 차지하는 육체와 건강! 육체를 가진 생명에게 노화는 피할 수 없는 숙명입니다.

그래서 병(病)이란 것 역시 우리가 피할 수 없는 인생의 과제와 같습니다.

우리의 몸도 사용하다 보면 휴대폰같이 고장이 나고 의류처럼 수선을 요하게 되는 경우가 빈번히 발생합니다. 그러나 우리의 몸은 휴대폰이나 의류와는 다릅니다. 옷이나 휴대폰은 전문가에게 그냥 내맡길 수 있습니다만, 우리의 육체를 남에게 그렇게 쉽게 맡기기에는 그 가치가 너무나 큽니다. 육체의 건강상태는 자기 인생과 온 가족의 행복을 좌지우지하기 때문입니다. 허나 몸에 병이 발생하면, 내몸에 왜 병이 왔고, 어디가 문제인지도 모른 채, 전문가에게 그냥 의지해버리고 그저 병원에서 알아서 해주겠지 생각하며 안도합니다.

이 세상의 많은 영역 중 자신이 주인공이 되어야 할 핵심 영역이 무엇입니까?

공인중개사 시험이 열풍인 걸 보면 부동산중개업이 인생의 핵심 영역일까요?

국민 한 명 한 명이 주인공이 되어야 할 분야는 바로 몸의 병을 치료하는 의약학과 사회적 병을 치료하는 법학이라 생각합니다. 하지만 이 두 영역은 대중이 접근하기에는 너무나 벽이 높습니다. 그들만의 영역입니다. 물론, 그 내용이 너무 어려워 전문가에게 맡기는 것이 상책이라 생각하기 쉽습니다. 그러나 병원에 가서 수술하고, 약을 복용하더라도 의사, 약사 등 전문인들과 자기 몸에 관해 의견을 나눌 수 있으며, 수술, 입원의 판단도 자신이 할 수 있는 실력이 있어야 할 것입니다. 왜냐하면요, 전문가들이 환자를 자기 몸처럼 잘 치료하기 위해 항상 노력합니다만, 살면서 수시로 아픈 사람들 모두를 자기 가족 치료하듯이 세밀히 체크할 시간적 여유가 없습니다.

그래서 자기 몸과 가족 건강은 스스로 판단할 수 있는 실력이 있어야 합니다.

흰 띠 한약사의 목적은 일반인들이 대학에 입학하지 않아도 스스로 한약사·한의사처럼 한약의 전문가가 될 수 있도록 목표로 하였습니다.

한약의 입문과정부터 약을 처방하는 과정까지 자연스럽게 습득할 수 있도록 구성하였습니다. 괜히 이 책이 섣부른 한약전문가만 양성하지 않을까, 오히려 독이 될까 걱정이 됩니다. 하지만 시중에는 이미 어디에 효험있는 약초다, 비방이다 광고하며 수박 겉핥기식의 책들을 남발하고 있습니다. 즉, 진짜 독이 될 만한 정보와 책들은 많습니다. 그래서 근본을 이해한 공부가 더욱더 필요합니다.

생로병사 고독한 인생길에서 한약이라는 강력한 무기를 습득할 수 있게 된 여러분의 지금 선택은, 뒷날 누구보다도 인생을 행복하고 건강하게 살아갈 기회였음을 분명히 알게 되실 겁니다. 그럼 본론으로 들어가, 한약 공부를 어떻게 해야 할지 살펴봅니다.

『흰 띠 한약사』는 입문 편부터 시작하여 병의 치료를 공부하는 질병 편까지 구성되었습니다.

1부는 입문 편으로 한약 공부의 입문 과정입니다.

한약 공부를 위한 기초를 만드는 중요한 과정이 됩니다. 한의학 비전공자에게 더욱 중요한 시간입니다. 태권도장에 가면 흰 띠를 매고 앞서기, 기마자세, 무도인의 정신을 배우는 것과 같습니다. 집을 건축하기 전 최고의 설계도를 그려나가는 과정으로 건물을 세우기 전 땅바닥과 철골의 구조부터 제대로 세우는 것입니다. 이렇게 한약 공부란 어떠한 학문인지 느껴보는 시간과 더불어 약초나 처방, 병의 원인 등에 대한 기본 개념을 공부하는 중요한 과정이 되겠습니다. 비슷한 개념을 반복해서 이야기하므로 사람에 따라 지겨울 수도 있을 것입니다.

하지만 이 과정은 뒷날 많은 것을 받아드릴 수 있는 큰 그릇을 만드는 과정입니다. 사람마다 그 그릇의 크기에 따라 받아들이는 양은 다를 것입니다.

생리·병리 편은 입문 편을 마스터한 후 우리 몸을 이해하는 과정입니다.

우리 몸을 모르고서는 약초와 처방을 논해봤자 아무런 의미가 없습니다.

예를 들면, 소화가 안 된다고 했을 때, 소화가 안 되는 그 주범을 찾기 위해서는 우선 소화가 안 되는 우리 몸속의 원인들을 머릿속에 쭉 그릴 수 있어야 합니다.

소화불량의 범인을 찾을 수 있어야, 몸속의 일들을 마음으로 이해하여야 비로소 적합한 처방을 결정할 수 있는 눈이 생깁니다.

지피지기면 백전백승이라 했습니다. 몸과 병을 알고 처방을 알게 된다면 병에 대해 백전백승일 겁니다. 이는 우리 몸 안을 알고 있어야 병이란 녀석이 어떻게 움직이는지 눈에 보이게 되고, 어떠한 처방을 사용해야 하는지 자연스럽게 떠오르게 된다는 의미입니다. 여러분이 2권을 공부한 후에는,

'내 어머니는 왜 고혈압인지, 나는 왜 고혈압인지' 분명히 유추하고 알 수 있게

될 겁니다. 이렇게 내 몸을 이해하게 되었다면, 그다음 단계는 무엇인가요?

그 문제를 해결할 수 있는 약물과 처방을 선택하고 복용하면 되겠죠?

우리 몸을 이해하는 이 과정은 한약 공부를 위한 가장 핵심적인 과정이 되겠습니다. 이렇게 약초를 공부하는 본초 편으로 넘어갑니다.

본초 편은 약초를 공부하는 시간입니다.

쉽게 말하면, 하수오는 왜 머리를 검게 할까?

결명자를 달여 먹는 것이 왜 눈을 맑게 하는 것일까 등, 약초의 의미를 공부하는 것입니다.

본초가 서로 모여 한약의 처방이 됩니다. 그래서 본초공부는 한약처방을 공부하기 위한 필수과정이 되겠습니다.

방제 편은 한약처방을 공부하는 시간입니다.

예를 들면 십전대보탕, 쌍화탕 같은 처방들이 되겠습니다.

십전대보탕? 그거 처방 인터넷 검색하면 다 나오는데 뭐!

쌍화탕? 그거 약국에서 500원에 파는 거 알면 뭐해?

이런 분은 이 책을 잡고 읽지도 않겠죠. 뒷날 십전대보탕, 쌍화탕이란 무기의 진정한 의미와 가치를 느껴보실 수 있을 겁니다.

처방이란 실제 병을 치료하는 데 사용하는 무기를 습득하는 과정입니다.

무기를 습득하는 것은 스스로의 능력입니다. 책에서는 어떠한 병에 어떠한 처방을 사용하라는 단편적인 내용은 밖에 없습니다. 그런 내용으로는 처방을 절대 자기 무기로 만들 수 없습니다. 처방을 자유자재로 응용하려면, 자신의 완전한 무기로 만들 수 있어야 합니다.

병증 편과 질병 편은 여러 가지 병에 대한 치료법을 공부하는 시간입니다.

예를 들면, 생리·병리 편에서 신장이 허한 증상에 관해 공부했다면, 여기에서는 신장의 허증을 치료하고 보강할 수 있는 처방을 소개하는 시간이 되겠습니다.

또한, 생리·병리 편에서 언급되는 질병들, 예를 들면 아토피, 고혈압 등을 근본적으로 치유할 수 있는 한약처방을 공부하게 될 겁니다. 수족냉증, 부종, 불면, 만성피로, 갑상샘, 비염 등 수많은 병들의 원인과 치료법도 어렵지 않게 이해하시게 될 겁니다.

우리는 '지방간', '간염'이라면 누구나 알아듣고 이해합니다.

즉 "간염 때문에 간이 좋지 않습니다." 이렇게 이야기하면 '그렇구나!'라고 수긍합니다. 그런데 만약 "간의 소설작용이 실조되어 간의 상태가 좋지 않습니다."

이렇게 이야기하면 누구나 수긍하지 않죠, 그냥 물음표(?)를 표시합니다. 생소하니까요.

허나 저는 한약을 전공하지 않은 일반 대중들이 '간주소설', '간장혈'이란 생소한 단어를 간염이나 지방간처럼 사용하는 사회가 올 것이라 믿고 있습니다.

"잠을 못 자서 최근에 간장혈이 미흡했나 봐요."

"최근에 스트레스를 많이 받아서 소설 실조로, 옆구리가 아픈가 봅니다."

"최근 간의 소설 실조로 간화가 상염하여 어깨가 결리고, 뒷목이 당기네요."

이러한 대화가 자연스러운 사회 말입니다. 이러한 대화를 평범하게 할 수 있는 사회는 분명 지금보다 삶의 질이 몇 단계는 업그레이드된 사회일 것입니다. 아직은 간장혈이니, 소설작용이니 당연히 모르고, 위의 말들도 이해하기 힘듭니다.

모든 일은 시작이 어렵다고 했습니다. 특히, 자신의 본업이나 전공 이외 다른 분야는 생소하고 어렵습니다. 단, 그 시작이 어려울 뿐 첫발만 담근다면 그 뒤는 자기 스스로 걸어갈 수 있습니다. 자기 스스로 걸을 때까지 딛고 일으켜 세우는 과정이 힘들 뿐입니다. 일어서면 분명히 걸어갈 수 있습니다. 또 그렇게 걷다 보면 뒷날 저 멀리까지 가게 됩니다.

한의학의 내용 자체가 어려운 부분이 많습니다. 또한 책 몇 권으로 대학전공자의 실력을 갖추는 것이 쉽지는 않을 겁니다. 한약에 관심 있는 분들은 집중하셔서 열심히 해보시길 바라며, 이제 한약공부를 시작하는 한약 학도분들께『흰 띠 한약사』시리즈가 작은 도움이 될 수 있기를 바랍니다. 그럼 입문 편 공부를 시작하겠습니다.

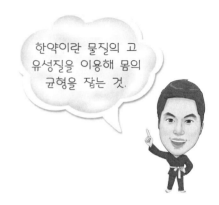

한약이란 물질의 고유성질을 이용해 몸의 균형을 잡는 것.

:: 한약이란

『흰 띠 한약사』의 첫 시작입니다.

공부가 끝나고 마스터 하는 날, 우리는 증상에 맞는 한약을 스스로 처방할 수 있게 될 것이라 기대합니다. 그리하여 소중한 내 몸과 가족의 건강을 스스로 지켜 나가도록 합시다.

나와 내 가족의 건강을 지킬 수 있는 능력을 갖춘다는 것의 의미는, 아프지 않을 확신이고, 아파도 두렵지 않을 인생의 크나큰 자신감이죠. 그래서 한약에 관한 공부를 시작하는 지금 이 순간, 우리 마음을 굳게 먹읍시다. 공부 중 바쁘고, 힘든 과정이 오더라도 나와 가족을 위해 이겨내겠다는 강한 의지를 지금부터 가슴에 새겨야 합니다. 하지만 의지와 노력 이상으로 중요한 것은 마음은 부담 없이 즐겁게 하는 것이겠죠?

그럼『흰 띠 한약사』의 제1권인 입문 편의 첫째 장을 시작해보겠습니다. 두근두근!

입문 편은 한약을 공부하고 실력을 세우기 위한 설계도를 만들어가는 시간입니다. 즉, 생각과 사고의 틀을 세워나가는 중요한 시기죠.

이번 시간은 그 첫째 시간으로 한약이란 것의 정의를 고민하는 시간입니다.

우리가 복용하는 한약이란 도대체 무엇을 지칭하는 걸까요?

옛날 옛적 산속에서 한약 공부를 하는 젊은이가 있었답니다. 우리처럼 말이죠.

그는 한의학의 원리를 깨닫기 위해 한 스승님을 찾아가 제자로 받아달라고 굳은 의지를 보인 끝에 그 스승님을 모시고 드시어 공부를 시작하였습니다.

봄, 여름, 가을, 겨울의 수많은 반복을 거치며 열심히 공부하였습니다.

그는 이제 아픈 사람에게 가서 자신의 실력을 발휘하며 병을 고치고 싶은 마음이 간절해졌습니다. 그래서 스승님께 그 마음을 밝히니.

스승님 왈(曰), "오냐, 알았느니라. 단, 조건이 있단다. 마지막으로 한 가지 숙제만 해결한다면 속세로 내려가게 해주겠노라. 내 제자야. 이 세상에서 약이 아닌 것을 세 가지만 구해오고 떠나거라!"

"그렇게 쉬운 숙제를? 야호~!" 하며 제자는 약이 아닌 것을 찾으러 세상 속으로 자신 있게 떠났습니다. 제자는 산속, 길가, 논밭 등에서 이름 모를 잡초를 수없이 뜯어 먹었습니다.

가수 나훈아의 노랫말처럼 "이것저것 아무것도 없는 잡초라네…." 노래하며 아무것도 아닌 잡풀인 줄 알았는데, 그 잡초에 중독되며 기절했다가 죽을 고비를 넘기고, 다시 살아나길 수없이 반복하였습니다. 그러한 목숨 건 여정 속에서도 그는 약이 아닌 것을 찾기 위해 수년간 온 세상 구석구석을 다녔습니다.

어느 날은 냇가를 건너다 자신의 다리에 붙은 거머리를 봐도, 비 온 다음 날 흙 위의 지렁이를 보아도, 밥 먹으러 들어간 주막 아궁이에 흙, 저 산을 넘다가 잠시 기댔던 돌덩어리, 나뭇잎 사이의 달팽이, 시장 바닥에 나뒹구는 조개껍데기와 닭의 모래주머니, 심지어 절간 화장실 묵은 똥까지.

아무리 찾고 또 보아도 약으로 쓰이지 않는 것이 없었습니다.

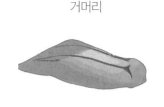

거머리

묵은 피를 없애는 고유한 성질

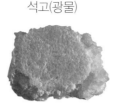

석고(광물)

열을 내리는 성질

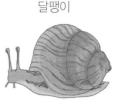

달팽이

신장을 돕는 성질

[그림 1]

제자는 수년을 미친 듯이 돌아다니고 상거지 꼴로 스승님 앞에 머리를 조아리고 앉았습니다.

제자 왈, "죄송합니다. 스승님⋯. 실력이 부족하여 약이 아닌 것을 한 가지도 구하지 못했습니다!" 하니 스승 왈, "오호라! 네가 지금껏 제대로 공부했구나. 이제는 세상으로 내려가도 좋으니라."

이 이야기처럼,

🫖 이 세상 자연에서 태어난 모든 산물은 자신만의 성질이 있습니다.

이 의미는 모든 것은 자기가 가진 성질을 이용하여 약으로, 독으로 사용될 수 있다는 겁니다. 즉, 그 성질이 무난한 녀석도 있고 독한 녀석도 있습니다. 부자나 반하 등의 독한 친구들은 성질이 강하죠. 그래서 주로 약으로만 사용됐고, 평상시 음식처럼 섭취하지는 못한답니다. 반면, 그 성질이 무난하고 평상시 즐겨 먹어도 좋은 것이 바로 우리의 음식이 되었습니다.

쌀, 보리, 수박, 미역, 오이, 소고기, 부추, 무, 미나리, 밀 등 평상시 즐겨 찾는 음식들 모두 오래전부터 한의서나 약초서적에 한약재로 기록되어 있습니다. 그래서 식약동원(食藥同原)이란 말처럼 약이 곧 음식이고, 음식이 곧 약이 됩니다. 그래서 평상시 즐겨 먹는 일상생활의 음식이 대부분 한약으로도 사용됩니다. 식약동원은 원래 "밥이 최고의 보약이다."라는 좁은 의미보다는 그 말뜻 그대로 원래 약과 음식은 그 구분이 없고 근원이 같다는 의미입니다. 음식으로도 자기 몸의 부족한 부위를 보충할 수가 있겠죠? 여러분도 오장육부 중 약한 부위가 있을 겁니다. 한 예로, 저는 다른 장부보다 신장기능이 약하답니다. 그래서 신장기능의 보충을 위해 부추와 굴을 반찬으로 자주 섭취합니다. 부추는 한약재로도 유명하지만, 음식으로 사용할 수 있는 무난한 성질을 가졌죠? 부추의 씨앗인 구자는 신장을 튼튼히 하여 신장과 정력을 보강하는 약초 중 하나입니다. 굴 또한 신장의 기운을 보강하므로, 정력을 위해 자주 복용을 합니다. 예전에 나폴레옹이 정력 유지를 위해 굴을 자주 먹었다고 하는 일화가 있죠.

이렇게 한약은 음식과 크게 다를 것이 없습니다. 그러나 요즘 어찌 된 일인지,
"한약이 간을 손상시키니 먹지 마라, 아이들, 임산부는 한약을 먹지 마라."
이런 이야기들이 많습니다. 물론, 그런 이야기들은 한약재의 오염 등의 일부 문제를 지적하는 뜻이겠죠. 하지만 무조건 한약은 먹지 말라고 하는 이런 논리를 반대로 생각하자면,

오이, 수박, 검은콩, 굴, 부추, 무, 미나리 등 자연 음식부터, 심지어 수정과, 삼계탕, 빵도 먹으면 안 됩니다. 수정과에는 계피라는 약초가 들어가고, 삼계탕에는 인삼, 대추, 황기 등이 들어가고, 빵에는 소맥, 적소두 등의 약초가 들어가니까요.

불도 잘 사용하면 생활에 매우 도움을 주지만, 잘못 사용하면 산불처럼 화마가 됩니다. 한약이라는 것도 그러한 측면에서 이해해 나가야 합니다. 그 자체를 두고 옳고, 나쁨을 결정할 수는 없습니다. 산삼 자체를 두고 좋다, 나쁘다 말할 수 있을까요? 귀하고 값비싼 야생 산삼을 복용하고, 귀의 고막이 녹아 청각을 잃은 사람이 있듯, 모든 것은 상대적임을 명심해야 합니다. 병원에서 임산부에게는 절대 한약을 사용하지 말라고 하지만, 사실 임산부는 그 누구보다도 한약이 필요한 대상이랍니다.

이번 시간은 한약은 무엇인가에 대해 고민해보았습니다.

> • 자연의 기운을 가진 대상은 모두 자기만의 고유한 특성이 있다.
> 한약– 자연의 모든 산물의 성질을 이용해 사람의 몸의 균형을 조율하는것.

다음 시간은 한약 공부는 어떻게 할 것인지 생각해보는 시간을 가지겠습니다.

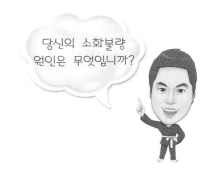

당신의 소화불량
원인은 무엇입니까?

:: 한약 공부란?

앞에서 한약이란 무엇이고, 어떠한 개념인지 한번 살펴보았습니다.

자! 그럼 이제 한약의 개념을 이해하였으니, 이제부터 우리는 어떤 방법으로 한약 공부를 해나가는 것이 효과적일까 한번 고민해봅시다.

문득 대학교 때의 기숙사 생활이 생각납니다. 옆방 의대생들은 책상에 책을 산더미처럼 쌓아놓고 열심히 공부했습니다. 한방 공부하는 사람을 무시하는 것은 아니지만, 한방 공부를 하는 학생들은 상대적으로 책의 높이가 약간 낮았던 것으로 기억합니다. 공부의 양이 적다고 그 실력이 떨어진다는 의미가 아닙니다.

이는 동양의학과 양의학의 질병에 대한 근본적인 접근방식이 서로 달라서 나타나는 현상입니다.

예를 들어, 속이 차서 소화력이 약한 사람이 있습니다.

한의학에서는 이를 비위가 허하고 냉한 증상이라 합니다.

'비위허한(脾胃虛寒)'이라 표현한답니다.

비위허한에 의해 설사가 발생하든, 위염이 나타나든, 배가 아프든, 그것은 결과적인 증상일 뿐입니다. 중요한 것은 이 사람이 비위허한증임을 판단하는 것이 핵심입니다. 이 사람이 소화가 안 되고, 배가 아파 병원에 가면 여러 가지 병명이 나타날 수 있겠죠?

제일 많이 나오는 진단으로는 단순 위염부터 역류성 식도염, 신경성 위염, 장염, 위하수, 헬리코박터균도 나오고, 과민성 대장증후군 등 많은 병명이 거론됩니다.

양방에서는 그 많은 병에 대해 각기 병에 쓰이는 약과 성분, 약리작용, 관련된 바이러스와 세균의 이름 등 많은 내용을 공부해야 합니다. 또한, 사회가 변하고, 과학이 발달하면서 새로운 약이 개발되고, 새로운 세균과 바이러스가 발견되면 그에 따라 새로운 내용을 또 공부해야 합니다. 그러한 이유로 인해 세월이 흐르고 시간이 지날수록 공부해야 하는 내용이 많아지니, 공부해야 하는 책의 페이지는 점점 더 두꺼워질 수밖에 없습니다.

하지만 한의학에서는 현대의학과 그 접근 방식이 다릅니다.

앞에서도 설명해 드렸지만, 한방에서는 '비위허한'이라는 원인으로 위와 같은 수많은 증상이 나타났을 뿐입니다.그 환자의 위염이라는 것은 비위가 허한한 원인으로 나타난 하나의 결과에 지나지 않습니다. 위염이란 증상은 하나의 결과일 뿐 소화불량의 원인이 아니죠?

환자 왈, "저는 위장에 위염이 있기 때문에 소화가 안 되고 위장 건강이 좋지 않습니다." 이 말을 한방 쪽으로 고쳐 다시 해볼까요?

정답 왈, "저는 위장이 허하고 냉하기 때문에 소화가 잘 안 되고 위장건강이 좋지 않아서 위염 등의 증상이 자주 나타납니다."라고 말할 수 있습니다. 이것이 더욱 근본적인 답이 되겠죠?

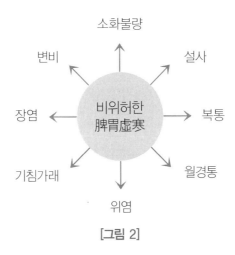

[그림 2]

위의 염증이란 녀석은 비위의 날씨가 춥고, 음식물의 소화가 제대로 되지 않아도 나타날 수 있고, 반대로 한여름처럼 더워도 여름철 곰팡이가 발생하듯 쉽게 염증이 발생할 수 있습니다. 스트레스를 받아서 그 화병이 비위를 상하게 하면 그 역시도 염증이 됩니다.

즉 비위가 차갑든지, 아니면 습하고 열이 많든지, 그 근본원인을 아는 것이 가장 중요하며, 그 원인에 따라 이어지는 여러 가지 증상들은 원인을 찾기 위한 중요한 증거 자료들일 뿐입니다. 증상은 그림에서 보는 것보다 더 많이 나타날 수 있습니다.

"그럼 내 소화기인 비위가 왜 곰팡이나 염증 같은 못된 녀석들이 발생하였는지, 내 비위는 겨울같이 차가인지, 여름같이 더운지는 어떻게 판단합니까?"라고 의문을 가지는 분들은 앞으로 한약 검은 띠 이상 9단도 될 수 있는 분들입니다. 지금부터 열심히 공부해보세요.

다시 본론으로 돌아가서,

이 사람 비위가 겨울인지, 여름인지 판단하는 첫 번째 키는 무엇일까요?

그 핵심열쇠는 바로 '음양'이라는 것입니다.

음양은 무엇일까요?

계절을 음양으로 판단하자면, 겨울은 '음'이고 상대적으로 여름은 '양'이 됩니다.

비위장이 차가워서 문제면 비위의 상태가 음으로 치우친 상태라는 것이겠죠? 음과 양의 균형이 깨진 상태입니다. 그럼 음을 줄이든지, 아니면 양을 더해주면 되겠죠? 간단합니다.

🫖 한방에서는 이렇게 사람의 몸 상태를 판단할 때 가장 중요한 것이 음양의 균형 상태를 판단하는 것입니다.

이 사람의 비위는 겨울인지, 여름인지, 아니면 따뜻한 봄인지, 가을인지, 장마철인지, 사막 같은지, 그것을 판단하는 것이 한방공부의 핵심이라는 것입니다.

한약 공부를 하실 때 '음양'은 열쇠처럼 항상 몸에 지니고 다니시게 될 겁니다. '음양오행'이라고 말을 하죠? '음양오행', 중요하니까 우선 가슴에 새겨 놓읍시다.

음양이 왜 중요할까? 아직은 그 중요성이 가슴에 와 닿지는 않습니다.

음양으로 어떻게 비위의 문제를 체크할까? 과학도 발달했는데 다른 방법은 없을까요? 엑스레이, MRI로 가능한가요? 아니면 청진기를 대면 알 수 있을까요?

체열측정기로 측정하면 비위장이 차가운지, 뜨거운지 정확하게 나올까요?

이런 기계 없는 사람이 어떤 방법으로 체크할까요?

전문가의 그 눈과 판단력은 어떻게 하면 가질 수 있을까요?

몸의 판단은 단순한 기계나 혹은 특별한 비법으로 가능한 것이 아닙니다.

비싸고 정밀한 기계로도, 혹은 맥 한번 잡는다고 알아낼 수 있는 것이 아닙니다.

이렇게 측정이나 검사 같은 객관적이고 절대적인 기준은 중요한 참고자료일 뿐입니다. 기계 하나로 비위가 차가운지 뜨거운지, 내 기운이 강한지 약한지 알면 좋겠지만, 몸에 대한 판단은 당신의 머리와 마음으로 하는 것입니다.

머리와 마음으로 판단한다고? 그냥 짐작으로 맞추라는 뜻인가요?

이것 때문에 한약 공부가 어렵고 애매할 수도 있고, 어쩌면 쉬울 수도 있습니다.

애매할 수도 있는 한약 공부가 쉽고 재미있는 공부가 되려면, 모든 것은 상대적이라는 음양의 개념을 파악하는 것이 가장 우선이랍니다. 음양오행이란 개념 하나로 복잡한 몸을 어떻게 판단하는지는 앞으로 공부를 해나가며 천천히, 차근차근 알아나가도록 합시다.

많이 암기한다고 해서 실력이 월등해지지 않습니다. 한약 공부는 깨달음의 학문입니다. 언어공부와 비슷하죠. 한국어, 영어를 마스터하고, 공부 안 하면 다시 말을 못하게 되지는 않는 것과 같습니다. 한 번 그 수준에 올라가면 거기에서 유지가 됩니다.

이해하고 깨달으면서 그 단계가 올라가는 것이므로, 하나하나 가슴으로 이해하고 넘어가는 것이 무엇보다 중요함을 말씀드립니다.

- 몸에 나타나는 증상들은 결과적인 표현.
- 증상은 병의 원인을 찾아내는 데 중요한 단서를 제공.
- 중요한 것은 병의 원인을 알아내는 것.
- 병은 우리 몸의 불균형이고, 음양의 부조화.
- 병의 원인을 찾기 위한 수단과 기계들은 많다. 하지만 결론적으로 몸을 판단하는 절대적인 방법은 우리의 머리와 마음이다.
- 병을 찾기 위한 첫 번째 키는 음양오행.

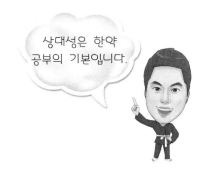

상대성은 한약 공부의 기본입니다.

:: 상대성의 학문

상대성은 무엇일까요?

남자가 있으면 여자가 있고, 여름이 가면 겨울이 옵니다.

목마른 여름날 시원한 배 한 조각은 꿀맛과도 같지만, 뷔페식당의 배 한 조각은 그저 그런 과일 중 하나일 뿐입니다. 고통이 있기에 행복이 있음을 이해한다면, 오로지 행복만을 추구하는 우리들의 집착과 욕심은 줄어들게 될 것입니다.

한약 공부의 첫 단추는 무엇일까요?

한약 공부의 첫 단추는 모든 것은 상대적이라는 것을 마음 깊이 인식하는 것입니다. 상대적이라는 것의 반대말은 절대적이라는 말이죠.

세상에 절대적이고, 변치 않는 진리는 무엇일까요?

여름에 우리나라가 덥다고 해도 적도나 아프리카에 사는 사람들은 우리의 여름이 그렇게 덥게 느껴지지 않을 겁니다. 귀한 산삼을 먹고 한겨울에도 반소매를 입고 다닌 사람이 있는 반면, 산삼 복용으로 고막이 녹아버린 사람도 있습니다. 산삼 하나만 봐도 절대적이지 않습니다. 대상에 따라 상대적입니다.

그럼 상대성의 개념이 왜 중요한지 한번 예를 들어 봅니다.

만약 한약도 양약처럼 소화제와 감기약, 진통제 등으로 구분했다 가정하고,

소화가 안 될 때는 A라는 한약,

감기에는 B라는 한약,

관절통에는 C라는 한약,

스트레스에는 D라는 한약, 이렇게 분류해 봅시다.

이런 객관적인 분류가 한약에도 근본적으로 가능할까요? 한번 살펴봅시다.

스트레스를 받아 울화병이 생기면 우리 몸의 기순환이 방해가 됩니다(기울증).

기의 순환이 막히게 되면 그 부분에 통증이 발생하게 되고요.

기순환의 정체는 허리통증, 무릎통증, 어깨통증, 저림 등의 통증을 발생시킬 수 있습니다. 만약 이때 관절통약으로 분류된 C를 복용하면 치료가 될까요?

이 환자는 스트레스로 인한 기혈의 순환장애가 근본 원인이고, 그로 인해 관절통이 왔습니다. 그런데 관절통약을 복용하면 당연히 효과가 미흡하겠죠?

이 사람은 스트레스로 기가 울체된 것을 치료하는 D 한약 복용이 먼저 이루어져야 합니다.

어떠한 여자는 밤마다 과식을 하였습니다.

몸에 살이 찌고 신진대사가 안 된 노폐물이 많아지겠죠. 그로 인하여 관절과 팔다리 구석구석 정체된 수분이 침투하였습니다. 그래서 관절 마디마디의 상태가 장마철 날씨와 같이 습기가 가득하고 무겁습니다. 그래서 비 오는 날이면 온몸이 무겁고, 조금만 움직여도 힘들고 온몸 관절이 쑤십니다. 자고 일어나면 몸이 천근만근이군요. 몸이 무거우니까 체력이 떨어져 일하기가 힘들군요. 이때 영양제를 복용하고, 몸이 무겁고, 관절이 뻑뻑하니까 뼈를 튼튼하게 하는 칼슘, 관절약을 복용하는 것이 정답일까요? 당연히 아닙니다.

이 사람은 몸에 퍼진 습한 기운을 없애주며 소식하는 것이 우선임을 이해하셔야 합니다. 참고로 이 사람은 몸에 퍼진 습기를 흡수시켜주는 한약을 복용하면 몸이 좋아지겠죠? 우리가 여름철 사용하는 제습제 물먹는 하마를 우리 몸에도 군데군데 넣어주면 좋겠는데요. 물먹는 하마 같은 역할을 해주는 한약처방도 뒷날 배울 겁니다.

한약은 이렇게 절대적인 방법으로는 명확하게 구분될 수 없습니다.

원인에 따라 이럴 수도 있고 저럴 수도 있기 때문입니다.

한약에는 변치 않는 정답이 없습니다. 대표적으로 '감기에는 쌍화탕', '피로회복에 홍삼', 이런 말들이 한약의 특성을 이해하지 못한 말들임을 이해하시겠죠?

세상에 절대적인 정답은 없습니다. 모든 것은 상대적으로 다를 뿐입니다.

절대적이라고 믿는 사고방식과 생각 때문에 생각이 나와 다른 것을 인정 못 하고 마찰이 발생할 수 있습니다. 이 때문에 오만과 편견, 다른 것을 인정하지 않고 화를 내는 일들이 발생합니다. 육체도 마찬가지입니다. 모든 것은 변하고 상대적이라는 개념이 절대적 진리가 아닐까요? 상대성의 개념은 말은 쉬운 내용이지만, 마음에서 받아들이기에는 참으로 어려운 내용일 수 있습니다. 하지만 이를 받아들이지 못하면 한약 공부는 앞으로 진전이 없을 겁니다. 천천히 상대성의 개념을 흡수하도록 합시다.

한약 공부의 첫 번째 기본은 '모든 것은 그럴 수도 있다'라는 상대성의 마음가짐입니다.

- 저 사람에게는 갱년기 치료약이, 이 사람에게는 관절약이 되고, 나에게는 변비약이 되는 것.
- 한약 공부의 시작은 모든 것은 상대적이라는 것을 인식하는 것.
  상대성의 원리 → 음양의 개념

:: 직관의 학문

한약 공부의 가장 중요한 개념은 상대성을 인정하는 것이었습니다.

한약 공부에서 상대성만큼 중요한 것은 무엇일까요? 그것은 바로 여러분의 직관과 통찰력입니다. 왜 직관과 통찰이 중요할까요?

한약 공부는 직관의 영역이 중요합니다. 우리가 한약을 사용함에 있어서 그 순서는, 1차적으로 연구하고 분석하고 노력하며 객관적인 사실과 지식을 높이는 것이고, 마지막 2차는 1차를 토대로 판단하는 자신만의 직관력의 힘입니다.

이 말의 의미를 쉽게 이야기하자면, 한약 공부는 암기와 분석도 분명히 필요하지만, 결론적으로는 그것을 느끼고 깨닫고, 이해하는 것이 가장 중요합니다.

예를 들어, 어떤 사람이 식사하면 방귀를 뿡뿡 뀌고, 트림을 자주 하며 속을 불편해합니다. 그럼 우리는 제일 처음 무엇을 해야 할까요? 우선 이 사람이 왜 가스를 비정상적으로 많이 배출하는지, 식사 후에 트림은 왜 자주 하는지, 위염이 왜 발생하였고, 그러한 원인이 왜 나타나는지 그 사람의 생활습관부터 여러 방면을 분석합니다. 바로 이 순간은 환자에 대해 어떠한 가능성도 열어놓은 상태에서 여러분의 모든 지식을 동원하여 분석하여야 합니다. 고지혈증 수치, 내시경 등 모든 객관적인 자료도 참고하면 됩니다. 여기까지가 1차 연구와 분석, 노력입니다. 1차 연구와 분석단계에서는 그 사람의 물 먹는 습관까지도 세세히 파악하여 그 원인을 찾아야 합니다. 예를 들면, 위에 열이 많아서 염증이 발생했는지,

아니면 위장이 차갑고 허한하여 발생했는지,

원래 장은 튼튼한데, 과도한 음주와 폭식, 야식으로 인한 비위의 손상인지,

스트레스로 인한 것, 비위손상인지 알아보는 것입니다.

모든 분석이 끝났다면 이제 병의 원인을 파악하고 어떻게 치료할지 결정해야 합니다. 이것이 바로 2차입니다.

직관의 능력은 노력과 연구, 많은 경험이 뒷받침되어야 그 진가를 발휘합니다.

그럼 한약은 개개인의 직관으로 처방되니, 그것은 운으로 치료되는 걸까요?

아닙니다. 병에 대한 판단은 그 사람의 공부의 실력과 마음크기에서 결정됩니다.

여러 상황과 자료들을 자세히 살피고 체크하는 것이 바로 1차,

그것을 정확하게 판단하고 치료방법을 결정하는 것이 바로 2차 직관입니다.

이런 직관의 능력이 높아지게 되면, 그 사람에게는 모든 처방이 비방이고 명방이 됩니다.

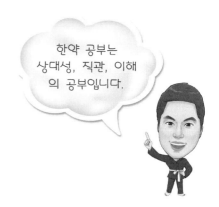

한약 공부는 상대성, 직관, 이해의 공부입니다.

:: 이해의 영역

어떠한 아주머니가 돈 때문에 깊은 고민이 있었습니다.

고민하면서 밥을 먹다 보니 소화가 잘되지 않고 체하는 경우가 많았습니다.

오장육부 중 비장이란 소화기관은 생각하는 것(思)과 연관이 있는데요.

과도한 걱정과 생각은 비장의 기능을 떨어뜨릴 수 있기 때문에, 소화에 지장을 줄 수 있습니다. 이러한 원리는 우리가 한약 공부를 해나갈 때 암기하기보다는 이해해나가면 됩니다.

소음인 같이 비위가 허약한 사람도 평소 소화가 잘되지 않는 경우가 많습니다.

소음인이 만약 위의 예처럼 걱정과 고민을 깊게 한다면 어떻게 될까요?

당연히 잘 체하는 경우가 많으리라는 것도 유추하며 공부해나가면 되겠죠?

다른 예를 살펴볼까요?

오장 중 간장에 병이 있는 사람은 쉽게 분노하며, 화를 내는 경우가 많습니다.

나의 조부께서도 간암으로 돌아가셨는데요. 조부께서는 평소 저를 많이 사랑하셨습니다. 하지만 간에 병이 발생한 후에는 저에게 참 많이 화내셨던 걸로 기억됩니다. 그때는 조부께서 나에게 왜 이렇게 화를 낼까 섭섭하였습니다. 만약 간이 분노라는 감정과 연관 있다는 사실을 알았다면 아마 조부께 그렇게 섭섭하지 않았을 겁니다. 즉, 조부께서 내게 화내신다고 보기보다는 간장의 불균형으로 받아들여야 합니다. 간이라는 것은 분노하고 화를 내면 간이 쉽게 손상이 되고, 간이 손상을 받고 문제가 발생하면 또 쉽게 화를 냅니다. 이해되시죠? 이를 보며, 우리는 분노하는 감정이 간과 밀접한 관계가 있다는 원리를 이해하였습니다.

한약 공부를 할 때는 공부의 중심을 이해와 깨달음에 두어야 합니다.

이해를 위해 간의 문제를 한 번 더 살펴볼까요?

스트레스를 심하게 받으면 간에 열이 발생합니다. 이를 울화(鬱火)라고 합니다.

간의 문제로 울화가 발생하면 그 열은 아래로 내려가지 못하고 위로만 올라갑니다.

그래서 뜨거운 열은 몸의 위쪽인 목, 어깨, 얼굴, 머리, 눈으로 잘 올라옵니다.

열이 위로 오르면, 가장 대표적인 증상은 무엇이 있을까요?

뇌압이 높아져 두통이 발생할 수 있고, 간과 연결된 눈이 붉어질 수 있습니다.

즉, 화를 내고 스트레스를 받아 잠을 깊이 못 자고, 신경을 쓰면 눈알이 붉어지는구나! 화를 내면 코나 입이 붉어지는 것이 아니고 눈이 붉어지는구나!

분노하니까 눈이 붉어지고, 분노는 간에 영향을 미치니, 눈이 붉어지는 것도 간과 밀접한 연관이 있다고 이해를 할 수 있습니다. 그럼 스트레스나 울화병으로 충열된 눈을 맑게 하려면 어떻게 해야 하나요? 바로 분노의 화로 인해 열 받은 간장을 맑게 하면 되겠군요!

간장의 열을 내려 눈을 맑게 해주는 약초는 아주 많은데요. 그 중 일상에서 무난하게 사용되는 국화와 결명자는 시력에 좋은 약초로 이미 유명합니다.

국화와 결명자는 간의 열을 내리고, 간을 맑게 해주는 약초구나! 이렇게 이해할 수 있겠죠?

"한약 공부는 이해의 학문이다."라는 것을 설명하기 위해 사람의 감정(칠정, 七情) 중 고민과 분노를 예로 들어 공부해봤습니다. 이해의 공부, 재미있죠?

즉, 마음으로 이해하고 습득하면 그걸로 충분하다는 겁니다.

위 증상에 대해 이해한 후 그에 맞는 처방과 약초를 이해해나가면 되겠죠?

물론, 공부하다 보면 암기해야 할 부분도 올 것입니다. 하지만 우선은 암기에 부담 느끼지 말고 그냥 이해하고 받아들이는 습관이 중요합니다.

지금까지 한약 공부의 특징을 설명하였습니다.

첫 번째는 상대성의 개념이 중요한 이유,

두 번째는 한약 공부는 직관의 학문이며, 이해를 중심으로 공부해야 함을 알아봤습니다. 참고로 공부 진도를 너무 빨리 나가진 마세요.

이 책을 정독하는 데 3일 걸리는 것보다 3개월 걸리는 것이 실력을 향상 할 수 있는 지름길입니다.

한약 공부의 특징

- 상대성의 원리.
- 한방은 이해와 깨달음, 직관의 학문.

---

2. 한약 공부의 시작 2

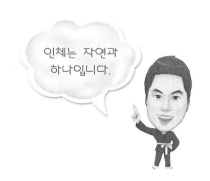

인체는 자연과 하나입니다.

:: **천인상응**(天人相應)

☑ 천인상응(天人相應)이란 무엇일까요?

개구리는 겨울이 오면 땅속에서 깊은 잠을 잡니다.

어떤 개구리가 만약 우리 인간처럼 이성이 발달하여, "나는 다른 개구리와 달라. 겨울에도 활동할 거야. 잠자는 시간이 아까워!"라고 하며, 자연에 흐름에 따르지 않고 살아간다면 그 개구리는 99% 겨울에 얼어 죽겠죠? 아니면 봄날에 기운이 없어서 쓰러져 죽을 겁니다.

우리 인간도 만물의 영장이라고 하지만, 인간도 개구리와 같이 자연의 일부분 중 하나입니다. 기후에 따라 삶이 다르고, 환경에 따라 삶의 형태도 다릅니다. 아프리카와 한반도가 다르듯, 지역에 따라서도 생활은 달라집니다.

이러한 자연환경의 변화에 따라 우리 인간의 신체도 자연에 순응하며 살아갑니다. 그래서 자연과 사람이 하나라고 이해해도 되고, 사람이 자연의 일부라고 이해해도 됩니다. 즉, 자연의 일부인 인간도 자연의 섭리에 따라 순응하며 살아가는 것이 건강하게 살아가는 첫 번째 원리입니다.

태양이 일찍 떠오르는 여름에는 겨울철보다 잠자리에서 일찍 일어나고, 태양이 늦게 떠오르는 겨울에는 되도록 여름보다는 늦게 일어나는 것이 좋습니다.

계절이 변화하는 환절기에는 우리의 몸 역시 바뀌는 환경과 계절에 순응하기 위해 평소보다 많은 에너지, 기력을 소모하게 됩니다. 즉, 요즘 쉬운 말로 표현하면 환절기에는 면역력이란 것이 떨어지게 되겠죠. 그래서 환절기에는 몸이 쉽게 지치고, 감기에 자주 걸립니다.

가을에서 겨울로 추워지는 시기뿐만 아니라, 겨울에서 봄이 다가와 날씨가 따뜻해지는 시기에도 추운 한겨울보다도 많은 감기환자가 발생하는 이유입니다.

여름과 반대로 겨울은 모든 생물이 에너지를 저장하고 감추는 계절입니다.

곰과 개구리가 겨울잠을 자러 들어가듯이, 사람도 겨울에는 과도한 활동을 자제하고 힘을 비축하여야 합니다. 통통한 씨앗이나 곡식들도 마찬가지입니다.

겨울에는 겨울답게 추워 줘야 내년 농사를 위한 씨앗들이 그 힘을 응축시킵니다. 겨울에 날씨가 따뜻해버리면 씨앗들의 응축되는 힘이 줄어들게 됩니다.

이렇게 응축이 미흡하고 힘이 빠진 씨앗들은 봄날에 튼튼히 자라지 않을 수도 있고, 자라서 큰 식물이 되어도 그만큼 약할 수밖에 없습니다. 즉, 겨울철에 잘 여물지 않은 씨앗들은 병충해에 취약할 수 있겠습니다. 사람도 마찬가지입니다. 남성들의 씨앗인 정자도 겨울에는 다른 계절보다 되도록 소비를 최소화해야 하는 이유입니다. 겨울은 저장하고, 거두는 장(藏)의 계절이기 때문에 과도한 활동과 발산은 건강에 해롭답니다.

또한 봄, 여름, 가을, 겨울, 사계절은 우리 몸 오장육부의 질병과도 직접적인 연관이 있습니다. 간암으로 가장 많이 사망하는 계절은 언제일까요?

심장병으로 사망하는 사람은 언제가 많을까요?

정답을 찾으려면 오장 중에 간장과 심장이 어느 계절과 연관이 깊은지 알아내면 되겠습니다. 드라마에서 기침을 콜록콜록하고 폐병에 걸린 하얀색 피부의 가녀린 여성은 꽃피는 봄날보다는 왠지 바람이 차가워지고 나뭇잎이 떨어지는 가을철 배경이 더 잘 어울리듯, 자연환경과 우리 몸은 깊은 연관이 있습니다.

뒤에 음양오행을 공부한 후에는 위의 질문에 쉽게 답하실 수 있을 겁니다.

사람과 자연이 하나라는 다른 예를 살펴볼까요?

최근 온난화로 인해 우리나라 여름 날씨도 점차 동남아처럼 변해가고 있죠?

장마철 습한 기운 탓에 예전보다 습병(濕病)을 얻은 환자가 많이 늘어나더군요. 즉, 습한 기운이 몸속에 침투합니다. 특히, 비위나 대소장은 음식을 주관하기에 습한 기운에 더욱 민감할 수밖에 없습니다. 우리 몸속 대소장이 장마철 날씨처럼 습하고, 더운 상태라고 생각해보세요. 수많은 세균, 바이러스가 증식하기 쉬운 상태겠죠? 그 상태에서 조금이라도 변질된 음식물이 들어가면 바로 문제가 발생합니다. 이를 두고 식중독, 장염이라 하겠죠? 설사, 구토, 고열, 몸살처럼 통증이 나타날 수도 있겠습니다.

그 습하고 뜨거운 기운이 음식의 열독과 만나 습열(濕熱)이라는 것이 생성되면, 그것들은 결국에는 몸 밖으로 빠져나오려고 노력합니다. 그것이 바로 피부발진, 아토피 등의 피부질병으로 나타납니다. 길었던 작년 장마철에는 이런 피부환자가 많이 늘어난 것을 보았습니다.

이런 경우에 빠르게 원인을 제거하지 않으면 평생 몸속에 잠복하게 됩니다.

그래서 찾아온 환자에게 위와 같은 내용을 설명해드렸습니다. 그럼 환자 왈,

"병원에서는 피부묘기증이라 했는데요? 습과 열이란요?" 생소한 반응을 보입니다.

하지만 설명을 포기하면 절대 안 됩니다. 이런 병증이 만성화되면 뒷날 수시로 발진을 일으키기 때문입니다. 이때는 어떠한 처방을 사용하면 될까요?

습열과 음식의 독을 없애주어 몸 안을 봄, 가을 날씨로 만들어주는 처방을 사용하면 되겠죠? 병에 따라 약을 복용하는 원리였습니다.

다시 본론으로 가서 이와 같이 사람의 건강은 자연과 분리해서 생각할 수 없는

것입니다.

한방에서는 이를 일컬어 '천인상응(天人相應)'이라 합니다.

하늘과 사람을 분리해서 생각할 수 없는 이유입니다.

그럼 우리가 건강하게 지내기 위해서는 어떻게 해야 할까요?

자신이 생활하는 지역의 환경적인 특성과 계절변화, 기후변화를 고려해야 되겠죠?

우리가 한약을 사용함에 있어서도 마찬가지입니다.

같은 감기증상이라도 추운 겨울철에 더 많이 사용되는 처방이 있고, 아니면 장마철에 사용빈도가 높은 처방이 있을 겁니다.

사람이나 동물이나 건강한 삶을 위해서는 사계절의 변화와 기후, 지역적 특성을 고려하여야 하는 것. 즉 사람은 자연과 떨어져 생각할 수 없다는 천인상응설!

이 천인상응설이 이번 장의 핵심내용이었습니다.

다음 편은 한약 공부의 핵심적인 특성인 '연기(緣起)'입니다.

 천인상응설

사람은 자연의 일부이다.

즉, 인간은 소우주다.

자연의 일부인 인간은 자연의 섭리에 순응하며 살아가는 것이 건강하게 살아가는 원리.

:: **연기**(緣起)

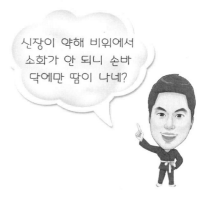

신장이 약해 비위에서 소화가 안 되니 손바닥에만 땀이 나네?

어떤 남자 가수의 겨드랑이에 땀이 엄청나더군요. 옷에 겨드랑이 부분이 축축해서 많이 민망하겠단 생각이 들었습니다. 겨땀은 겨드랑이의 모공을 없애버리면 해결될까요? 이는 잦은 설사를 한다고 똥구멍을 막아버리자는 것과 다를 것이 없습니다.

설사를 하면 몸 안의 설사하는 원인을 찾아 해결해야 하는 것이 당연합니다.

겨드랑이 땀뿐만 아니라 손바닥에만 나는 땀도 다 마찬가지입니다.

예를 들어 손바닥의 땀은 비위에서 나온 물입니다.

이렇게 사람의 몸이 건강하게 유지하는 것이나, 병이 발생하는 것은 어느 하나의 요소로 결정되는 것이 아닙니다. 많은 요인이 서로서로 연결된 복합적 관계의 결과물입니다.

다른 예를 들어봅니다.

우리가 잘 알고 있듯, 사람은 기와 혈이 충만해야 건강하게 살아갈 수 있습니다.

이런 기와 혈은 기본적으로 음식물을 통해서 만들어집니다. 하지만 음식물이 스스로 변신해서 우리 몸에 기운과 혈액을 직접 보충해주지는 못합니다. 음식물을 기혈(氣血)로 바꾸어 주는 소화기관이 없다면 한우 등심도 무용지물이겠죠?

음식물이 기혈로 변화하기 위해서는 소화기관의 역할이 1차적입니다. 그런데 만약 비위가 허약하면 어떻게 될까요? 당연히 음식물의 소화가 잘 미흡하여 기혈 생성이 부족해집니다.

기혈생성이 안 되면 다른 장기들도 연쇄적으로 허약해질 것입니다.

비위가 허약한 원인 외에도 음식 소화가 안 되는 경우가 있겠죠?

비위가 소화를 하려 하는데도, 밥통 밑에서 아궁이 역할을 하는 신장의 뜨거운 기운(명문)이 약하면 이 또한 음식물 소화가 제대로 이루어지지 않습니다.

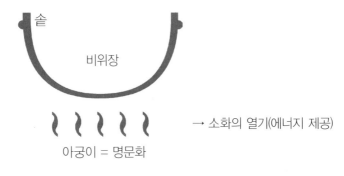

[그림 3]

그럼 신장이 허약하므로 비위에서 소화가 미흡하게 되고, 결국에는 기혈의 생성이 부족하게 됩니다. 다행히 신장의 기운과 비위장의 건강상태가 훌륭하다 하더라도, 만약 극심한 스트레스로 간의 기운이 울체가 되며 간의 균형이 깨지게 되면 간과 담낭이 제 역할을 못 해주겠죠? 소화에 꼭 필요한 담즙의 생성이 원활하지 않게 되는 등, 이 역시 비위기능에 큰 장애를 일으킬 수 있습니다. 간단한 예로 음식물의 소화가 안 되는 경우를 위와 같이 3종류로 간단히 구분하여 봤는데요.

비위가 허약한 경우,
신장의 뜨거운 기운 양기가 약한 경우,
스트레스로 간이 울체 된 경우.
소화기능 한 가지 요소에도 간장, 담장부터 신장 등의 여러 장기가 영향을 줄 수 있음을 이해하였습니다.
비위의 소화기능이 있기에 영양분을 생성하게 되고, 그 영양분은 우리 몸의 기,

혈, 진액이 될 것입니다. 또한, 기혈의 활동이 있기에 폐장, 심장도 활동하며 살아갈 수 있습니다. 폐장, 심장이 활동하기 때문에 생성된 에너지를 온몸으로 전달할 수 있는 것이죠.

전달받은 에너지 중 일부는 신장에 정으로 저장됩니다. 그리고 이는 뒷날 명문화라는 아궁이 불을 생성하여 비위가 소화를 시킬 힘을 제공하게 됩니다.

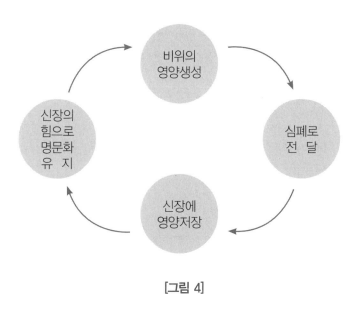

[그림 4]

이러한 여러 요소 중 하나의 기능만 상실되어도 기혈이 생성되고 건강을 유지하는 데 장애를 받게 되겠죠? 이렇게 몸은 서로서로 밀접한 관련을 맺고 있습니다.

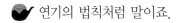 연기의 법칙처럼 말이죠.

어느 장부 하나가 잘나서 절대 건강을 유지할 수 없습니다.

이러한 우리의 몸은 우리 인간세상과 다를 게 없습니다.

집에서 먹는 쌀이 우리 입으로 어떻게 들어오는지만 봐도 알 수 있습니다.

땅이 있고, 태양과 물도 있고, 농기계와 농부의 노력이 있어야 합니다.

이러한 연기의 법칙 때문에 우리는 앞으로 병증을 공부하면서 모든 가능성을 열어놓고 생각해야 합니다. 어느 날, 소화가 안 되고 위에 심한 염증이 발생하였다면 그것은 단순히 위장만의 문제가 아니라는 의미라는 것 아시겠죠? 위장에 왜 염증이 발생하였을까? 위의 예처럼 간, 신장 등 몸속 여러 장부와 연관될 수도 있겠고요. 그 사람의 식사시간, 업무변화, 음식종류 등 수많은 요소를 고려하여야 합니다. 위염이 단순한 소화기관에 문제가 아닌 서로서로의 연관성을 이해하는 것!

그래서 우리의 목표는 병의 근본 원인을 파악하고, 그에 맞는 약을 복용하는 것이 되겠습니다. 그러기 위해서는 우리는 병이라는 것을 대할 때, 항상 상대성의 원리와 더불어 연기적인 측면을 꼭 이해해야 합니다.

저 멀리서 날고 있는 한 마리 나비의 날갯짓이 지구 반대편에서는 어떠한 결과를 나타낼지 모르는 '나비효과'처럼 우리 몸의 각 부분도, 우리 사회도, 연기설처럼 서로서로 밀접한 연관이 있다는 것!

최근에는 꿀벌이 사라지고 있답니다. 꿀벌이 사라지면 우리 인류는 어떻게 될까요? 꿀벌 하나가 없어지는데 이 세상이 없어질 수도 있다는 연기의 원리!

이 세상 연기설의 원리처럼 우리의 몸도 서로서로 밀접히 연결되어 있다는 것을 꼭 명심하고 몸을 바라보아야 하겠습니다.

> **한약 공부의 특징**
> 상대성 + 이해와 깨달음 + 천인상응 + 연기성
> 이러한 개념들을 바탕으로 공부를 시작하여야 습득할 수 있습니다.
> 한약 공부의 가장 기본이 되는 준비물입니다.

:: 비방이란?

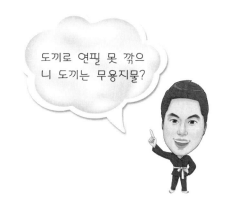

도끼로 연필 못 깎으니 도끼는 무용지물?

"예로부터 전해오던 비방!"

비방, 명방이란 특별히 효능 있는 처방이란 의미나 비밀리 전수되는 명약이란 뜻으로 많이 사용하는 말입니다. 우리는 한약의 원리를 이해하기보다는 이런 질병에 효과가 있는 약초나 처방은 무엇이 있는지에만 관심을 두는 경우가 있습니다.

심지어 한약을 공부하는 사람까지도 좋은 비방을 알려달라는 사람이 드물게 있습니다.

"음양의 조화가 어쩌고저쩌고…" 이런 기본 개념을 지겨워하며, 그냥 이러한 병에는 누구나 복용하면 정말 큰 효과를 얻는다는 좋은 처방, 비방을 궁금해합니다. 지금 먼저 말씀드리지만, 세상 누구에게나 명방, 비방이 되는 약은 없습니다.

어느 날 엄마가 여고생 딸을 데리고 왔습니다.

딸과 대화를 해보니 딸은 저에게 대범하고 소탈한 모습을 보이려 하지만 스트레스가 많이 쌓인 모습이 관찰됩니다. 손톱도 물어뜯은 흔적이 있네요. 어머니가 어린 딸의 눈치를 보며 비위를 맞추시느라 힘겨워 보입니다. 상담 후에 딸에게는 스트레스를 치료할 수 있는 처방 중 하나를 복용하였습니다.

귀비탕이란 처방인데요. 2주도 지나지 않았는데 딸이 신경질이 많이 줄고, 밥도 잘 먹고, 성격이 매우 밝아졌다며 어머니가 매우 기뻐했습니다.

어머니가 뒷날 다시 전화가 와 왈, "학교 시험에서 성적이 확 올라서 딸이 좋아한다."라며 행복해했습니다. 이 어머니께는 귀비탕이란 한약이 정말로 효과 좋은 명처방, 즉 비방처럼 느껴졌을 겁니다.

다른 예를 들어보겠습니다.

40대 여성이 있습니다. 가슴에 울화가 있고, 사업문제, 남자문제로 스트레스를 받고 있습니다. 얼굴에 열이 오르고, 수면부족, 불면증과 월경의 문제도 있습니다. 성격은 예민하고요.

여성에게 자주 사용되는 소요산이란 처방이 있습니다. 상담 후 이 소요산 계통을 조제하였습니다. 그런데 좀 더 빨리 효과를 내고 싶은 과욕에 위의 딸에게 복용시켰던 처방인 귀비탕도 저녁에 하루 한 봉만 복용시켰습니다.

귀비탕은 심장에 화(火)가 있을 때는 잘 사용하지 않는데, 이 여성은 심화(心火)의 발생이 심했죠. 소요산이 주약이므로 심화로 인한 부작용에 대해 크게 염려하지 않았습니다. 그 여성은 1주일 만에 얼굴에 열이 올라 병원에 갔습니다.

피부과 의사 왈, "안에 뭐가 들었는지도 모르고, 효과도 알 수 없는 한약 같은 걸 왜 복용했냐?"고 말했답니다. 상황이 이렇게 되면 제가 무슨 설명을 해도 믿지 않습니다. 그 여성에게는 한약의 이미지가 부정적으로 변할 것이며 저의 이미지도 그냥 효과도 없는 약을 판 약장수일 뿐이죠.

귀비탕이라는 똑같은 처방으로 한 명에게는 효과 좋은 비방이 되었고,

또 다른 한 명에게는 돌팔이의 효과 없는 약이 되었습니다.

귀비탕이란 훌륭한 처방이 40대 여성에게는 쓰레기가 된 것입니다.

귀비탕이란 훌륭한 무기는 그냥 그대로 있습니다.

처방은 자신의 역할을 묵묵히 수행할 뿐입니다. 즉, 귀비탕도 자신의 역할을 묵묵히 수행하였을 뿐입니다. 그 무기를 사용하는 주인 때문에 비방도 되었다가 쓰레기취급도 당했습니다. 이 경우를 보시면 이해하실 겁니다. 소위 명 처방! 비방이라는 것은 세상 어디에도 없습니다. 사람과 몸에 따라 똑같은 약이라도 명약이 되고 독약이 됩니다. 그래서 비방을 찾는다면 일찍 포기하는 것이 상책입니다.

하지만 이를 반대로 말한다면, 사용되는 경우에 따라서 모든 한약처방이 다 비

방이 될 수도 있습니다. 그 사람의 몸에 따른 정확한 처방이 곧 비방입니다.

세상 모든 것이 상대적이라 배웠습니다. 한약처방이란 것도 마찬가지입니다.

연필은 연필 깎는 칼로 깎고, 나무를 벨 때는 도끼를 사용해야 하는데, 도끼로 연필을 깎으려면 제아무리 날카로운 도끼라도 연필 깎기를 완성하기 힘들겠죠?

그래도 혹시 모르니 도끼로 한번 도전해볼까요? 당연히 멀쩡한 연필이 망가질 것입니다.

몸에 맞지 않는 처방을 사용하면 연필이 망가져 버리듯 부작용이 나게 됩니다.

여기서 도끼라는 무기는 무용지물이 됩니다. 그럼 주인은 뭐 이런 쓰레기 무기가 있느냐며, 짜증 난다며 귀한 도끼를 던져버리겠죠. 옛날 나무꾼이 나무벨 때는 도끼가 최고의 무기인데 말이죠. 나무의자를 만드는 과정을 약을 사용하는 과정과 비교해봅시다. 우선 도끼로 나무를 베고, 그 나무를 톱으로 자르고, 대패로 밀고, 망치로 때리는 등, 의자의 완성을 위해서는 도끼부터 톱, 대패, 망치 등 여러 도구가 이용됩니다.

한약도 마찬가지입니다. 한 여성의 예로 음식이 잘 체하고 배가 잘 아픈 사람인데, 스트레스도 있어서 잠도 못 자고, 천식이 있어서 기침은 심하게 하고, 신장이 약해 방광염에 자주 걸리고, 디스크도 있고, 자궁에 근종도 있으며, 비염도 있습니다. 걸어 다니는 종합병원인가요? 몸 상태가 이렇게 복잡할 때, 한약으로 치료한다면 한약을 어떻게 사용해야 할까요?

한약도 의지를 만드는 과정처럼 여러 처방을 상황에 맞게 순차적으로 사용하면 되거나 동시에 처방을 잘 조합하여 치료하면 됩니다.

이렇게 복잡한 몸 상태가 흔하지 않은 것 같지만, 생각보다 많은 사람들이 이렇게 여러 가지 질병을 복잡하게 호소합니다. 이때 이러한 병과 몸 상태를 잘 파악해서 최적의 무기를 선택하는 것이 실력입니다. 하나의 무기를 사용하느냐, 아니면 여러 무기를 순차적으로 사용하느냐, 아니면 여러 무기를 동시에 사용할 수 있느냐? 그 눈을 키우는 것도 바로 비방입니다. "그럼 비방은 무엇인가요?"라고 물으면 어떻게 대답할까요?

비방은 여러분의 눈과 마음이겠죠? 여러분의 능력 안에 모든 비방을 들여놓으면 됩니다. 그러면 모든 처방이 비방이 되는 것임을 아시게 될 겁니다.

* 비방은 없다. 모든 처방은 자신의 역할을 수행할 뿐이다.
* 사용하는 사람에 따라 비방도 되고 쓰레기 같은 잡방도 될 뿐이다.
* 자기들만의 'OO탕'이 최고라는 것은 한약처방이 아니다. 자신감과 실력일 것이다.
* 최고라는 것은 실력을 의미하는 것이어야 한다.
* 증상에 따라 처방을 순차적으로 사용할 수 있고, 동시에 조합하여 사용할 수도 있다.

:: 본초가 뭐지?

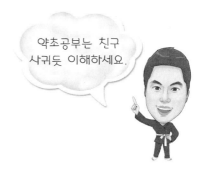

약초공부는 친구 사귀듯 이해하세요.

요즘 날씨가 한창 더워지기 시작하면서 수박을 즐겨 먹는데요. 수박을 먹으면 여름에 더웠던 몸이 시원해지는 느낌도 들고, 소변도 잘 나오는 느낌을 한 번씩은 느끼셨을 겁니다.

유추컨대, 수박이 우리 몸에 열을 내리고 소변도 잘 나오게 하는 효능이 있다고 생각해볼 수 있겠네요. 우리가 흔히 먹는 이 수박도 약초의서에 보면 '서과상'이라고 하여 그 이름과 효능이 설명되어 있습니다. 예로부터 전해지는 약초의서에는 수박외에도 수많은 것들의 특성이 설명돼 있습니다. 많은 사람이 애용하는 홍삼도 당연히 설명되어 있고요

꿀, 쌀, 보리 등 평소 우리가 먹는 음식들도 그 특성이 설명되어 있습니다.

또한, 동물이나 광물, 곤충 등의 특이한 것들도 그 약성이 설명되어 있는데요.

예를 들어, 동물성 약재 중 닭의 위장을 살펴볼까요?

닭의 위장은 모레 주머니죠? 즉, 이것도 약초로 사용하는데요, '계내금'이라고 부릅니다. 계내금은 현재에도 매우 자주 사용되는 약초로, 의서에는 닭의 위장인 계내금을 어떤 용도로 사용하라고 설명되어 있을까요?

1. 밥맛을 좋게 한다. 2. 밥맛을 떨어뜨린다.

정답은 1번이겠죠.

위장은 소화와 관련 있는 장기이므로, 우리 몸의 소화기관을 자극할 것이라 유추할 수 있습니다. 그럼 계내금은 소화력이 약한 사람에게 도움이 되는 약초일 것이라 생각해봅니다.

계내금 말고도 우리 생활에서 흔히 볼 수 있는 약초들을 살펴보면요.

삼겹살 싸먹을 때 따라다니는 마늘은 본초명으로 '대산(大蒜)'이라고 부릅니다.

이집트 피라미드 공사를 할 때 그 인부들에게 꾸준히 마늘을 먹였다는 사실이 기록되어 있을 만큼 마늘은 선천적인 스테미너를 보강하는 데 매우 좋습니다.

유명식품회사 회장이 통마늘 즙을 드시고 마라톤을 하신다죠?

마늘은 우리 몸의 근본 양기를 강화하여 스테미너를 높이는 효능이 있기 때문입니다.

삼계탕에 들어가는 인삼과 대추, 그리고 황토색의 길쭉한 뿌리를 보셨나요?

그 뿌리를 바로 '황기'라고 합니다. 인삼과 더불어 자주 사용되는 약초로 기를 보강하는 기능이 있습니다. 우리 몸의 피부 쪽에 작용하는 기를 튼튼하게 하여 외부의 나쁜 기운이 쉽게 들어오지 못하게 막아줍니다. 그럼 흔히 말하는 보약에는 황기와 같이 주로 보하는 성격의 본초가 들어가겠죠? 기(氣)를 보하는 대표적인 본초인 인삼과 혈(血)을 보해주는 대표적인 본초인 당귀, 신장의 양(陽)을 보하는 녹용 등은 보(補)하는 효능을 가진 대표적인 본초가 되겠습니다. 이렇게 본초학이란 자연의 기운을 가진 약초들을 공부하는 학문입니다.

본초학이란 말이 나왔군요! 본초.

위와 같이 홍삼 같은 약초부터 수박 같은 음식, 석고 같은 광물, 계내금 같은 동물성 약초에 이르기까지 이런 모든 약초를 통틀어 '본초'라고 합니다.

이런 한약재를 공부하는 학문을 바로 본초학이라고 하구요.

이제부터 사람들이 한약재, 약초라고 말할 때 여러분은 본초라고 불러보세요.

마지막으로, 깻잎도 우리 생활에서 자주 접하는 음식인데요.

깻잎은 본초명으로 '소엽(蘇葉)'이라고 부릅니다.

약초로는 주로 자주색 깻잎을 약재로 사용하는데요, 자소엽이라고 합니다.

소엽은 어떠한 효능이 있을까요? 스트레스 처방인 '분심기음'이란 처방에 중심 약으로 사용되고요, 감기약에도 사용됩니다. 소화에도 도움이 되고요, 기침에도 사용되고….

그럼 소엽이라는 본초는, "스트레스에도 좋고, 감기에도 좋고, 소화에도 좋고, 기침에도 좋다."고 힘들게 외우실 건가요? 아니죠? 약초의 공부는 그렇게 하는 것이 아닙니다. 이 약초는 두통에 좋고, 저 약초는 허리디스크에 좋고, 키 크는데 좋고….

이렇게 공부하는 사람은 평생 공부해도 항상 제자리걸음이 될 수 있습니다.

이런식의 공부로는 가수 김종국의 「제자리 걸음」이 평생 귀에서 맴돌게 됩니다.

✔️ 소엽이 어떠한 원리와 성질이 있기에 스트레스에, 감기에, 소화에, 기침에도 사용되는지 이해하여야 합니다. 이것이 바로 본초학을 공부하는 원리입니다.

이번 시간은 자연이 우리에게 주는 선물 '본초'의 개념에 대해 알아봤습니다.

다음 시간에는 '방제가 뭐지?'입니다.

- 본초를 공부하는 것은 사람을 이해하듯, 그 약초의 대상을 이해하는 것.
- 이해의 방법은 그 본초의 성격과 행동 방향과 맛을 아는 것이 우선.
- 그 뒤 그가 할 수 있는 능력을 이해하고, 우리 몸에서 어떤 일을 하는지 아는 것.
- 약초의 성격, 행동방향, 맛이란 개념은 무엇을 의미할까?

:: 방제가 뭐지?

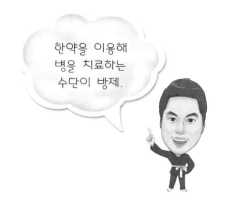

한약을 이용해 병을 치료하는 수단이 방제.

여러분 '방제'라는 것은 무엇일까요?

방제라는 것은 쉽게 말하자면 쌍화탕처럼 하나의 한약처방을 의미합니다. 즉, 여러 본초들이 모여 하나의 약을 이루는 한약처방이라 생각하시면 됩니다.

앞에서 언급했던 본초들을 잘 조합하여 한 팀을 만들면 그게 바로 한약처방이 됩니다. 단 한약처방이라고 하여 본초가 꼭 여러 가지 모여야 하는 것은 아닙니다. 어떤 의사가 묵은 똥을 처방하면 그것 역시 하나의 처방이 될 수 있습니다.

이렇게 치료의 수단을 처방이라고 하고, 이런 한방처방을 공부하는 학문을 바로 '방제학'이라고 한답니다. 그럼 우리 생활에 자주 사용되는 처방들을 예로 들며 방제가 무엇인지 공부해보겠습니다.

첫째, 약초 하나가 바로 처방이 되는 경우가 있습니다.

통상 한약처방은 약초 여러 가지가 모여서 이루어진 것이 대부분이지만, 한 가지 약초가 처방이 된 대표적인 경우가 종종 있습니다. 대표적으로 '독삼탕'과 '단녹용탕'이 바로 그것입니다. 독삼탕은 인삼이란 약초 하나로 처방이 구성되어 있습니다. 즉, 우리가 즐겨 먹는 홍삼, 인삼은 독삼탕이라고 말할 수 있습니다.

독삼탕의 효능은 무엇일까요? 독삼탕은 허약해진 양기를 강하게 보강해야 할 때 사용한다고 나와 있습니다. 기운이 없고, 맥이 몹시 약하고, 허증(虛症)으로 인해 의식이 또렷하지 못할 때 처방할 수 있답니다.

단녹용탕도 한번 살펴봅시다.

단녹용탕은 말 그대로 녹용이 들어가겠죠. 단녹용탕도 독삼탕과 마찬가지로 녹용 한 가지 약재로만 구성되었습니다. 단녹용탕은 출산 직전에 복용하면 효과적으로, 현대의학의 옥시토신, 즉 분만촉진제와 비슷한 역할을 합니다. 분만촉진제처럼 자궁운동을 도와주며, 자궁문이 빨리 열리도록 하여 출산의 과정이 자연스럽게 진행되는 역할을 합니다. 하지만 단녹용탕은 단순한 촉진제만의 기능을 가지고 있지 않고, 선천적인 양기와 스테미너를 강력히 보강하여 줘서 체력이 고갈되는 산모의 에너지를 보강해주는 역할도 합니다.

참고로, 단녹용탕을 복용하기 전 산모가 복용하면 좋은 처방이 있는데요.

양수에 부푼 태아를 건강하게 축소시켜 불순물을 제거해줘 건강한 아기로 태어나게 해주며, 산모의 출산을 쉽게 하여, 산모에게도 도움이 되는 축태음(달생산)이란 처방이 있답니다. 이 처방은 독삼탕이나 단녹용탕과 달리 여러 가지 약초로 구성되어 있습니다.

우리가 잘 알고 있는 십전대보탕도 여러 가지 약초로 구성되어 있죠?

십전이니까 열 가지 약초인가 봅니다. 십전대보탕, 주변에서 흔히 보는 이름이라 그저 그런 느낌이 들 수도 있습니다. 하지만 기와 혈을 활동시키고 조율하는 데 이보다 좋은 처방도 없죠. 지금 당장 힘이 없는 집안 어르신께 십전대보탕을 드려보세요. 힘없이 누워계시던 어르신도 기력이 나서서 활동력이 왕성하게 됩니다.

십전대보탕에는 인삼부터 황기, 당귀, 천궁, 생강, 대추 등 10가지의 본초가 들어갑니다.

십전대보탕과 비슷한 느낌의 처방이 또 있죠. 슈퍼에서 흔히 파는 쌍화탕!

왠지 싸구려같이 흔한 느낌이지만, 쌍화탕이 과연 흔하고 만만한 약일까요?

감기에 걸리면 묻지도 따지지도 않고 쌍화탕을 복용합니다. 그만큼 효과가 좋아서 그렇겠지요. 하지만 쌍화탕을 감기로 복용할 시에는 주로 방사 후 허로(지쳤다는 뜻) 감기에 대표적으로 사용됩니다. 이름부터 쌍화탕! 어느 분이 지으셨는지 정말 멋있는 이름입니다. 그래서 사랑하기 전후에는 남녀가 같이 쌍화탕을 복용하면 매우 좋습니다. 방사 후 체력저하를 보환하여 감기를 예방하고 지친 몸을 빨리 회복하기 위해서입니다.

쌍화탕에도 작약이라는 본초부터 당귀, 천궁 등 여러 본초가 들어있습니다.

이렇게 처방이란 한 가지 약재로 구성된 것부터 쌍화탕처럼 많은 약재로 구성된 처방까지 매우 다양하고, 그 수도 엄청납니다.

대학 1학년, 공부를 시작한 지 두 달…. 한참 열정만 가득할 때가 생각납니다.

공부 중, 우리 조모께서 신장이 약하다는 것을 파악하고, 조모를 건강하게 해드려야겠다는 급한 열정에 조모께 드릴 약을 만든 적이 있습니다.

녹용, 산수유, 복분자, 토사자, 쇄양, 골쇄보, 구척, 보골지, 속단, 우슬, 두충 등등 신장에 좋은 약재를 모조리 모아서 환으로 만들어 드렸던 기억이 있습니다.

신장에 좋은 약재를 총동원하였으니, 말만 들어도 약한 신장이 매우 튼튼해져 조모께서 매우 건강해지실 것 같지 않습니까? 결과는 어떻게 되었을까요?

조금만 더 공부하시면 아시겠지만, 결과는 뻔합니다. 약재값과 노력만 낭비했죠.

처방은 그 느낌이 흡사 무협지의 무기와 같습니다.

스치기만 해도 잘리는 명검이 있듯, 담금질이 부족한 싸구려 칼도 있습니다.

의서의 처방들은 그 경지를 가늠하기 힘든 수준 높으신 선조들의 작품입니다.

어떠한 때에는 가끔 인간의 작품이 아닌 것 같은 느낌도 들 만큼 말이죠.

하지만 그 작품에도 차이는 분명 존재합니다.

바꿔 말하면 수많은 한약처방도 어느 정도 수준의 차이가 있다는 겁니다.

위에 제가 조모님께 드렸던 작품은 어느 정도 수준일까요?

만약 십전대보탕이 그림으로 비교했을 때 '모나리자'라고 한다면, 제가 조모께 드렸던 약은 연필도 제대로 못 잡는 제 아들이 볼펜으로 종이에 줄 몇 번 그은 것과 비슷합니다. 하지만 그런 과정이 부끄럽지 않습니다. 그러한 과정은 성장하는 과정에서 꼭 필요한 과정입니다. 스스로 해보겠다는 욕심과 연구의지가 없으면 실력을 높일 수 없습니다.

한의학에는 우리 건강에 큰 도움이 되는 훌륭한 처방, 보석 같은 처방이 너무나 많습니다.

방제학은 한의학의 꽃이라는 말이 있습니다. 치료의 마지막을 멋진 결과로 장식할 수 있는 무기들이 바로 한약의 처방이니까요.

방제란 한약처방을 의미
한약의 처방은 본초 하나일 수도 있고, 여러 가지일 수도 있다.
방제의 예) 독삼탕, 단녹용탕, 쌍화탕, 십전대보탕.

한약 공부란?
한방의 개념을 이해하고 ☞ 내 몸을 알고 ☞ 본초, 방제란 무기를 이해·습득하는 과정.

3. 병에 대하여

아기가 열이나면,
원인도 모른체 무조건
해열제 복용시킬까요?

:: 병의 원인

우리에게 가장 흔한 질병인 감기.

그럼 이번 시간은 감기라는 병을 살펴보며 병의 원인을 한번 생각해보겠습니다.

우리는 보통 어떠한 경우에 감기에 걸려 고생하나요?

그럼 지금부터 감기가 오는 병인을 찾아봅시다.

첫째, 날씨가 갑자기 추워져서 몸에 찬 기운이 들어왔을 때 감기에 자주 걸리게 됩니다. 이 상황에서 감기의 근본 원인은 무엇인가요?

바로 찬 기운(한사)입니다. 그럼 먼저 찬 기운이란 것을 병의 원인에 넣어둡시다.

둘째, 여행, 업무, 양육, 과로 등 몸이 지치고 피곤한 경우에도 감기에 걸릴 수 있습니다. 여기에서 원인은 피곤함(노권, 허로)입니다. 허로증을 두 번째 병의 원인에 넣어둡니다.

셋째, 집안문제와 돈 문제로 신경을 쓰다 보니, 잠을 설치고 식사도 제대로 못 하면서 감기에 걸렸습니다. 여기에서 원인은 스트레스(칠정)가 되겠습니다.

넷째, 감기에 걸린 아빠가 집에 와서 아기를 안고 쪽쪽, 뽀뽀를 했습니다.
얼마 후 아기도 감기에 걸렸네요. 아빠한테 전염되었죠? 여기서 병인은 바이러스군요.

마지막으로, 6살 꼬마가 있습니다. 온몸에 열이 나고, 사지가 아프며, 배도 아픕니다. 목도 붓고, 콧물도 납니다. 병원에 가서 콧물약과 해열제를 처방받아 복용시켰습니다. 꼬마가 설사도 지속합니다. 엄마가 곰곰이 그 원인을 생각해보니, 늦은 저녁에 고기를 구워먹고 과식을 한 이후로 그런 것 같군요. 음식에 몸이 상하여도 몸살처럼 열나고 몸이 아플 수 있겠죠? 열만 나겠습니까? 중이염, 편도선염, 콧물도 날 수 있습니다.
이때는 감기가 근본 원인이 아니라 음식이 체한 것(식적)이 근본원인이 됩니다.
이러한 경우에 원인해결도 하지 않고 항생제 복용하고 해열제를 복용시킬까요?

우선은 쉽게 접근해보기 위해 쉬운 예를 들어 병의 원인을 살펴보았습니다.
여기서 공부한 병의 원인을 간단히 정리해보면,
추위(한사), 과로(노권), 스트레스(칠정기울), 바이러스(여기, 癘氣), 음식(식적).
이렇게 정리될 수 있겠네요. 여기서 겉으로 나타나는 증상 자체가 병의 근본이 아닙니다.
콧물, 설사, 기침, 발열 등 여러 가지의 증상은 질병의 원인을 파악하기 위한 참고자료일 뿐입니다. 원인은 동일해도, 그 증상은 사람과 상황에 따라 가지각색으로 나타날 수 있기 때문입니다.

🔴 우리가 공부하는 목적은 병의 원인을 파악하는 것입니다.

병의 근본 원인을 알고 그 성질을 파악하는 것이 병을 치료하는데 가장 핵심이 됩니다. 그래서 병의 원인을 파악하는 것이 병을 치료 과정에서 가장 중요합니다.

허나 병의 원인과 분류방법을 외울 필요는 없습니다. 그 개념과 분류 기준을 알고 있으면 됩니다. 위에 감기를 예로 병인(病因)을 일정한 기준에 의해 분류할 수 있겠는데요.

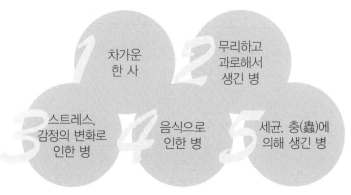

한의학에서는 병의 원인을 구분하는 것이 복잡하고 어렵지 않습니다. 단순하고 명쾌합니다.

왜 그럴까요? 병을 일으키는 바이러스나 세균의 원인만 해도 얼마나 많은데, 어떻게 단순하게 병인을 분류하면서 병의 근본 치료에 대해 자신 있어 할까요?

그 자신감의 이유는 공부하면서 차츰차츰 알아가시게 될 것입니다.

다음 장에는 이러한 병의 원인을 분류하고 공부하는 시간을 가지겠습니다.

- 병을 치료하는 핵심은 병의 원인을 파악하는 것.
- 병의 원인은 단순한 병이나 세균, 바이러스를 의미하는 것이 아니다.
- 식중독에 걸려 노로바이러스라는 것이 뱃속에서 활동한다고, 항생제를 복용하는 것과 한약처방을 복용하는 것의 근본 차이를 이해하는 것이 숙제.

:: 병의 원인 분류

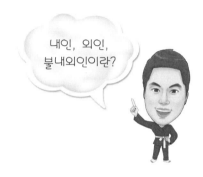

내인, 외인,
불내외인이란?

자, 그럼 앞서 배운 감기의 발생 원인을 생각하며 병인을 크게 분류해봅니다.

> 첫째, 찬바람 등 우리 몸 밖의 원인 (외인).
> 둘째, 피로, 스트레스 등의 몸 안의 원인 (내인).
> 셋째, 몸 안팎의 원인이 아닌 다른 원인 (불내외인).

병의 원인은 간단하게 위의 3부류로 구분합니다.

外因, 內因, 不內外因

3부류를 기억하시고, 지금부터 여러 병증 상황을 살펴보며, 이 상황은 내인인지, 외인인지, 아니면 불내외인일지 분류해보도록 하겠습니다.

첫째, 추운 온도나 바람으로 인한 감기. 무더위로 인한 열사병, 건조한 공기로 인한 기침 등은 몸 밖의 문제로 병증이 발생한 것이죠. 어디에 포함할까요? 이는 외인에 해당합니다.

세균. 바이러스 등의 역기(전염병)도 외인의 범주에 넣으시면 됩니다.

바람, 찬 기운 등 외부사기와 전염병은 외사!

정신적 스트레스로 인한 울화병, 그로 인해 발생한 불면이나, 소화불량, 변비 등은 몸 안의 문제로 병증이 발생한 것이죠? 이는 외인보다는 내인에 해당합니다.

물론 스트레스를 주는 저놈의 남편 때문에 화병이 생겼으니, 내 병의 원인은 외인이라고 주장하신다면 좀 난감해지는군요. 스트레스는 칠정병이라고 하여 정서적인 병입니다. 칠정병은 내인으로 구분한다는 것! 기억하시고요.

식생활의, 음식으로 인한 문제와 과로하고, 피로하여 발생한 허로(虛勞),

지나친 성관계로 방사허로 등도 내인에 속합니다.

스트레스, 음식, 허로, 방사 후 허로는 내인!

교통사고, 타박상, 골절, 해충 등으로 인한 질환 등은 내인도 외인도 아닌, 기타 원인인 불내외인에 속하겠죠? 그럼 정리해보면요.

- 외인

> 통상 기후에 의한 질병을 의미합니다.
> 기후라는 것은 = 6가지의 기운(바람, 차가움, 더위, 습함, 건조, 뜨거운 기운)을 의미합니다. 그래서 남편, 음식, 매력적인 이성은 외인에 포함되지 않는 것입니다.
> 역기(세균, 바이러스 등의 전염병)는 외인으로 넣어둡시다.

- 내인

> 스트레스 칠정병, 음식으로 인한 내상, 과로나 피로누적으로 인한 허로 내상, 즉 잘 못 먹고, 잘못 자고, 스트레스받아서 생기는 병들이겠죠.
> 잘 못 먹는다는 것은 양을 의미하는 것이 아니라 습관과 음식의 질을 의미하겠죠?
> 이렇게 내인은 3가지 범위에서 크게 벗어나지 않습니다.

'어? 나는 고혈압인데, 아들은 아토피인데, 그런 병의 분류도 없이 단순하네?'

이렇게 생각하신다면 좀 더 분발해서 공부하여야 합니다.

'나는 고혈압인데, 내인에 속하나?'라고 생각하시는 분은 앞으로 금방 발전하실 겁니다.

불내외인은

기타 골절, 타박상, 동물, 교통사고, 독물 중독, 환경오염으로 인한 병증 등입니다. 하지만 기타원인이든, 내인이든, 외인이든 큰 문제는 되지 않습니다.

예를 들어 세균, 바이러스는 전염성으로 봐서는 외인이지만, 우리 몸속에는 온갖 바이러스와 세균을 이미 가지고 있습니다. 신체 방어력이 떨어지면 이들의 활동이 활성화되므로 어쩌면 내인의 개념에도 포함될 수 있기 때문입니다. 그러나 우선은 역기(바이러스, 세균 등)를 외인으로 분류해봅니다.

병인의 분류가 중요한 것이 아니라, 이런 것이 병의 원인이구나! 병인의 개념을 이해하는 것이 중요함을 명심하세요. 왜냐하면, 병이란 것은 내상이든 외상이든, 한 가지 원인만으로 발생하지 않습니다. 한 가지 원인으로 발생한 경우도 있지만, 병은 위의 두 가지, 세 가지 원인이 복합되어 나타나는 경우가 더욱 많기 때문입니다. 그래서 병의 분류가 쉽지 않고, 굳이 분류할 필요도 없습니다. 그저 병인을 아는 것이 핵심입니다. 즉 병을 치료하는 데 가장 중요한 것은, 내 몸을 알고 병의 원인을 알아내는 것입니다.

병의 원인 중 음식으로 인한 병증을 불내외인에 분류하는지, 아니면 내인에 분류하는지 중요한 것이라기보다는 잘못된 음식으로 인해 나타나는 우리 몸의 병증과 그 치료법을 이해하는 것이 근본 핵심임을 다시한번 강조합니다. 다음 시간에는 병을 보며 원인을 구분해보는 시간을 갖겠습니다.

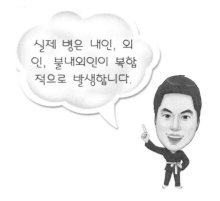

실제 병은 내인, 외인, 불내외인이 복합적으로 발생합니다.

:: 병의 원인 예

아래 예를 든 병의 원인이 외인, 내인, 기타 중 어디에 포함될까요?
원인이 무엇인지 고민하는 시간이 많을수록 실력이 늘어나는 법입니다.

첫째, 7살 꼬마가 태권도 도장 통학차에서 창밖으로 얼굴을 내고 바람을 즐기며 체육관에 왔습니다. 그 꼬마가 입이 삐뚤어져 버렸습니다. 말도 제대로 못 하게 되었습니다. 계절은 3월 추운 날씨였습니다.

정답은 외인이죠. 찬바람이란 한사(寒邪) 구안와사의 직접적인 원인이었습니다.

둘째, 어떤 30대 여성이 2일 전 폭음을 하고, 삼겹살을 많이 먹었습니다.

그리고 오늘, 온몸 관절과 살결이 아프고, 두통이 매우 심합니다. 배도 아프고 열도 납니다. 이 여성의 병증은 음식이 원인입니다. 음식은 내인의 범주에 속하나 초기 증상은 꼭 감기몸살 같군요.

셋째, 축구를 하다가 다리 인대를 다쳤습니다. → 정답은 불내외인이죠.

넷째, 어떤 여자분이 남편과 관계만 가지면 피곤하고, 방광염에 걸린다며 왔습니다. 생리통도 심하고요, 허리통증(요통)도 있습니다. 손발은 차고, 소화력도 떨어집니다. 갑상샘 저하증도 나타날 가능성이 있습니다. 이런 경우는 바로 사람마다 타고난 오장육부의 건강상태가 다름을 인식하게 하는 중요한 예입니다. 분명히 자신만의 약한 장부가 있습니다. 이 여성의 근본원인은 신장 기능이 약한 상태입니다. 여기에 방로상(房勞傷)이란 내인이 직접 원인이되었습니다. 내인이 체질적 허약을 만나서 병이 발병한 것이죠?

다섯째, 겨울철 훈련을 받던 군인이 신종인플루엔자에 걸렸습니다. 전염병입니다. 외인에 포함됩니다. 역기라고 부릅니다.

여섯째, 평상시에도 관절이 아프고 몸이 무거우며 잘 붓는데, 비 오는 날이면 더욱 심해집니다. 이는 습(濕)한 기운 때문에 나타나는 증상인데, 원래 몸 자체도 습한 상태로, 이는 몸 안의 문제와 환경적인 문제가 동시에 나타난 경우입니다.

일곱 번째, 심한 노동과 남편 때문에 스트레스 받는 아주머니가 잠을 자고 일어나면 손이 붓고 손마디가 아프고 저립니다. 스트레스 + 과로죠? 내인의 범위입니다.

1번은 우리 몸 바깥에서 들어온 외인인데, 외인 중 찬바람이 원인으로 풍한사(風寒邪)라고 합니다. 그럼 이런 상태에서 풍한사를 없애는 방법은 무엇인가? 그것을 알고 있으면, 자기 아들이 입이 돌아갔다고 해도 크게 겁날 것이 없겠죠?

4번은 여성은 신장의 양기운이 약한 여성입니다. 이는 타고난 오장육부의 허약이 발병에 매우 중요함을 나타내는 예시입니다. 사람이 똑같이 감기에 걸려도 어떤 사람은 허리가 아플 수 있고, 어떤 사람은 소화가 안 될 수 있고, 어떤 사람은 천식이 발생할 수 있습니다.

즉, 체질적으로 약한 부분은 어떠한 원인의 병증에서도 가장 예민하게 반응한다는 것입니다. 이런 체질적인 요소는 병인 포함되기에는 모호한 면이 있습니다. 왜냐하면, 체질적인 불균형도 결국에는, 스트레스, 음식, 과로 등의 원인이 있어야 발병하는 것이니까요. 체질적 강약은 내인, 외인 등 병의 요소가 발현되었을 때

표출되는 2차적 문제이기 때문입니다. 하지만 오장육부의 허실은 병의 발병에 매우 중요한 영역을 차지합니다.

이 여성은 방사 과로로 인해 자신의 약한 부위에 병증이 발생한 것이죠?

물론 일반적인 사람들은 그 정도로 병증이 발생하지는 않을 겁니다.

그래서 우리는 오장육부의 허실을 우선 내인의 범위에 넣고 생각합시다.

사실 3번의 경우도 불내외인에 속하지만, 복합적인 요인이 존재합니다.

운동하다가 인대를 다친 것만 보더라도, 똑같은 동작을 하여도 다치는 사람이 있고, 다치지 않는 사람이 있습니다. 회복의 속도도 서로 다릅니다. 평소 근육과 인대가 튼튼해지려면 간장과 신장이 특히 중요합니다. 근육과 뼈는 간장과 신장에 밀접한 관련이 있기 때문이죠.

평소 간장과 신장이 허약한 사람은 인대와 근육, 뼈도 다치기 쉽습니다. 바람부는 추운날에는 부상의 위험이 더욱 크죠? 이렇게 인대 손상의 간단한 병을 보더라도, 추운 날씨, 즉 외인과 간장과 신장이 허한 체질적인 내인과 타박상의 기타, 병의 분류 3요소에 모두 포함되는 것을 알 수 있습니다.

이렇게 병의 발생 원인을 위와 같이 크게 3가지로 분류해보니, 과연 이렇게 단순한 개념으로 병을 치료할 수 있을지 의문이 들 수도 있습니다.

내인, 외인, 기타…?

온갖 세균과 바이러스, 수많은 증후군과 병증의 이름을 공부하는 현대의학과는 너무나 달라 보여 불안해 보이기도 합니다. 저도 처음에 그런 느낌이 있었는데요. 공부하고, 아픈 사람들을 보며 가장 절실히 느끼는 것 중 하나가 바로 이 병인분류의 대단함입니다.

온갖 어려운 병명을 다 들고 와도 결국 오늘 배운 이 틀 안에 다 들어있답니다.

병원에 가면 "신경성입니다!"라고 하는 것이 그냥 하는 말이 아닙니다.

스트레스라는 내인 하나가 얼마나 많은 병을 만들어 낼 수 있는지는 차츰 공부하며 알아나갈 수 있을 겁니다. 지금은 잘 와 닿지 않을 수 있습니다만, 나뭇가지가 수없이 많이 흩어져 있어도 근본을 따라가면 하나의 뿌리에 귀속되듯, 병도 마찬가지입니다. 그래서 병의 분류는 병의 원인을 쉽게 파악할 수 있기 위한 하나의 공부과정인 것입니다.

다음 시간에는 첫 번째 원인 중 첫 번째 언급했던 외인! 외인의 종류에 대하여 알아보는 시간입니다.

병의 원인 분류

- 외인 – 육사(六邪). 전염병
- 내인 – 칠정병, 허로, 방사, 음식, 체질
- 불내외인 – 타박상, 뱀, 사자 등 동물, 교통사고
- 분류가 중요한 것이 아니다. 병의 원인을 이해하는 것이 중요하다.
- 병은 내인, 외인, 불내외인의 복잡적 반응이다.
- 병은 복잡하고 어려운 곳에서 나오지 않는다.

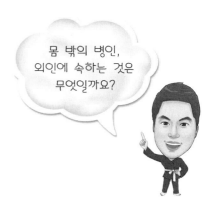

몸 밖의 병인,
외인에 속하는 것은
무엇일까요?

:: 외인(外因)

세 분류 중 오늘은 외인에 대해 알아보는 시간입니다.

여기서는 외인을 크게 6 + 1 = 총 7종으로 정하겠습니다.

외인이란 몸 밖의 병의 원인이므로 당연히 기후 및 환경과 직접적으로 연관이 있겠죠? 추워요~ 하며 감기에 걸리는 것이 외인의 대표적인 예입니다. 이러한 몸 밖의 원인인 외인은 크게 6가지로 정의합니다.

> 바람 風   차가움 寒   더위 暑   습한기운 濕   건조함 燥   뜨거움 火

이것을 육기(六氣)라고 합니다. 여섯 가지 기운이라는 뜻이 되겠습니다.

앞으로 계속 반복될 중요한 내용입니다. 풍한서습조화!

이 기운이 과도하거나 비정상적인 발생으로 인해 몸에 병을 일으키는 원인으로 작용할 때는 여섯 가지의 사기라고 하여 '육사(六邪)'라는 부정적인 개념으로 불리기도 합니다.

육사(六邪) 중 첫째, 바람으로 인한 병인을 '풍사(風邪)'라고 합니다.

풍사는 바람이므로 이동성이 강합니다. 이리저리 잘 다니죠. 여기 붙었다가 저기 붙었다가 다른 기운들과 결합도 잘합니다. 풍사는 사기 중에 행동대장, 보스 같은 역할입니다.

풍사는 혼자서도 병을 잘 일으키며, 차가움, 더위 등과도 잘 결합합니다.

두 번째, 차가움으로 인한 병인을 '한사(寒邪)'라고 합니다.

추운 겨울날 찬 기운이 몸을 침범하여 한사에 몸이 상하는 것을 상한(傷寒)이라 합니다. 그럼 상한일 때 우리들의 몸이 어떻게 반응하였나요? 콧물이 날수도 있고, 오슬오슬 몸이 떨리는 오한, 콜록~ 기침. 발열, 몸살 같은 통증 등이 나타날 수 있습니다. 시간이 경과하면서 수많은 증상이 나타나고 변화될 수도 있는데요. 이렇게 한사가 몸에 들어왔을 때 나타나는 현상과 진행과정을 자세히 다룬 의서가 있습니다. 책제목이 『상한론』입니다.

제목을 풀이하면 "한사에 몸이 반응(저항)하는 것을 논하다." 이렇게 되네요.

사람에 따라서는 『동의보감』 이상 그 가치를 인정받는 중요한 의서랍니다.

다시 다음 외인으로 넘어가서, 더위로 인한 병인을 '서사(暑邪)'라고 합니다. 통상 여름철에 나타납니다. 더위를 먹어서 밥맛이 없거나 기절하는 것을 떠올리시면 이해가 쉽네요.

더위를 먹으면 몸이 어떠한 반응을 나타냅니까? 우선 땀을 많이 흘려 몸의 수분, 즉 진액이 손상되겠죠? 목마름 즉 갈증과 몸에 진액은 줄고, 열은 오르니 어지러움(두훈)이 나타날 수도 있겠습니다. 심장이 열을 받아 가슴이 답답한 증상인 심번도 나타날 수 있구요, 심하면 인사불성이 되고, 고열이 발생할 수도 있습니다.

다음은 '습사(濕邪)'입니다.

습사는 장마철같이 눅눅한 기운을 떠올리시면 됩니다. 목욕탕처럼 수분으로 인해 습해진 환경이나 기운으로 몸에 문제가 생긴 겁니다. 만약 비가 내리기 전 몸이 무거워진다면, 그 사람은 몸에 습이 많을 가능성이 크겠죠? 몸속에 습이란, 불필요하고 정체된 수분이 많다고 볼 수 있는데요. 그럼 날씬한 사람과 뚱뚱한 사람 중 통상 누가 몸속에 습이 많을까요?

의서에도 비인다습이라는 말이 있습니다. 비만인은 습한 기운이 많다는 뜻이죠.

그래서 체중감량을 위해서는 수분의 정체를 해소해주는 것이 중요함을 알 수 있습니다. 참고로 습사는 뜨거움, 차가운 기운과도 잘 결합합니다. 뜨거움과 결합하면 습하고 열하며, 차가움과 결합하면 한하고 습한 기운이 됩니다.

육부 중 대장은 가을 같은 서늘하고 맑은 환경을 좋아합니다. 그러나 저의 경우, 대장의 환경이 장마철처럼 습하고 열한 편입니다. 제 대장이 장마철처럼 습하고 더우므로 가을 날씨 같은 대장보다는 세균이나 바이러스가 먹고 살기 좋아하겠죠? 특히 여름철 습한 날씨와 겹치면 대장이 더 민감하게 반응할 수 있겠습니다. 그럼 덥고 습한 여름철에 음식을 잘못 먹으면 이질 같은 질환이 남들보단 더욱 쉽게 발생할 수 있겠다고 예상할 수 있겠죠?

또한, 위에서 언급했듯, 습사는 습열(濕熱), 한습(寒濕) 등으로 잘 변한답니다.

그것이 관절 등으로 갔을 때는 관절 통증 등의 증상도 나타날 수 있답니다.

관절에 습하고 뜨거운 기운이 정체되어 있을 때는 여름철에 관절이 더 아플 수 있겠죠? 반대로 습하고 차가운 기운이 관절에 정체되어 있을 때는 여름보다 겨울철에 통증이 더 심해질 것이라 예상할 수 있습니다.

다음 '조사(燥邪)'는 가을처럼 건조한 느낌을 떠올리시면 됩니다.

조사는 오장 중 폐장과 관련이 깊은데요. 폐는 건조한 것을 싫어합니다.

폐는 부드럽고 윤택한 느낌을 좋아합니다. 가을철에 폐병이 많은 이유는 가을철 건조한 기운이 영향을 미치는 원인도 있겠습니다! 그래서 맥문동같이 촉촉한 본초는 폐를 윤택하게 해주므로, 폐의 질환에 자주 응용된답니다.

마지막 '화사(火邪)'는 불처럼 뜨거운 기운이라 생각하시면 됩니다.

어떠한 기후적인 영향으로 몸에 열사가 침범한 경우나, 앞에서 배운 풍한서습조 다섯 가지 사기가 병을 일으킨 후, 어느 정도 시간이 흐르게 되면, 열성을 띤 사기로 변화된 경우에 많이 관찰됩니다. 참고로, 화(火)로 인한 병은 외인보다는 내인에서 자주 나타납니다.

음식으로 인한 열독, 칠정병으로 인한 울화(간화, 심화), 허(虛)해서 발생하는 허열(虛熱) 등이 가장 대표적입니다. 지금까지 여섯 가지 외인을 알아보았습니다.

6 + 1 중 6을 공부했습니다. 나머지 1은 바로 역병입니다. 즉 세균, 바이러스 등 전염병이라 생각하시면 됩니다. 우리가 알고 있듯 전염병은 더러운 환경이나 음식, 비정상적인 기후, 정기혈의 쇠약 등으로 발생합니다. 세균, 바이러스도 매우 중요한 발병요소 중 하나입니다.

다음 시간은 우리 몸 안의 문제, 내인을 소개하는 시간입니다.

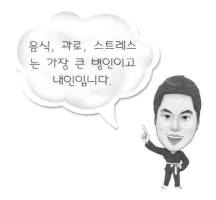

음식, 과로, 스트레스는 가장 큰 병인이고 내인입니다.

:: 내인(內因) 1

병의 종류와 그 증상은 너무나 다양하고 많습니다.

그래서 그 수많은 병을 제대로 이해하기가 쉽지도 않고, 근본을 치료하는 것도 어려운 일이라고 생각할 수 있습니다. 하지만 앞에서도 공부했듯, 겉으로 나타나는 증상이나 수치 등은 참고사항일 뿐, 몸을 알고 병의 원인을 이해한다면, 다양하게 표출되는 병의 모습에 당황하지 않을 수 있답니다.

기침이라는 증상을 예로 들어 봅니다. 콜록콜록 기침하는 증상은 사람마다 비슷할 수 있습니다. 하지만 사람마다 기침하는 원인은 매우 다를 수 있습니다. 어떤 사람은 폐장의 불균형 때문에 발생할 수도 있고, 어떤 사람은 신장의 불균형 때문에 기침이 나타날 수도 있으며, 혹은 비위의 불균형 때문에 크렁크렁 기침·가래가 나타날 수도 있는 것입니다. 즉, 기침이라는 병의 증상은 병의 원인을 찾는 중요한 단서를 제공할 뿐, 기침 자체가 병의 근원이 아닙니다. 몸 안의 불균형이 밖으로 나타난 결과일 뿐입니다.

다른 원인인데 병의 증상은 똑같을 수 있고, 같은 원인인데 표출되는 증상은 다를 수도 있습니다. 그래서 몸 안의 불균형, 즉 병의 원인을 찾아 잘 접근하는 것이 중요한 것입니다. 그럼 지금부터 앞에서 살펴보았던 병의 원인 중 내인에 대해 간단히 살펴보겠습니다.

1. 칠정병(스트레스)

스트레스가 건강에 안 좋은 것은 당연한 이야기입니다. 하지만 스트레스가 건강에 얼마나 해로운 요인인지, 직접 와 닿지는 않습니다. 스트레스로 인한 가슴답답함보다는 위장에 염증과 속 쓰린 것이 더욱더 심각하게 느껴질 수 있으니까요

실제 많은 환자들을 보면 놀라울 만큼 스트레스 환자가 많습니다.

몸의 병은 대부분 스트레스로 인해 발생한다고 해도 과언이 아닙니다.

예로부터도 사람의 감정에 의해 질병이 발생한다고 판단하였습니다. 감기, 몸살 같은 흔한 질병부터 변비, 고혈압, 녹내장, 갑상샘암, 자궁 혹, 위암, 중풍, 이명, 간경화, 근육통, 치매 등의 많은 질병을 발병시킬 수 있는 핵심 요소가 스트레스임을 꼭 알아야 합니다. 그래서 우리는 스트레스를 대충 보고 넘겨서는 안 됩니다. 왜냐하면 화내고, 놀라고, 생각하는 등, 인간의 감정, 사고가 과도하면 균형이 깨지면서 몸에 병을 유발시킬 수 있다고 판단했습니다. 사실 인간활동의 대부분은 정신 활동과 육체 활동 두 가지이고, 대부분 이 두가지 범주에서 병이 발생합니다.

정신 활동에 과다, 불균형은 스트레스로 나타나고, 육체 활동의 불균형, 과다는 허로로 나타나게 됩니다. 스트레스성 병이나 허로는 내인의 대표적인 병인이 되겠습니다.

그럼 한의학에서는 사람의 감정을 몇 개로 나누어 병의 치료에 적용할까요?

한방에서는 크게 7가지의 감정으로 구분합니다. 즉, 칠정(七情)이라 합니다.

즉, 스트레스는 칠정에 의한 병이라고 하여 칠정병이라 말합니다. 그럼 칠정에 대해 알아야 칠정병을 이길 수 있겠죠?

아래에서 칠정이란 7가지의 감정을 살펴보면,

기쁨, 기쁠 희(喜)　분노, 노할 노(怒)　근심·걱정, 근심 우(憂)　생각, 생각 사(思)
슬픔, 슬플 비(悲)　두려움·공포, 두려울 공(恐)　놀람, 놀랄 경(驚)

"희노우사비공경." 이렇게 말해보세요. 입에서 자연스럽게 나와야 합니다.

칠정병은 이 7가지 감정의 불균형으로 인해 병이 발생합니다.

칠정 중 기쁨이란 감정은 어떤 장기에 영향을 줄까요?

또 화내는 것이 지속되면 몸에는 어떠한 증상이 나타날 수 있을까요?

칠정 중 분노 증상은 오장 중 간과 연관되어 있답니다.

즉, 분노하거나 심하게 화를 내면 간이 손상되죠. 간이 손상되어도 또 쉽게 화를 낸다고 공부했습니다. 아무리 술을 많이 먹어도 간 수치가 정상인 사람이 있었습니다. 그런데 몇 달 심하게 스트레스를 받으니, 간 수치가 급격하게 올라가더군요.

즉, 간을 손상키는 것은 음주, 수면, 약과 음식의 독성도 있지만, 스트레스만큼 간을 괴롭고 힘들게 하는 요인도 없답니다. 이렇게 스트레스로 인한 몸의 병증을 해결해주는 한약처방도 있을까요? 당연히 있답니다.

2. 노상(勞傷)

육체적 과로와 피로로 인해 병이 발생하는 것을 의미합니다.

육체적 노동으로 신체 정기가 허약해지므로 여러 문제가 발생하겠는데요.

오장육부의 기혈정이 허해지므로 인하여 여러 병증이 발생하는 상황입니다.

이렇게 육체적 노동이 심하여 발생한 병을 '노상(勞傷)'이라 합니다. 앞서 설명한 허로(虛勞)도 노상과 비슷한 의미입니다.

그럼 이 노상 치료하는 대표적인 처방은 무엇일까요?

예로부터 처방들 중 최고라 하여 의왕탕이라 불린 처방이 있습니다.

바로 '보중익기탕'이라 하는 처방인데요. 노동으로 인한 병에는 이 보중익기탕 계통의 처방을 사용하거나, 쌍화탕 계통의 처방을 간단하게 응용할 수 있답니다. 참고하시구요.

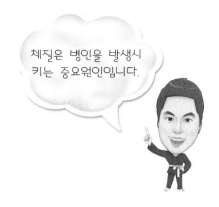

체질은 병인을 발생시 키는 중요원인입니다.

:: 내인 2

병의 내인을 이어서 공부합시다.

3. 방로상(房勞傷)

남녀 간에 사랑을 지나치게 하여 정기를 극심히 소모하였을 때 나타납니다.

정(精)은 생명을 유지하는 귀중한 존재입니다. 정(精)한방울은 혈(血)백방울이란 말이 있답니다. 정의 집은 신장이고, 신장의 정은 평상시 신장의 공급작용을 통하여 혈액에 녹아 온몸에 퍼져 있습니다. 우리가 성관계를 하면 혈액이 빠르게 순환하게 됩니다. 그래서 온몸에서 퍼져있던 고귀한 정(精)이 고환에 집중적으로 모이게 합니다. 사구체를 여과하듯이 말이죠. 그것이 세포 분열된 정자들과 만나서 정액을 만들게 되고, 사정을 하면 밖으로 배출됩니다. 하지만 잦은 사정 등으로 소중한 정을 과도하게 소모하면 몸의 선천의 기운이 급격히 쇠약해지게 됩니다. 결국, 기혈이 급격히 쇠약해질 수밖에 없답니다.

그래서 사정 후에는 회복의 시간이 필요합니다. 허나 회복 시간이 부족하고, 귀중한 정을 또 소모하게 되면, 정기가 매우 약해져서 근본에너지가 쇠약해집니다. 그러면 쉽게 감기에 걸리며, 편도가 붓고, 몸이 매우 피곤하게 되며, 비염, 고혈압 등 여러 가지 만성병이 발생하고, 육체도 일찍 늙게 됩니다.

정이라는 물질을 염두 해서 말한다면, 우리 몸의 모든 질병은 신장과 정(精)에 연관되지 않은 것이 없다고 해도 지나치지 않습니다. 정(精)은 백 번 천 번 중요성을 반복해도 부족하게 느껴질 만큼 중요하답니다. 이러한 중요한 정은 평생 충만하게 넘쳐 흐를까요?

불행하게도 신장의 정은 나이가 들수록 점점 쇠약해집니다.

신장이 쇠약해지고 정의 부족이 가속될수록, 생식력은 사라지고 뼈가 약해지며, 눈이 멀고, 귀가 먹고, 머리가 빠집니다. 그러므로 사람은 나이가 들수록 정의 소모를 최소화해야 합니다.

이러한 성관계로 인한 사정 전후 사용할 수 있는 가장 좋은 처방이 바로 쌍화탕과 육미라는 처방입니다. 육미 + 쌍화탕을 관계 전이나 관계 후 복용하면 평소보다 체력회복이 빠르고, 관계 시에도 부부간의 화합을 더욱 좋게 할 수 있답니다. 육미는 신장의 정(精)을 보충하는 근본적인 처방입니다. 육미 + 쌍화탕!

4. 음식 → 식상(食傷)

음식물을 영양으로 바꿔주는 것은 비위의 핵심 역할입니다.

평소 우리는 이러한 과정을 소화라고 이야기합니다. 소화는 비위장을 중심으로 간, 신장 등의 역할이 깊게 연관되어 있습니다. 그런데 어떠한 원인으로 인해 음식물의 소화가 안 되고 음식찌꺼기가 남게 될 수 있죠?

이런 음식의 찌꺼기를 숙식(宿食)이라 합니다.

그리고 음식 때문에 건강에 문제를 일으키는 것을 '식상(食傷)'이라고 하죠.

그럼 음식으로 인해 어떠한 질병들이 자주 발생하게 될까요?

아이들이 감기라고 해열제를 먹이고 치료를 받으나, 사실 아이들 감기 중 80% 이상은 식상의 원인이거나 음식의 문제가 같이 겸해 있는 경우가 많습니다. 즉, 온전하게 감기라고 하는 증상으로 아픈 아이들은 20%가 안 된다고 보면 됩니다.

아픈 것이 음식의 원인인데, 감기약, 해열제를 아무리 복용시켜봤자 아기의 몸만 더욱더 힘들 뿐이겠죠? 이러한 개념을 이해하고 체크할 수 있어야 하고, 또 그 치료법을 알아야 소중한 자식을 밝고 건강하게 지킬 수 있습니다.

아직 처방 공부를 하지 않아서 응용할 수는 없습니다만, 우선 평위산처방의 과립제를 상비약으로 구비하십시오. 저녁부터 40도 고열에 벌벌 떨고 괴로워하던 아이가 평위산 한번 먹고, 그 다음 날 바로 정상으로 회복하는 아이들의 모습. 허나 그걸 모르고 잦은 감기에 초기 치료를 잘 못하여, 중이염, 비염, 아토피로 발전하는 모습을 보면 부모들도 꼭 한약을 공부해야 한다는 생각을 합니다. 이러한 일상적 잔병은 집에서 간단히 처리할 수 있어야 하겠습니다.

5. 오장육부 체질

의서에는 칠정, 허로, 음식을 내인의 중심으로 표현합니다.

사실 내인으로 인한 병을 살펴보면 위의 3요소에서 거의 모든 것이 발병됩니다.

하지만 이 3가지에 중요한 요소를 한 가지만 더 포함하자면 그건 바로 사람의 체질입니다. 체질이란 타고난 오장육부 상태입니다. 유전적인 의미도 포함되구요.

체질 역시 혼자서는 발병하지 않고, 허로나 칠정, 음식 등의 병인과 만나야 병이 되기에 병인에 포함하기에 예매한 면도 있습니다. 허나 체질적 허약이 중요한 것은 그만큼 장부의 허실은 몸의 균형을 쉽게 무너뜨려 병을 일으키는 중요한 불씨가 되기 때문입니다.

예를 들면, 소양인은 비대신소라 하여 소화력은 강한 반면, 신장이 다른 장기에 비해서는 약하게 태어납니다. 그러면 신장으로 인한 질병이 나타날 확률이 높겠죠? 반대로, 소음인은 신대비소라 하여 소화기관인 비위장의 기능이 떨어집니다. 그래서 다른 체질보다 소화력이 약하고, 속이 냉하며, 잘 체합니다. 즉, 소화기관에 문제가 쉽게 발생할거라 예상할 수 있습니다. 개인별로 오장육부의 건강상태가 다르고, 그로 인하여 외사, 과로, 스트레스, 전염병 등 여러 병인과 만났을 때, 개인의 장부허실에 따라 병이 여러 모습으로 나타날 수 있는 것입니다. 감기가 와도 허리가 아픈 사람도 있고, 방광이 아픈 사람도 있고, 소화에 문제가 발생하는 사람도 있고, 기침을 심하게 하는 사람도 있습니다. 바꿔 말하면, 사람마다 약한 부분에 가장 쉽게 병증이 발생한다는 설명이 되겠습니다.

만약 원래 간에 열이 많은 남자가 과로를 하고, 음주도 과도하게 하였습니다.

그리고 업무 스트레스로 화내고, 분노를 자주 하였습니다. 그래서 뇌출혈이 발생하였다면 여기서 병의 원인은 몇 가지인지 한번 나열해 볼까요?

1. 타고난 간의 열성(간열) + 2. 과로(노상) + 3. 음주(음식) + 4. 화냄(칠정)

이렇게 병이란 녀석은 체질적 원인과 함께 여러 원인들이 복합되어 발생하는 경우가 대부분임을 이해하여야 합니다.

마지막으로, 담음과 어혈이라는 녀석들이 있습니다. 우선 어혈은 우리가 알고 있듯 나쁜 피, 멈춰서 정체된 피라고 생각하시면 됩니다. 이런 정체된 혈액이 많으면 당연히 건강에 좋지 않겠죠? 담음이란 가래같이 진득한 녀석이라 생각하세요.

우리 몸에 담음이나 어혈 등의 노폐물이 많으면 판다처럼 눈 밑에 다크서클이 진하게 된답니다. 다크써클이 많은 사람을 보면, 몸에 찌꺼기가 많구나!

'몸에 청소가 제대로 되지 않아서 노폐물이 많은 사람이다.'라고 생각해볼 수 있겠죠? 어혈과 담음을 모든 병의 근본이라는 책도 있습니다.

예를 들면, 과도한 담음은 비위에서 소화기능에 장애를 가져오고, 또한 담음은 폐로 이동해서 기침과 가래로 인한 여러 병증을 야기시킵니다. 심장으로 가서는 심장의 박동을 방해하며, 어지러움 및 두근거림 등도 유발하게 됩니다. 그것이 관상동맥을 점차 막아버리면 그 무서운 심근경색도 발생할 수도 있습니다. 이런 어혈과 담음이 어떠한 질병을 발생시키는지, 그리고 두 녀석을 이겨낼 수 있는 무기는 어떤 것이 있는지도 앞으로 차츰차츰 공부해나갑시다.

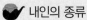

내인의 종류

칠정병(스트레스)	방로상(房勞傷)
노상(努傷) = 허로(虛勞)	음식의 문제 = 식상(食傷)

오장육부체질 → 장부의 허실

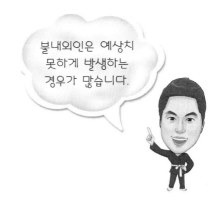

불내외인은 예상치 못하게 발생하는 경우가 많습니다.

:: 불내외인

　이번 시간은 불내외인에는 어떠한 것이 있을지 간단히 살펴보겠습니다. 불내외인의 예를 들면, '축구하다 다리 골절된 것'이 있겠죠? 다리 부러졌으면 당연히 큰 병이죠? 병인지, 아닌지 고민할 사람은 없습니다. 여기서는 병의 원인을 내외인, 불내외인으로 분류해보자는 의미입니다.

불내외인

1. 사고 = 사고는 교통사고처럼 다치는 것을 말합니다. 외상이라고 하죠.

2. 독사, 벌 등 곤충과 동물에 의한 고통도 있을 겁니다.

3. 음식 = 음식은 내인이지만, 중독 등의 급박한 상황 등 병증에 따라서는 불내외인에 속할 수도 있습니다. 동물 피를 잘못 마신다든지, 독버섯 같은 거 먹어서 탈 나는 경우 말이죠.

4. 미세먼지, 환경오염, 중금속 섭취 등.

　불내외인에 속하는 대부분의 병증은 현대의학의 외과적 수술 등 급한 상태의 환자입니다. 즉, 한약의 치료방법보다는 수술이나 소염제, 진통제, 해독 약물 등의 양의학적 치료법이 우선시 되어야 하는 경우가 많다는 뜻입니다. 물론, 그와 함께 한약 치료가 병행되면 치료율이 더욱 높은 경우도 많이 있습니다. 예를 들면, 화상을 당했을 때 1차적으로 알로에를 화상 부위에 바르면 화상의 치유에 큰 도움이 되죠. 알로에는 서늘하고 차가우면서도 촉촉하게 적셔주는 효능이 있는 약재로 열성 변비에도 자주 응용되죠.

화상으로 병원에 가는 동안 알로에를 급히 바르면 도움이 되겠죠?

골절, 타박상 등에 어혈을 제거하는 처방을 활용하는 것도 매우 중요합니다.

어혈을 없애는 대표적인 한약처방을 '당귀수산'이라고 하는데, 당귀수산은 어혈을 근본적으로 제거하고 골절 등의 회복에 꼭 필요한 처방입니다.

교통사고로 한의원에 가면 당귀수산이란 탕약이 자주 사용된답니다.

그래서 환자나 지인들 중 넘어지거나 골절 등을 당하면 진통제, 소염제와 더불어 당귀수산이란 한약처방을 단 며칠이라도 꼭 복용하게 해드립니다. 성형수술 후에 붓기 빼달라 할때도 당귀수산을 포함해서 약을 주면 어혈제거와 회복속도에 참 도움이 된답니다.

다쳤을 때도 당귀수산의 복용 여부는 빠를수록 좋습니다. 늦으면 늦을수록 치료에 큰 차이를 가지고 온답니다. 당귀수산뿐만 아니라 골절, 타박상 등 외과 치료에도 한약 치료가 결합되면 환자에게 도움될 한약처방도 많습니다.

기타적인 불내외인을 살펴보면,

지리적으로 수맥이 흐른다거나 빙의 등 잡스러운 기운으로 발생하는 병증은 한방, 양방으로도 치료를 못 하는 경우가 있습니다. 우리는 이런 부분을 미신이라 쉽게 무시를 하고 비과학적으로 치부하는 경우가 대부분입니다. 하지만 몸이 아픈 환자들을 생각하면 그 어떤 원인이라도 경시해서는 안 됩니다. 어떠한 치료법을 동원하여도 부족함이 없습니다.

만약 발이 아프다면 운동화 깔창의 두께까지도 살펴보는 마음이 필요합니다.

실제 소화가 안 되어 병원을 수년 다니고도 치료가 안 되고, 큰 양방병원, 한방병원에서도 수년간 치료받아도 밥 한술 제대로 못 먹는 여자분이 있었습니다.

의사들이 실력이 부족해서 그럴까요? 그건 절대 아닙니다.

그분은 심리적인 요인이 매우 컸습니다. 가족과 남편에게 관심과 사랑을 원했습니다. 그리고 정신이 많이 쇠약해져 있었습니다. 자신은 음식을 먹고 싶다고 하지만, 또 다른 자신의 마음이 음식 먹기를 거부하고 관심받기를 원했습니다. 그리고 나약해진 정신과 육체로 병증이 점점 깊어져 가는 상태였습니다. 그래서 우리는 능력이 된다면 사주, 손금. 퇴마, 심리치료. 최면 등 여러 분야를 공부해보는 것도 좋을 듯합니다. 심리적이거나 태생부터 가진 무의식의 병도 많기 때문입니다.

다음 시간에는 한약 공부에 매우 중요한 개념인 음양오행에 대해 알아보는 시간입니다.

- 병의 원인을 분류하는 법이 중요한 것이 아니다.
- 병증을 보고 병의 원인을 아는 것이 핵심이다.
- 병의 발생
  (내인 – 칠정. 허로, 방사/ 외인 – 육사(六邪)/ 불내외인) + 체질

4. 음양오행

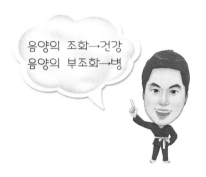

음양의 조화→건강
음양의 부조화→병

:: 음양이란 1

음양이란 무엇일까요?

음양이란 개념을 보다 쉽게 이해하기 위해 일상에서의 예를 들어보겠습니다.

외지에서 자취생활을 할 땐 동료의 집에 서로 자주 놀러 다녔습니다.

그중 제가 매우 좋아하는 형이 있는데, 그분은 정리하는 것을 싫어합니다.

어느 날 집에 갔더니 방바닥에 작은 나뭇잎이 가득 붙어 있었습니다. 도대체 이게 뭐냐고 물어보니, 녹차 달인 주전자를 엎었답니다. 그런데 그냥 놔뒀답니다. 그리고 그 위에 바로 이불을 폅니다. 이불을 드니 그 사이로 바퀴벌레가 놀라 도망갑니다. 형이 대수롭지 않게 읽고 있던 책으로 바퀴벌레를 때려버립니다. 그리고 치우지도 않고 한쪽 벽으로 밀어버린 후 그냥 누워 자자고 합니다.

이번에는 다른 형 집에 놀러 갔습니다.

그 형은 방바닥에 머리카락 하나 떨어져도 손으로 줍고, 걸레질을 수시로 합니다. 더러운 것을 못 참는 깔끔한 성격입니다. 그 집에 놀러 가면 그 기준에 맞추느라 깨끗하게 놀아야 합니다. 그래서 약간 힘들 수 있죠. 여러분은 첫 번째 경우가 좋은가요, 아니면 두 번째 깔끔한 형이 좋은가요? 이번에는 제일 나이 많은 형 집에 놀러 갔습니다. 그 집 역시 두 번째 집처럼 깨끗합니다. 한 번 입은 옷도 매일 세탁합니다. 그런데 그 집에서 놀 때는 온갖 털이며, 먼지, 찌꺼기를 떨어뜨립니다.

집을 더럽혀도 전혀 신경 쓰지 않음에도 깨끗함은 매우 중요하고 유지합니다.

집 청소 부분에서는 마지막 형이 연륜이 있어서 그런지 가장 중도를 걷네요.

첫 번째, 두 번째 형들 모두 한쪽으로 치우쳐 있죠?

이렇게 한쪽으로 치우쳐 있는 것이 음양의 부조화입니다.

세 번째 형처럼 한쪽으로 치우치지 않는 것을 음양의 조화라고 합니다.

음양오행의 이해는 이러한 일상생활의 사소한 것에서부터 시작되어야 합니다.

그럼 이제 음양의 개념을 우리 몸속의 음양 불균형에 대입해봅시다.

위장이 뜨겁고 열정적이라서 밥을 무척 좋아하는 경우,

위장이 차분해서 밥을 별로 좋아하지 않는 경우가 있습니다.

한 분은 위장이란 밥통이 너무 양적이고, 한 분은 음적이라서 문제가 되죠?

이렇게 몸속 음양의 불균형이 바로 한약 공부의 핵심이 됩니다.

🍄 한약의 공부는 음양의 개념을 몸에 대입하는 것!

우리는 자신이 몸이 어떠한 체질인지 관심이 많습니다.

그 유명한 사상체질의 4가지는 무엇입니까? 태양인, 태음인, 소양인, 소음인이죠.

네 가지 체질 중 자신의 체질이 무엇인지 알고, 그에 맞춰서 살아가려고 노력하는 사람이 많습니다. 물론, 자신의 체질이 무엇인지 알고 순응하여 살아가는 것도 중요합니다. 그런데 건강한 사람은 체질이나 오장육부의 상태가 한쪽으로 편중되지 않습니다.

건강한 사람은 오장육부의 상태가 조화롭습니다. 반대로 이야기하면, 오장육부의 상태가 치우쳐 있으면 그만큼 조화롭지 못한 몸인 것입니다. 그래서 옛 의서에는 체질이 특별히 구분된 사람보다 체질이 조화롭게 섞여 있는 '음양화평지인'을 최고로 여겼습니다. 몸의 음양이 조화로워 몸과 마음이 편안한 사람을 최고의 체질로 여겼던 것이죠. 예를 들어, 소음인이라고 하면 '신대비소(腎大脾小)'라고 하여 비위 기능이 다른 체질보다 허약한 편이니 소화기관에 잦은 문제가 나타날 수 있겠습니다. 그런데 소음인이라도 체질이 조화롭거나 오장육부가 조화로운 사람은 비위의 기능이 그렇게 허약하지 않습니다. 특히, 음양이 서로 반대되는 사람끼리 만나서 출산하게 되면 음양의 조화와 유전적인 요인이 작용해 그 자녀는 체질이 적절히 조화를 이루는 경우가 많습니다.

소양인 + 소음인 같은 경우 말이죠. 물론, 그렇게 태어난 자녀도 완벽할 수는 없고, 육체는 역시나 편중되기 마련입니다. 단, '소양인 + 소양인', '소음인 + 소음인' 같은 만남보다는 보다 덜 편중된다는 뜻입니다. 인간은 태어날 때부터 음양화평지인처럼 완벽하고 조화롭게 태어나는 사람은 어디에도 없습니다.

그럼 우리는 어떻게 생활해야 건강의 상징인 음양화평지인이 될까요?

첫 번째는 성격적인 노력 부분입니다. 건강과 성격은 밀접한 관련이 있습니다.

어떤 사람이 넓은 사고방식으로 마음이 조화로워 그 인격이 조화를 이루면 그 사람의 오장육부도 한쪽으로 치우치지 않고 음양의 조화를 이루게 됩니다.

즉, 오장육부와 우리의 인격은 닭과 달걀과의 관계로 비유할 수 있습니다.

여기서 장부가 음양의 조화를 이루면서 인격 또한 중용을 이루는 것인지, 인격이 음양의 조화를 이루면서 우리 몸의 오장육부 또한 조화를 이루는 것인지, 그것의 선후를 따질 수는 없지만, 인격과 성품이 조화로우며 중도를 걷는 분들은 그 오장육부 또한 치우침이 없고 오장육부도 조화를 이룹니다.

물론, 이와 반대인 경우도 있을 겁니다.

화를 잘 내는 사람은 오장육부 중 간의 기운이 부조화된 경우가 많습니다.

화를 많이 내면 간이 조화를 잃고, 건강하지 못하며 간이 조화를 잃어도 화를 자주 냅니다. 신장이 허약하면 지구력과 인내심이 부족하고요, 심하면 의지가 약해집니다. 의지가 약하니 자신감이 없고, 작은 일에도 잘 흔들리게 됩니다. 신장이 튼실하면 그 반대가 되겠죠? 신장이 허약한 남자들은 여자가 헤어지자고 했을 때, 헤어지지 못한다고 끝까지 매달리거나 이성에 집착하는 경우가 많을 수 있습니다. 신장이 약하면 정력이 약하거나 조루증도 발생할 수 있는데요. 이런 조루증도 신장의 문제면서 동시에 마음의 문제로 발전하게 됩니다. 이렇게 개인의 오장육부의 특성에 따라 그 사람의 성격에도 영향을 미치게 됩니다.

이와 반대의 경우는 뭡니까? 성격적인 영향이 각 장부의 건강에 영향을 미치는 경우겠죠? 그럼 성격을 원만하고 조화롭게 한다면, 우리 몸의 오장육부도 조화로울 수 있다는 의미가 되겠습니다. 음양화평지인의 중요한 요소 중 하나는 바로 인격이 되겠습니다.

음양화평지인을 위한 두 번째 노력은 약한 것을 보완하는 개념입니다.

소양인을 예로 들면, 소양인은 '비대신소(脾大腎小)'라 하여 다른 체질보다 신장이 약해서 문제가 되는 경우가 많습니다. 그럼 소양인의 체질이 많은 사람은 평소 신장의 보강에 관심을 가지면 건강을 유지하는 데 도움이 되겠죠? 평소 물을 먹을 때 오미자나 구기자 같은 신장을 강화하는 물을 달여먹는 등의 노력 말입니다. 물론, 우리는 단순한 약초를 넘어 한약의 처방을 공부하게 될 겁니다. 이렇게 자신의 약한 부위를 보충해주며 살아가는 것이 건강유지에 가장 중요한데요. 체질적으로 약한 부위는 한두 달이 아닌 평생을 보완해나가며 살아야 건강을 유지할 수 있습니다. 음식부터 운동, 한약처방, 성품까지 말이죠.

음양화평지인이라는 이상적 체질은 성품의 보완과 허약함의 보충을 병행하여 음양의 균형을 이룰 때야 가질 수 있는 것입니다. 음양화평지인처럼 개인의 성격부터 육체까지 음양이 조화로우면 이것이 바로 건강한 상태라 말할 수 있겠습니다.

:: 음양이란 2

지난 시간 음양화평 지인을 예로 음양조화의 중요성을 설명하였습니다.

음양 조화의 원리는 개인뿐 아니라 사회에서도 그대로 적용됩니다.

흔히 남자를 양(陽)이라 하고, 여자를 음(陰)이라 하죠?

가정에서 아내와 남편이 화목하고 조화로우면 가정이 편안하나, 만약 남편과 아내가 조화롭지 못하고 매일 싸움만 지속한다면 가정이 편안하지 않을 겁니다. 우리의 몸과 가정, 사회도 이와 똑같습니다.

음과 양이 조화로울 때 몸도, 가정도, 사회도 건강할 수 있습니다.

반대로 그 조화가 깨지면 몸도, 가정도, 사회도 질병이 발생합니다.

그런데 이러한 음양의 조화가 잘 이루어지는 곳이 오히려 드물죠?

대부분 불균형과 마찰 속에서 살아갑니다. 사실 이러한 불균형과 마찰도 음양의 속성에 포함되는 개념이긴 합니다. 부조화와 조화, 불균형과 균형! 음양에 대해서는 이 간단한 사실이 전부입니다. 개인, 가정, 사회가 각자 서로의 조화와 중도를 이룰 때 건강하고 행복할 수 있듯, 우리 몸도 그와 다르지 않음을 이해하는 것이 음양 공부의 전부입니다.

육체의 음과 양이 조화로운 것, 음양의 균형이 건강한 삶의 원리인 것입니다.

예로부터 인간의 몸은 소우주라고 했습니다. 우리 오장육부도 세상의 원리와 다를 것이 없다는 것입니다. 음양의 조화를 이해하고, 몸 안의 균형을 이해할 수 있는 눈을 가지는 것! 그것이 한약 공부의 핵심이라고 할 수 있겠습니다.

음양의 조화는 바꿔 말하면 중도, 중용입니다.

이것은 추상적인 사상과 개념이 아닙니다. 점점 공부해나가면서 우리는 알게 될 것입니다.

 몸의 상태도 중용을 이루면 병이 쉽게 발생하지 않는다는 쉬운 개념이죠.

 마음의 음양이 조화로워서 중도를 걸으면 걸림 없이 살아도 전혀 문제가 없겠죠?

 몸 상태도 마찬가지입니다. 마음대로 생활하는데 건강함을 유지하는 것! 그런 경지에 이르도록 노력하는 게 한방의 목표인 것 같습니다.

 음양의 개념을 길게 설명했는데요. 음양이란 의미를 간단하게 정의하자면,

 음양이란 예전부터 세상의 이치를 관찰하던 키포인트라 할 수 있습니다.

 음양은 세상의 원리를 바라보던 거울과 같은 역할을 담당했습니다.

 즉 이 세상이 돌아가는 원리를 표현한 것이라 말할 수 있습니다.

 양의 계절인 여름이 오면 덥고, 음의 계절인 겨울이 오면 춥듯, 우리 몸에도 음양이 있고, 몸 안의 심장에도 음양이 있으며, 나무에도 음양이 있고, 바다에도 하늘에도, 세상 어디에도 음양의 원리가 있습니다. 이 음양의 원리를 우리 몸에 적용된 것이 바로 한의학이라는 것을 꼭 명심하시기 바랍니다.

 이런 음양의 공부가 어려울 수도 있습니다. 음양이란 과연 무엇인가? 음이 성한 것은 무엇인가? 양이 허한 것은 무엇인가? 마누라가 소리치며 강해진 이유는 무엇인가? 남편이 고개 숙인 이유는 무엇인가? '호사다마(好事多魔)'라 하여 일이 잘될 때는 안 좋을 때를 생각하고, 대비해야 하는 것을 나이 들며 이해하듯, 우리는 특별히 음양공부를 위해 노력하지 않아도 세월이 흐르고 나이가 들며, 자연스럽게 음양의 이치를 터득해 나갑니다.

 음양의 조화와 부조화가 무엇인지 판단하고 이해하는 공부는 이렇게 살아가면서 해나가면 그만입니다. 하지만 몸의 문제는 좀 다릅니다. 좀 더 젊었을 때 몸의 그 부조화의 원인과 이유를 이해한다면 그 사람의 몸과 마음은 더욱 건강해질 수 있을 겁니다.^^

:: 우리 몸의 음양

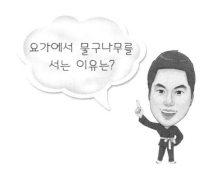

요가에서 물구나무를 서는 이유는?

요즘 많은 사람들이 홍삼을 즐겨 찾습니다. 어떤 사람은 몸에 열이 많다고, 인삼은 못 먹고 홍삼만 드신다는 분도 많습니다. '내 몸에 열이 많다, 내 몸이 차갑다.' 이렇게 우리는 홍삼 먹는 것 하나로도 몸속의 음양을 판단하고 고려하면서 복용합니다.

몸속 음양의 예를 하나 들어봅시다.

내 심장이 빨리 뛰는 것, 느리게 뛰는 것, 이 둘 중에서는 어느 것이 양이 되고, 어느 것이 음이 되는가요?

빨리 뛰는 것이 양이고, 느리게 뛰는 것이 상대적으로 음이 되겠는데요.

한 환자를 살펴보겠습니다.

그 환자는 최근 들어 심장이 빨리 뛰고, 심하게 쿵쿵거리며 가만히 있어도 심장박동이 느껴집니다. 몸이 더워지고, 답답하며, 체중도 급격히 감소하였습니다. 이 상태는 지금 몸 상태가 열이 타오르고, 항진되었음을 느낄 수 있죠?

음양 중 음이 부족해지고, 양이 편승된 상태라고 짐작할 수 있습니다. 병원에 가 보니 '갑상샘 항진증'이란 병에 걸렸다고 합니다.

갑상샘 항진증은 또 무엇입니까? 갑상샘이란 녀석은 우리 몸의 호르몬을 주관하는 중요한 기관 중 하나입니다. 갑상샘의 항진증이란, 그 갑상샘이란 녀석이 과열되어 평소보다 심하게 활동하는 겁니다. 즉, 우리 몸의 엔진이 과부하가 걸렸다고 생각하시면 쉽습니다. 그럼 이런 갑상샘 항진증이란 증상은 음적인 것과 양적인 것 중 어느 것에 가깝습니까?

양이라고요? 맞습니다. 양적인 것에 가깝습니다. 그러면 갑상샘이 평소보다 심하게 활동하게 된 이유는 무엇일까요? 몸의 상태가 어떻게 변화하였기에 이 사람의 갑상샘이 과열되었을까요? 그 원인을 찾아봅시다!

어릴 적 여름날 아버지와 경주 보문단지에 갔던 기억이 납니다.

뜨거운 태양과 긴 가뭄으로 호수의 물이 많이 줄어있는 상태였습니다.

큰 잉어들이 물 위에 둥둥 떠있었습니다. 그래서 저는 "잉어가 다 죽었네…" 하니 아버지께서는 "붕어다."라고 하셨죠. 평소 본 적도 없는 대왕 붕어들이 시체가 되어 호수 표면과 호숫가를 뒤덮고 있었습니다. 연못에 물이 적당량을 유지하고 있을 때는 물 온도가 일정하게 유지되어 물고기들이 잘 살아갔겠죠. 하지만 가뭄으로 연못의 물이 많이 줄어버리니, 똑같은 날씨에서도 물 온도가 급격히 상승하였고, 산소가 부족하여 결국 물고기들이 떼죽음을 당했습니다. 이러한 호수의 상태를 몸에 대비하여 상상해보세요.

우리 몸도 혈액이나 진액 등의 음(陰)이 부족하면 상대적으로 양(陽)이 상승하여 비정상적인 열이 발생할 수 있겠죠? 음이 부족해진 상태를 한약적으로 표현한다면 '음허(陰虛)'라 합니다.

음과 양 중 음이 허해지므로, 상대적으로 양이 강해진 상태를 의미합니다.

음허라 하면 말만 어렵지 사실 쉬운 개념이죠?

과열되는 둘째 원인의 예는 연탄불이나 부뚜막의 온돌방에 불을 때는 경우입니다. 부뚜막에 나무를 넣어 온돌방을 따뜻하게 하는데요, 연탄구멍이라고 하죠? 밑에 공기구멍을 너무 열어 놓아 방이 너무 뜨거워진 경우가 있습니다.

저도 어릴 적 할아버지와 잠을 자는데 온돌방 바닥이 너무 뜨거워 이불 밑으로 내려가지 않고 잠을 잤던 기억이 나는데요. 이러한 상황은 몸의 음양 중 양이 갑자기 강해진 상태를 의미합니다. 한자어로는 양이 강성해졌다고 하여 '양성(陽盛)'

이라 하면 되겠군요.

갑상샘 항진증의 몸 상태를 들여다보면 대부분 이렇게 두 부류로 나누어집니다.

물론, 이 두 가지 상태가 같이 있는 경우가 대부분입니다. 그럼 이러한 상태에서 치료는 어떻게 할까요?

첫 번째, 호수의 예를 살펴봅니다.

호수의 물이 부족한 음허의 경우에는 어떻게 할까요?

비가 와서 호수에 물을 보충해주면 해결되는군요. 몸의 음양 중 음을 보충하는 방법이겠죠?

두 번째 온돌방의 온도가 너무 올라간 경우에는 어떻게 할까요?

부뚜막의 나무를 줄이거나 산소공급을 줄여 방 온도를 낮추는 일이 우선되어야 하겠군요. 이렇게 살아가는 원리나 우리 몸의 치료원리나 동일한 것입니다.

뒤에 갑상샘질환에 대한 몸의 문제와 그 처방까지 더 자세히 설명하겠지만, 우선 간단하게 원인을 살펴보면,

첫 번째, 호수의 물이 부족했던 음허의 예는 우리 몸에서 수(水)의 장기인 신장의 수(水)가 부족한 문제가 많고,

두 번째 온돌방의 예는 우리 몸에서 화(火)의 장기인 심장의 화(火)가 상승한 경우가 많습니다. 물론, 첫 번째나 두 번째의 경우 모두 심장, 신장이 동시에 원인이기는 합니다.

즉, 갑상샘은 대부분 신장과 심장의 문제로 그 원인이 모아지게 됩니다.

중요한 개념입니다. 신장과 심장에 불균형을 치료하면 갑상샘의 병도 완치할 수 있겠죠?

여기서 신장은 수(水), 심장은 화(火)라고 했는데요.

신장의 물과 심장의 불은 서로 우리 몸을 오르락내리락하며 건강과 조화를 유지

합니다. 이것이 우리 몸의 대표적인 음양의 조화입니다.

이렇게 신장의 음과 심장의 양이 서로 조화를 이루는 현상을 수화의 교류라고 하여 '수화지교(水火之交)'라고 합니다. 심장과 신장의 교류죠. 나중에 자세히 설명하겠지만, 우리 몸에서 수화지교라는 이러한 음양교류 시스템이 잘 유지되어야 발은 따뜻하고 머리는 맑게 유지할 수 있는 건강의 기본 요건이 성립됩니다.

수화의 교류가 실조되어 열이 위로만 오르면 어떤 증상이 나타날까요?

평소 위쪽으로 오르기 쉬운 따뜻한 기운은 발끝까지 내려가도록 순환해야 하며, 아래로 내려오는 성질을 가진 차가운 기운은 머리끝까지 올라가도록 하는 것이 바로 건강의 제1법칙입니다. 이를 수승화강이라 부릅니다.

차가운 기운은 머리 쪽으로 오르고, 따뜻한 기운은 아래쪽으로 순환하는 원리입니다.

요가에서 물구나무 서기를 권장하는 것도 바로 이러한 이유에서입니다. 다리를 못 움직이는 나무는 편히 누울 수도, 물구나무를 설 수도 없습니다.

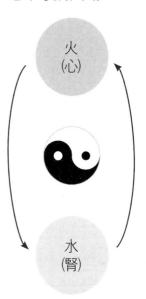

[그림 5] 수화지교 = 수승화강

그럼 뿌리에 정체된 수분을 어떻게든 위로 올려 순환시켜 줘야겠죠?

바람을 타고 연신 나뭇잎과 가지를 흔들어 대는 이유입니다.

사람은 걸을 수 있고, 다리를 흔들 수 있다는 장점이 있죠.

한방에서 수승화강을 중요하게 여기는 이유가 되겠습니다.

수화지교, 수승화강! 음양 조화의 대표적인 예가 되겠습니다.

갑상샘을 예로 우리 몸의 음양을 설명해 드렸습니다. 다음은 오행을 소개하는 시간입니다.

우리 몸의 음양 대표적 시스템은

수화지교 → 수승화강

심장과 신장의 교류다.

이것이 깨지는 심신 불교는 우리 몸의 균형을 깨는 핵심요인.

:: 오행이란

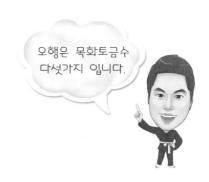

오행은 목화토금수
다섯가지 입니다.

이번 시간은 오행이 무엇인지 알아보도록 합시다.

주변에 오행과 관련 있는 것을 살펴보니 달력에 월, 화, 수, 목, 금, 토, 일요일이 있군요. 그중 일요일과 월요일을 제외하면 오행이름을 사용한 5가지 요일만 남게 됩니다.

오행이란 목화토금수, 다섯 가지를 말하는 것입니다.

오행의 목화토금수에 양의 기운이 강한 태양[日]의 기운과 음의 기운인 달[月]이 합쳐져 우리 달력의 요일을 이루는 것이지요. 즉, 일주일은 오행 + 음·양으로 이루어져 있는데요. 쉽게 표현하면 음양오행이겠죠. 요일을 지을 때도 음양오행을 따라 하듯, 음양오행은 우리 생활에 뿌리 깊게 자리 잡고 있습니다.

그럼 이제부터 오행인 목화토금수를 하나씩 살펴봅시다.

목은 나무 목(木). 그럼 오행의 목은 나무를 의미하는데요. 목 화 토 금 수의 목은 오로지 나무의 의미만 있을까요? 결론적으로 오행의 목 = 나무. 이런 공식은 아닙니다.

오행의 '목'이란?

봄철에 푸른 나무처럼 쭉쭉 뻗어 나가는 성질을 포함한 큰 개념이라고 생각하시면 됩니다. 예를 들면, 움츠리고 소극적인 사람보다는 유행을 선도하고, 적극적인 사람이 목의 성격이 강하다고 이야기할 수 있습니다. 사계절 중에는 봄이 목의 성질에 가깝고요. 색깔 중에는 나뭇잎이 솟아나는 푸른색이 목의 성질에 가깝습니다.

즉, 목화토금수 중 목은 나무라고 하면 틀린 말이 되는 것입니다. 오행의 목이라는 개념 안에 나무, 푸른색, 자라나는 성질 등의 특성이 포함된 개념이랍니다. 우리 몸의 오장 중에는 간장이 목의 성질과 매우 가깝습니다. 그래서 오장 중 간장을 오행 중 목에 배속시킵니다. 간장이 오행 중 목의 성질을 지닌 장기란 뜻입니다. 그러므로 **나무, 봄, 간장 등 목의 성질 ⊂ 오행 중 목** 이렇게 되죠? 쉽지만 중요한 개념입니다.

오행의 '화'는 불 화(火)를 사용합니다.

화는 불의 개념입니다. 오행의 화는 불같은 성질을 지닌 모든 사물과 정신 등을 포함한 넓은 개념입니다. 불같이 정열적인 성격의 소유자는 오행 중 화에 가까운 사람이라 말할 수 있겠죠? 사람도 불같은 사람이 있고, 쇠같이 날카로운 사람도 있죠. 산이나 대지처럼 넓고 부드러운 사람이 있죠? 오행의 화(火)는 불의 속성을 지닌 여러 개념이 속한다고 이해하시면 됩니다.

오행의 토 역시 땅이란 말은 아니죠?

오행의 토는 우리가 사는 누런 대지처럼 나무도 품고, 뜨거운 열기도 품고, 물도 품고, 먼지도 품고, 바위도, 곤충과 작은 세균들까지 모두 품고 받아드립니다. 즉, 토는 모든 것을 치우침 없이 중재, 조절하고 포용하는 개념을 상징합니다.

금을 생각하니 쇳덩이가 생각나는데요.

오행의 금은, 쇠, 칼, 광석, 떨어지는 나뭇잎 같은 느낌을 떠올리면 됩니다.

차갑고 하얗게 밝으며 반짝이지만 냉정한 느낌이랄까요?

도끼는 나무를 베듯, 오행 중 금의 계절인 가을은 봄·여름 화창했던 나뭇잎을 베어버립니다. 사람도 금의 성격이 강한 사람은 성격이 칼 같고 냉철합니다.

오행 중 마지막 수는 물 수를 사용하는데요. 수(水), 즉 물의 성격을 포함합니다.

수의 성격이 강한 사람은 지적이고 똑똑하며, 차분하고 내성적인 경우가 많습니다. 단, 이러한 사람을 물로 보면 안 됩니다. 화나면 가장 무서운 사람이 이런 사람들입니다.

바다의 파도처럼 모든 것을 엎어버리고, 그다음 날 아무 일도 없다는 듯 다시 차분하고 잔잔해지죠! 허덜덜! 오행 중 수는 겨울철 같은 추위(寒).

봄여름의 활발한 생기와 반대되는 정지와 죽음. 그리고 새로운 시작을 위한 준비의 개념도 포함됩니다. 겨울철 봄날을 기다리는 씨앗처럼 내년의 푸르름을 위한 응고의 과정도 수에 포함되죠. 수(水)의 장기인 신장을 강하게 하는 한약재를 보면 씨앗종류가 많은 것도 비슷한 개념입니다. 소변 줄기가 요강을 엎게 해준다는 복분자부터 오미자, 구기자, 토사자. 사상자 등은 오장 중 수의 장기인 신장을 튼튼하게 하여 결과적으로 정자를 강하게 합니다.

오행! 오행을 한마디로 정의하자면,

"오행은 음양이 살아가고 지나가며 변화하는 과정이다."라고 표현할 수 있죠.

여기서 음양은 나무도 될 수 있고, 사람도 될 수 있습니다.

오행은 나무나 인간이 태어나서 다시 돌아가는 하나의 삶이라고 보면 되겠죠.

오행 = 목, 화, 토, 금, 수.
- 오행이라는 것은 하나의 큰 개념.
  ex) 목이라는 개념 속에는 봄. 푸른색, 적극성, 간장, 나무, 동쪽 등의 많은 개념이 포함되는 것과 같다.
- 오행은 음양이 살아가고 지나가며 변화하는 과정.

:: 오행의 특징

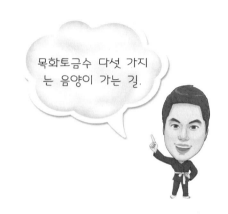

목화토금수 다섯 가지
는 음양이 가는 길.

오행(五行)이란 이 목화토금수 다섯 분 + 行이므로,

목화토금수가 어떠한 방향으로 진행된다는 뜻이군요. 세상의 많은 부분이 오행에 비교될 수 있는데, 예를 들면 동, 서, 남, 북, 중앙 등의 방향이 있습니다.

해 뜨는 동쪽은 오행 중 목.

해 지는 서쪽은 오행 중 금.

해가 정중간인 남쪽은 오행 중 화.

해가 지나지 않는 어두운 북쪽은 수.

그리고 동서남북을 움직이는 해와 달은 음양이라고 말할 수 있습니다.

앞에서 말했는데, "오행은 음양이 살아가고 지나가며 변화하는 과정이다." 이렇게 말했죠? 즉, 오행이란 음양의 가는 길이라는 뜻인데요. 추상적이만, 우리 한번 쉽게 다가가 봅니다. 앞에서 음양이란 무엇이라고 했습니까? 음양이란 예로부터 세상을 바라보던 원리이자 거울이라 했습니다. 사람도, 동물, 식물도 모두 음양이라 할 수 있죠? 오행은 바로 이러한 사람, 동물 등 음양이 진행되는 길이라 생각해보며, 우리의 인생을 간단히 살펴봅니다.

'생(生) 장(長) 화(化) 수(收) 장(藏)'이란 무엇일까요?

태어나고, 생명을 키우는 생(生).

가장 기운이 왕성하고, 꽃처럼 화려하고, 강성한 장(長).

기운을 수렴하고, 거두어들이고, 열매를 맺는 수(收).

저장하고, 마무리하며 정리하는 장(藏).

세상에 태어나고 무럭무럭 자라며, 정점을 지나 삶을 정리하고, 육체가 소멸하는 원리도 생장화수장 같은 오행의 개념으로 설명할 수 있습니다. 봄, 여름, 가을, 겨울 사계절처럼 말이죠.

먼저 엄마의 난자와 아빠의 정자가 수정을 합니다. 즉, 난자인 음과 정자인 양의 결합체인 아기는 엄마 뱃속에서 일정 기간 자라납니다. 때를 맞춰 봄철 새싹이 땅을 뚫고 나오듯, 10개월이 지나면 뱃속의 아기도 응애~ 하며 힘차게 세상 밖으로 나옵니다. 그리고 마치 나무가 하늘 위로 뻗어 올라가는 것처럼, 아기도 엄마 젖을 먹으며 하루가 다르게 쑥쑥 자라납니다.- 생(生)

어린이가 되고, 점차 사춘기가 다가옵니다.

청소년기, 사춘기가 오고 이성을 알게 되고, 사랑이라는 것을 알아가게 됩니다.

또한, 청춘은 자신의 꿈과 목표를 향해 열정을 태우는 시기입니다.

불처럼 타오르는 사랑, 꿈을 향해 달려가는 20대는 꽃처럼 화려합니다.- 장(長)

화려했던 젊은 날이 지나가면, 우리는 열정 가득했던 젊은 날을 되돌아봅니다.

그리고 욕망의 허황함을 깨닫고 외적 화려함을 차츰차츰 버리고, 냉정하고 현실적으로 이 세상을 살아가게 됩니다. 꽃이 지면 나무는 열매를 맺기 위해 노력하듯이, 우리는 미래를 위해 재산을 모으고 아기를 출산, 양육하며, 삶의 결실을 맺기 위해 노력합니다.- 수(收)

어렸던 우리 자식이 성장하고 우리 인생도 서쪽 태양처럼 황혼을 맞이합니다.

젊었던 육체도 점차 노인이 되었습니다. 짧지만 길었던 자신의 인생을 정리해야 하는 시간이 점차 다가옵니다. 겨울이 되어 열매와, 나뭇잎이 사리진 나무처럼 말입니다.- 장(藏)

화(化)란, 생장수장의 단계를 부드럽게 이어주고 조율해주는 중간자의 개념이라고 이해하시면 되겠습니다. 계절로 보면 환절기 정도랄까요? 몸으로 보면 사춘기나 갱년기 정도가 되겠습니다. 사람은 정자(양)와 난자(음)가 만난 조화로운 하나의 '음양'으로 볼 수 있죠? 여기서 사람은 음양이고, 생장화수장은 오행이 되죠?

이를 목(木)의 개념부터 다시 한 번 살펴보면,

태어나는 생(生)의 개념은 봄날의 나뭇잎처럼 오행 중의 목(木)에 속합니다.

장성하여 열정적이고 의욕이 넘치는 장(長) 성년이 되었습니다.

꽃처럼 화려한 젊은 날은 오행 중 화(火)로 성격에 가깝습니다.

화려함과 허황됨을 버리고 내실을 다지며 자식을 키우는 중년은, 가을날의 나무처럼 꽃과 잎사귀를 칼처럼 떨어뜨리고 하나의 열매를 맺는 시기입니다.

자기 인생의 내실을 다지고, 수렴(수收)하는 것은 오행 중 금(金)에 속합니다.

겨울날 잎, 꽃, 열매가 떨어진 나무처럼 우리 몸도 결국에는 늙고 죽음을 맞이하게 됩니다. 겨울날 차가운 냉기를 피해 동굴로 숨는 곰과 같이, 나무의 잎도, 꽃도, 열매도 없고, 남은 것은 아주 작은 씨앗들. 여름의 불같은 시절과는 반대로 겨울과 같은 차가움만 남은 시기.

이러한 인생의 마지막은 오행 중 수(水)에 해당됩니다. 겨울은 왠지 희망이 없어보입니다. 하지만 겨울에는 씨앗이란 것이 남아 있습니다. 그래서 수(水)란 새로운 시작을 위한 응축의 기간이라고 할 수도 있습니다.

식물들이 다음 해 병충해 없이 잘 자랄 수 있는 씨앗의 힘은 겨울에 비축합니다.

즉, 겨울은 감추고 저장(貯藏)하고, 응축하는 성질을 가집니다.

음양을 사람이 아닌 나무로 봐도 똑같겠죠?

봄철 잎이 나고 무럭무럭 자라는 성질의 목(木).

화려한 꽃이 피고 나비와 벌들이 춤추는 여름철을 화(火).

모든 잎이 지고, 열매라는 결실을 맺게 하는 가을을 금(金).

꽁꽁 언 땅속에서 씨앗이 응축을 하고 힘을 저장하는 겨울을 수(水).

이 모든 것을 받쳐주고 지켜주며 활동무대를 제공해주는 땅을 토(土).

즉, 목화토금수 오행은 사람 나무 등 음양이라는 객체가 지나가는 길로 보면 되겠습니다.

사람의 삶, 나무의 일생, 세상 모든 흐름이 오행처럼 생장수장을 반복합니다.

가격이 오를 때가 있으면 내릴 때가 있는 주식처럼, 산의 오르막길이 있으면 내리막이 있듯 계절도 긴 겨울이 지나면 분명 봄은 옵니다. 이러한 음양오행의 원리를 우리 몸에 대입시켜 보는 것이 바로 한의학입니다.

사람 = 음양의 객체

- 생生 장長 화化 수收 장藏 = 삶을 살아가며 지나게 되는 다섯 가지의 과정.
- 이를 목화토금수 오행이라 함.
- 우리 몸속 음양오행의 원리를 이해할 수 있는 눈을 기르는 것이 공부의 목표.

:: 오행 상생상극 1

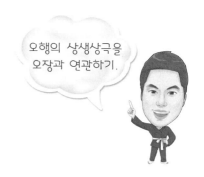

오행의 상생상극을
오장과 연관하기.

우리는 지금 음양오행이란 개념에 관해 공부하고 있습니다.

어떤 사람은 '한약처방과 질병에 대해 빨랑빨랑 공부하지, 왜 쓸데없이 음양인지 오행인지를 계속 말하는가?' 하며 짜증을 낼 수 있지만, 여기에 이야기하는 것들이 공부하기 위해 가장 중요한 기본개념들입니다.

자! 그럼 이번 편은 오행의 상생상극으로 들어가 봅니다.

상생상극이란,

相生, 相剋. 이렇게 표현됩니다. 오행의 관계에서 살려주는 관계와 극하고 억제하는 관계! 목화토금수 오행들끼리 만약 싸우게 된다면 누가 대장이 될까요?

쇠가 나무를 자르니까 쇠가 대장일까요?

불이 쇠를 녹이니까 불이 대장일까요?

물은 불을 꺼버리니까 물이 대장인가요?

오행끼리는 누가 누구를 도와주고 좋아하는지, 반대로 누구를 극하고 억제하는지 살펴보며 오행 중 누가 대장인지 알아보겠습니다.

톱과 도끼는 나무를 배어버리듯, 금은 목을 이기게 됩니다.- 금극목(金克木)

높은 온도에서는 아무리 강한 쇳덩이도 녹아 버리게 됩니다.- 화극금(火克金)

물은 타오르는 불을 꺼버립니다. - 수극화(水克火)

큰 댐의 물을 통제하고 가두는 것은 큰 산과 땅입니다. 서해는 흙과 돌로 간척사업을 했습니다. 즉, 물도 흙에 흡수되면 흔적이 사라집니다.- 토극수(土克水)

나무는 땅을 누르고 뿌리를 땅에 견고히 박아버립니다.- 목극토(木克土)

위의 내용이 오행의 상극이죠? 오행의 상극을 정리하면,

> 木는 금에게는 약하지만, 땅土에게는 이깁니다.
>
> 火는 물에는 약하지만, 쇳덩이金에게는 이깁니다.
>
> 土는 목에게는 약하지만, 물水에게는 이깁니다.
>
> 金은 火에게는 지지만, 나무木에게는 이깁니다.
>
> 水는 土에게는 지지만, 불火에게는 이깁니다.
>
> 금극목(金克木), 화극금(火克金), 수극화(水克火), 토극수(土克水), 목극토(木克土)

이번에는 반대로, 오행의 상생(相生)에 대해 알아봅니다.

상생이란 부모가 자식을 양육하는 것처럼 내 몸을 바쳐 상대방을 생(生) 해주는 개념입니다. 물이 나무를 자라게 하는 모습을 떠올리면 되겠습니다.

> • 물은 뿌리를 통해 나무로 흡수되어 식물을 생장하게 합니다. – 수생목(水生木)
>
> • 장작과 나뭇잎 등, 나무는 불의 연료로 사용됩니다. – 목생화(木生火)
>
> • 불은 나무를 태우고, 나무는 재를 남겨 땅으로 돌아가게 합니다. – 화생토(火生土)
>
> • 땅은 바위와 금속 등을 품고 있습니다. 흙과 모레, 자갈 등은 긴 시간 응고와 변성 과정을 거쳐 단단한 광석과 금속으로 변하게 됩니다. – 토생금(土生金)
>
> • 비가 되어 떨어진 모든 물은 강, 연못, 바다처럼 땅속으로 흡수되고 저장되어 있습니다. 물은 땅속에서 여과작용을 거치며 암반수, 지하수 등의 물다운 물이 생성됩니다. 높은 산 지반 속에서 시작된 물은 아래로 흐르고 흘러 바다를 이룹니다. 나무가 과일이란 결실(金)을 맺으면, 과일은 마지막에 씨앗(水)을 남깁니다. – 금생수(金生水)
>
> 상생의 원리는,
>
> 수생목(水生木), 목생화(木生火), 화생토(火生土), 토생금(土生金), 금생수(金生水).

다음시간은 이러한 오행의 상생상극이 우리 몸에 어떻게 대입되는지 살펴봅시다.

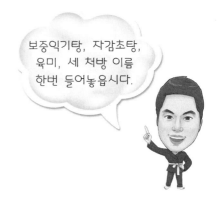

보중익기탕, 자감초탕, 육미, 세 처방 이름 한번 들어놓읍시다.

:: 오행 상생상극 2

상생, 상극에 대해 이해하기는 하였는데, 도대체 이런 개념이 우리 몸과 무슨 관련이 있을까요? 지금 설명해 드리기에는 너무 성급하지만, 공부의 이해를 돕기 위해 미리 공부해보겠습니다.

어려워도 집중해보세요.^^

몸속에서 오행 상생의 개념 중 토생금의 개념을 한번 볼까요?

오장 중에 토에 해당하는 장기는 비위장입니다.

오장 중에 금에 해당하는 장기는 폐입니다.

우리가 밥을 먹으면, 비위에서는 음식물을 에너지로 만들죠?

왜 에너지가 폐로 가냐고요? 과학 시간에 그렇게 배우지 않았다고요?

과학 시간에 오행의 상생상극도 배우지 않았는데요, 뭘.^^

> 그렇게 생성된 에너지는 소장에서 흡수되어 금의 장기인 폐로 향하게 됩니다.
> 비위(土) → 폐(金) = 토생금의 개념

토(소화기관)에서 만들어진 영양분은 토생금의 원리로 금(폐)으로 보내지게 됩니다. 그리고 폐는 전신에 영양분을 전달하고,

일부 영양분은 근본의 장기인 신장에 정으로 저장하게 됩니다.

신(水)은 경락을 통해 폐라는 장기가 배분해주는 대로 영양분을 전달받게 됩니다. 참고로 신장은 우리 몸의 에너지의 결정체인 정(精)을 저장하는 장기입니다.

폐에서 활동에너지를 각 신체에 보내주고 난 뒤 신장에는 여분의 에너지를 저축

합니다. 이 개념이 대표적인 금생수(金生水)의 개념이 됩니다.

> 폐의 에너지전달(金) → 신장이 에너지를 받아서 정으로 저장(水)
> 폐라는 금의 장기에서 전달된 에너지는 신장이라는 수의 장기에 저장됩니다.
> 폐(金) → 신(水)

그럼 토생금과 금생수는 이해되시죠?

다음은 수생목을 볼까요?

오장 중 수에 해당하는 장기는 신장입니다. 오장 중 목에 해당하는 장기는 간입니다.

신장이 간에 어떠한 도움을 줄까요? 이는 뒷날 활혈(活血)의 개념을 공부하면 자연히 아시게 될 겁니다. 활혈을 간단히 봅시다. 밤이 되면 우리 몸의 혈액은 간으로 집합합니다. 혈액은 낮 동안 우리 몸 구석구석에서 열심히 일하고 밤에는 새롭게 태어나기 위해 간이라는 휴식공간으로 오는 겁니다. 이때 간에 모인 피는 내일을 위해 새롭게 태어납니다.

이렇게 혈액이 새롭게 태어날

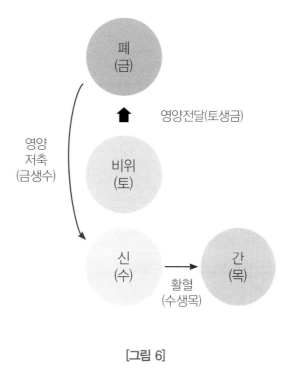

[그림 6]

때, 바로 신장이 중요한 역할을 하는데요, 간에 모인 혈액은 신장에서 에너지를 공급받음으로 활혈을 완성하게 됩니다.

신장의 에너지란 바로 신장의 정(精)을 의미합니다. 신장이 허하여 정을 공급해주지 못하면 활혈이 제대로 이루어지지 않겠죠? 그럼 밤에 잠을 많이 자는데도 피곤한 사람은 활혈할 때 활혈이 제대로 이루어지지 않아 피가 새롭게 태어나지 못한 경우라 생각할 수 있습니다. 이러한 증상을 현대 병명으로는 '만성피로증후군'이라고 합니다.
이런 사람은 신장을 튼튼히 해주고 활혈의 기능이 회복된다면 아침에 일찍 일어날 수 있답니다.
만성피로증후군에 핵심 치료법이 무엇인지 금방 설명드렸습니다.
몸이 허약해지고, 피로해졌을 때 최고의 처방인 '보중익기탕'이라고 있습니다.
간단히 설명하면 보중익기탕은 비위의 영양생성과 더불어 영양의 전달을 돕는 처방입니다.

보중익기탕,

비위의 영양생성 후천지기 생성	+	비위의 영양을 전신에 전달하기 위해 이동수단인 폐로 이동시킴

그럼 보중익기탕은 위에서 설명한 개념 중 어떠한 역할에 포함되나요?
바로 토생금(土生金)에 해당하는 처방이죠?
그럼 금생수(金生水)에 해당하는 처방도 있을까요?
비위에서 폐로 전달된 영양분이 폐에서 전신으로, 그리고 신장으로 저축되게 하는 처방! 멋진 기능이죠? "아쉽지만 이런 처방은 아직 없습니다."라고 말하면 실망하시겠죠? 우리 선조님들은 '자(구)감초탕'이란 멋진 처방을 만들어 놓으셨습니다.

이 처방이 바로 폐에 모인 영양을 전신으로 전달시키는 것을 도와주는 처방이 됩니다.

자감초탕.

영양이 폐에 결집되면 폐는 이를 전신에 전달, 신장에 저장.	→	자감초탕은 폐의 힘을 강화하여 전신에 영양전달을 극대화.

보중익기탕 만큼 멋들어진 처방이 되겠습니다. 뒷날 다 이해하시게 되고 사용하게 됩니다.

육미지황원이나 팔미계통의 처방도 뒷날 설명드릴 건데, 이 처방들은 신장의 에너지를 직접 저축하는 처방들입니다. 즉, 바로 선천지기를 보강하는 개념이죠.

보중익기탕, 자감초탕. 육미, 팔미는 만성피로증후군의 기본이자 핵심처방이 될 수 있겠죠?

만성피로.

보중익기탕	자감초탕	육미, 팔미
(토생금)	(금생수)	(직접 보강)

그 처방들의 원리는 뒷날 스스로 깨닫게 될 겁니다.

어쨌든 토생금, 금생수, 수생목이란 개념이 우리 몸에서도 적용되는 예였습니다.

위의 처방내용은 아직 이해가 되지 않고 재미가 없지만, 실력이 쌓이면 곧 재미있는 내용으로 느껴질 것입니다. 입문 편에서는 최대한 쉽게 공부하려고 노력하나, 한의학이란 내용 자체가 쉽지는 않습니다. 그래도 어렵게 생각하지 마시고, 한

번씩만 더 읽고 다음 편으로 넘어가 봅시다.

다음 시간은 한약재의 중요한 특성인 귀경에 대해 알아보겠습니다.

귀경은 약초의 성질과 맛과 더불어 매우 중요한 특성 중 하나인데요.

귀경이 뭘까요? 명절에 고향 갔다가 집으로 돌아오는 것인가요?

금극목(金克木) 화극금(火克金) 수극화(水克火) 토극수(土克水) 목극토(木克土)

수생목(水生木) 목생화(木生火) 화생토(火生土) 토생금(土生金) 금생수(金生水)

- 우리 몸에서의 오행 상생의 예

  토생금 개념 = 비위(土) → 폐(金)

  금생수 개념 = 폐의 에너지(金) → 신장의 정으로 저장(水)

  수생목 개념 = 활혈(活血)

- 밤에 간에 모인 혈액은 신장에 에너지를 공급받아 활혈을 완성 → 피로의 회복

5. 본초, 방제의 첫걸음

본초는 자신이 가고 싶은 곳이 있어요.

:: 귀경(歸經)

요즘 헛개나무가 간에 좋다며 한창 유행하고 있네요. 남자의 음료수라는 헛개 나무 차, 간을 좋게 하여 피로회복에 도움을 준다 합니다. 그럼 헛개가 우리 몸에 흡수되면 우리 몸속 오장육부 중 어디로 달려가게 될까요? 헛개는 간에 좋다니 몸에 들어가면 당연히 간장으로 가겠군요. 이렇게 약초가 몸속에 들어가서 자신이 가고 싶어하는 오장육부로 향하는 것을 바로 귀경(歸經)이라 합니다. 귀경의 다른 예를 살펴볼까요?

심장이 두근거리거나 스트레스받을 때 자주 찾는 청심환이라는 한약이 있습니다. 그럼 청심환은 우리 몸속 어디로 갈까요?

'청심'! 말 그대로 심장으로 가서 일을 하겠죠?

위의 헛개라는 약초와 청심환이라는 처방은 몸속으로 들어가면 각기 자신의 역할에 따라 갈 곳을 정합니다. 다시 말해 모든 한약재는 몸속에서 오장육부 중 자기가 갈 곳을 타고납니다. 약초들은 오장육부 중 한군데로만 갈 수도 있고 여러 군데로 갈 수도 있습니다.

귀경이란 개념 어렵지 않죠?

귀경의 예를 몇 가지 살펴봅니다.

우리의 몸에는 경락이라는 것이 있습니다. 우리 몸의 기(氣)가 이동하는 길이죠.

요즘은 정수기 물을 많이 먹지만, 예전에는 집에서 주전자에 결명자, 보리차, 국화 등의 약초를 끓여 먹었잖아요? 여기서 국화나 결명자는 경락을 통해 그 기운이 간으로 향합니다.

그럼 간으로 간 결명자나 국화는 어떠한 역할을 수행하겠죠?

국화와 결명자의 살펴보니 그 성질이 서늘하군요. 그럼 간으로 귀경한 결명자나 국화는 간의 열(肝火)을 내려주고, 간이 맑은 상태를 유지하는 데 큰 도움을 줄 것이라 생각할 수 있습니다. 여기서 한의학의 중요한 개념이 나오는데요.

간이 열을 받으면 간 자기 혼자 열 받고 끝나는 것이 아닙니다. 간은 대표적으로 우리 두 눈과 연결되어 있는데요. 이렇게 간과 연결된 우리 눈은 간의 상태에 따라 그 건강 상태가 변화할 수 있습니다. 연기적인 개념 이해되시죠?

몸이 피로하여 간이 허한 상태가 되거나, 스트레스로 인해 간의 화(火)가 상승한 상태라면 눈의 충혈되고 시력 또한 저하될 수 있습니다. 그때 국화나 결명자는 간을 맑게 해주므로 시력유지에 도움이 될 수 있습니다. 참고로 간이 허하여 시력이 저하될 때는 구기자 같이 간을 보하는 약초가 도움이 되는데요. 간의 열을 내리는 국화와 허해진 간을 보하는 '구기자', 두 가지 약초를 합치고 여기에 신장을 보하는 '육미지황환'이라는 처방을 더하면 시력저하에 큰 도움이 되는 기국지황환이라는 처방이 된답니다.

그럼 한 가지 예를 더 들어보겠습니다.

도라지인데요, 본초명으로는 길경이라고 합니다. 도라지는 폐의 가래를 제거하는 데(거담) 좋다고 합니다. 아하! 그러면 도라지는 몸의 상부 쪽인 폐로 향하는 것을 알 수 있습니다.

길경이 담음을 없애주는 기능이 있다고 하여 폐장 밑의 비위의 담음까지 깨끗이 제거해주지는 않는다는 겁니다. 이해되시죠, 귀경?

앞서 청심환이나 기국지황환이란 처방도 일정한 장부로 향하는 것을 확인할 수 있는데요. 만약 가래를 없애주는 처방을 이용하여 폐의 가래를 없애려면 어떻게 해야 할까요? 폐로 향하는 처방에 가래 제거약을 더해주면 되겠죠?

반대로 비위 쪽으로 작용하는 처방에 가래를 제거하는 처방을 더해주면 비위 쪽의 가래를 제거하게 되겠죠? 즉 약초뿐만 아니라 처방이란 것도 그 성격에 따라 어느 특정 장부로 향하게 됨을 이해하시겠죠?

이번 시간은 약초의 특징 중 귀경을 알아보았습니다.

어떤 약초의 귀경만 알아도 약초의 효능을 어느 정도는 유추해볼 수도 있겠죠?

거기에 이 약초가 따뜻한 녀석인지, 차가운 녀석인지 알면 그 효능을 더욱 깊게 유추할 수도 있을 겁니다. 다음 편은 약초의 포제라는 것의 의미에 대해 알아보겠습니다.

> 귀경- 병증의 치료에 귀경의 개념은 중요한 요소.
> 본초나 처방이 몸에 들어가면 자신들이 향해가는 방향성이 있다.
> 이를 귀경이라 한다. 귀경은 본초의 효능을 결정하는 핵심 요소.

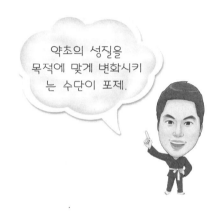

약초의 성질을 목적에 맞게 변화시키는 수단이 포제.

:: **포제**(炮製)

이 세상의 모든 자연물은 자기가 가진 고유의 성질이 있습니다.

약의 사용이란 물질이 가진 고유의 성질을 이용하여 몸의 불균형 회복에 이용하는 것을 의미합니다. 그런데 약을 사용함에 있어 약초의 고유 성질을 변화시켜야 될 상황이 있습니다.

예를 들면, 약의 효능을 높여주고 싶은 상황이나 약초의 부작용을 줄여주고 싶을 때, 약초가 몸에 작용하는 방향성을 조절하고 싶은 경우에, 어떠한 방법을 이용하여 그 목적을 달성하는 것을 바로 포제라고 합니다.

포제의 쉬운 예는 바로 우리가 잘 아는 홍삼인데요.

인삼을 그냥 복용하니 두통, 발열 등의 부작용이 나타나니, 짧고 강한 인삼의 효능을 길고 오래가게 만들면 부작용이 훨씬 줄어들겠죠? 그래서 인삼을 포제하면 홍삼을 만듭니다.

인삼이란 약초가 본래 가진 강렬한 힘을, 여러 번 찌고 말리는 숙성과정을 통해 완만하고 오래가는 힘으로 바꾸는 것과 같습니다.

이렇게 어떠한 방법으로 약초가 가진 성질을 변화시켜주거나 완화시키는 것을 '포제'라고 합니다. 포제의 다른 말로는 '법제'라고 하구요. 포제! 쉽죠?

약초가 가진 성질을 우리가 사용하는 목적에 적합하도록 변화시키기 위한 포제의 방법에는 여러 수단과 방법을 사용하게 됩니다. 그 많은 포제 방법 중 몇 가지 예를 살펴보겠습니다.

'주초(酒炒)'

한약재 중에서 황금(黃芩)이란 약초가 있습니다.

순금, 즉 골드는 아니지만, 생긴 모습이 노란 게 금하고도 약간 비슷합니다.

이 황금의 주요 특성은 사람의 몸 위쪽(상초)에 작용하여 열(熱)을 내리는 데 주로 사용됩니다. 그럼 황금의 성질은 차가운 편이겠죠?

그런데 환자 몸과 병증의 상태에 따라 황금의 차가운 성질을 어느 정도 보완하여 사용해야 될 때가 있답니다. 그때는 뜨거운 성질을 가진 술에 황금을 담갔다가 감자 볶듯 프라이팬에 요리하면 황금의 찬 성질이 어느 정도 완만해지게 됩니다. 이러한 포제의 방법은 술에 볶는다고 하여 '주초(酒炒)'라고 합니다.

두 번째 예를 살펴봅시다.

여러 맛들 중 소금처럼 짠 성질은 신장으로 향하는 성질이 있습니다.

그래서 신장이나 우리 몸의 하초에 사용되는 한약재는 신장으로 작용을 돕기 위해서 소금물로 초(볶는)하는 경우가 많습니다. 지모나 황백이란 약초가 대표적인데요. 지모나 황백을 신장으로 향하도록 소금물에 포제를 하는 방법입니다.

약재의 고유성질을 바꾸기 위해서 술을 이용한 주초부터, 소금물. 생강 물, 쓸뜨물, 꿀, 검은 콩물, 아궁이 흙, 그리고 그들을 이용한 굽기, 찌기, 태우기 등의 수많은 방법이 있음을 들어두시면 되겠습니다.

약초들도 인간처럼 각자 고유의 특성이 있습니다.

사람도 훈련, 교육, 환경에 의해 성격이 변화하듯, 환자에게 사용되는 처방의 성격에 따라 병에 따라 약초도 포제라는 방법을 사용하며 그 성질을 적합하게 변화시킵니다. 즉 약초의 고유 특성도 포제라는 방법에 의해 변화시킬 수 있겠습니다. 그래서 치료 효과를 더욱 높이거나 부작용을 최소화하는 것, 이것이 포제의 핵심이고 정의입니다.

약초를 포제하면 여러모로 좋은 점이 많습니다.

첫째, 약초의 효능을 높이거나 원하는 효과를 발휘하도록 돕고,

둘째, 약초의 부작용이나 복용 시 문제점을 제거하는 장점도 있습니다.

셋째, 자연스럽게 약초의 오염물을 세척하는 효과까지 있죠.

그럼 포제를 이용하는 약초들을 간단히 소개합니다.

1. 감초(甘草)

약방의 감초라고 하죠. 많은 처방에 포함되는 약초로, 단맛이 난다하여 감초라고 합니다. 감초를 그냥 생것으로 이용할 때보다 포제를 이용하면 성질이 약간 따뜻해지면서 비위의 기운을 보강하는 효능으로 변한답니다. 포제한 감초를 '구(자)감초(炙甘草)'라고 한답니다. 그럼 보약에는 주로 생감초보다는 자감초가 응용되겠다고 생각할 수 있겠습니다. 감초는 꿀물을 연하게 하여 담근 후 약한 불에 볶는 방법을 사용합니다.

2. 반하

뒷날 공부하시겠지만, 반하는 독성이 강한 약초입니다. 그래서 포제법이 매우 중요한데요. 세상 물질에는 독단적인 것이 없습니다. 음양의 관계처럼 상대적으로 제어해주는 반대편이 있기 마련입니다.

그럼 반하의 강한 독성을 줄여주고 성질을 원만하게 해주는 약초가 있을까요?

당연히 반하도 상극의 대상이 있습니다. 그건 바로 생강입니다.

그래서 반하는 생강즙에 담근 후 삶아서 사용하는 것이 가장 대표적인 포제법입니다. 생것으로 사용하는 경우도 있지만, 독성이 강한 반하는 대부분 법제된 제품을 사용한답니다.

3. 부자

부자 역시 반하와 비슷하게 독성이 강한 약초입니다.

독성이 강하므로 당연히 포제법이 중요한 약초가 되겠죠.

이런 약초들은 포제법도 여러 가지가 있답니다.

부자는 신장과 심장의 양기운을 강렬하게 보강합니다.

그래서 양기가 허하지 않은 사람이 부자를 잘못 먹으면 부작용이 나타납니다.

부자도 반하처럼 여러 가지의 포제법이 있지만, 가장 대표적인 것이 '염부자'입니다.

소금물에 담갔다가 말리는 것을 반복하는 것이죠.

그렇게 만들어진 염부자는 해독작용이 있는 감초와 검은콩을 물에 같이 넣고 찌기도 합니다. 이 방법 역시도 포제법이겠죠?

4. 인삼

우리가 잘 아는 인삼입니다. 참고로 인삼도 연수, 크기, 포제 방법에 따라 가격차이와 등급도 있죠. 잘생긴 녀석은 1등급, 흉터 나고 못 생긴 녀석은 2등급이 됩니다. 똑같은 성분의 인삼인데도 연수에 따라 가격이 다릅니다. 왜 그럴까요?

똑같은 산삼도 장뇌삼과 100년 된 산삼의 효능 차이는 매우 큰데요.

만약 산능성이 밭에서 10년 자란 산삼과 백두산에서 100년 자란 산삼 중 당신이 한 가지를 가질 수 있다면, 당신은 어떤 산삼을 선택하시겠습니까? 이런 상황에서 성분 분석을 하여 사포닌 함량이 많은 것을 선택하겠다는 사람은 없겠죠?

홍삼은 인삼의 강력한 보기작용을 무난하게 만들어준답니다.

5. 지모

지모라는 약초는 폐, 위, 신장의 열을 내립니다. 동시에 음을 보충하는 효능도 있습니다. 지모는 신장을 치료하는 처방에 자주 사용되는데요. 그래서 지모의 포제에는 소금물을 자주 이용한답니다.

소금물과 신장이 무슨 관련일까요? 짠맛은 신장이 주관하는 맛으로, 신장에 영향을 미칩니다. 즉, 지모를 볶을 때에는 지모에 소금물을 뿌리면서 포제해줍니다. 그렇게 태어난 '염지모'는 신장을 향해 더욱 좋은 효능을 발휘합니다.

6 숙지황

한약을 보면 시커먼 덩어리 한 번씩 보셨죠?

그것이 숙지황입니다. 숙지황은 생지황이라는 약초를 찌고 말려서 만든답니다.

찌고 말리는 과정이 반복될수록 점점 더 검게 변하죠. 9증9폭이라 하여 아홉 번 찌고 말린 것을 최고로 취급한답니다.

숙지황은 생지황보다 신장을 보해주는 기능이 강해지고, 성질이 따뜻하게 변하며, 생지황은 열을 내려주고 진액을 보강해주는 기능이 숙지황보다 강합니다.

지금까지 포제의 방법을 이용하는 대표적인 몇 가지 약초를 살펴보았습니다.

지금 여러분에게는 많이 중요한 내용은 아닙니다. 규격품이 나올 때 이미 포제를 해서 나옵니다. 한의원이나 한약국에서 한약을 복용하실 때도 알아서 포제품을 사용합니다. 그리고 제약회사에서 나오는 한약제품도 완제품으로 나오므로, 우리는 그냥 처방을 정해서 복용하시면 됩니다. 하지만 한약 공부를 하려면 포제라는 것과 포제에 관련된 이 정도 내용은 아주 기본 중의 기본입니다. 인삼과 홍삼의 차이를 모르고 약을 사용할 수는 없지 않겠습니까?

다음에는 약초의 성질인 차가움과 - 냉(冷), 따뜻함 - 온(溫)을 살펴보겠습니다.

포제의 목표

약초의 성질을 높여 치료 효과를 높임.

약초의 부작용 완화, 방향성 높임.

약초의 세척, 위생상태 양호해짐.

포제의 대표적인 예

감초를 굽는다. → 구(자)감초(炙甘草)

반하를 생강즙에 포제한다.

부자를 소금물에 포제한다.

인삼을 쪄서 → 홍삼으로 만든다.

지모를 소금물에 포제한다.

생지황을 쪄서 숙지황을 만든다.

:: 녹차와 마테차

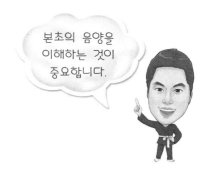

본초의 음양을 이해하는 것이 중요합니다.

차가움과 뜨거움이란 개념은 약초의 기본개념입니다.

음식으로 예를 들어봅시다.

최근 다이어트 열풍으로 마테차가 인기가 높아지고 있습니다. 이와 비슷하게, 우리는 다이어트에 효능이 있다고 하여 예전부터 녹차도 자주 마시는데요.

녹차와 마테차는 다이어트 차로의 용도는 비슷합니다. 하지만 그 성질은 어떻게 다를까요?

녹차는 전남 보성의 푸르고 시원한 녹차 밭처럼 서늘한 성질을 지니고 있습니다. 그래서 오전 공복에 차갑게 마시는 녹차는 우리 몸의 소화기관을 냉하게 만들 위험성이 있습니다. 반대로, 마테차는 뜨거운 남미의 날씨처럼 따뜻한 기운을 지니고 있답니다. 그래서 몸이 냉한 사람은 녹차보다 마테차가 도움이 될 것입니다.

마테차는 열이 많은 사람이 복용하면 열감을 느낄 수도 있습니다. 그래서 몸에 열이 많은 사람은 녹차가 더욱 적합할 것입니다.

우리가 자주 먹는 음식 중 마늘. 생강. 파의 성질은 어떨까요?

이 녀석들은 따뜻한 성질을 가지고 있습니다. 양기(陽氣)가 강한 친구들이죠.

파는 하얀 밑의 부분을 약초로 사용하는데 약초명으로 '총백'이라고 합니다.

과일 중 참외는 그 성질이 약간 차갑습니다. 의서에 참외는 '왕과'라고 되어 있네요. 또 다른 음식들을 살펴봅시다.

부추전에 들어가는 부추는 차가울까요, 뜨거울까요?

부추는 약초명으로 '구채'라고 합니다. 부추 종자는 '구자'라고 합니다.

어릴 적 정구지 무침, 정구지 찌짐을 많이 먹었는데, 정구지가 바로 부추죠?

부추는 '기양초(起陽草)'라는 별명이 있습니다. 양기를 올린다는 뜻이네요.

즉, 부추는 오장 중 신장으로 들어가 신장의 양기를 강하게 합니다.

부추는 따뜻한 음식이 되겠군요. 그럼 부추를 공부할 때,

먼저 부추의 성질은 온(溫), 귀경은 신장.

이렇게 나오면 우리는 부추의 효능을 어느 정도 추리할 수 있어야 합니다.

본초의 공부에서는 바로 이런 기본 개념들이 핵심입니다.

특히 약초의 한열(寒熱) 특성은 한약 공부에 매우 중요한 개념입니다.

질병 치료 시 환자의 몸 상태가 따뜻한지, 차가운지 판단하고, 그것을 바탕으로 차가운 약초를 사용하느냐, 뜨거운 약초를 사용하느냐가 결정됩니다.

즉, 병증의 음양을 판단하는 것과 그에 따른 처방을 결정하는 것이 공부의 요점이 됩니다.

예를 들면, 이 환자의 혈액이 차가운 상태인지, 뜨거운 상태인지 정확히 판단하여야 그 병에 적합한 한약과 처방을 복용할 수 있을 것입니다. 이렇게 몸 상태를 관찰하고 몸의 불균형 상태를 바로 잡아줄 수 있는 처방을 사용하는 것, 즉 피에 열이 비정상적으로 많으면 피를 서늘하고 맑게 해주는 약. 심장에 화가 많으면 심화를 내려주는 한약처방.

이러한 과정이 약초와 처방공부의 시작이자 끝입니다.

그럼 퀴즈를 내겠습니다.

밑의 약초들 중 따뜻하다(溫), 보통이다(平), 서늘하다(冷),

이 셋 중에 어떤 성질에 속할 것인지 맞춰봅시다.

1. 하늘로 뻗어 올라가는 사슴의 뿔인 녹용의 성질은?

2. 우리가 밥으로 사용하는 쌀(갱미)의 성질은?

3. 심장으로 가서 심장을 맑게 하는 데 도움이 되는 대나뭇잎(죽엽)의 성질은?

녹용은 선천적인 양기를 보하는 대표적인 약재입니다. 따뜻하고 양적이죠?

쌀은 성질이 평하고 독이 없어 식재료로 가장 많이 사용되는 식물입니다.

대나무 잎인 죽엽은 심장을 맑게 하고 심장의 열을 내리는 효능이 있으므로, 그 성질이 서늘하다고 말할 수 있습니다.

이렇게 약초는 자신만의 성(性)이 있습니다. 마테차는 溫, 녹차는 冷.

이것이 바로 약초의 온(溫), 열(熱), 한(寒), 냉(冷)의 개념입니다.

이런 약초의 성(性)은 약초의 귀경과 오미(五味)와 더불어 약초의 효능을 결정하는 중요한 요소가 됩니다. 약초의 3대 요소라고 부릅시다.

참고로 위에서 언급한 녹용은 사슴의 뿔로 대표적인 보약재죠?

보약처방을 꾸준히 복용하면 건강유지에 큰 도움이 됩니다.

보약을 한약이라 보통 말하는데, 한약은 모두 보약인가요?

다음 시간은 보약이란 개념에 대해 살펴보겠습니다.

> **약초의 성질**
> 따뜻하고 뜨거운 온(溫), 열(熱). 차갑고 서늘한 한(寒), 냉(冷).
> 약초의 성질은 오미(五味)와 귀경과 함께 약초의 효능을 결정하는 3대 요소이다.
> 한약의 복용은 몸의 음양을 알고 처방의 음양을 알아 몸의 불균형을 바로하는 것.
> 병의 성질을 파악하는 것.
> 병에 따른 약의 성질을 파악하고 적절히 사용하는 것, 이 두 가지가 핵심.

:: 보약이란

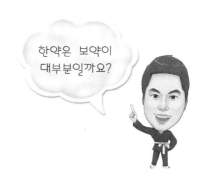

한약은 보약이 대부분일까요?

우리는 평소에 한약이라고 말하면 대부분 보약이라고 생각하기 쉽습니다.

하지만 원래 보약이라는 개념은 한약처방의 일부분에 지나지 않습니다.

한약의 처방을 사용할 때도 일정한 법칙이 있습니다. 그중 보약의 보법은 그 법칙 중의 하나에 포함됩니다.

땀을 내게 하는 한법(汗法), 맑고 시원하게 해주는 청법(淸法) 등.

보약이란 허(虛)한 상태를 보하는 수단, 즉 보법(補法) 사용하는 한약처방을 의미합니다.

만약 스트레스, 공황장애, 불면, 자궁근종, 갑상샘, 치매, 골다공증, 요실금, 천식, 녹내장 등 여러 질병을 한약으로 치료한다면, 그것이 당연하다고 생각하는 인식보다는 '한약도 그런 병들을 치료하는구나!' 하는 인식이 많습니다. 이는 한약을 떠올리면 보약이라는 인식이 너무 강하게 퍼져 있기 때문입니다. 그럼 한약은 보약이라는 인식이 왜 이렇게 강하게 되었을까요? 만약 당신이 기력이 허하다고 했을 때, 아니면 위장이 허약하고 차갑다고 했을 때, 현실적으로 기력을 크게 보강해주고 차갑고 허약한 위장을 튼튼하고 따뜻하게 보해주는 수단이 뭐가 있을까요? 한약은 그것을 보완해줄 수 있는 가장 간편하고 효과적인 수단이었기 때문에 한약의 보법은 널리 사용되었죠. 또한 잘 먹지도 못하고 춥고 굶주리며 엄청난 노동을 해야 했던 시절에는 보약 계통의 한약처방이 많이 애용되었을 겁니다. 그 시절의 보약처방들은 정말로 힘들고 지쳐버린 수많은 사람의 생명을 살려냈을 겁니다.

그리고 한 가지 더 중요한 원인은요, 만약 혈압이 높다 했을 때, 당뇨병이 있을 때, 30만 원짜리 한약을 매달 복용할까요? 보험이 되는 3만 원짜리 양약을 복용할까요? 가격차이가 이렇게 심한데, 굳이 비싼 한약으로 치료할 타당성을 못 느끼게 됩니다. 이러한 이유로 한약의 치료기능에 대한 인식은 점차 사라졌을 겁니다. 예를 들어, 고혈압을 치료하는 한약은 치료약이고, 몸을 좋게 해주는 한약은 보약이 되는 것이 아닙니다. 고혈압의 치료도 근본적으로는 간이나 심장의 음(陰), 그리고 신장의 정(精)을 보해주는 보약이 사용되어야 완치할 수 있는 병증입니다.

한약을 치료약과 보약이라고 구분하지만, 사실 치료약과 보약이라는 개념은 무의미합니다. 보법도 치법 중의 하나일 뿐입니다.

점차 의식주가 풍부해져 먹을 것과 입을 것에 부족함이 없고, 육체 노동량보다 정신노동이 심해진 현대 사회에선 보법계통의 한약사용이 예전보다는 줄어들겠죠?

오히려 답답한 것을 풀어주고, 쌓인 것을 없애주는 한약처방 사용이 늘어날 것입니다.

예를 들어, 어떤 여성 왈

"몸이 너무 무겁고, 군데군데 아프고, 피곤하고, 붓고…."

이런저런 몸이 좋지 않은 이유로 보약을 한 재 드시겠다 합니다.

하지만 이 여성의 아픈 원인이 스트레스에 있다면 어떻게 할까요?

몸이 힘들다니까 녹용 등의 보약처방을 복용해야 할까요? 아니면 스트레스 없애는 한약을 복용해야 할까요? 당연히 스트레스증상부터 다스려야겠죠?

스트레스로 인한 여러 병증이 없어진다면 아픈 몸이 점차 정상화되며 건강해질 겁니다. 막힌 것을 풀어주는 한약을 복용한 이 여성은 어쩌면 스트레스를 치료한 한약처방이 이 여성에게 특별한 보약처럼 인식될 수도 있겠습니다.

이렇게 병의 원인에 맞게 한약을 복용하면 그 효과는 칼과 같이 날카롭습니다.

반대로, 원인에 맞지 않게 약을 사용하면 그 부작용은 양약보다 더욱 강할 수도 있습니다. 어떤 사람들은 한약을 복용하면 효과는 느리지만, 양약처럼 부작용이 없어서 좋다고 합니다. 정말 한약은 효과는 느리지만, 부작용이 없을까요?

아마 양약들이 한약보다 차단, 억제 기능이 강해서 그렇게 인식되나 봅니다.

예를 들면 소염제, 항생제, 진통제 계통은 그 약성도 강하고 차단도 빠르죠?

약성이 강한 만큼 부작용도 당연히 있습니다. 이 말뜻은 한약도 약성이 강한 것은 그만큼 부작용이 강하다는 뜻을 내포합니다.

귀한 야생 산삼을 구하여 복용한 후 부작용으로 인해 고막이 녹아버려 청력을 잃어버린 사람이 있었다 했죠? 그분에게는 비싼 산삼이 명약이었나요?

부자라는 뜨거운 약초가 들어간 한약처방을 복용하여 두통 및 안구통이 심하게 발생했다면 부자는 나쁜 독약인가요? 20년을 괴롭히던 복부의 통증과 불편함을 '대시호탕'이란 한약처방을 복용하고 보름 만에 해소되었다면, 대시호탕이란 한약은 아주 비싸고 좋은 약일까요? 정리하면, 보약이 한약의 전부가 아닙니다.

한약은 수천 년 동안 국민 건강을 지키던 의학의 중심 수단이었습니다.

그렇기 때문에 한방에는 수많은 질병에 관한 연구와 그에 따른 처방, 치료방법이 축적되어있습니다. 한약을 제대로 먹으려면 녹용을 넣어야 한다는 고정관념을 없애버리고, 자기 몸과 증상에 맞는 한약처방이 명약이 된다는 것을 명심하십시오.

세상에 명약은 없습니다. 비싼 보약이라서 효과가 좋은 것이 아닙니다.

다음은 오장(五臟)을 소개하는 시간입니다.

보약은 보법을 사용하는 처방으로 한약의 여러 치료법 중 하나이다.

한약의 치료법 예)

허(虛)한 상태 → 보(補)법을 사용

열(熱)한 상태 → 청(淸)법을 사용

子欲養而親不待(자욕양이친부대)

황새가 되기 위해
푸른 천공 날개 펴나

현실은 꾀꼬리야
재잘재잘 요란함만

급하다 친부대(親不待)인데
어찌할까 어찌할까

일이년(一二年) 황새 되랴
육 년을 계획하니

망각한 부모 연세
육 년 뒤면 일흔이라

해보자 일신우일신(日新又日新)
정진하면 되리라

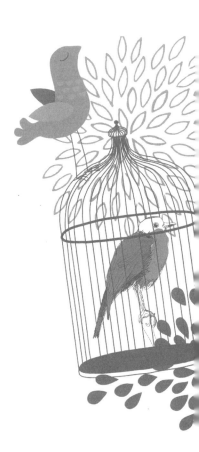

제2장
생리학·병리학

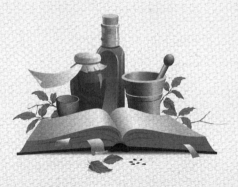

1. 한방에서의 우리 몸

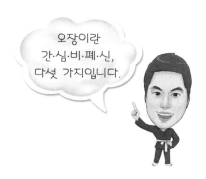

오장이란
간·심·비·폐·신,
다섯 가지입니다.

:: **오장**(五臟)

우리는 일상에서 '오장육부'라는 말을 흔히 사용합니다.

'간이 부었다', '비위 상한다', '담력 있다' 등 우리들의 일상적 대화를 가만히 살펴

보면 한의학 용어가 참으로 많이 사용됨을 실감합니다.

간이 큰 남자, 간큰 도둑은 정말 간이 클까요?

간덩이가 부어서 겁이 없는 사람은 정말 간이 부어있을지 궁금합니다.

우리 몸의 다섯 개의 장기인 오장은 한약 공부의 매우 중요한 부분입니다.

그럼 이번 시간은 오장, 그 다섯 주인공이 누군지 확인을 해보겠습니다.

오장이란,

> 간장 肝, 심장 心, 비장 脾, 폐장 肺, 신장 腎, 이렇게 다섯 가지입니다.
> 다시 말하지만, 오장의 개념은 음양오행과 더불어 한약 공부의 핵심입니다.

오장육부의 허실, 약하고 강함, 음양의 부조화에 의해서 모든 질병이 나타나고

사라집니다.

오장육부에는 어떠한 병증이 나타날까요? 어떠한 원인으로 몸이 아파질까요?

간의 열을 나타내는 간화(肝火).

간화는 왜 발생하고, 간에 화가 발생하면 어떠한 병이 나타날까요?

심장이 두근거리는 심계(心悸).

심장이 두근거리는 심계는 어떠한 이유에서 발생할까요?

비장이 허약한 비허(脾虛).

비장이 허약하면 어떠한 증상들과 병들이 나타날까요?

그 치료약은 어떤 것이 있을까요.

폐가 건조해져서 촉촉하게 만드는 기능의 윤폐(潤肺).

폐는 왜 촉촉하게 만들어야 할까요? 폐가 건조해지는 이유는 무엇일까요?

폐가 건조하면 어떻게 될까요?

신장이 약하면 허리가 아플 수 있다는 뜻의 신허요통(腎虛腰痛).

디스크는 단지 허리의 문제만은 아닌가 봅니다. 신장과도 연관되어 있네요.

오장(五臟) 각 생리 기능의 부조화는 수많은 증상과 질병을 만들어낼 수 있습니다. 그래서 오장육부를 이해하는 것이 약을 배우는 것보다 우선이 됩니다.

지피지기면 백전백승이라 했습니다. 한약과 오장육부도 이와 비슷합니다.

먼저 오장육부의 성격과 특성을 파악하는 것이 바로 병이라는 적을 파악하기 위한 첫 단계로, 지피의 단계입니다. 병으로 몸이 아플 땐, 오장육부의 특성을 잘 파악하고 있어야 내 몸의 상태가 어떤지 이해할 수 있고, 그것을 이해하고 있어야 그에 따른 적절한 처방을 사용할 수 있기 때문입니다.

상대를 파악한 후에는 그 상대에 적합한 성격의 약초를 파악하고, 그 약초들이 처방을 이루면 어떠한 효과를 나타내는지 이해하는 것이 바로 '지기'의 단계입니다. 쉽게 생각하면, 축구선수들(약초)을 모아 상대 팀(질병)을 이길 수 있는 하나의 팀을 만든다고 생각하시면 편합니다. 한약처방도 지피지기!

오장을 공부하기 전 염두에 두어야 할 것이 있습니다.

한의학에서 말하는 오장육부와 현대의학에서 말하는 내장의 개념이 일치하는 부분도 있지만, 일치하지 않는 부분도 있습니다. 확인할 수 없는 무형의 장기도 있고요. 그러므로 우리가 기존에 배웠던 몸에 개념에 한의학의 내용을 대입시키려 하면 공부가 더욱 힘들어진답니다. 학력이 우수했던 사람들이 한약 공부를 도중에 포기하고 자퇴하는 경우가 종종 있습니다. 이는 한의학 공부가 어려워서 그런 것이 아닙니다. 과학적이란 틀에서는 말이 안 되는 논리를 공부하려니 머리가 복잡해져 포기하는 겁니다. 한약 공부 처음 시기에는 '이래도 좋고 저래도 좋고' 라는 상대성의 마음가짐이 필요합니다.

처음에는 '그렇구나!' 하는 마음으로 받아들이고 흡수하는 것이 가장 큰 실력의 토대를 만들 수 있습니다. 그래서 상대성의 개념을 잘 이해하고, 사고가 틀에 잘 얽매이지 않으며, 열정 있는 사람이 한약 공부를 잘 흡수합니다. 하지만 시간이 지나 공부의 내용이 점차 깊어지면 철저히 분석하고 객관적으로 연구하는 자세도 필수적입니다. 처음에는 크고 넓게 받아들여야 뒷날 많은 지혜와 실력을 저장할 수 있으니 꼭 상대성과 연기성을 명심하시고 공부를 해나가시기 바랍니다.

다음 시간은 육부(六腑)를 소개하는 시간입니다.

오장은 간(肝)·심(心)·비(脾)·폐(肺)·신(腎).
- 병을 치료하는 것은 지피지기의 단계가 중요.
- 몸을 알고 병의 원인을 이해하는 것과 처방과 약이라는 것을 자신의 무기로 사용하는 능력이 지피지기.
- 오장의 특성은 내 몸을 아는 핵심과정이다.

:: 육부(六腑)

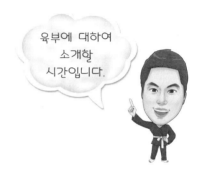

육부에 대하여
소개할
시간입니다.

오장과 육부를 같이 명칭 하는 것을 보니 둘 사이가 밀접한가 봅니다.

쉽게 이해하기 위해 오장과 육부의 관계를 남녀 관계로 비유해 봅니다.

남편과 부부를 내외라 하듯 오장육부도 서로 내외한답니다.

달리 표현하면 오장과 육부는 서로 연결(표리 관계)을 이룹니다.

오장육부 중에 오장은 여자가 되고(음), 육부가 남자(양)로 구분한답니다.

그럼 오장들의 짝꿍인 6명의 남편을 소개하겠습니다.

여섯 명의 남편이라 육부(六夫)라고 부를까요? 발음은 같네요.^^

육부는? 담(膽)·소장(小腸)·위(胃)·대장(大腸)·방광(膀胱)·삼초(三焦), 6가지입니다.

다들 익숙한 단어인데, 삼초는 생소하군요!

그럼 첫째, 담장은 누구와 짝을 이룹니까? 내외한다고 하여 표리관계라고 했죠?

간담이 서늘하다. 담력 있네~. 간 큰 남자!

담력 할 때 그 담은 바로 간의 남자입니다. 즉, 간의 남편을 담(膽)이라고 합니다.

담이 약한 사람은 주위의 두려움에 잘 흔들리고 결단력과 추진력이 약한 경우가 많습니다. 담력이 부족한 남자보다는 담력 있는 남자들이 멋있죠.

두 번째, 소장은 누구의 짝일까요?

소장과 대장은 간담처럼 자기 짝과 딱 붙어있지 않고 서로 멀리 떨어져 있습니다. 하지만 외롭지 않습니다. 왜냐하면, 어떤 연결고리로 서로 이어져 있기 때문입니다.

그 길을 경락이라 합니다. 즉, 소장은 심장과 경락으로 연결되어 있습니다.

영양물질과 버릴 물질을 구분해주는 소장은 바로 심장의 짝이 됩니다.

소장은 심장과 표리를 이루므로, 심장의 화(火)가 잘 전달되기 때문에 심화로 인한 병증이 자주 발생하기 쉽답니다. 그럼 소장이 열증의 병이 발생한다면, 심화를 내려주는 약을 복용할 수도 있겠다! 유추할 수 있겠습니다.

세 번째, 소화를 담당하는 위장은 누구와 표리관계를 이룰까요?

일상에서 우리는 자주자주 "비위가 약하다, 비위 상한다, 비위 좋네!"라는 말을 많이 합니다.

이렇게 위장은 바로 비장과 짝을 이룹니다.

비위는 우리 몸 소화기능의 핵심을 담당하는 장기들이 됩니다.

육부 중 네 번째, 대장과 표리관계를 이루는 오장은 폐장이 됩니다.

대장과 폐는 우리 몸의 수분대사와 밀접한 연관이 있습니다.

폐결핵, 폐암 등의 폐병이 발생 후, 다른 곳으로 전이가 가장 쉽게 되는 장기는 무엇일까요? 바로 대장입니다. 대장은 폐장과 떨어져 있지만, 폐와 음양 표리관계를 이루고 있습니다.

육부 중 대장의 짝은 바로 폐장이 됩니다.

다섯 번째, 소변을 배출하는 방광은 신장과 표리관계를 이루고 있습니다.

신장이라는 장기는 한방에서 매우 중요한 역할을 하는 장기입니다.

현대의학에서 심장, 간장, 폐 등은 그 역할과 중요성이 잘 인식되고 있는 반면, 신장은 자기 본래의 중요성을 제대로 인정받지 못하는 장기인 것 같습니다.

신장을 한방에서는 선천지관이라 하죠. 선천지관이란 우리 몸의 근본을 주관한다는 의미로, 우리 몸을 유지하는 근본 장기라 생각하시면 됩니다.

육부의 마지막으로는 삼초라는 것이 있습니다. 기(氣)와 같은 무형의 개념입니다.

오장 중 심장을 둘러쌓고 있다는 '심포락'이란 것이 삼초와 표리관계를 이룬답니다.

다른 육부처럼 형태가 갖추어지지 않고, 개념적인 장부라고 우선 이해하시고요.

어떤 곳에는 심포락을 오장에 포함하여 육장육부라고도 합니다.

육부의 마지막인 삼초는 도대체 무엇일까요?

삼초는 우리 몸통을 상중하로 나누어 명칭합니다.

눈에 보이는 장부는 아니지만, 신(神)이나 기(氣)의 개념처럼 우리 몸을 구성하는 매우 중요한 개념입니다. 횡경막 위쪽 폐나 심장이 있는 부분을 상초, 비위가 있는 중간 부분을 중초, 신장이나, 간, 자궁이 있는 아랫부분을 하초로 구분하면 되겠습니다.

삼초란 비우고 난 뒤 물이 졸졸 흐르는 개울가에 안개가 자욱하게 피어오르는 풍경을 연상하시며 그 느낌을 눈감고 떠올려보세요.

심포락은 심장을 보호하는 외부방어벽이라 생각하시면 됩니다.

우리가 스트레스를 받으면 바로 심장으로 가지 않고, 심포에서 그 충격을 1차 흡수해준답니다. 우리가 스트레스를 받으면 가슴 사이 전(단)중혈이란 곳에 통증이 발생합니다.

이 전중혈이 바로 심포락의 대표 경혈이 되겠습니다.

여러분도 한 번씩 꾹 눌러보세요.

아프신지요? 한약 공부 때문에 열 받아서 아프다고요?

스트레스 좀 받으셨군요? 조금 뒤에 스트레스 치료약도 소개해 드리겠습니다.

입문에서는 삼초, 심포락이라고 하는 이름을 한 번씩 머릿속에 인식만 하시면 충분합니다.

다음 편은 '정신(精神)'입니다.

오장육부 표리관계

음

간(肝)

심(心)

비(脾)

폐(肺)

신(腎)

심포(心包)

양

담(膽)

소장(小腸)

위(胃)

대장(大腸)

방광(膀胱)

삼초(三焦)

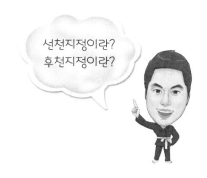

선천지정이란?
후천지정이란?

:: 정신(精神)

우리 몸을 구성하는 여러 요소 중 오장육부를 먼저 설명해 드렸습니다.

간·신·비·폐·신의 오장과 육부인 담·소장·위·대장·방광·삼초, 표리관계도 복습해보시고요.

이번 장에 소개할 우리 몸의 중요한 구성요소는 정(精)과 신(神)입니다.

👆 우리가 눈으로 보고 직접 느끼는 뼈나, 피부, 수분, 근육, 그리고 앞에서 배운 오장과 육부 등이 컴퓨터의 하드웨어라면 정과 신은 우리 육체의 소프트웨어라고 볼 수 있습니다.

우선 정이란 무엇인지 알아볼까요?

정에 대해서는 의서에 공통으로 이렇게 적혀있습니다.

'정이란, 생명의 발생, 생장, 생육, 활동을 유지하는데 가장 기본이 되는 물질이다. 정은 생명의 발생에 필요한 선천지정(先天之精)과 생명을 유지하는 데 필요한 후천지정(後天之精)을 두 가지로 나뉜다. 우리 몸의 가장 귀중한 물질인 정은 음식을 통해 보충된다.

정은 수곡지기(水穀之氣)와 호흡지기(呼吸之氣)에 의하여 생성, 정이 저장되는 장소는 신장(腎)이 된다.'

그럼 이 내용을 해석하며 정의 개념을 이해해봅시다.

사람의 정액 한 방울은 피 백 방울과 같다고 했습니다.

이 말은 정이 그만큼 귀중하고 정미로운 물질임을 뜻합니다.

그럼 그렇게 귀한 정은 몸속에 꼭꼭 숨겨두었을까요?

네, 정이란 신장이란 곳에 귀중히 저장되어 있습니다. 하지만 정이란 물질은 혈액을 통해 우리 몸속 어디에나 존재하기도 합니다. 즉, 고환과 생식기에만 있는 것이 아닙니다. 정은 눈에도 존재하고요, 뇌에도 존재하고요, 뼈에도, 근육, 코, 오장, 육부 등 우리 몸 모든 곳에 분포하여 생명활동을 유지시켜줍니다.

정이란 물질을 우리 눈으로 쉽게 확인할 수 있는 것이 바로 정액입니다.

정액이란 생식을 위해 정자와 함께 밖으로 배출되는데요.

성관계 시 심장이 빨리 박동하며, 온몸의 혈액을 순환시킵니다.

즉, 몸속에 퍼져 있는 정을 고환으로 모으기 위해 신체 혈액순환이 빨라지게 됩니다. 그래서 혈액 속 군데군데 퍼져있던 정이 생식기를 중심으로 모이기 됩니다.

신장의 사구체에서 소변이 여과되는 것처럼 고환에서는 혈액이 통과하며 정액을 모읍니다.

남녀의 정이 결합하게 되면 새로운 생명이 탄생하게 됩니다.

그 생명이 부모와 하늘에서 받은 선천적인 힘, 즉, 타고난 건강의 상태를 선천지정(先天之精)이나 선천지기라고 합니다.

남녀의 정이 결합하여 새로운 생명이 태어나면 엄마의 젖을 먹고 음식을 먹으며 성장하게 됩니다. 즉, 음식을 소화하여 비위에서 만들어진 에너지에 의해 오장육부 등 몸 전신에 영양을 보충하며, 생명활동을 유지하게 됩니다.

이렇게 음식을 소화하고, 생화하여 생성된 에너지의 결정체가 바로 후천지정(後天之精)이라 합니다. 타고난 선천지기가 아무리 튼실하다 하더라도 후천적으로 못 먹고 자라면, 후천의 정을 보충하지 못하게 되겠죠? 그럼 당연히 건강상태가 좋지 않을 것입니다.

후천지정(後天之精)　　↔　　선천지정(先天之精)

『동의보감』을 보면,

'쌀이 익어 밥이 될 때 그 밥 위에 고인 걸쭉하고 하얀 물'이 우리 몸의 정을 만드는 데 큰 도움이 된다고 합니다. 이는 쌀이 가지고 있는 精입니다.

이렇게 쌀이나 곡식 등 음식이 가진 이러한 에너지를 수곡지기(水穀之氣)라고 합니다.

'수곡지기'라는 것은 곡식과 물 = 즉, 음식의 기운이라는 뜻입니다.

선천의 기운을 받고 태어난 인간은 비위를 통해 수곡지기를 생성하고요, 폐를 통해 대기 중의 기운을 흡수하죠. 그렇게 비위와 폐의 활동을 통해 후천지정이라는 에너지 결정체를 만들어 각처에 공급하며, 생명활동을 유지하며 살아갑니다.

정은 신장이 관리합니다. 신장은 정이 머무는 집이라고 할 수 있습니다.

그러므로 신장은 생식과 생장을 주관합니다.

신장은 임신과 출산, 정력, 생장에 직접적인 영향을 미치게 됩니다.

신장이 튼튼하지 못하여 정을 가두지 못하면 어떠한 병이 나타나게 될까요?

남자가 신장이 약하면 하체가 약하겠구나.

여자가 신장이 약하면 임신이 잘 안 될 수 있구나.

아이가 생장이 미숙하면 선천지관인 신장을 보강해줘야 되겠구나, 생각할 수 있습니다. 이러한 사람이 무엇을 복용하면 좋을지는 신장의 특성을 공부하면 자연히 알게 되겠네요!

정을 머리쪽으로 올리면 일정한 부위에 도달하게 되는데요.

『성도인술』이란 책에는 그곳의 이름도 구체적으로 언급되어 있습니다.

소설 『뇌』라는 책의 주인공은 뇌의 일정한 곳을 자극하여 쾌감을 느낍니다.

그곳까지 정을 올리고 다시 생식기로 내릴 수 있으면 사정을 하지 않고도, 사정하는 것보다 훨씬 강한 쾌감과 즐거움을 느낄 수 있다고 『성도인술』에서 설명합니다. 사정하지 않아 귀중한 정을 보존하고, 서로의 사랑은 더욱 깊게 느낄 수 있다면, 남녀 모두에게 이보다 더 건강한 성생활이 어디 있을까요?

자! 일절하고, 그럼 한의학에서 신(神)은 무엇인가요?

첫째, 神의 의미로는 우리의 감정 활동을 포함합니다. 감정 활동이란,

기쁘고, 화내고, 근심하고, 생각하고, 슬프고, 무섭고, 놀라고, 결심하고, 꿈을 꾸는 모든 사유 활동과 판단하고, 노력하는 모든 정신활동이죠.

여기서 중요한 것은 우리 감정의 변화는 스트레스(칠정)를 유발한다는 것이죠.

이렇게 발생한 스트레스는 우리 몸의 균형을 무너뜨리고, 특히 神을 상하게 합니다. 결과적으로 스트레스는 몸의 정상적 흐름을 방해하고, 결과적으로 오장육부를 약하게 합니다.

두 번째, 신(神)의 다른 의미로는 사람의 육체를 주관하는 영혼, 즉 혼백 등을 포함합니다. 우리 육체의 반대의미죠. 자신의 주신(主神)을 의미합니다.

이러한 神은 精과 밀접한 관련이 있습니다.

우리가 말을 할 때 기와 혈을 붙여 기혈(氣血)이라고 말하듯, 정과 신도, 정신(精神)으로 붙여 표현합니다. 정신(精神)과 기혈(氣血)은 우리 몸에서 오장육부와 더불어 가장 중요한 구성 물질인데요.

여기서 기와 혈을 음양으로 구분하면, 기가 陽이고, 血이 陰이 됩니다.

정과 신을 음양으로 구분하면, 마찬가지로 神은 陽이 되고 精은 陰이 됩니다.

신(神)이 의지하는 정(精)이 충만하면 주신(主神)이 건강해집니다.

즉 정신이 건강한 사람은 외부의 사기가 쉽게 침범하지 못하며, 정신이 건강하니, 마음과 영혼이 맑고 건강한 상태가 됩니다. 이렇게 신이 건강해지려면 정을

잘 생성, 보관하여 정이 충만한 상태를 유지해야 합니다. 주색잡기에 빠져 신정이 허한 사람은 정신이 흐리멍덩할 수밖에 없죠. 정(精)이 부족하여 신(神)과 뇌수(腦髓)가 약해지면 나이가 들어 치매도 발생할 수 있답니다.

그럼 마지막으로, 기와 혈은 정신과 어떠한 관계일까요? 어려운 개념인데요.
쉽게 생각하자면, 기와 혈은 신과 정의 수족(手足)으로 생각하시면 편합니다.
우리 몸의 氣와 혈액이 움직이고 활동을 해줘야 정과 신이 보충됩니다.
예를 들면, 비위 등 오장육부의 기혈활동이 왕성해야 후천지정을 잘 생산하겠죠?
이렇게 생성된 후천지정은 정·신·기·혈 등을 건강하게 유지시켜 줄 겁니다.
반대로, 정과 신이 약하다면 기와 혈은 힘을 받지 못하고 허약해집니다.
정이란 물질이 혈을 생성하는 것이 대표적인 예입니다.
즉, 기혈과 정신은 상호 작용의 관계임을 꼭 기억하시기 바랍니다.

- 정(精)은 선천지정, 후천지정
- 신(神)은 정신 사유활동과 영혼, 주신의 개념.
- 정신 ↔ 기혈(음과 양의 관계)
- 기와 신은 기질적 개념. 정혈은 물질적 개념.
예) 정은 골수로 가서 조혈작용을 하여 혈(血)을 생성하고, 기혈(氣血)의
활동은 정(精)을 생성한다. → 정신과 기혈은 상호보완의 관계이다.

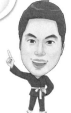

기(氣)에 대해 알아보는 시간. 원기, 위기, 영기는 무엇일까?

:: 기(氣)

氣라는 개념은 한약과 어떤 연관이 있을까요?

모든 사물과 대상은 그것만의 기운이 있습니다.

사람이 살아가고 일하는 데 필요한 에너지도 기운이라 할 수 있고요.

추운 겨울철 차가운 한기,

뜨거운 여름철의 열기,

산속 맑은 공기, 어릴 적 엄마 품의 따뜻한 온기, +, −의 전기도 기(氣)에 포함됩니다.

바람, 차가운 기운, 더운 기운, 습한 기운, 건조한 기운, 뜨거운 기운,

이 여섯 가지는 앞에서 이미 공부했죠?

무난하고 정상적인 기운일 때는 육기라고 했죠?

이것들이 혹한, 폭염 등으로 변할 수 있습니다. 이렇게 육기가 비정상적으로 강해져서 인체에 나쁜 영향을 미치는 사기로 변하면 육사(六邪)라고 표현하지요.

이들은 병의 원인 중 외부원인에 포함되었습니다.

그럼 우리 몸 안의 氣도 있겠죠?

우리 몸의 기도 여러 종류가 있는데요, 그중 대표적인 것이 바로 원기(元氣), 위기(衛氣), 영기(營氣)기가 되겠습니다.

생명이 태어날 때 부모와 자연에서 받는 선천적인 기운을 원기(元氣)라고 합니다. 그럼 이 원기는 앞에서 말한 선천지정과 연관이 깊겠군요.

원기가 강하고 약함에 따라 그 사람의 건강상태가 크게 차이 나게 됩니다.

타고난 그릇의 차이라고 하죠. 요즘 면역력이라는 말을 많이 하죠?

면역력이란 개념도 결국 정신기혈의 상태에 따른 결과물입니다.

하여튼, 면역력이란 것을 높이기 위하여 홍삼을 드시는 분들이 많습니다.

홍삼은 정신기혈 중, 기를 보강함으로, 몸의 1차 방어벽을 튼튼하게 해주는 역할을 합니다. 즉, 그 사람의 기력이 강하면 결과적으로 육사(六邪) 같은 나쁜 기운이 쉽게 침범하지 못합니다.

홍삼을 꾸준히 복용하니 에이즈 환자도 건강히 지낸다는 뉴스도 있었잖아요.

이런 면역력도 일종의 기의 개념이 포함되는데, 방어력이란 개념으로 볼 때는 '위기'의 개념과 비슷하답니다. 위기(衛氣)!

그럼 위기(衛氣)에 대해 알아보겠습니다.

기력이 약해지고, 몸이 허해지면 피곤하고 땀도 흐를 수 있는데요.

땀이 질질 흐르는 것은 기가 허한 것의 대표적인 증상이 되겠습니다.

낮 활동 시에 평소보다 과도하게 땀이 나면 이를 '자한증'이라고 하고, 밤에 잘 때 이불과 베개가 젖을 만큼 땀이 난다면, 이를 도한증'이라고도 말합니다.

둘 다 몸에 귀중한 진액이 빠져나가는 것이므로, 이렇게 진액이 빠져 혈까지 허하게 되면 결과적으로 귀중한 精까지 허해지게 됩니다.

그래서 자한, 도한증은 되도록 빨리 조치해야 할 병증이 되겠는데요.

활동 시 이렇게 불필요한 땀이 흐르는 것은 1차 방어벽을 담당하는 기가 약해진 까닭으로, 피부의 땀구멍이 치밀하지 못하고 헐렁해졌다고 생각하시면 됩니다.

땀구멍이 헐렁하면 쉽게 진액이 빠지고, 외부의 찬바람도 쉽게 들어오겠죠?

찬바람이 모공을 통해 몸으로 쉽게 들어오므로 감기에 자주 걸릴 수 있겠네요.

금방 위 설명처럼 몸의 1차적 방어벽, 저항을 담당하는 것, 이런 역할을 하는 氣의 종류를 '위기(衛氣)'라고 합니다. 위기는 실제 병을 치료하는 데 중요한 개념이랍니다. 그럼 감기에 걸리지 않고, 튼튼해지려면 위기가 튼실해야 하겠습니다.

참고로 이러한 위기를 담당하는 장기는 오장 중 폐가 됩니다.

폐의 건강　→　위기(衛氣) 튼튼　→　1차 방어력 강화

마지막으로 설명드릴 기의 종류는 영기(營氣)라는 것입니다.

앞에서도 설명드렸듯, 기와 혈은 남녀관계와 같이 음양의 관계입니다.

기와 혈은 바늘과 실처럼 서로 동행합니다.

바늘 가는 곳에 실이 가는 것처럼 기가 흘러야 혈액이 순환할 수 있습니다.

혈액은 기를 따라 순환하면서 각 신체 부위에 산소와 영양을 공급하고 노폐물과 이산화탄소를 운반하는 역할을 합니다.

즉, 혈액도 이러한 기의 작용이 없으면 정체되고 역할을 다하지 못하겠죠?

이러한 혈액의 작용을 돕는 역할을 '영기(營氣)'라고 부릅니다.

기가 陽, 혈은 陰이 됩니다. 남녀 모두에게 기혈의 충만함은 중요한 요소이지만, 남성의 건강은 기력의 보강이 더욱 중요 하고 여자의 건강은 혈의 상태가 더욱 중요합니다. 실제 약을 사용할 때도 이는 그대로 적용됩니다. 참고로, 계지복령환이란 처방이 있는데요. 이 처방은 주로 아랫배의 어혈을 없애주는 처방입니다. 그래서 계지복령환은 여성의 명약이라고 한답니다.

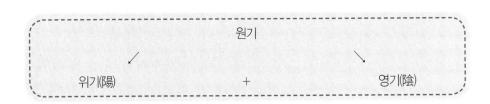

원기, 위기, 영기, 크게 3가지를 알아보았습니다.

기와 혈은 사람의 건강을 유지하는 가장 중요한 요소입니다.

아이고! 기가 막혀 죽겠네~! 정말 기가 막히면 우리 몸은 어떻게 될까요?

그리고 이렇게 기가 막혀서 가슴이 답답한 사람은 어떻게 치료해야 할까요?

기가 막혀서 가슴을 때리는 사람의 가슴 사이 오목한 곳을 눌러보면 아픔을 느끼는 경우가 많습니다. 이곳을 단(전)중혈이라고 위에서 한번 설명했죠?

우리 몸의 모든 氣가 모이는 장소로 심포락의 모혈입니다.

만약 스트레스 등으로 기가 울체 되면 바로 여기 가슴 사이에 단중혈이 막혀버리게 됩니다. 이렇게 가슴 사이에서 기가 막히면 기의 순환이 정체되겠죠?

가슴 사이에서 우리 몸을 향해 출발하려고 모여 있던 기(氣)를 종기(宗氣)라고 합니다. 종기는 호흡을 하는 폐와 영양을 만드는 비위와 관련이 있는데요, 호흡으로 얻어진 맑은 산소와 비위에서 얻어진 氣가 합쳐져 어느 곳보다 기운이 넘치고, 영양이 풍부한 기가 바로 종기랍니다. 다음 시간에는 혈(血)과 진액에 대해 설명하는 시간입니다.

원기(元氣) – 선천의 기운, 신장과 연관

위기(衛氣) – 방어력 개념, 폐장과 연관

영기(營氣) – 에너지 순환 및 공급 개념, 간장과 연관

종기(宗氣) – 폐에서 영양 + 청기가 합쳐져 전신에 분포되는 기

기와 혈은 양과 음의 관계.

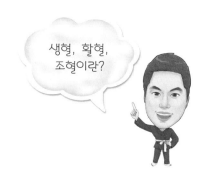

:: 혈(血), 진액(津液)

혈이란 다들 아시다시피 우리 몸의 피를 말합니다.

한의학에서 혈에 대한 개념 중 가장 중요한 3가지 개념이 있습니다.

생혈(生血). 활혈(活血). 조혈(造血).

이것은 어려워도 지금 한번은 듣고 넘어가야 합니다. 그럼 살펴볼까요?

혈액과 진액 등의 영양분은 우리 몸의 생산공장인 비위에서 만들어집니다.

다른 장부들도 살고 싶다면 결국 비위의 생산기능에 의존할 수밖에 없습니다.

반대로, 氣 역시 혈액의 건강상태에 크게 의존을 하는데요.

혈이 허하면 폐에서 영양공급을 받지 못하여 종기, 위기 역시 쇠약해지고, 신장에서는 원기가 쇠약해집니다. 즉, 기가 허해도 혈이 허해지고, 혈이 허해도 기가 허해집니다. 이렇게 비위에서 영양을 생성하여 혈의 기본이 되는 영양물질을 생성하는 것을 바로 생혈(生血)이라 합니다.

두 번째, 이렇게 생성된 영양이란 혈의 기본 물질은 뼈에서 붉은색 피로 만들어지는데요, 이러한 과정이 바로 조혈(造血)이라 합니다.

뼛속 골수라는 곳이죠. 골수는 한의학에서 신장과 밀접한 관련이 있고요,

이런 조혈작용의 실조와 관련 깊은 병이 백혈병입니다.

세 번째, 이렇게 만들어진 혈액은 낮 동안에는 열심히 일하고, 밤에는 간에서 새롭게 태어나는 과정을 거칩니다. 이러한 과정을 바로 활혈(活血)이라 합니다.

활혈! 앞에서 한번 공부한 개념이니까 두 번째는 좀 익숙하군요. 밤에 잠이 부족하거나 밤을 새우면 활혈이 잘 안 되겠죠? 활혈이 안 되면 재생이 되지 않은 혈액이 또 일을 해야 하므로 몸이 굉장히 피곤하고, 점차 암, 종양 같은 큰 병의 원인이 된답니다.

생혈(生血) – 비위   활혈(活血) – 간   조혈(造血) – 신장(골수)

참고로, 그럼 진액(津液)은 무엇일까요? 진액은 혈과 다른 물질일까요?

진액은 우리 몸속 액체를 포괄적으로 나타내는 단어입니다.

그럼 혈액도 우리 몸속의 액체에 포함되죠?

그러므로 혈도, 귀중한 정(精)도 모두 진액의 개념에 포함됩니다.

진액은 정과 혈부터 시작하여 우리 몸의 눈물, 침, 콧물, 땀, 소변, 세포액 등 모든 수액을 가리킵니다. 진액은 우리 몸에 항상 일정량이 유지되어야 합니다.

그런데 만약 몸에서 진액을 보관하지 못하는 경우가 생길 수 있습니다.

진액이 부족해지는 것은 대표적으로 어떠한 증상으로 인해 발생할까요?

앞에서 배운 기의 종류 중 위기, 기억나시죠? 1차 방어막, 땀구멍 조절하는 기.

이 위기가 허하여 땀구멍(규리)이 헐거워지면 몸속 귀중한 진액이 땀으로 배출되는 증상이 지속되겠죠? 즉, 나가서는 안 되는 진액이 몸 밖으로 새는 경우를 말하며, 이러한 자한증이 오래되면 몸속에 진액이 심하게 고갈되어 '도한증'이라는 증세로 발전하게 됩니다. 도한증은 앞에서 간단히 설명드렸는데요.

혈을 포함하는 진액이 계속 새나가면 몸속 수분이 허해지겠죠?

진액이 부족해져 음이 허해집니다. 이것이 바로 음허증의 한 예가 되겠습니다.

음허증! 음이 허하면 상대적으로 양이 강해지겠죠?

즉, 몸에 열이 나게 됩니다. 이때는 음이 허해서 발생하는 비정상적인 열로, 이를 허열(虛熱)이라 합니다.

몸에 열이 생기니 체온이 올라가고, 더워서 또 땀을 흘리게 됩니다.

이렇게 허열로 인해 발생하는 땀을 바로 도한이라 말합니다.

도한증은 주로 밤에 잘 때 발생하여 이불과 베개를 축축하게 적시게 됩니다. 이는 소중한 진액이 빠져나가는 병증이겠죠?

자한증, 도한증은 보통 아기, 어린이, 육체적 노동이 심한 남성에게 자주 나타납니다. 자한증, 도한증은 어떠한 처방을 사용할지 궁금해지지 않습니까?

| 자한증 | → | 위기를 강하게 하는 처방 |
| 도한증 | → | 허열제거 + 보음 + 위기 강화처방 |

자한증은 위기를 강하게 하여 모공을 닫아주는 처방을 사용하겠죠?

도한증은 허열을 꺼주는 차가운 약과 음허를 보완하는 보약과 위기를 튼튼히 하는 처방을 동시에 사용하면 되겠습니다. 약을 쓰는 것, 몸을 제대로 이해하면 어렵지 않겠죠?

마지막으로 氣는 陽이므로, 氣가 허한 상태면 양허증(陽虛證)의 대표적인 예가 되겠군요. 이렇게 氣가 허하면 피의 생성이 부족해진다고 앞에서 설명했습니다

결국, 기운이 약함으로, 음양이 다 허해질 수 있습니다.

氣血이 둘 다 허하다는 뜻으로 기혈양허(氣血兩虛)라고 하면 되겠군요.

이렇게 기혈이 부족한 여성에게는 어떻게 약을 사용할까요?

기혈을 동시에 보강하는 처방을 사용하면 되겠습니다.

처방을 정해서 복용하는 것이 생각보다 너무 쉽군요. 단, 병을 보고 처방을 사용하는 것이 쉬우려면, 꼭 우리 몸을 이해한 상태여야 합니다.

'음허, 양허, 기허, 혈허'

굉장히 중요한 의미이며, 앞으로 수없이 사용될 단어가 되겠습니다.

다음은 간·심·비·폐·신, 오장 하나하나를 가지고 다시 만나겠습니다.

혈(血) ↔ 기(氣) = 음양(陰陽)관계

혈(血) ↔ 생혈(生血), 활혈(活血), 조혈(造血) 3개념 중요함

혈이 부족해지면 열(熱)이 발생 → 허열(虛熱) 발생

2. 오장의 소개

간肝이란 어떤 친구일
까요. 간장혈과 소설
이란 무엇일까요?

:: 간(肝)

요즘 "피로는 간 때문이야~."라며 축구선수가 나와서 선전을 하는군요.

피로는 간 때문이라는데 맞는 말일까요?

의서에 보면 예로부터 간을 피극지본(罷極之本)라 하였습니다. 피로를 이겨내는 장기라고 그 옛날부터 인정하고 있었군요.

정리하자면 피로의 원인이 100% 간의 문제로만은 생각할 수는 없지만, 피로회복에 가장 중요한 장부가 간인 것은 확실합니다.

그럼 도대체 간이 어떤 방식으로 피로를 회복하는지 한번 알아볼까요?

우리가 활동하는 낮 동안은 몸속 혈액이 온몸을 돌아다니며 일을 합니다.

그렇게 하루종일 일했던 혈액은 밤이 되면 간으로 가서 휴식을 취합니다.

이때 혈액들은 간에서 새롭게 에너지를 충전하는데요, 그렇게 에너지를 충전한 혈액은 아침이 되면 또다시 온몸을 돌아다니며 열심히 일을 하게 됩니다.

✔ 간장혈(肝藏血)

이렇게 밤에는 혈액이 간에 모여 휴식하는 모습을 보고 '간장혈(肝藏血)'이라 말했습니다.

즉, 밤이 되면 우리 몸의 피가 간으로 저장되어 재생의 시간을 가지게 됩니다.

그런데 술과 음식을 먹고 배가 부른 채로 밤에 잠이 들었는데, 모기가 손가락과 발가락을 물어 너무 가려워서 분노하여 잠을 제대로 못 잤다고 칩시다. 그리고 열 받아서 불을 켜고 새벽에 모기를 잡으러 다녔고요.

밤에는 혈액이 간에 모여야 되는데, 새벽에 움직이고 눈을 떠버리니 간의 혈액들은 다시 근육과 눈 등으로 출동을 해야 했습니다.

또한, 혈액의 재생에 필요한 수면이 부족하여서, 간장혈 시 혈의 재충전이 제대로 이루어지지 않았군요. 또 이 사람은 밤에 술을 마시고 야식을 먹고 바로 이불에 누웠죠.

이렇게 수면부족과 밤에 음식 먹기로 간의 부담을 가중시키게 되면 밤사이 간장혈이 제대로 이루어지지 않게 됩니다. 업무과다, 야근 스트레스도 마찬가지고요.

이와 같이 간에서 혈액이 재생의 시간을 가지지 못함으로 우리 몸은 점차 피로의 구렁텅이로 빠지게 됩니다.

✔ 활혈(活血)

이렇게 밤 중 간장혈이란 기능을 통해 혈액이 새롭게 태어나는 과정을 활혈(活血)이라 합니다. 중요한 개념입니다. 활혈. 혈액이 죽어라, 일만 하고 활혈을 통해 새롭게 태어나지 못하게 되니, 혈에 에너지가 부족해집니다. 그래서 낮에는 몸을 위해 일을 제대로 못 하게 됩니다. 근육이 무겁고 신진대사가 제대로 이루어지지 않으며, 전날의 피로가 풀리지 않게 됩니다. 이를 두고 예로부터 간장은 피로를 극복하는 근본의 장기라고 말했던 겁니다.

✔️ 소설(疏泄)

또한, 간은 소통과 뻗어 나감을 매우 중요시하는 장기입니다. 무슨 뜻일까요?

오장 중 간은 봄날의 나뭇가지처럼 태양과 바람을 향해 사방으로 뻗어 나가며 소통하고 싶어합니다. 이렇게 간이 소통하고 발산하는 성질을 한자어로 '소설(疏泄)'이라고 합니다.

소설이란 이러한 간의 기운이 정상적으로 소통되고 배출되는 것을 의미합니다.

하지만 간이 막히고 울체가 되면 제 기능을 발휘하지 못하고 병이 발생하게 됩니다.

이렇게 간은 소설이란 기능이 간장혈과 더불어 가장 핵심적인 기능인데요, 그래서 예로부터 간주소설(肝主疏泄)을 그렇게 중요하게 생각하였습니다.

아직 소설기능에 대해 확실히 이해가 되지 않는군요. 군대를 예로 들어 봅시다.

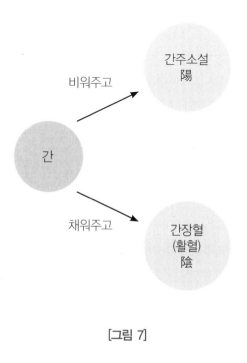

[그림 7]

간의 기능은 꼭 군대와 비슷한 점이 많은 것 같습니다.

군인은 낮 동안 열심히 근무하고 훈련받고 밤 10시 되면 취침에 들어가 내일을 준비합니다.

내일을 위한 칼 같은 취침은 군대에서 전투력 유지를 위해 가장 중요한 항목이죠. 식사와 함께 말입니다. 이는 간장혈의 역할과 비슷합니다.

또한, 군인에게 휴가제도란 개인과 부대 운영을 위해 매우 중요한 제도입니다.

즉, 정기적인 휴가는 병사나 간부 모두에게 억눌림의 해방. 소통. 발산의 역할을 합니다. 즉, 휴가는 소통과 발산의 기능을 의미합니다.

그런데 휴가를 통제해버리고 계속 일만 시키고 억누르기만 하면 어떻게 될까요?

휴가가 취소되거나 바깥세상과 소통을 못 하고 계속 억눌리게 되면 젊은 군인들은 정말 열 받게 됩니다. 즉 놀고 싶은 것. 여자친구와 가족 만남. 여행 등 모든 것이 막혀버리게 됩니다. 그럼 점점 분노와 화가 쌓이게 됩니다. 사람이 스트레스와 억눌림이 심하면 화가 납니다. 군인이 휴가를 못 나가서 열이 받는 것처럼, 스트레스로 화를 참거나 심한 분노를 지속하다 보면, 간의 기능도 울체 되고 막혀버려 화가 나게 됩니다.

즉, 이를 두고 간기울결이라고 표현합니다.

이렇게 간의 소설기능이 상실되면서 기의 순환이 막히고 울화병이 생기는 원인이 됩니다. 그러므로 울화병과 분노의 생성은 간과 밀접한 연관이 있습니다.

참고로, 우리 얼굴 이목구비에서 간의 거울은 바로 눈입니다.

만약 눈이 붉게 변하여 화를 잘 내고 분노하는 사람은 간에 울화가 있구나!

이렇게 생각해도 되겠죠? 그럼 그런 사람에게는 간을 소통시켜주고 울화를 내려주는 약을 사용하면 몸이 건강해지겠다고 유추할 수 있겠습니다.

간장혈(활혈)		정확한 취침과 식사		피로, 허열
소설작용	=	휴가, 면회, 스포츠 운동	→ 안 되면	울화병, 분노

이번 시간에 오장 중 간을 군대와 비교하며 쉽게 공부했는데요.

중요하게 기억하고 넘어가야 할 내용은 두 가지입니다.

첫 번째, 간장혈(肝臟血), 두 번째, 간주소설(肝主疏泄)이었습니다.

이 개념은 2권 간편에서 자세히 공부하게 되겠습니다.

참고로 밤에 간장혈을 할 때 지친 혈액이 재생한다고 했는데요.

누구일까요? 앞에서 수생목 공부하신 거 기억나시나요? 그 내용 기억나신 분은 정말 제대로 공부하고 계신 겁니다. 박수~ 짝짝짝!

다음 시간은 오장 중 두 번째 심장입니다.

간은 파극지본(罷極之本).

'간장혈(肝藏血)' ↔ 간주소설(肝主疏泄) 간기능의 음양적 관계로

한가지가 실조되면 다른 한가지기능도 실조된다.

간장혈시. 혈액에 에너지를 공급하는 것은 신장의 정(精)!

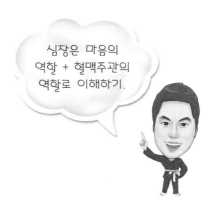

심장은 마음의 역할 + 혈맥주관의 역할로 이해하기.

:: 심(心)

내 눈앞에 현금 10억이 선물로 주어진다면 심장이 쿵쿵 뛰겠죠?

평소 짝사랑하던 여성이 자신에게 달려와 안긴다면 이게 웬 떡이냐며 심장이 쿵쿵거리겠죠? 2002년 월드컵 4강 때 우리의 심장은 벅차올랐죠.

이럴 때 우리의 간장이나 폐장이 벅차오르진 않았습니다.

이 별것 아닌 예들을 왜 계속 나열할까요? 그 이유는요,

한의학에서 심장을 바라볼 때 크게 두 가지 관점으로 살펴볼 수 있어야 합니다.

> 첫 번째는 심장은 마음을 의미를 포함 – 정신적 기능
> 두 번째 중요한 측면은 심장은 모든 혈맥을 주관하는 생리적인 기능

심장은 '마음 심'이란 단어를 사용하죠? 심장의 핵심기능은 마음의 기능입니다.

심장은 오행 중 화火에 속합니다. 심장이 오행 중 火에 속하니, 심장은 우리 몸에서 불의 상징임을 이해할 수 있습니다. **심장의 열정은 마음의 열정을 의미합니다. 삶의 원동력이며, 욕구입니다.** 이 마음이란 더 크게는 우리가 살아가는 정신과 사유, 영혼을 의미합니다.

지난 편에 우리는 간에 대해 공부했습니다. 간은 인간의 감정 중에 어떠한 감정과 관련 깊었습니까? 간은 분노(努)와 관련이 깊습니다. 간뿐만 아니라 오장(五臟)은 각각 인간의 감정과 관련이 있습니다. 심장은 어떠한 감정과 관계 깊을까요?

🖤 喜 심장은 우리 감정 중 기쁨(喜)의 감정을 주관하고 있습니다.

정신적 충격으로 정신이 오락가락하는 사람은 울다가, 미친 듯이 웃다가, 또 실실 웃는 것을 반복합니다. 그러다 정신이 돌아오면 갑자기 똑바른 말을 하여 주변 사람을 초긴장시키기도 하죠. 미친 사람이 진심으로 즐거워서 그렇게 계속 웃고 다니는 것은 당연히 아닙니다.

그건 바로 정신적 충격으로 인해 신(神)이 자리를 잡지 못해서 그렇습니다.

이러한 것이 바로 한의학만의 중요한 내용인데요. 앞에서 神에 관해 공부했죠?

신(神)이란 것은 오장 중 심장과 관련이 있습니다. 그래서 신은 심장에 머문다고 말합니다.

그런데 심장에 문제가 발생하면 심장의 신이 제대로 자리 잡지 못하게 됩니다.

즉, 신이 밖으로 왔다 갔다 하므로 정신이 왔다갔다 하며, 심장이 관리 하는 기쁨의 감정이 적절한 통제를 벗어나 실실, 혹은 막 웃고 다니는 것입니다. 이런 경우까지 가지 않더라도, 평소 웃지 말아야 할 자리에서 실실 웃는 사람들이 가끔 있습니다. 이는 보통 심장의 화(火)가 발생한 경우가 대부분인데요.

예를 들면, 누가 다쳤다는데 웃는 사람이나, 상갓집에서 웃는 경우죠.

그런 행동을 하는 경우, 평소 인격이 정상이었던 사람이라면 사실 그 사람이 즐거워서 웃는 것은 아니라는 것을 이해해줘야 합니다.

심장에 문제 → 심주신(心主神)의 불균형 → 신(神)의 방황, 웃음 조절 안됨

두 번째는 심주혈맥(心主血脈)입니다.

우리가 잘 알고 있듯, 신체의 모든 혈액은 심장을 통과합니다.

혈액의 흐름을 위해 심장은 한시도 쉴 틈 없이 콩닥콩닥 박동을 합니다.

비위에서 소화한 음식물의 에너지는 혈액을 통해 심장박동을 타고 온몸으로 전해지며, 생명활동을 유지시켜줍니다. 이렇게 모든 혈맥이 심장의 힘에 의지하는 것을 두고 심주혈맥(心主血脈)이라 합니다. 이 심주혈맥은 심장의 대표적인 생리 기능이 되겠죠.

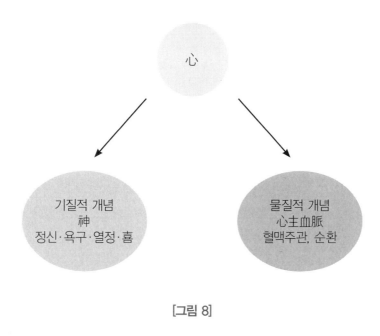

[그림 8]

이렇게 심장은 한시도 쉴 틈 없이 박동하며 혈맥을 통해 혈액을 순환시키는데요. 즉, 심장은 자동차의 엔진과 같이 우리 오장육부 중 가장 역동적이고 뜨거운 장기입니다. 그런데 갑자기 체중이 비정상적으로 증가하거나, 심장이 감당해야 할 근육이 너무 많거나 어혈 및 운동부족 등으로 혈액 순환이 불량해진 몸 상태가 된다면 심장은 어떻게 될까요? 심장이 열심히 펌프질은 하는데 혈액은 몸 구석구석까지 잘 돌지 않게 됩니다.

그럼 더 열심히 펌프질을 하겠죠. 이렇게 되면 심장이 너무 힘들어지게 됩니다.

차량으로 비교하자면 원래는 마티즈 엔진이었는데, 마티즈 엔진은 그대로 두고 몸체만 에쿠스로 바뀐 것과 똑같은 상황이 발생하게 됩니다. 근육이 너무 많은 사람, 비만인이 대표적인 예입니다. 엔진이 힘이 들어 과부하가 걸리겠죠?

그 상황이 지속되면 차의 심장인 엔진이 갑자기 멈출 수도 있습니다. 참으로 위험한 상황이죠. 인간의 엔진인 심장이 버티다 버티다 삐~ 정지하며, 과부하로 심장의 마비가 온 상황입니다. 이러한 심장마비 등 심장병은 사람의 목숨을 순식간에 빼앗아 가버립니다.

혹은 타고난 심장 자체의 작동력이 약한 사람이 있습니다.

즉, 겨울철 얼어있는 엔진처럼 작동이 잘 안 되는 사람이죠. 심장 자체의 화력이 약하다고 볼 수 있는데요. 이때는 우리 몸의 휘발유의 역할을 하는 '부자' 같은 약초를 사용합니다.

부자라는 약초는 우리 몸의 양기를 급격하게 올려줍니다. 몸에 양기가 다 떨어져 위급한 경우에는 부자나 인삼 같은 약초를 사용하는 이유가 되겠죠? 이렇게 부자 같은 약초로 심장을 강하게 해줘야 하는 경우도 실제 많이 있습니다. 심장을 강하게 하는 것이므로 이러한 부자의 기능을 강심작용(强心-)이라고 표현하겠죠?

이번 시간에는 심장에 대해 간단히 살펴보았습니다.

간은 분노, 심장은 기쁨! 그럼 오장 중 다음 순서인 비장은 어떤 감정과 관련이 있을까요?

심장은 마음 – 심주신지(心主神志), 심의 감정은 기쁨(喜)
심주혈맥(心主血脈) – 모든 혈액, 혈맥의 통과, 순환 주관

:: 비(脾)

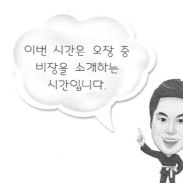이번 시간은 오장 중 비장을 소개하는 시간입니다.

한의학의 오장육부는 현대의학의 오장육부와 정확히 일치하지는 않습니다.

이번에 공부할 비장이라는 것도 마찬가지입니다. 그럼 비(脾)라는 것을 어떻게 바라보고 공부를 시작할까요?

우선 비(脾)라는 장기를 氣와 같이 하나의 개념으로 보고 공부하면 됩니다. '기(氣), 정(精), 신(神)' 등의 기질적 개념 말입니다.

우리가 공부할 내용 중에는 과학적인 방법으로는 검증되지 않은 것들이 더욱더 많다는 것!

그런데 중요한 것은 이러한 내용들이 한약 공부의 핵심이 된다는 것입니다.

그래서 현대의학과 연관 지어 생각하는 것도 필요하지만, 가장 중요한 것은 한의학 고유의 개념대로 이해하는 것입니다. 음양오행의 눈으로 말입니다.

이렇게 말하면 어떤 사람은 "그것 봐! 한의학이 결국 미신이고 비과학적이라는 뜻이구만!"이라고 말할 수 있습니다. 물론, 이런 사람은 이 책을 선택해서 읽지도 않았겠죠? 그럼 각설하고 비장이 어떠한 역할을 하는지 간단히 살펴볼까요?

비장은 우선 위장과 함께 떨어질 수 없는 사이입니다.

비장은 위장과 함께 음식물의 소화에 직접 영향을 미치는 장기입니다. 비위장이 약한 분들은 음식을 드시고 잘 체합니다. 내 모친께서는 소화기관이 약한 편도 아닌데, 걱정과 고민을 종일 하시다가 식사하시면 음식이 체해서 결국 토해버리는 경우를 자주 보았습니다.

즉, 삶의 고민에 찌든 상태에서 식사를 하다 보면 체하는 경우가 있습니다.

앞에서 심장은 기쁨과 관련 깊다고 공부한 것 기억나시죠? 간은 분노였죠?

思 오장 중 비장은 우리의 감정 중 생각思을 주관합니다.

지나친 생각과 사고는 비장의 운동기능을 저하시켜 정체되게 만듭니다.

그래서 걱정, 고민으로 깊게 생각하며 식사할 때면 체하기 일수입니다.

그럼 비장의 주요 역할은 무엇일까요?

입을 통해 들어온 음식은 위장에서 소화됩니다. 즉 몸의 영양분(精)이 생성되는 겁니다.

비장은 이렇게 음식물을 영양분으로 바꿔주는 작용을 합니다. 그리고 그 영양분을 위쪽에 있는 폐로 운반하는 작용을 합니다. 위장, 비장 위쪽에는 심장과 폐장이 있겠죠. 즉, 영양은 심과 폐로 이동하게 됩니다. 음식물 중 영양분처럼 맑은 것은 위로 올라가구요. 남은 찌꺼기는 대장과 방광 쪽으로 내려가게 됩니다. 위의 과정이 원활하여야 위장에서도 음식물 소화가 잘 이루어질 수 있는데, 만약 비장의 기운이 약하면 어떻게 될까요?

음식물이 소화되고 영양분이 운반되는 과정에 장애가 발생할 수밖에 없습니다.

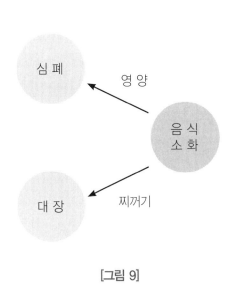

[그림 9]

영양분이 폐와 심장으로 옮겨져 몸의 필요한 곳으로 향하지 못하게 되니, 쉽게 피곤하고 지치며, 결과적으로 기혈(氣血)이 허약해지게 됩니다.

비장의 허약은 비위장의 수분 정체를 일으키기 시작합니다.

물 한 잔만 먹고 자도 아침에 붓는 사람은 비장에서 수분처리가 원활하지 못하거나 비장에 이미 습한 기운이 가득한 사람이라고 보면 됩니다. 이렇게 우리 몸에서 수분이 잘 처리되지 못하면 온몸 구석구석에 수분이 퍼지고 정체되겠죠?

비 오는 날 관절이 무겁거나 쑤신 사람도 몸에 수분이 정체되었을 가능성이 많답니다. 비장의 기능이 떨어지면 우리 몸은 장마철처럼 습한 환경으로 변하게 됩니다. 이는 비만의 가장 큰 원인 중 하나입니다.

그래서 비장은 항상 봄날처럼 건조하고 따뜻한 것을 좋아합니다.

비장은 차갑고 습한 것을 싫어합니다. 특히 차가운 것은 질색하죠.

스펀지를 생각하시면 이해하기 쉽습니다. 스펀지를 비장으로 생각하고, 여기에 물을 부어 봅시다. 축축해지죠?

날씨가 따뜻하고 건조해야 스펀지가 입으로 들어온 수분과 음식이 빨리 건조시켜 또다시 음식을 받아들일 수 있는데, 만약 차갑고 습한 환경에서는 스펀지가 마를 날이 없겠죠?

즉, 비장이 계속 축축한 상태가 되어버립니다. 스펀지가 축축하게 마르지 않으니 당연히 냄새가 나고 심하면 곰팡이가 생길 수도 있겠군요. 이렇게 위장에도 세균, 바이러스 등이 번식할 수 있습니다. 비위에 정체된 수분이 폐로 넘어가면 가래, 코로 나온다면 비염, 밑으로 설사를 한다면 과민성 대장, 자궁으로 내려가면 대하(냉)가 되고, 관절 사이사이로 퍼지면 관절염, 살과 살 사이로 퍼지면 부종으로 변하게 되겠습니다. 물론, 비염이나 과민성 대장, 관절염 등도 비장의 원인뿐만 아니라 여러 원인에 의해 발생할 수 있겠죠? 지금은 비장만 단편적으로 설명하는 것임을 이해하시고 공부하시구요.

티브이에서 연예인들이 아침에 일어나 공복에 냉수한잔 하는 습관이 좋다고 나왔습니다. 변비에 좋다고 한때 사람들이 많이 따라 했습니다. 하지만 비위에 열이 아무리 많아도 공복에 냉수를 마시면 비장이 순간 정체되어 버리고, 속은 점점 냉해집니다. 그 차가운 물을 따뜻하게 하는데, 우리 몸의 양기가 엄청나게 소비되죠. 시간이 지날수록 소화불량, 비염, 기력저하, 명문화 쇠약 등이 나타날 수 있습니다.

그래도 "나는 공복에 냉수가 좋다."는 분은 어쩔 수 없지만, 공복에는 따뜻한 물에 찬물을 조금 섞어 드시는 것이 좋답니다. 비염환자 중 아침에 냉수를 마시는 분은 공복에 냉수만 안 드셔도 차츰 비염증상이 좋아지게 됩니다. 앞에서 설명했듯, 비위에서 정체된 수분과 담이 폐로 넘어오면 콧물과 같은 가래 등으로 표현되는 겁니다. 이 끈적이는 수분이 폐로 통하는 콧구멍으로 넘어오는 증상도 비염의 원인 중 하나랍니다. 참고로 폐의 구멍은 콧구멍입니다. 즉, 콧구멍은 폐로 통하거든요.

다음 시간은 이러한 폐의 특징을 살펴보도록 하겠습니다.

- 비장은 생각, 사고(思)를 주관.
- 비장은 음식물을 영양분으로 변경 후 폐로 운반하는 작용— 승청(升淸).
- 비장은 차갑고 습(濕)한 것을 싫어하고 따뜻하고 건조함을 좋아함.
- 비염은 결과적인 것, 한의학에서는 비연, 비색 등으로 표현함.

:: **폐**(肺)

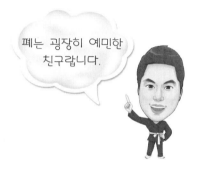

폐는 굉장히 예민한
친구랍니다.

제 말투도 슬슬 지겹네요. 이번에는 폐에 대해 한번 흥얼거려 볼까요?^^

어젯밤 우리 아이가 신 나게 뛰어놀다
쌀쌀해진 찬바람에 작은 코 하얀 콧물
기침이 점점 심해져 숨쉬기가 어렵구나

부모 마음 쓰리지만 차라리 그냥두자
나올 것 안 나오면 뒷날에 후회하리
비염아 부비 동염아 너희는 왜 생겼니?

폐는 차가운 것에 민감하고 뜨거운 것에도 쉽게 상처를 받는다.

폐는 외부와 직통 연결된 장기로 외부기운에 민감하다.

여자처럼 섬세하고 예민하다.

또한, 폐는 피부와 연결되어 피부가 숨 쉬도록 조절도 한다.

허나 찬바람에 놀란 우리 아가의 폐는 원래 모양과 같이 공작새처럼 쫙 펼쳐져 있지 못하고 추워서 움츠러들고 약하게 된다.

움츠리고 놀란 폐는 연결된 모공을 닫아버리고 피부로 폐호흡을 못하게 된다.

피부 속 땀구멍이 막히게 되면, 땀구멍으로 수분 증발이 안 되어 몸속의 수분이 정체되기 시작하는구나. 호흡을 통해서도 수분 배출이 많이 되므로, 폐는 수분과 관련이 깊겠구나.

폐가 이상이 생겨 피부호흡을 못하면 피부도 점차 건조해지고 꺼칠꺼칠하겠구려. 아하! 그래서 피부병은 폐를 다스려야 한다고 광고하는구나.

폐가 움츠려 있으니 피부도 잘 숨 쉬지 못하고 몸속 수분이 콧물로 줄줄 흐른다.
아! 폐가 아파 우는 눈물은 콧물이었구나.
콧물이 흐르면 폐가 슬프고 아픈 거였어….
하지만 우리 아가의 폐는 다시 예전처럼 활짝 펼쳐서 숨 쉬고 활동하리라.
폐 속에 남아있는 가래와 찌꺼기를 내보내고,
뭉쳐진 폐를 펼치기 위해 기침을 연신 해댄다. 보기에 안쓰럽다.

폐가 아름답고 건강하면 사람의 피부도 맑고 아름답다.
폐는 모든 경락이 모여있기에 기(氣)들이 모두 폐로 향해 모인다.
모든 기와 경락이 폐에 모였다가 새롭게 힘(산소와 정미로운 에너지)을 받아 또다시 온몸 구석구석 일터로 나가는구나!
아! 폐는 모든 경락을 주관하므로, 폐는 경락의 흐름과 관련이 있겠구나.

피부가 그렇듯 폐는 건조하고 메마른 것을 싫어하고, 촉촉한 상태를 유지하고 싶어한다. 호흡으로 인해 바깥에서 들어오는 수많은 먼지와 오염물질을 부드럽게 걸러내려면 폐가 건조하게 메말라 있으면 안 되기 때문이다.

메말라 있으면 배출하는 데 힘이 드니 폐는 발버둥을 치게 되며, 결국 폐는 연신 기침을 하게 된다. 촉촉한 초코칩처럼, 폐가 건조해지지 않도록 항상 물을 뿌려줘야 하나?

폐를 촉촉하게 하는 그러한 약초가 있을까?

맥문동과 맛있는 꿀은 폐를 촉촉하게 하는구나.

폐에 좋다는 도라지(길경)를 달여 먹일까?

도라지를 감초와 같이 달여서 수시로 먹이면 폐건 강과 목 건강에 좋아지는구나!

폐 상태를 정상으로 돌아오게 하고 거담작용(가래를 자연스럽게 배출하고 제거하는 작용) 있는 음식과 처방을 복용하려네~. 기침도 원인에 따라 약을 쓰면 금방 치유된다네. 도라지뿐만 아니라 폐에 좋은 약초는 얼마나 많은가!

모든 기가 폐에 모인다 하니, 기를 보강하는 홍삼을 먹으면 폐도 건강해지나?

홍삼을 먹으면 면역력이 강해진다는 것은 결국 폐의 기운이 보강된다는 것.

기를 담당하는 폐가 건강해지니, 찬바람 등 외부 사기에 쉽게 당하지 않는다는 개념이다.

이번 시간은 폐의 특성에 대해 간단히 알아보았습니다.

첫째, 폐는 차가움이나 뜨거움에 굉장히 예민한 장기라는 것.

둘째, 폐는 코와 연결되어 있다는 것.

셋째, 폐는 피부와 연결되어 있다는 것.

넷째, 폐는 수분과 밀접한 관련이 있다는 것.

다섯째, 폐는 모든 경락의 흐름을 주관한다는 것.

여섯째, 폐는 건조한 것은 싫어하고 부드럽고, 촉촉한 것을 좋아한다는 것.

일곱째, 기침이란 폐가 좁아진 기관지를 펼치기 위해 노력하는 모습이라는 것.

이번 시간은 이 정도만 머릿속에 넣고 가면 좋겠습니다.

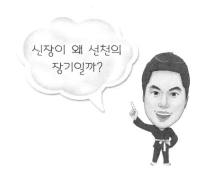

신장이 왜 선천의
장기일까?

:: 신장 (腎臟)

이번 신장 편도 색다른 느낌으로 공부합시다.

황제내경처럼 문답식으로 공부해볼까요?

그럼 질문을 보겠습니다.

• 신장은 소변을 만드는 장기 아닌가요?

신장은 인체에서 소변을 만드는 일을 합니다. 허나 그 외에도 중요한 역할을 많이 하는 장기입니다. 오장육부가 모두 중요하지만, 그중에서도 가장 근본이 되는 장기를 꼽으라면 신장이 됩니다. 신장은 우리 몸의 균형과 유지, 항상성을 의미합니다.

신장은 선천지정(先天之精)이라 하여 타고난 근본적인 에너지를 담당합니다.

인체 신진대사와 호르몬 분비 등 생로병사를 전반적으로 조절하는 장기입니다.

아주 중요하죠? 간, 심, 비, 폐 모두 신장의 조율을 받는답니다.

또한, 신장은 우리 얼굴에서는 귀로 연결되어 있습니다.

• 신장이 귀와 연결되어 있습니까?

간장은 눈, 심장이 혀, 비장이 입술, 폐가 코로 연결되어 있듯 신장과 귀는 경락으로 연결되어 있습니다. 사람이 나이가 들어감에 따라 선천의 기운이 약해지게 됩니다.

즉 신장의 기운은 나이가 들며 점차 약해지는데요. 사람이 나이 들게 되면 점차 귀가 멀어지는 것도 이와 같은 원인입니다. 신장이 많이 약하게 되면 이명이 발생할 수도 있죠.

귀에서 소리가 나는 이명도 여러 가지 원인이 있지만, 노화로 발생하는 이명은 대부분 신장이 허한 것이 핵심 원인이므로 일명 '신허이명(腎虛耳鳴)'이라고 명칭합니다. 나이가 든 어르신들에게 많이 볼 수 있겠죠? 또한, 신장은 뼈의 건강과도 밀접한 연관이 있습니다. 나이가 들수록 신장이 약해지므로 골다공증, 관절염 등이 생기기 쉽고 뼈가 점차 약해집니다.

• 그럼 디스크가 있거나 골다공증이 있는 사람은 신장이 약한 사람인가요?

신장이 약한 사람일수록 허리건강이 안 좋은 경우가 많고, 신장은 허리건강에 결정적인 역할을 담당합니다. 무릎, 발목 등 뼈가 약한 사람도 신장 기능과 밀접한 관련이 있습니다.

퇴행성 관절염도 신장기능이 왕성한 사람은 그리 쉽게 발생하지 않습니다.

무릎이나 뼈를 다쳐도 신장기능이 왕성하면 재생이 다른 사람보다 빠릅니다.

신장이 약한 사람은 하체가 부실하고 허리가 약하며 정력이 약한 경우가 대부분입니다. 그래서 신장을 강화하는 복분자, 오미자, 구기자, 산수유, 부추 등을 음식으로 자주 섭취하면 남자 정력에도 도움이 되는 겁니다.

• 신장이 정력과도 연관되어 있군요?

신장은 우리 몸의 가장 중요한 '정(精)'을 보관하는 창고입니다. 그 정이 가진 생식의 힘을 정력이라고 합니다. 몸에 정이 가득하며 기혈도 강한 사람이 건강한 사람입니다. 만약 과도한 성관계로 정을 소비하거나 정을 보관하는 신장이 약하여 정을 일정량 보관하시지 못하면 몸에 여러 문제가 발생할 수 있습니다.

• 대표적으로 어떠한 문제가 나타나는지요?

신장은 우리 몸의 탄생과 생장, 쇠퇴함과 늙음에 직접적인 연관이 있습니다.

신장의 정이 부족해지면 신장이 허해지고 신장이 허해지면 요통, 뼈 건강이 약해지고, 심장은 홀로 과열되어 불면, 두통. 탈모 등이 올 수도 있죠.

신장의 정은 뼈로 가서는 골수를 생성하고, 뇌로 가서는 뇌수를 생성한답니다.

만약 나이가 들며 신정이 부족해지면 뇌수의 생성도 부족해지겠죠? 신장의 정이 부족해지면 뇌의 기능이 결국 쇠퇴하겠네요. 노화로 치매가 오는 핵심 원인이 되겠습니다. 또한 신장이 허약하면 머리가 일찍 하얘질 수 있습니다. 그래서 머리를 검게 만든다는 하수오(何首烏)는 신장을 튼튼히 하는 대표적인 본초가 됩니다. 검은색 본초인 숙지황도 머리를 검게 하는 데 도움을 주죠. 왜냐하면, 숙지황의 중요한 기능 중 하나가 정(精)을 공급한다는 것입니다. 숙지황이 신정(腎精)을 충만하게 해주니 결과적으로 머리가 빨리 세는 것을 막아줄 수 있을 겁니다. 신장은 자궁 방광과도 밀접하게 연결되어 있는데, 신허(腎虛)가 발생하면 자궁, 방광건강도 약해질 수 있습니다. 또한, 신장이 약해지면 호흡이 가빠지고 기침을 할 수도 있습니다.

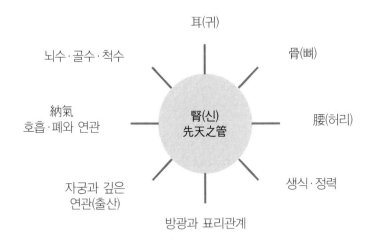

[그림 10]

• 그럼 신장으로 인해 기침을 할 수도 있다는 말은 무엇입니까?

신장기능 중 '납기(納氣)'라는 것이 있습니다. 기를 아래쪽으로 당기는 기능이죠. 태어난 지 얼마 되지 않은 어린아이들은 신장의 기능이 강하므로 호흡된 공기가 배꼽 근처 단전까지 쉽게 내려옵니다. 하지만 나이가 들수록 신장기능이 약해지며, 납기가 제대로 이루어지지 않게 됩니다. 그래서 나이가 들면 호흡이 위로 뜨며 가슴으로 호흡을 하게 됩니다. 즉 호흡은 폐가 담당하지만, 숨을 당겨주는 근본 힘은 신장에 있는 겁니다. 그래서 신장의 납기기능이 약해진 어르신들은 숨이 위로 차오르며 기침을 하게 됩니다.

그 숨이 나이가 들며 아랫배에서, 점차 가슴으로 올라오고, 그리고 나중에는 목에까지 올라오고, 신이 약해져 숨이 입까지 올라오면 숨을 거두는 것입니다.

또한, 오랜 기간 기침은 신장까지 병들게 하는데, 이때도 신장의 납기기능이 약해지면서 기침을 하게 됩니다. 신장이 허해서 오는 기침은 주로 밤에 심해집니다. 왜 그럴까요?

- 精을 보관하고 저축하는 곳.
- 신장은 선천지관이다.
- 신장은 뼈와 연관이 있다.
- 신장은 허리. 정력과 연관이 있다.
- 신장은 방광. 자궁의 건강을 주관한다.
- 신장은 귀와 연결되어 있다.
- 신장은 생로병사에 직접적인 관련이 있다.
- 신정(腎精)은 골수와 뇌수를 만들며, 뇌 건강에 연관이 있다.
- 신정은 나이가 들며 쇠약해진다.
- 신장은 납기기능이 있다.

3. 육부의 소개

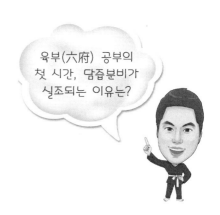

육부(六府) 공부의 첫 시간, 담즙분비가 실조되는 이유는?

:: **담**(膽)

앞에서 담은 오장 중 간과 짝을 이룬다고 설명드렸는데요.

'담력 있다', '간담이 서늘하다' 등의 표현 등에서 간과 담은 우리 생활 속 깊숙이 연관되어 있음을 알 수 있습니다. 담력 있다! 이 말은 어디에서 유래하였을까요? 간담이 용기 결단 등과 관련 있는가 봅니다. 담은 위치적으로나 역할적인 면에서 나 독립된 하나의 장기라는 느낌이라기보다는 간의 역할을 분담하며 간장에 예속 된 느낌이 강한 장기입니다. 그럼 담장의 역할을 한번 간단히 살펴보겠습니다.

담의 역할 첫째,

소화에 문제. 우선 담의 가장 중요한 역할은 담즙의 저장과 분비입니다.

황록색 담즙이 소화기간으로 잘 분비되어야 음식물의 소화가 잘되는데요.

여기서 중요한 것은 담즙의 분비는 담 혼자 하는 것이 아니라는 것입니다.

앞에서 간의 역할 중 '소설 기능'이라고 기억나시나요?

나무의 가지처럼 사방으로 뻗어 나가며 통과하는 성질을 간의 '소설 작용'이라 하 였습니다. 즉, 소통하는 기능이었죠. 담즙의 분비도 이러한 간의 소설기능에 직접적 지휘를 받습니다. 그런데 만약 스트레스 등의 영향으로 간의 기운이 울체가 되다면 어떻게 될까요?

간의 기운이 울체 되어 소설기능에 문제가 생기고, 결과적으로 담즙의 분비도 원활하지 않게 되겠습니다. 담즙분비가 실조되어 정체되니 당연히 소화가 잘되지 않고, 더부룩한 느낌이 자주 들겠죠? 증상이 심하면 식욕이 감퇴하고 구역질이 나타날 수도 있습니다.

담즙의 분비는 이렇게 간의 소설작용에 영향을 받고, 혹여 소설작용이 실조되면 결과적으로 담즙분비의 실조, 소화불량이 발생할 수 있음을 알 수 있습니다.

담즙의 분비가 실조되면 또 어떠한 증상이 나타날까요?

황달(黃疸)

소설작용이 실조되면, 분비되어야 하는 담즙이 제대로 분비되지 않고 막혀버리는 증상이 발생하게 됩니다. 간과 담에서 분비되지 못하고 축적되어버린 담즙은 목적지로 향하지 못하게 되고, 주변의 간과 연결된 눈과 손톱 등, 엉뚱한 장소로 넘쳐 이동하게 됩니다.

황록색을 띠는 담즙이 눈으로 이동하면 어떻게 될까요? 눈의 색이 탁하고 누렇게 되겠죠. 황달 걸린 사람처럼 말이죠. 이 상태가 심해지면 눈, 손톱뿐만 아니라 얼굴, 손바닥 등 전신이 누렇게 변할 수도 있겠습니다.

구역, 피로, 체중감소 등 여러 병증의 원인은 황달이란 병으로 온 것이 아닙니다.

간의 소설기능의 실조로 인해 담즙의 분비가 제대로 이루어지지 않으면서 황달이 발생했죠.

'간의 소설기능이 제대로 이루어지지 않아 간기가 울결' 되어 담즙의 분비가 정체되었기에, 결과적으로 황달, 구역질, 체중 감소, 복통, 피로 증가가 나타난다고 할 수 있는 것입니다. 즉, 간의 소설 기능이 실조된 것이 핵심원인이고, 그 결과로 황달이 발병한 것이 됩니다. 황달의 원인 중 위와 같은 경우도 많은 부분을 차지합니다만, 대부분은 간이나 비위의 습한 기운과 열(熱), 즉 습열(濕熱)로 인해 발생하는 것이 많습니다.

이번 편에서 공부한 황달의 원인을 '간주소설의 실조'라고 말할 수 있겠죠?

이렇게 담즙분비가 막히면 당연히 울체 된 열이 발생하고, 소화불량으로 음식찌꺼기가 남고, 그 음식찌꺼기에서 또 열과 습한 기운이 발생하게 되죠? 담에서는 기운이 뭉쳐 담석 등의 이물질도 생길 수도 있겠습니다.

또한, 간의 기운이 울체되면, 그 간화의 기운이 얼굴 쪽으로 상승하기 쉽습니다.

화나면 얼굴에 열이 오르는 것이나 스트레스를 받으면 화가 뒷골로 올라오는 것처럼 말이죠. 만약 상승하는 간의 기운을 따라 담에서 정체된 담즙도 얼굴로 올라와 입 쪽으로 가면 어떻게 될까요? 쓴맛의 담즙이 입으로 가서 입이 쓴 증상이 나타날 수 있습니다. 이를 두고 한방에서는 '구고(口苦)'라 하였습니다.

그래서 입이 쓴 병은 간을 치료하는 처방으로 병을 다스렸습니다.

- 담은 간과 표리관계로 간의 부위다.
- 담의 기능은 간의 소설 작용에 의지함.
- 담즙 분비– 소화에 영향을 미침.
- 소설 기능이 실조되거나 담에 습열 등의 기운이 울체 되면 담즙 분비에 이상이 생기며, 황달 등의 증상이 나타날 수 있다.
- 담즙이 입으로 올라오면 입이 쓴 '구고(口苦)'가 나타난다.

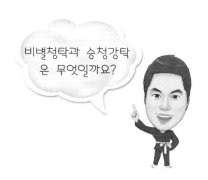

:: 소장(小腸)

비별청탁과 승청강탁
은 무엇일까요?

우리가 알고 있듯, 소장의 역할은 위장에서 소화시킨 음식물을 받은 후에 영양분을 흡수하고, 찌꺼기는 밑으로 내려줍니다. 그 흐름의 마지막은 대변을 만들어 배출하는 것으로 종료됩니다. 즉, 소장에서는 소화된 음식물을 통해 몸에 필요한 영양분을 흡수하죠. 이렇게 흡수된 영양분을 우리가 사용할 수 있는 에너지로 1차 변환시켜줍니다. 그리고 남은 찌꺼기는 밑의 대장으로 내려보내게 됩니다.

대장에서는 수분을 흡수하고, 항문으로 찌꺼기를 배출하는 역할을 하는데요. 만약 이러한 소장이나 대장이 제 역할을 못하게 되거나 어떠한 원인에 의해 활동의 장애를 받게 된다면, 우리 몸에는 여러 증상이 나타나게 되겠죠?

단순하게 배가 아프거나 설사를 하거나, 아니면 변비가 생기거나, 소변 색깔이 변하거나 입이 마르는 단순한 증상부터, 몸이 야위거나 기혈이 쇠약해지는 등 근본적인 증상들도 나타날 수 있겠습니다.

◉ 비별청탁(泌別淸濁), 승청강탁(升淸降濁)

위쪽 밥통에서 소화되어 쪼개진 음식물들은 밑의 소장으로 내려와서 찌꺼기와 영양분으로 나뉘어 흡수되고 배출되는데요. 이러한 소장의 역할을 비별청탁(泌別淸濁)이라 합니다. 소화된 음식물을 영양분인 청기(淸氣)와 찌꺼기인 탁기(濁氣)로 분별한다는 것이죠.

청기는 음식물에서 분리된 정미로운 에너지겠죠? 이 청기가 바로 소장에서 비별청탁 된 후 위쪽 폐로 전달되는 겁니다. 청기는 모든 경맥이 모이는 폐로 전달되어 혈맥을 타고 전신에 영양을 공급하게 됩니다. 소장을 공부할 때, 한약 공부에서 중요히 알아야 할 것은 바로 소장이 영양을 흡수한 후, 그 영양을 폐로 전달한다는 개념입니다. 이렇게 맑은 청기는 위로 올려주고, 찌꺼기인 탁기는 아래로 내려주는 우리 몸속 기능을 두고, 승청강탁(升淸降濁)이라고 표현합니다.

비별청탁(泌別淸濁) → 승청강탁(升淸降濁)
승청강탁이란 기능은 이해하시겠죠? 위에서부터 보면,
소화 → 비별청탁 → 승청강탁, 이러한 순서죠?

소 화		비별청탁		승청강탁
음식을 쪼개줌	→	쪼개진 청기와 탁기를 분 리	→	청기는 위쪽 폐로 탁기는 아래 대장으로

이 소화, 비별청탁, 승청강탁 3단계는 실제 매우 중요한 개념인데요.
이 개념만 제대로 이해하여도, 한약 공부의 절반은 이해한 것입니다.
왜냐하면, 이 과정이 후천지기 생성의 가장 중요한 과정이기 때문입니다.
소화, 비별청탁, 승청강탁, 이 세 가지 단계가 비위의 핵심적 기능이 됩니다.
그런데 전에는 비위에서 폐로 영양을 전달하는 것이 비장이라 했으면서 여기서는 갑자기 소장이라니, 이해가 되지 않는데요?

한의학에서는 소장의 이런 기능들을 비위의 역할로 설명하고 있습니다.
소화기관인 비위와, 아래쪽 소장은 그 기능과 역할에 밀접한 관계가 있습니다.
쉽게 말해 위쪽에 음식물을 쪼개서 소장에서 흡수시켜주는 기능과 밑쪽에서 비별청탁 하고, 승청강탁 하는 창자를 묶어서 하나의 큰 기관인 '위장'이라고 생각하시면 됩니다.

이렇게 연결된 하나의 기관을 통상 비위(脾胃)의 개념이라고 생각하시면 됩니다.

비위의 개념 = 위 + 소장의 기능 전체를 의미함.

소화 → 비별청탁 → 승청강탁 3단계.

이렇게 우리 몸의 장부는 서로 유기적으로 연결되어 있습니다. 소장도 마찬가지인데요, 변비나 혹 장염으로 배가 아프고 설사를 하는 경우, 예를 들면, 충수염(맹장염)이 발생한 경우 등 여러 병의 원인이 꼭 그 부위나 해당 장기에만 있는 것은 아닙니다.

앞의 육부 편에서 언급하였는데, 소장과 짝을 이루는 오장은 무엇이었나요?

소장은 심장과 짝인 것 기억나실 겁니다.

만약 심장의 비정상적인 열이 경락을 타고 소장으로 옮겨가게 되면 소장은 심장에서 전해진 과도한 열을 받게 됩니다. 심장의 열이 전달되는 이 상황이 보통 맹장에 염증이 생기는 원인의 대표적 예가 됩니다.

또한 예를 들어, 평소 소장의 환경은 봄 같은 날씨인데 심장의 열을 받아 여름철 날씨가 된다면, 거기에다 만약 소장의 환경이 장마철처럼 습한 상태가 만들어진다면 어떠한 문제가 발생할까요? 잠잠하던 몸속 세균, 바이러스 등이 활발하게 활동할 수 있게 됩니다. 음식으로 들어온 여러 세균과 바이러스도 번식하기 좋은 환경을 제공하게 되니

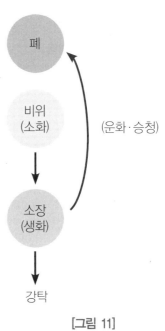

[그림 11]

다. 장티푸스나 이질 같은 병도 소장이 습열(濕熱)하면 더 쉽게 발생하겠죠?

또한, 어떠한 사람이 찬 음식과 찬 기운에 비위가 매우 냉해졌거나 아래쪽, 신장에서 양기를 제대로 전달받지 못하면 음식물의 소화가 제대로 이루어지지 않게 됩니다.

비위가 냉해져서 음식물이 소화가 잘되지 않은 상태로 소장으로 내려가면, 소장역시 비위의 힘을 받지 못한 음식물에서 영양분을 흡수하지 못하고 찌꺼기도 분리하지 못하게 됩니다.

즉, 비별청탁이 안 되겠죠? 영양분인 청(淸)과 찌꺼기인 탁(濁)의 구별이 실조되면, 당연히 그다음 단계인 승청강탁도 미흡하게 되겠습니다.

이러한 상태가 되면 소화불량과 더불어 설사, 복통 등 여러 증상이 나타날 수있습니다. 영양분 흡수가 잘 안 되니 살이 잘 찌지 않고 몸에 힘도 없겠습니다. 피곤하겠고요. 숨이 차고, 기침을 할 수도 있겠고요. 심하면 결핵, 암 등 만성질환으로도 발전할 수 있겠죠? 그럼 이런 경우의 치료법과 처방은 무엇일까? 점점 궁금해하고 고민되기 시작합니다?

지금의 노력과 고민은 분명 달콤한 결실을 안겨 드릴 겁니다.

위장에서 소화 → 소장에서 비별청탁 → 승청강탁

폐로 간 영양분은 전신으로 전달.

소화 → 생화 → 운화

비위의 개념 = 위 + 소장의 기능 전체를 의미함.

소장과 표리관계는 심장. 심장의 화는 소장으로 잘 전이됨.

:: 위(胃)

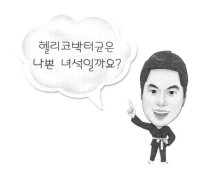

헬리코박터균은 나쁜 녀석일까요?

위장과 관련된 병은 사람들에게 흔히 나타나는데요.

여러분의 위장상태는 어떻습니까?

속이 쓰리거나 밥 먹고 답답할 때, 또는 신물이 올라오고 속이 더부룩할 때, 배가 아프고 설사를 한다든지 대변이 이상하다면 병원에 가서 검사를 하게 됩니다.

위염, 위궤양, 역류성 식도염, 위선종, 신경성 소화불량 등의 병명들이 나옵니다.

위장병의 근본 원인이라고 하여 티브이 광고에도 자주 나온 세균, 광고 때문에 유명해진 그 세균을 알고 계시는지요? 위장건강에 주범이고, 위염, 위암의 주원인이라는 이 못된 녀석의 이름은 바로 '헬리코박터 파일로리'입니다. 헬리코박터가 위염, 위궤양, 위선종, 심지어 위암까지 일으킨다는 사실! 그것을 연구하고 증명하여 노벨의학상을 받은 분도 있습니다. 그분은 그것을 실제적으로 증명하기 위해 헬리코박터균을 직접 한 잔 원샷 하였다 합니다. 사실인지는 모르겠지만, 어쨌든 학문과 연구의 대한 열정은 대단한 것 같습니다.

그럼 헬리코박터균이 우리 위장에 얼마나 나쁜 녀석인지 궁금해지는데요, 사실 헬리코박터균은 우리 누구에게나 어느 정도 존재할 수 있는 위장 속 세균입니다. 예를 들어, 당신이 한두 달 동안 저녁에 야식을 자주 먹고, 술도 드시고, 폭식도 하며, 아침에는 식사를 거르는 생활을 지속했다고 생각해봅시다. 심지어 배고플 때는 인스턴트 음식과 자극적인 음식을 자주 드셨고요, 사실 가정이라고 하기에는 이러한 삶이 오히려 우리의 현실에 가깝죠?

이러한 우리의 인생은 당연히 위장이 일하기 힘들어하는 상황을 만들 겁니다.

위장이 이불 깔고 잠 좀 자려 하는데, 밤에 밀려 들어온 삼겹살 3인분과 소주 두 병을 소화시키려니 위장이 너무 힘이 듭니다. 소화하기가 너무 힘드니 위장은 당연히 소화를 촉진시키기 위해 위산을 과도하게 분비하게 됩니다.

그럼 위산이 과도하게 분비되어 위장의 환경이 너무 산성화되면 어떻게 될까요?

당연히 지나친 산성화를 방지하고 적당한 위장환경을 찾기 위해 노력하겠죠?

위장은 위산의 반대성질인 염기성 물질을 급속히 만들어내게 됩니다.

바로 헬리코박터는 암모니아라는 염기성 물질을 생성하는 역할을 합니다.

즉, 과도한 위산공격에 자신을 방어하기 위해 암모니아를 만들어내게 되는데요,

소화가 잘 안 돼서 위산을 팍팍 뿌려줘야 하는데, 헬리코박터라는 녀석이 암모니아를 뿌려 그것을 방해하니, 위장은 열 받아서 위산을 더욱 강하게 뿌립니다. 허! 그러니 과도한 위산 때문에 속이 더 쓰리게 되는군요. 헬리코박터 수가 정상보다 넘쳐나고 자기들끼리 위장 구석구석 살 곳을 찾아 벽을 뚫고 집을 짓게 되죠. 이렇게 위장의 벽은 허물어 갑니다.

속은 쓰리고, 위장은 허물고, 넘치는 위산은 목구멍을 타고 올라오는 난장판 상황이 됩니다. 이 사람은 병원에 가면 위산과다, 위궤양, 역류성 식도염이란 병명이 나오겠습니다.

위장 벽에 구멍을 내서 살게 되는 헬리코박터균은 비정상적으로 많아진 숫자 때문에 위장에 염증이 생기고 위장 벽이 헐게 되므로, 결국 우리가 말하는 위염, 위궤양이 발생하게 되죠. 위염, 위궤양 발생부위에서 징그럽게 득실거리며 활동하는 그 모습이 꼭 위염, 위궤양의 근본적 주범처럼 보이게 됩니다. 사실 헬리코박터균이 그렇게 나쁜 놈은 아닌데 그죠?

결과적으로 위장에 병을 발생시킨 나쁜 녀석이 되었군요. 범죄자입니다.

소화가 잘되는 건강한 위장도 일정한 헬리코박터균도 존재할 수 있습니다.

하지만 그들이 염기 물질을 팍팍 뿌려댈 존재 이유가 없으니, 그냥 발현되지 않

거나 존재할 이유가 없는 겁니다. 허나 위장의 균형이 깨지면 그들도 존재 이유를 찾게 되고, 위장에 병이 발생하게 되는 것입니다. 이것도 앞에서 말한 음양의 균형입니다.

 비위가 허한 한 소음인은 통상 소화기관이 약하다고 합니다.
 이렇게 비위가 약한 어떤 소음인은 위의 경우처럼 과식과 부절제한 생활을 하지 않더라도 음식물이 소화가 제대로 안 되므로 쉽게 헬리코박터균이 발생할 수도 있겠죠? 또한, 스트레스를 많이 받아 화가 난 간의 기운이 비위를 억눌러버리는 상황이 발생하여도(木克土) 비위의 기능이 약해지게 됩니다. 약해진 위장이 정상대로 운동하지 않고, 스트레스, 과로 등으로 근본적 기운이 쇠약해지면 음식물의 소화가 완전히 되지 않고 장 속에 많은 찌꺼기가 발생하게 되는데요, 이것이 세균을 증식하게 하는 2차 원인이 됩니다.
 음식이 썩어서 정체되어 있으니 온갖 미생물이 득실거리게 되겠죠?
 헬리코박터균뿐만 아니라 대장균, 이질균, 살모넬라 등 병을 유발하는 수많은 균들도 뱃속에서 이미 존재할 수 있다는 겁니다.

 스트레스든, 폭식이든, 소음인이라 비위가 약하든, 신장이 약하든, 어쨌든 간에 원인은 달라도 결과적으로 똑같은 병명이 나타날 수 있다는 겁니다.
 이를 두고 한의학에서는 **동병이치(同病異治), 이병동치(異病同治)**라고 합니다.
 위염이라는 동일한 병도 그 근본 원인은 전혀 다르므로 치료법을 달리해야 하고, 위염과 불면증이라는 동일하지 않는 병도 둘의 원인이 같다면, 그 치료법은 동일하다는 뜻입니다.

 헬리코박터가 하나도 없는 깨끗한 위장은 건강한 상태를 의미하지만, 위와 같이 위장의 건강을 해치는 근본 원인을 치료하지 않고는 균들을 박멸해도 다시 위장 상태가 나빠질 것은 뻔한 일입니다. 결국, 체질에 문제든, 식생활의 문제든, 스트레스로 인한 문제든, 어떠한 원인이든 간에 원인은 고려치 않은 채, 결과적으로 헬리코박터균만 무조건 나쁜 놈이 되어버립니다. 헬리코가 참으로 억울하겠는데요? 헬리코박터로 노벨의학상 받은 사람의 위의 예처럼 헬리코박터균을 한잔 원샷 해버리면 건강한 사람도 위장의 정상적 균형이 깨져버리게 됩니다.

과도한 헬리코박터균은 암모니아를 다량 생성하겠죠.

위장을 보통보다 염기성으로 만들어버리니 위산은 더욱 과도하게 분비될 가능성이 있습니다. 당연히 속 쓰림, 복통 등의 증상이 발생하겠죠. 또한 헬리코박터균은 위장 벽에 구멍을 뚫고 사니 그 수가 갑자기 늘어나 궤양이 발생하고, 과도한 위산분비와 겹쳐지며 복통, 위염, 위궤양이 나타날 수밖에 없습니다.

이는 다른 세균, 다른 장기의 경우에도 마찬가집니다.

결국, 몸속 균형이 깨지는 것! 음양의 조화가 무너지면 병이 발생하게 됩니다.

결코 세균, 바이러스의 100% 잘못이 아닙니다. 그들도 여러 요인 중 하나일 뿐이고, 대부분 결과적 산물에 가깝습니다.

헬리코박터가 위염, 위암 등 위장병의 근본원인이라는 이론은, 등산하는 것이 무릎건강이 나빠지는 근본원인이라 말하는 것이나, 술이 간암의 근본 원인이라고 말하는 것과 똑같은 말입니다. 등산, 술 자체로는 나쁜 것도 아니고 좋은 것도 아니죠? 위 외국인의 헬리코박터균을 원샷 한 것을 등산이란 것으로 예를 들어보면, 등산이 무릎 퇴행성 관절염의 근본원인이라고 주장한 뒤에 한 달에 한 번씩 천리행군을 하는 것과 비유됩니다. 40kg 배낭을 메고 하루 12시간씩 10일간 쉬지 않고 가파른 산을 오르내리는 경우가 되겠습니다. 그럼 당연히 무릎에 부담이 와서 무릎건강이 나빠질 겁니다.

결과적으로 "등산이 무릎 병의 근본원인이다. 등산을 하지 않는다면 절대로 퇴행성 관절염에 걸리지 않는다!" 이렇게 말한 것과 비슷합니다. 헬리코박터균을 어떻게 하면 100% 없애버려 위장의 병을 최대한 차단할 수 있는지 의논하는 것은 3·1 운동 때 일본군이라는 항생제, 소염제를 투입해서 하여 국민들 모두 쓸어버리라는 명령과 똑같은 노력입니다. 즉, 현실적으로 이루어질 수 없는 노력입니다.

지금처럼 병의 외부 증상과 눈에 보이는 세균, 바이러스 등으로만 병의 원인과 병명을 정해버리면 시간이 지날수록 병의 이름은 점점 늘어나게 될 것이고 의학서적은 점점 더 두꺼워지게 됩니다. 내성이 생긴 새로운 바이러스. 세균이 생겨날 것이고요. 그에 따라 항생제 등 치료약의 종류도 계속 늘어날 것이고요. 감기바이러스를 없애버리면 세상에 감기라는 병이 없어질 것입니다. 하지만 이 세상에서 감기바이러스를 한 마리도 남기지 않고 소멸시킬 수 있습니까? 당장 우리 뱃속, 손, 눈, 입안에도 수없이 살아가는 것이 바이러스입니다.

세상의 바이러스와 세균을 없애려면 사람도 다 같이 죽어야겠죠.

그렇다고 새로운 항생제 등을 개발하지 않을 수도 없고, 변종이 된 바이러스를 모른 척할 수도 없습니다. 그래서 공부할 양도 너무나 많아지고, 약도 많아지고, 병명도 많아집니다.

하지만 항생제와 스테로이드 같은 약물은 뒷날 엄청난 재앙을 초래할 것입니다.

페니실린으로 사라지던 많은 것들이 이제는 내성이 생기고 변이를 거쳐 더욱 강해져서 돌아오고 있습니다. 이는 아토피에 스테로이드를 발라 우선 문제를 덮어버리고, 뒷날 피부를 망가뜨리는 경우보다 심각한 문제입니다. 뒷날 빈대 잡으려다 초가삼간 태우게 됩니다.

이러한 약물들은 징말로 필요할 때, 최소한으로 사용하는 것입니다.

뒷날 강력한 바이러스 등의 전염병으로 건강한 우리 몸도 그들을 이길 수 없는 세상이 올까 봐 걱정됩니다. 오장육부의 기혈과 정이 충만하고 소위 면역력이란 방어력이 충실하여도 그것을 이겨버리는 바이러스, 세균이 나오게 될 것입니다. 재앙 영화에서 보던 장면들이 현실화되는 것이죠. 강력한 바이러스가 나타나면, 이렇게 관리해온 건강한 몸도, 선천지정, 후천지정이 튼튼한 사람도 병에 걸리지 않는다고 장담할 수가 없습니다. 이제는 그러한 미래를 대비해야 하는 시점입니다.

저는 작은 한약국을 운영하는 한약사로 노벨의학상을 받은 분과는 사회적으로 아예 비교도 되지 않지만, 마음만은 항상 자신 있고 여유 있습니다. 왜냐면, 우리 건강에 매우 훌륭한 수단인 한약을 알게 되었으니까요.

여러분도 즐겁게 공부하셔서 가족과 본인의 건강을 자신 있게 지켜나가시길 기원합니다.

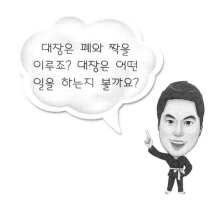

대장은 폐와 짝을 이루죠? 대장은 어떤 일을 하는지 볼까요?

:: 대장(大腸)

대장의 가장 중요한 기능은 크게 두 가지가 있습니다.

첫째는 비별청탁된 음식물에서 수분을 흡수하여 전달하는 것입니다.

두 번째는 소장에서 소화되고 남은 음식물찌꺼기를 항문으로 이동시킵니다.

탁기를 아래로 내려주는 기능은 앞에서 강탁이라고 했습니다.

즉, '비별청탁'과 '승청강탁' 후의 찌꺼기는 대장을 거치는 것이죠.

승청은 영양분을 흡수해서 폐로 전달하는 기능, 강탁은 찌꺼기를 대장으로 내리는 기능을 의미하는 것 기억나시죠?

이렇게 대장은 수분의 처리와 배변 활동을 주관합니다.

똥의 상태가 어떠한가에 따라 대장 건강을 직접 살펴볼 수 있겠는데요.

강 탁	수분대사
비별청탁 되어 내려오는 탁기를 배출	내려오는 수분을 흡수하여 폐로 전달

혹시 당신의 대변 상태는 어떠합니까?

변비인가요? 설사를 자주 하나요? 아니면 변이 굵지 않고 갈라져서 나오나요?

밥만 먹으면 화장실을 가나요? 아니면 부모님이 변을 보시기 힘들어하시나요?

이러한 대변의 문제들, 변비나 설사 등은 대장의 역할 때문이라 생각되지만, 이 모든 것은 대장 혼자만의 잘못은 아닙니다.

소화기관에 관련된 비, 위, 소장뿐만 아니라 간, 담, 신장 등 여러 기관의 합작품입니다.

  한방공부는 연기의 학문이었죠? 단순한 대변의 문제 하나를 보아도 장부들이 서로서로 영향을 주고받아서 발생하는 것입니다. 그중에서 변비는 여성들에게 빈번히 나타나는 문제인데요. 이번 시간은 변비의 원인을 살펴보며 대장 공부하는 시간을 가지겠습니다.

  우선 대장은 소장에서 내려오는 음식물의 수분을 흡수하는데요.
  만약 소장이나 대장의 날씨가 건조하고 무더운 상태라면 변이 어떻게 될까요?
  상대적으로 수분이 부족해져서 음식물찌꺼기가 딱딱해질 수 있습니다.
  이것이 우리가 아는 변비의 원인 중 가장 대표적인 이유인데요.
  이러한 변비의 원인은 대장의 열과 건조함이군요.
  이러한 대장에게 사용할 수 있는 좋은 방법은 어떤 것이 있을까요?
  우선 사막 같은 대장을 촉촉하고 서늘하게 할 수 있다면 좋겠는데요,
  본초로는 알로에라는 약초가 이런 상태의 대장에 참으로 좋습니다.
  대장으로 가서 건조한 장을 촉촉하게 만들어 줍니다. 열도 내리고요.
  알로에를 한약명으로는 '노회'라고 합니다.

  대장이 찌꺼기를 원활하게 내려보내기 위해서는 강탁 작용이 원활해야겠죠? 소화기관을 운동하는 기의 흐름이 잘 소통됨으로, 대장이 막힘없이 원활하게 소통해나가게 되는데요. 만약 어떤 사람이 '기가 막히게 스트레스를 받으면' 울화병이 생깁니다. 이렇게 울체병으로 기가 막히니 기의 순환이 막혀버립니다.
  이를 두고 기가 정체되었다고 하여, '기체'라고 합니다.
  음식이 소화되지 않고 정체하듯이 기도 흐르지 않고 울체 되었다는 뜻입니다.
  이렇게 간의 소설기능 실조로 기가 순환되지 않으면 아침에 몸이 잘 붓고, 대변이 시원하게 배출되지 않습니다. 속이 더부룩하거나 빵빵하고, 신물이 자주 나올

가능성도 크고요.

순환의 정체로 어혈이 발생하고, 이 어혈의 발생 역시 대변의 불통을 유발할 수 있습니다. 소변 역시 시원하지 않을 때가 자주 있습니다. 옆구리가 당기고 아플 수도 있고요. 결론적으로, 이러한 변비에 원인은 스트레스로 인한 기의 정체, 즉 '간기울결'이었습니다. 스트레스로 기의 흐름이 울체 되었으니, 이 변비의 원인을 치료하려면 간을 문제점을 바로잡아야 함을 유추할 수 있습니다.

다음은 어르신이나 허약한 사람에게 자주 나타나는 변비입니다.

바로 기와 혈이 허약하여 나타나는 변비인데요.

우리는 나이가 들수록 몸속에 진액과 혈이 부족해집니다.

즉, 대장에 과도한 열이 없음에도 상대적으로 대장의 환경이 건조해지는 상태가 나타납니다. 또한, 나이가 들거나 허약한 사람은 기력 자체도 떨어지므로 대장과 표리관계인 폐에서 대장에 밀어주는 기력 자체가 약하겠죠. 즉, 여기에서 변비는 기혈이 약하고, 진액이 부족해서 오는 노인성 변비죠? 어르신들은 말은 안 하시지만, 변비로 고생하시는 분이 많이 계십니다.

기혈이 허약하고 진액이 부족한 상태이니, 이때 변비를 치료하는 처방들은 주로 보법을 사용하는 처방들이 되겠습니다. 아이들 변비에도 보약을 자주 사용하는데요, 노인성 변비와 발병 원인은 다르지만, 치료법은 동일합니다.

노인성 변비는 신체가 허약해져서 오는 변비고, 아기 변비는 오장육부의 성숙과정으로 인해 혈과 진액 등의 부족에서 오는 변비입니다. 둘 다 허해서 오는 변비지만, 노인성 변비는 쇠약해져서 오는 안타까운 상황이고, 아기 변비는 성장이라는 조건 충족을 위해 나타나는 것이죠. 노인 변비나 아기 변비나 육미지황환, 당귀건중탕, 쌍화탕 등의 보약류만 사용해줘도 몸의 근본을 보해주면서 변비도 좋아질 수 있겠습니다.

육미, 건중탕류는 성장하는 어린이들에게 매우 좋은 약입니다. 오장육부의 성장에도 큰 도움이 되며, 변비, 감기 최소화 등의 1석 3조의 효과가 있습니다.

우선 잘 모르겠는데, 아기가 변비가 있다면 좌약 같은 것 넣지 마시고, '당귀건중탕'이라는 과립제를 복용시키세요. 이러한 노력이 뒷날 아이의 행복을 결정하는 것입니다.

다음은 대장의 환경이 한겨울이라서 변비가 생기는 상황입니다.

손발이 차갑고, 아랫배도 차가운 여성이네요.

이런 여성의 차가운 대장은 흡수된 음식물도 추워서 벌벌 떨게 됩니다.

밖으로 나가야 하는데 추워서 꼼짝도 않습니다. 3~4일 만에 한 번씩 화장실에 가는데 원래 열이 없기 때문에 대변 전체가 굳어지지 않습니다. 제일 앞쪽, 처음만 약간 굳거나 정상으로 배출되고, 뒷부분은 주로 설사를 합니다. 첫 번째 열로 인한 변비와는 정반대의 상황인 것입니다.

마지막으로 설사의 병증을 살펴봅시다.

설사도 대장의 불균형일까요? 폐, 대장 등에서 수분의 처리가 제대로 되지 않으면 설사를 할 수 있습니다. 하지만 설사 대부분은 신장의 불균형입니다.

신장이 약해져도 설사가 발생하는데요. 왜 그럴까요?

신장에는 잡아두고, 멈추게 하는 기능이 있습니다.

방광에 소변을 잡아두었다가 한 번에 배출하는 것처럼 말이죠.

신장이 약해져 방광기능이 떨어지면 소변을 못 참고 수시로 화장실을 가게 되는 상황이 발생합니다. 이러한 소변의 문제가 대변에도 나타난다고 생각하시면 이해가 쉬우실 겁니다.

우선 설사라는 병은 신장의 원인도 많다는 것임을 이해하시고요.

물론, 신장이 튼튼하더라도 대장에 열이 많고 장마철같이 습한 환경이라면 이 또한 설사를 자주 할 수 있겠죠? 대장이 겨울처럼 차가워도 소화가 덜 된 음식물을 바로 설사 하기도 합니다. 물론 식중독 등 신장과 상관없는 일시적인 문제가 발생하더라도 설사가 발생할 수 있을 겁니다. 이는 만성적이기보다는 일시적이죠. 신장의 설사는 만성병입니다.

그런데 한 가지는 빼먹었군요.

앞에서 대장의 주요 기능 중 수분을 흡수하고 전달한다는 설명을 했었는데요.

대장에서 흡수된 수분은 자신과 표리관계인 폐로 전달되게 된답니다.

참고로, 자신의 대장 날씨는 어떠한지 한번 연구해 보시기 바랍니다.

자기의 몸을 알아가는 것이 건강한 삶의 첫 번째 단추입니다.

변비	설사
1. 대장의 열로 인한 변비.	1. 대소장 습열로 인한 설사.
2. 간의 기체로 인한 변비.	2. 신장의 허약함으로 인한 설사.
3. 노인성 변비.	3. 세균, 바이러스. 식상(食傷).
4. 어린이 변비.	4. 수분대사의 실조.
5. 한증(寒症) 변비.	

:: **방광**(膀胱), **삼초**(三焦)

우선 방광은 오장 중 신장의 짝으로, 소변을 저장하였다가 배출하는 장기입니다. 오장육부의 기능은 자기 혼자만의 힘으로 결정되지 않음을 잘 알고 있습니다.

예를 들면, 간의 짝인 담은 간의 기능에 의지하듯, 방광 역시 신장의 기능에 의지하여 상호작용합니다. 나이가 들며 소변을 참기 힘들어지고, 자기도 모르게 소변이 흘러버리는 경우가 있습니다. 이것은 바로 나이가 들며 선천지관인 신장의 기능이 쇠약해짐으로 나타나는 대표적 현상입니다. 방광염 등의 병증도 마찬가지입니다.

예를 들어볼까요? 30대 여자 분의 몸 상태입니다.

조금 무리하거나 성관계만 해도 방광염에 걸린다고 합니다.

방광염 때문에 수시로 병원에 다니고요, 생활이 힘이 들겠죠?

이는 단순히 방광에 세균이 침범해서 발생할까요? 아니면 방광 자체가 허약해서 염증이 자주 생기는 걸까요? 이해하기 쉽게 면역력이 떨어져서 그렇다고 말하면 이해가 쉬울까요?

스태미나나 성(性)과 관련이 있는 핵심 장기는 바로 신장이죠?

예를 들어, 신장이 허한 사람은 사랑하고 나면 허리도 아프고 체력의 회복이 느립니다. 하체에 힘도 떨어집니다. 잠을 자도 항상 피곤합니다.

그런데 무리하거나 성관계 후 자신의 방광에 병이 발생하였다면, 이러한 사람은 오장 중 신장이 약하므로 인해, 신장과 표리관계인 방광에 병이 발생하였다고 볼 수 있습니다. 이러한 상태라면 방광에서 염증이 생기든, 신장에서 염증이 생기든 그 위치가 크게 중요한 것은 아닙니다. 신허(腎虛)라는 그 원인이 중요한 것이죠.

여자 분의 여러 몸 상태를 고려하여 신장의 양 기운을 튼튼히 하는 처방을 사용하였습니다. 신양을 보강하는 대표적인 처방이 '팔미지황원'이란 처방이죠.

3개월 약 복용 후 많은 시간이 지났는데도 방광염은 아직 한 번도 걸리지 않았습니다.

신장은 방광과 자궁, 남자의 고환 등과 기능적으로 매우 밀접한 연관이 있습니다. 자궁을 적출하여도 신장기능에 부담을 주게 되며, 고환에 문제가 생겨도 신장에 부담을 주게 됩니다. 여성의 신장이 약하면 당연히 자궁에도 문제가 발생하겠죠? 우리 몸 모든 부위가 마찬가지입니다. 디스크는 단순한 허리의 문제만은 아니라는 겁니다.

신장은 우리 몸의 요(腰)를 주관합니다. 요란 무엇인가요? 허리를 의미하죠?

신장이 약해지면 신장이 주관하는 요(腰) 역시 약해지기 때문에 당연히 요통이 발생하게 되는 것입니다. 그럼 디스크나 협착증 등의 병은 결국에는 신장을 보강해주는 것이 핵심이 됨을 이해할 수 있습니다. 요즘 애완동물 많이 키웁니다.

강아지, 고양이들 중성화 수술 후 건강상태가 점차 불량해지는 경우가 많은데요. 사람도 멀쩡한 자궁과 고환을 없애고도 별다른 문제가 없고 건강하길 바랄까요? 건강에 문제가 발생하는 것은 당연한 일입니다. 중성화 수술 후 자궁과 고환이 없으면 신장과 방광의 기능에 부담이 가중되죠.

그러면 결과적으로 요도염, 요로결석, 방광염 등이 잘 발생할 수 있다고 봅니다.

아무리 항생제를 사용하고 그 부분에 수술을 해봤자 근본치유가 되겠습니까?

그때부터 귀여운 반려동물은 돈 먹는 하마로 변신하는 겁니다.

이미 고환이나 자궁이 없다면 강아지에게 어떤 약초를 주는 것이 그나마 보완이 될까요? 사람하고 똑~같습니다. 그대로 처방하면 됩니다.

다음 삼초(三焦)는 무엇일까요? 한 번 들어봤지만, 이름이 생소한데요.

이번 시간에는 이름만 머릿속에 넣어둡시다. 우리 몸 중 상체를 세 부분으로 나누었다 생각하시고, 각 부위의 장기들이 하는 역할들을 떠올려봅니다.

위쪽의 심장과 폐를 상초에 포함되고,

중간에는 비위, 소장 등의 소화기관. 중초

아래쪽의 간. 신장, 방광. 대장은 하초.

사실 한약을 사용함에 있어서 삼초라는 것은 매우 중요한 개념입니다. 그런데 특이한 점은요, 삼초에 직접 작용하는 처방이나 약초는 찾아볼 수 없습니다.

왜냐하면, 만약 하초의 병증을 치료하려면 신장이나 방광에 작용하는 처방을 사용하면 되기 때문이죠. 오장육부, 이들이 하는 역할을 충분히 이해하면 그걸로 삼초를 이해하고 한약을 사용하기에는 충분합니다. 이번 시간은 삼초란 상초, 중초, 하초라는 개념만 알아둡시다. 방광은 신장과 표리를 이루며 자궁, 고환, 허리 등과 밀접한 연관이 있음을 공부했습니다.

방광 – 신장과 표리관계.
　　　방광, 고환, 자궁 등은 신장의 허실에 영향을 받음.
삼초 – 상초, 중초, 하초.
　　　상초는 심장, 폐장의 위쪽부위.
　　　중초는 비위장 중완부위.
　　　하초는 간, 신, 자궁, 방광 등 아래쪽 부위.

4. 장부관계

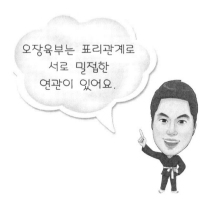

오장육부는 표리관계로
서로 밀접한
연관이 있어요.

:: 오장육부 표리관계

지금까지 오장과 육부에 관해 공부해보았습니다.

오장과 육부 둘 사이를 음양으로 구별하면 오장이 음이 되고 육부가 양이 되며 서로 표리관계를 이룬다고 하였습니다.

누가 누가 표리관계로 짝을 이루는지 살펴보겠습니다.

오장 표리관계

첫째, 간의 짝은 – 담장   셋째, 비의 짝은 – 위장   다섯, 신의 짝은 – 방광

둘째, 심의 짝은 – 소장   넷째, 폐의 짝은 – 대장

간의 소설기능에 문제가 생기면 담즙의 분비가 원활하지 않게 되듯, 오장 육부의 표리관계는 병을 파악하는 데 매우 중요한 요소입니다.

하지만 오장육부는 표리관계에서만 서로 영향을 주고받는 것이 아닙니다.

오장육부는 표리관계뿐만 아니라도 장부가 유기적으로 연결되어 있습니다.

중요한 개념이죠. 결국, 몸을 안다는 것은 장부가 하는 역할이 머릿속에 쭉 그려지는 것이고, 더 나가 그 장부와 연관된 모든 장부의 기능들을 그릴 수 있는 것이 중요합니다. 그래서 한방은 양의학처럼 안과, 피부과, 정신과, 내과 등으로 구별하여 치료하는 것이 사실상 한계가 있습니다. 쉬운 예를 들어 볼까요?

간의 열이 눈으로 가면 눈의 시력이 나빠지고, 간이 울결 되면 쉽게 분노를 할 수 있죠. 심장이 허하면 불면증이 오고, 정신 상태에 문제가 발생할 수 있으며, 비위에 습한 열(濕熱)이 많으면 입에서 냄새가 심할 수 있고, 손과 발에만 땀이 날 수도 있으며, 심하면 피부가 가려울 수도 있습니다. 폐 기능이 저조해지면 몸에 부종이 생길 수가 있으며, 피부도 건조해질 수 있으며, 신장이 약하면 이명이 발생하고, 허리디스크가 올 수도 있습니다.

간장은 내과에 속하지만, 눈은 안과죠. 분노하는 것은 정신과고요. 비위도 내과에 속하지만, 입 냄새는 이비인후과, 땀과 가려움은 피부과 종목이 되겠고요.

이렇게 우리 몸이란 것은 전체의 개념을 봐야 합니다.
인체는 소우주와 같다고 했습니다.
즉 기계처럼 구분하고 분리해서 생각할 수가 없는 존재입니다.
불교의 '연기설'처럼 당신이 존재하기 때문에 내가 존재하듯, 몸도 이 연기의 원리와 똑같은 것 이해하시겠죠?

그럼 간과 담, 신장을 들여다보며 우리 몸의 구체적인 상황을 살펴보겠습니다.
첫째, 간은 담과 짝을 이루어 서로 영향을 주고받는다고 했습니다.
담즙의 분비는 간의 역할과 밀접한 연관이 있을 수 있겠죠?
그럼 우리 오장육부에게 한번 물어볼까요? 오장육부님들?
담은 간과 표리관계이므로 간의 베스트프렌드는 담이라고 결정할까요, 여러분?

그러자 저 멀리 신장이 여유롭게 웃으며 말합니다.

"담아! 너는 간 옆에 딱 붙어있지만, 간에게 뭘 해줬니?

내가 평소 간에게 뭘 해주는지 듣고, 누가 더 가까운 사이인지 다시 생각해봐.

나는 매일매일 밤마다 간에 귀중한 정을 공급해준단다. 간은 그 시간에 혈액을 새롭게 태어나게 하려고 간장혈을 하지. 그때마다 나는 간에게 도움을 준다.

그래서 예부터 간장과 신장의 기능을 함께 생각하였고, 이에 '간신동원'이라는 것이 있어."

간신동원이란 간과 신장의 근본은 같다라는 뜻으로 해석되는군요.

이렇게 간과 신은 기능과 역할 면에서 아주 가까운 관계를 형성하고 있습니다.

담이 할 말이 없어졌습니다.

밤에 잘 때 우리는 피로한 몸을 회복하죠? 이렇게 회복의 역할은 간이 주관하는데, 이때 피로에서 회복하도록 에너지를 공급해주는 기관이 바로 신장입니다.

이 개념은 앞에서도 공부한 활혈의 내용입니다.

활혈(活血)

앞서 간장혈을 배웠죠? 간장혈로 활혈을 할 때는 신장에 정(精)을 공급받음.

간장혈 시, 신정을 공급받지 못하면 활혈이 안 되는 것. 그렇게 되면 간혈이 허해지고 병증이 발생. 어쨌든 신장은 담장과 같이 간과 표리관계도 아닙니다. 하지만 실질적으로는 신장과 간은 매우 깊은 관계죠. 하지만 담이 이것을 섭섭해하면 안 됩니다. 왜냐구요? 담도 간뿐만 아니라 다른 장부와 연관이 깊거든요.

신장과 표리관계를 이루는 장기는 방광입니다.

그럼 또 질문해봅시다. "신장과 가장 친한 친구는 방광인가요?" 질문하자 방광이 말합니다.

"맞습니다! 그 이유를 설명해 드릴게요.

어떤 이유로 제가 병이 들면 제게 오는 수분들이 정체될 수가 있습니다.

이를 두고 '기화의 실조'라고 해요. 제가 수분을 흘려보내지 못하니까, 폐에서도 수분을 밑으로 내려주지 못하게 된답니다. 그럼 폐에서 정체된 수분이 넘쳐흐르게 되겠죠? 폐에 수분이 넘쳐흐르면 수분들은 어디로 가느냐면, 눈으로, 코로, 귀로…. 즉, 가까운 구멍으로 흘러넘치게 됩니다. 눈물 흐르고, 콧물 질질 흐르면 사회 생활하는 데 참 미칠 지경이 돼요! 이러한 비염의 대부분은 저의 기화작용실조를 공통적으로 가지고 있습니다.

이러한 기화실조를 막고, 정상적인 방광기능 유지는 근본적으로 내 친구 신장의 양기로 운영되고 있고 있답니다. 그래서 신장은 저를 가장 좋아한답니다!"

그럼 신의 양기가 쇠약해지면 → 비염 발생.

이것이 비염의 근원적 원인이 됩니다.

물론, 비위허약이라든지 폐의 문제가 복합되어 있는 것이 보통이지만. 신장을 보강하지 않으면 비염은 언제든 발생할 수 있답니다. 중요한 개념이죠?

비염 치료의 핵심 키는 폐와 방광의 기화작용이고, 이는 신장의 기능에 달렸음을 안다면, 뒷날 비염치료를 보다 쉽게 해낼 수 있으실 겁니다.

그래서 신장의 가장 친한 친구는 방광이라고 결론을 내려 합니다. 그런데 갑자기 누가 막 돌진하며 달려오는군요! 열기로 가득한 심장입니다! 심장이 말하네요. 신장의 진짜 친구는 바로 심장 자신이라 합니다. 그리고 왜 그런지 설명하는군요.

"신장은 매일매일 나를 필요로 해. 그래서 저 밑에서도 나를 보러 매일 올라오지. 나는 그런 신장과 만남이 너무 좋아! 나의 과열되는 성격을 차분하게 만들어주는 친구야, 그래서 나도 나의 귀중한 양기(陽氣)를 매일매일 나눠준단다. 방광아, 너는 신장을 위해 뭘 했니? 신장은 내가 준 양기로 자신의 삶을 살아갈 수 있는데?"

방광이 할 말이 없어집니다….

이러한 장부 간의 관계를 이해하게 되면 실력이 일취월장할 수 있습니다.

예를 들어, '나이 들며 소변을 못 참겠다'라고 했을 때 소변에 연관되는 장부와 그 원인을 머릿속으로 데이터를 내고 병인을 유추해나가면 되는 것이니까요.

심장 역시 소장과 짝을 이루지만, 심장은 신장 등과도 밀접히 연결되어 있습니다.

둘은 우리 몸속의 대표적인 커플이라 생각하면 이해가 편해집니다.

심화는 신으로 가는 것을 좋아하고, 신수는 심으로 향하는 것을 좋아합니다.

이를 두고 수화지교라고 했습니다.

이것이 깨질 때 우리 몸에 전체적인 균형이 깨지게 된답니다.

위에서 심장과 신장이 베스트프렌드가 된다고 했는데요.

신장과 심장의 사귐을 다음 시간에 다시 공부해봅시다. 수화지교의 개념입니다.

오장 육부의 표리관계 + 오장 육부는 서로서로 밀접하게 연관.
예) 간은 담과 표리관계. 간은 신장과 간신동원을 이룬다. 간장혈 시 신장에서
정을 받음. 심장은 소장과 표리관계. 심장은 신장과 수화지교를 이룬다.

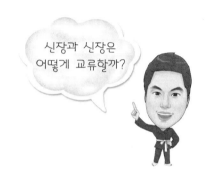

신장과 신장은
어떻게 교류할까?

:: 수화지교(水火之交)

　앞에서는 오장육부 간 서로 짝이 되는 표리관계를 공부했고, 표리관계의 장부가
아니더라도 서로 간에 밀접한 영향을 주고받는다고 공부했습니다.

　대표적인 예가 간과 신장, 심장과 신장이었죠?

　이번 시간은 그 대표적인 예로 심장과 신장의 관계를 공부하겠습니다.

　표리관계에서는 심장의 짝은 소장이고, 신장의 짝은 방광이죠.

　하지만 실제로 가장 친한 사이는 바로 심장과 신장이랍니다.

　오장 육부 중 火를 대표하는 뜨거운 심장이 우리 몸의 불을 의미하고,

　오행 중 水를 대표하는 신장은 우리 몸의 물을 의미합니다.

심장 = 火(화), 신장 = 水(수)

　이렇게 심장과 신장은 우리 몸의 음과 양을 대표합니다.

　그들의 교류는 우리 몸의 대표적인 음양 조화에 상징이 되죠.

　이를 두고 말하기를 **수화지교(水火之交)**라고 명합니다. 멋있는 단어죠?

　우리가 건강해지려면 몸속의 음양이 균형이 이루어져 조화를 이루어야 합니다.

　그럼 우리 몸의 물과 불이 조화되어, 서로 잘 교류하는 것이 건강의 가장 기본적
인 요소라고 유추할 수 있겠습니다. 심장과 신장은 우리 몸속 태극이라 생각하면
됩니다.

　김홍경 한의사의 저서에 보면 온수를 먼저 컵에 따르고 냉수를 섞어 마시라고 되
어있습니다. 위로 뜨는 온수를 먼저 담고, 무거운 냉수를 온수 뒤에 담으면 아래
위로 잘 순환되는 살아있는 물이 되겠군요! 수화지교의 대표적인 예가 됩니다.

그렇게 온수와 냉수가 잘 섞여 있는 물을 일명 '음양탕'이라 명하셨네요. 멋있는 이름입니다. 물 마시는 작은 부분에서도 음양의 조화를 생각할 수 있습니다.

이러한 음양의 조화는 평생의 건강상태를 결정할 수도 있는데요.

만약 이러한 수화의 교류가 실조되면 몸에 어떠한 증상이 나타나게 될까요?

뜨거운 성질은 찬 성질에 비해 위로 올라가려는 성질이 강하죠.

사람의 몸에서도 뜨거운 녀석은 계속 위로 뜨려고 합니다.

반대로 찬 녀석은 성질이 무거워 아래로 내려가고 위로는 잘 올라오지 못합니다.

이 상태가 지속되면 우리의 머리는 지끈지끈 뜨겁고 아랫배와 발은 차가워지기 일쑤입니다. 이러한 우리 몸의 상태를 한열의 분리라고 말해볼까요?

찬 기운이 머리로 올라와서 머리는 맑고 시원하게 하며, 따뜻한 기운은 손과 발, 아랫배까지 내려가서 몸을 따뜻하게 유지 하는 것이 바로 건강한 상태입니다.

그런데 한열이 분리되어 음양의 조화가 깨지니 몸 상태가 당연히 건강하지 않겠죠? 한열이 분리되어 뜨거운 기운과 찬 기운이 순환되지 않는 상태입니다.

즉 아래위로 정상적인 수화(水火)의 순환이 실조되어 버렸습니다.

그럼 왜 이러한 한열 분리증상이 나타나게 될까요?

그 이유는 크게 두 가지 경우가 많은데요.

첫 번째는 신장에 에너지인 정(精)이 부족한 경우입니다. 너무 중요한 내용입니다.

신장의 정이 가득하면 신장의 水를 위의 심장으로 올려보내는 힘을 가지게 됩니다. 신수가 위로 올라 심장의 화를 내려주어, 수화가 아래위로 교류하게 되는데요, 만약 신장의 정이 부족하여 水가 심장으로 상승하지 못하게 되면, 이때 심장과 신장의 사귐에 문제가 발생하게 되겠죠.

이를 두고 '심신불교(心腎不交)'라고 말합니다.

심장과 신장의 교류가 잘되지 않는 상태인데요. 이러한 남성들은 심장에 열이 위로 계속 뜨니, 마음과 열정만 가득합니다. 욕심은 가득하고 마음은 수시로 동하나 밑의 신장이 허한 상태입니다. 당연히 그 기능이 오래가지 못하게 됩니다.

이것이 바로 조루증과 발기부전의 대표적인 원인이 되겠습니다. 몸과 마음이 따로 노는 답답한 상황입니다. 수화지교가 실조된 상태면, 비아그라를 먹어도 일시적입니다.

우리 몸의 대표적인 음양의 교류 = 수화지교(水火之交)
심화와 신수의 순환 = '수승화강(水升火降)', 교류의 깨짐은 '심신불교(心腎不交)'

신정이 부족하여 신허(腎虛) 하면 우리 몸은 어떻게 될까요.

그 이유는 우선 배제하고 나타날 수 있는 증상만 나열해봅시다.

신이 허하면 잦은 감기는 물론이거니와, 허리의 통증, 대표적인 것이 디스크죠.

뼈 건강의 불량, 호르몬계통의 이상, 흰머리의 발생, 불임, 조루증, 이명(耳鳴), 치아와 잇몸 약해짐과 탈모, 치매, 중풍과 고혈압 등 나이에 비해 우리 신체가 빨리 늙어가며, 수많은 병이 나타날 수 있겠습니다. 또한, 심장은 열이 제어되지 않고 위로만 떠버리니, 두통, 불면, 두근거림, 어지러움 등도 나타날 수 있겠네요.

평상시 이러한 음양교류의 대표적인 예가 수화지교가 되겠습니다.

신장의 기운이 튼튼하면 신장에 가득 찬 정(精)이 위로 상승하고, 수 기운(水)이 심장을 향해 위로 상승하게 됨을 설명해 드렸죠?

위로 올라간 수(水)는 편향되고 과열되기 쉬운 심장을 차분하게 만들어준다는 것!

그와 동시에 심장의 열을 제어하여 아래쪽으로 심화를 내려 보내주는 역할을 한다는 것. 수화지교! 이해하시겠죠?

뜨거운 물과 찬물이 섞이면 태극기의 태극처럼 음양이 아래위로 움직이는 것을 상상하시면 됩니다. 이렇게 건강한 상태를 '수승화강(水升火降)'이라고 합니다.

수화가 정상적으로 교류하는 '수화지교'의 상태입니다.

심장과 신장이 왜 베스트프렌드인지 아시겠죠?

한열 분리가 나타나는 두 번째 원인, 즉 수화지교가 실조되는 두 번째 핵심 요인은 스트레스 칠정병입니다.

스트레스를 많이 받는 사람은 가슴 사이에 기가 막혀버리면서 아래위로 기의 순환이 제대로 이루어지지 않게 됩니다. 그러면 당연히 심장의 열은 위로 오르겠죠?

얼굴에 열이 오르락내리락하게 됩니다. 이렇게 얼굴 쪽은 열이 나는데, 반대로 배와 발 등 아래쪽은 차갑게 되어버립니다. 심화(心火)가 내려오지 못하여 신장의 양기가 쇠약해지고, 스트레스로 인해 간에 불균형도 발생하니 결과적으로 신장까지 허해지게 됩니다.

신장이 허해지면 앞에서 언급한 수많은 병증이 나타날 수 있겠죠?

이렇게 수승화강은 만병의 근원이라 할 정도로 우리 몸속의 중요한 생리기능입니다.

수화지교(水火之交) 실조 원인

• 精이 부족한 경우.

• 스트레스 칠정병입니다.

심장과 신장의 수화지교는 우리 몸의 가장 기본적인 생명 시스템!

신허(腎虛)로 수화지교가 실조되거나 스트레스로 기가 울체되면 수화지교가 실조된다.

그래서 우리는 따뜻한 물로 족욕, 반신욕을 하며 하체를 따뜻하게 해주고, 요가에서는 물구나무서기를 하여 인위적으로 한열을 순환시켜 주는 노력을 합니다.

수화지교가 안 되고, 심신불교가 되는 원인과 해결책은 뒤에 다시 공부하도록 약속합시다. 왜냐하면, 수화지교는 그만큼 중요한 생리기능이거든요.

다음 편은 오장육부를 제외한 몸속 기관들을 알아보는 시간입니다.

한의학에서는 '기항지부'라 하여 구분하였는데요.

여성의 자궁 등 특이한 기관들이 포함됩니다.

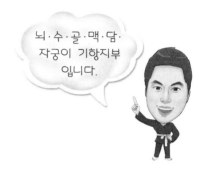

뇌·수·골·맥·담·
자궁이 기항지부
입니다.

:: 기항지부(奇恒之府)

우리 몸에는 오장육부 외에도 6가지의 특별한 기관이 있답니다.

이 6가지를 예로부터 기항지부라고 부릅니다.

기항지부

'뇌(腦)'가 그 첫 번째고요,

뇌, 뼈 등과 밀접한 관계를 맺는 '수(髓)'가 두 번째입니다.

'수(髓)'라는 것은 뇌로 가면 뇌수, 뼈로 가면 골수, 척추로 가면 척수의 개념이

되듯, 수는 뇌수, 골수, 척수를 의미합니다.

그 다음은 뼈, 즉 '골(骨)'이 있고요.

기항지부의 네 번째는 바로 혈액이 흐르는 통로인 '맥(脈)'이 되겠습니다.

다섯 번째는 간과 표리를 이루는 육부 중 하나인 '담(膽)'이 있고요

여섯 번째는 엄마 뱃속에서 내 자식이 자라는 집이죠. 자궁(子宮)입니다.

기항지부 = 뇌·수·골·맥·담·자궁! 자궁은 '여자포'라고도 합니다.

담은 육부도 포함된 기관이었죠. 기항지부에도 속해있군요. 양다리네요.

여기서 기항지부를 간단히 소개해 보겠는데요,

담과 맥을 제외한 나머지 뇌, 수, 골, 자궁 4개는 하나의 연결고리로 크게 연결시

켜 생각하면 공부에 도움이 됩니다. 그 네 가지의 연결고리는 바로 신장인데요.

중요한 개념이라 다시 말씀드리지만, 담, 맥을 제외한 이 4가지 기항지부는 신장

의 기능과 아주 밀접하게 연관되어 있습니다.

신정(腎精)이 가득하면 신수(腎水)는 독맥을 따라 위로 올라갑니다. 독맥이 어디냐면요, 등 뒤 척추 라인을 생각하시면 됩니다. 이렇게 독맥을 따라 신정이 오르면 머리끝 뇌까지 올라가게 됩니다. 이렇게 척추 쪽의 독맥을 따라 오르는 신정은 뇌와 수에 정(精)을 공급해 준답니다. 이 정은 뇌에서는 뇌수를 생성하며, 척수, 골수를 생성하게 됩니다. 그런데 신정이 부족해져, 독맥을 따라 정을 공급하지 못하면 어떻게 될까요? 당장 뇌수, 골수, 척수가 부족해지겠죠?

가장 먼저 눈에 띄는 것은 뇌에 정이 공급이 안 되어서 뇌수가 부족해지는군요.

뇌에 관한 대표적 병증은 무엇인가요?

치매, 뇌경색, 뇌출혈, 뇌종양, 이명 등 뇌에 문제가 발생하면 어떠한 질병보다 우리 몸에 심각한 타격을 주게 됩니다. 미리미리 발생을 억제하는 것이 최고의 방법이겠습니다. 나이가 들수록 선천지관인 신장은 약해지므로, 뇌의 쇠퇴는 막을 수 없습니다. 하지만 그 속도를 최소화할 방법은 있겠죠? 그럼 이런 경우 어떻게 약을 써야 할지 조금은 감이 오시나요?

다음 두 번째, 맥(脈)이란?

혈액이 온몸으로 흘러들어 가도록 통제하고 조절하는 통로입니다. 심주혈맥이었죠? 맥은 오장육부의 사지 말단에까지 모두 연결되어 있죠.

혈맥을 통해 피가 흐르고 있는데, 혈맥의 순환에 문제가 생기거나 혈액이 과도하게 날뛰어 혈관에서 혈액을 통제하지 못하게 될 수 있습니다. 혹은 막힐 수도 있습니다.

머리에서 출혈이 일어나거나 막혀버린다면 일명 중풍이 발생하게 되는 것입니다.

혈액이 과도하게 날뛰거나 출혈이 생기거나, 멈춰서 흐르지 않는 것도 이유가 다 있겠죠? 이러한 상황은 대체로 심장의 문제일 수도 있고, 간장이나 신장의 문제일 수도 있으며, 담음이란 찌꺼기, 아니면 어혈이 원인일 수도 있습니다.

병증은 똑같아도 원인은 많죠. 원인은 하나라도 병증은 많다는 것! 이해하시죠?

자궁은 여자 몸에서 아기를 잉태하고 자라게 하는 아기집입니다.

여성의 여러 경맥은 자궁으로 연결되어 여자 몸의 건강을 유지하는 데 매우 중요한 기관입니다. 그러나 스트레스를 받으면 기혈의 순환이 울체 된다고 했습니다.

기혈의 순환이 불량해지면 당연히 자궁으로 연결된 경맥의 흐름이 불량해지게 되겠죠.

자궁에는 한 달에 한 번씩 혹시나 수정이 될까 봐 수정란의 착상을 위한 준비를 하게 됩니다. 그런데 수정이 안 되어 자궁벽에 착상이 안 되면 착상되도록 쌓아두었던 자궁의 두꺼운 벽을 밖으로 내보내야 합니다. 찌꺼기가 되죠. 이것이 월경, 즉 생리라고 부르죠. 그런데 스트레스로 인해 자궁으로 연결된 혈맥의 순환이 불량해지면 어떻게 될까요?

자궁의 찌꺼기들, 즉 어혈 및 죽은 세포들이 제대로 처리가 되지 않습니다.

그것이 오래되면 어떻게 될까요? 덩어리, 염증, 내막이 커지는 등의 여러 증상이 나타나겠죠. 이것이 바로 스트레스로 인한 월경불순과 자궁근종의 예가 되겠습니다.

스트레스와 어혈은 간과 밀접한 관련이 있습니다. 스트레스 – 간기울결 – 어혈 그리고 자궁은 간신과 연관이 깊다고 기억하세요.

신장의 기운이 쇠약하면 자궁의 발육과 생리기능이 저조하여 임신이 잘되지 않죠. 배란부터 월경, 출산의 힘은 모두 신장에서 발현됩니다.

자궁은 신장의 기운에 크게 영향을 받는 장기이고 간과도 밀접함을 기억하십시오.

자궁 ↔ 신장, 간

'수(髓)'에 대해서는 다음 시간에 골, 뇌, 신장과 연관해서 간단히 복습하기로 하겠습니다. 기항지부에서는 자궁이나 담, 맥도 중요하지만 골, 수, 뇌의 연결 관계가 핵심입니다.

기항지부 = 뇌, 수, 골, 맥, 담, 여자포

신장을 중심으로 뇌, 수, 골, 자궁 이해.

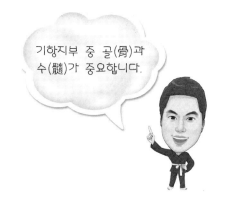

:: 골(骨), 수(髓)

골이라 함은 우리 몸의 뼈다귀를 말하는 것이죠.

'수'라는 것은 골수, 뇌수, 척수!

골수는 뼈 중심에서 백혈구, 적혈구, 혈소판 등의 혈액세포를 만들어내는 기능이 있습니다. 이를 조혈(造血)기능이라 합니다. 조혈 말고 우리가 알아야 할 비슷한 단어가 생혈(生血), 활혈(活血)이 있는데, 기억나시죠?

수(髓)로 다시 돌아가서, 뇌 속 뇌를 자양하고 보호하는 뇌수, 그리고 척추의 척수. 이렇게 세 가지가 수(髓)의 개념에 포함합니다.

자! 그럼 문제입니다.

문) 오장육부 중 위의 골과 수를 주관하며, 자양하는 장기는 무엇을 충만하게 유지하여야 이러한 골, 수의 생성이 충만해질까요? 답) 답은 신정(腎精)이었죠.

신장은 뼈를 주관한다고 언급했습니다. 뼈의 건강은 신장 기능에 영향을 받는다는 뜻이죠. 신장의 기운은 우리 인간이 젊을 때를 정점으로 하여(남자 32세, 여자 28세 기준) 나이가 들며 점차 쇠퇴하게 됩니다.

인간은 이렇게 꺾이는 시점 이후에는 신장의 기운이 급격히 약해지므로 신장이 주관하는 뼈 건강 역시 나이가 들수록 당연히 약해지게 됩니다.

그런데 뼈는 뼈의 중심에서 골수라는 것을 포함합니다.

이 골수는 우리 몸의 정과 같이 아주 귀중한 물질입니다.

정의 또 다른 모습이죠. 정이 골수로 가서 골수를 생성시키는 것이니까요.

이러한 골수는 뇌수, 척수 등의 근본이 되는 물질이며, 골수, 뇌수, 척수의 부족과 풍부의 여부는 신장의 정과 밀접한 연관이 있는 것입니다.

그런데 나이가 들며 신장기능이 약해져 신정이 부족해지고 결과적으로 골수가 부족해진다면? 당연히 뇌수도 부족해지는 증상이 발생하겠죠?

뇌를 유지시켜주고 풍족하게 해주는 뇌수가 부족해진다면 우리의 뇌는 어떻게 되겠나요?

뇌는 무미건조해지겠죠. 소중한 우리의 뇌는 점점 위축되고, 메말라가겠죠.

뇌의 활동력이 저하되며, 점차 뇌 기능이 빈약해질 수밖에 없습니다.

건망증도 생기고 기억력이 떨어지겠죠. 뇌 기능의 상실을 가져올 수도 있습니다.

이것이 바로 노인성 치매를 예방할 수 있는 팁이 되겠습니다.

여기에 스트레스나 정신적 충격, 유전적 원인 등 여러 원인이 결합하면 치매라는 무서운 병마가 나타날 확률이 높아지게 되는데요.

하지만 스트레스 및 유전 등의 여러 원인이 있어도 뇌수가 충만하고, 신장기능의 왕성함이 지속해서 유지된다면 치매는 충분히 예방할 수 있을 겁니다. 신정의 중요성을 잘 알고 있으니 우리는 나이 들어도 크게 두렵지 않을 것입니다.

뇌경색, 뇌출혈 역시도 신정의 부족 → 심신불교 + 간화, 심화, 뇌수의 부족.

이 기본적인 상황이 결정적인 원인을 제공합니다.

보통 뇌에서 혈관이 막히거나 터지는 경우는 혈액의 문제로 단편화하지만, 그렇게만 생각하면 근본적인 해결책을 찾지 못하게 됩니다.

간열이나 심장의 열이 아무리 강하게 타올라도 앞에서 설명하였듯, 신정이 충만하여 수승화강의 잘 이루어진다면 뇌출혈, 뇌경색이 쉽게 발생할 수 없습니다.

하지만 신장의 정이 부족해져 신장의 음이 허해지면, 수승화강이 이루어지지 않게 됩니다.

스트레스, 수면부족 등으로 위쪽 심장과 간에서 화가 발생하였을 때, 화가 위로 타오르는 것을 제어하지 못하는 상황이 발생하는 것입니다.

그러므로 피가 탁하다, 고지혈증, 콜레스테롤, 고혈압 등의 증상 등 수많은 성인병은 어혈, 혈전 등은 단순한 혈액의 문제가 아닙니다.

이는 수화지교의 실조, 심신불교 + 칠정(七情)병으로 인한 부수적인 결과물일 뿐입니다.

근본은 '신장의 정'입니다.

그리고 '신장의 정이 생화한 수(髓)'와 수화지교를 통한 '수승화강'의 원활함.

이것이 성인 건강의 기본인 것 이해하시겠죠?

이 원리는 인간이 나이가 들수록 점점 중요시해야 하는 건강의 기본원칙입니다.

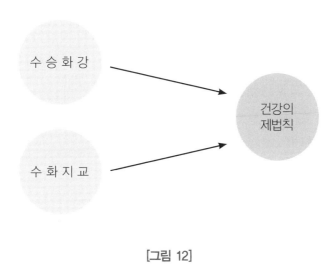

[그림 12]

핵심은 신정(腎精)에 있었습니다. 참고로, 약초 중에 보골지(補骨脂)라는 것이 있습니다. 뼈를 보하는 기름이라고 해석할 수 있는데요.

그럼 뼈를 보한다면 이 녀석은 몸으로 들어가서 어느 장기로 귀경할까요?

맞습니다. 뼈와 연관되니 오장 중 신장으로 귀경합니다. 보골지는 생긴 것도 꼭 신장처럼 생겼답니다. 보골지가 신장의 기능을 도와준다면 어떠한 효능이 있는지 상상해 보세요.

이렇게 우리 몸의 생리기능을 하나하나를 공부하며 신장이 하는 일들을 이해했다면, 신장에 연관된 보골지 같은 약초의 효능도 충분히 유추해볼 수 있죠?

몸을 이해하면 본초와 방제의 공부로 자연스럽게 이어질 수 있다는 설명이었습니다.

기항지부 중 골(骨)과 수(髓): 수는 골수, 뇌수, 척수 → 신장의 정이 주관한다.

골수 → 조혈기능.

신정의 부족 → 심신불교 + 뇌수의 부족 → 치매, 뇌출혈, 뇌경색 등의 원인.

신장의 정은 비위에서 운화 기능을 통해 전달된 폐의 영양이 신장에 정으로 저축됨 → 신정은 뼈와 척추, 뇌로 가서 골수, 척수, 뇌수가 생성.

예) 보골지 = 신장에 관련이 있는 본초. 우리 몸을 공부하며 관련된 약초의 효능 유추.

5. 병리학

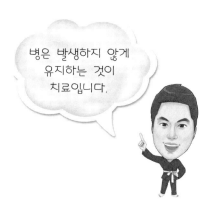

병은 발생하지 않게
유지하는 것이
치료입니다.

:: 건강 욕심

43년생 아주머니께서 한약국에 오셨습니다. 체중을 감량하고 싶어합니다.

그런데 다이어트보다는 몸의 치료가 우선으로 보였습니다.

잠을 깊게 못 주무시고, 대소변이 시원하지 않고, 귀에서 소리가 나는 이명증상, 얼굴에 열이 오르고 두통 및 혈압도 높습니다.

아들 때문에 스트레스를 심하게 받고 있는 상태인데요.

손끝이 붓고 저리며 심지어 손끝 색깔이 노래지고 입술도 시퍼런 색입니다.

"어머님 건강이 좋아지시면서 점차 몸도 가볍게 되는 것이 중요하다."고 했습니다. 그래서 잠도 잘 주무시고, 대소변도 시원해지고, 두통도 줄어들고, 몸이 붓고, 저린 증상까지도 좋아지도록 노력하자. 그러면서 저녁에 조금 드시고, 가볍게 걷기 운동도 하시도록 앞으로의 건강 목표를 설명해드렸습니다.

그리고 스트레스(칠정병)를 치료하는 처방을 한 달분 조제해드렸습니다.

20일이 지나서 다시 오셨습니다.

부종이 많이 없어졌습니다. 체중이 2킬로밖에 감량이 안 돼서 약간 속상해하시고요. 몸 상태를 여쭤보니, 잠자는 것은 예전보다 훨씬 편하고, 대소변이 힘들지 않게 되었으며, 손끝이 저리고 붓던 것이 50% 정도 좋아졌고, 손마디 노란색과 파랗던 입술색도 좋아졌다 하십니다.

제가 보기에는 18일 만에 많은 것이 변화하였고, 너무 긍정적으로 바뀌어가고 있더군요. 하지만 더 빨리 몸이 가벼워지고, 체중도 싹싹 빠져나가길 기대하십니다. 30년을 불편하게 달고 지내시던 증상들이 20일 만에 많이 사라졌는데도, 짧은 시간에 몸이 가벼워지고 편해지길 원하는 마음은 우리 욕심이겠죠.

저 역시 그렇습니다.

어릴 적 높은 계단에서 뛰어내리기. 축구, 야구, 격투기, 합기도, 태권도 등 수없는 운동으로 무릎과 발목에 부담을 줬습니다. 특공부대에서 4년 동안 또 열심히 훈련했습니다. 다치기도 했고요. 그래서 나의 관절들은 매우 힘들고 퇴행하였을 겁니다. 그래서 한약 보름분 달여 먹었죠. 당연히 효과가 확 나타나지 않겠죠? 그래서 다시 먹어야 하는데도 나의 과한 욕심을 만족시키지 못해 지속 복용하지 않았습니다. 내 관절에게 20년 이상 고통을 주고서는 한 달도 안 되는 시간에 다시 정상으로 돌아오라고 하니 무릎이 돌아오겠습니까? 그러면서 요즘은 또 야구시합을 한다고 난리법석이니, 무릎이 아플 수밖에 없습니다.

사람 몸이란 나이가 들수록 퇴보하고 늙어 갑니다.
모든 생명은 생로병사의 틀에서 절대 벗어날 수 없습니다.
육체를 가지고 태어났으니, 늙고 병드는 것은 피할 수 없는 일입니다.
그래서 시간이 지날수록 우리의 건강을 유지하는 것이 최선이라 할 수 있습니다.
하지만 평상시 건강한 사람들은 앞으로도 평생 건강할 것이라 착각합니다. 그러다가 몸살이라도 걸리면 병원 약으로 하루 이틀 만에 정상으로 회복되길 기대합니다. 회복되지 않으면 그 병원 약이 효과 없다고 하시며 한약 지으러 오시는데요.

여기서 퀴즈 문제입니다.

- 첫 번째 감기환자 = 추운 겨울날 차가운 바람에 노출되어 감기몸살에 걸린 경우.
- 두 번째 감기환자 = 몸 관리를 제대로 못 하고, 힘들고 피로할 때 감기몸살에 걸린 경우.

똑같은 조건이라면 어느 경우가 더 빨리 회복될까요? 정답은 첫 번째 경우가 됩니다.

몸의 기혈이 지쳐서 발생한 감기. 예를 들면 육체가 지쳐서 발생한 허로 감기나, 방사 후에 발생한 방사 후 감기는 외부 사기로 인한 감기보다 비교적 회복기간이 오래 걸립니다. 한사로 인한 감기는 건강하더라도 재수 없거나 약간의 방심으로도 쉽게 걸릴 수 있습니다.

예를 들면, 등산하고 휴식할 때 땀 흘리고 더워서 옷을 벗어 던지는 행위?

바닷가 놀러 가서 밤새 찬바람 맞으며 이야기꽃을 피운 용기?

이러한 외사로 인한 감기는 제대로 처방하면 하루, 이틀이면 좋아질 수도 있습니다. 하지만 몸을 고생시켜서 온 병은 그만큼 회복의 시간도 오래 걸리는 것이죠.

욕심처럼 그렇게 빠르고 쉽게 회복되지 않습니다.

우리 몸의 균형이 깨지며 감기가 왔다면, 다시 건강한 상태로 회복하는 데는 최소한으로 생각해도 1주일 이상이 걸립니다.

모든 일은 그 원인이 있습니다.

공부 잘하는 학생이 우연히 재수가 좋아서 전교 1등 하는 것은 아닌 것처럼, 80살 어르신이 40살처럼 건강하게 지내시는 것은 그만큼 평소 건강을 위해 노력하고, 자기의 몸에 정성을 다한 결과겠죠.

자신의 타고난 장부허실도 모르고, 어느 부분이 허약한지도 몰라서 평소 약한 부분을 보강해주지도 못하면서 평생 건강하길 바란다면, 이는 로또 1등을 탐내는 것보다 과욕이라고 할 수 있습니다. 물론, 건강염려증 환자처럼 조그만 몸의 변화에도 민감하여 호들갑 떠는 것도 큰 문제지만, 몇 년 동안 과도하게 술을 먹고 나서는 간과 위장이 안 좋다고 병원 검사를 하고, 약 한두 번에 좋아지길 바라는 어리석음을 우리는 더욱 경계해야 합니다.

몸은 기계처럼 세월이 흐를수록 말을 안 듣게 되어 있습니다.

그 절대 불변의 전제 조건 속에서 우리는 어떻게 건강한 삶을 유지할 것인지 고민해 보는 시간이 필요합니다. 검사를 받는 것도 자기의 몸을 관찰할 수 있기에 중요한 것입니다.

좋은 검사를 자주 받는다고 건강을 유지하는 것이 아닙니다.

모든 사람이 자기만의 건강유지원칙이 세워져 있어야 합니다. 그래야 10번 아플 것, 1번으로 줄일 수는 있잖아요? 이렇게 건강한 상태에서의 몸을 유지하는 것이 병을 최소화할 수 있는 현명한 방법입니다. 이런 정상상태의 생리기능이 깨져버리게 되면, 우리 몸은 병리적인 상태로 바뀌겠죠?

이렇게 몸의 균형이 깨진 상태를 공부하는 것을 병리학이라고 합니다.

현대와 같이 바쁜 생활에서 건강을 위한 노력이 쉽지는 않습니다.

그럴수록 그 방법이 쉽고 간단해야 되겠죠? 최대한 간단한 방법도 뒤에 배울 겁니다. 우리의 건강 욕심은 평소 건강을 유지하는 노력으로 바뀌어야 합니다.

몸의 생리상태와 병리상태를 이해하여야 그에 따라 건강의 방법을 찾을 수 있습니다.

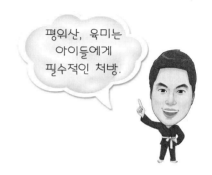

평원산, 육미는
아이들에게
필수적인 처방.

:: 아기의 병을 보며

가끔 소아과에 가보면 아픈 아이들이 어찌나 많은지, 축 처진 채, 진료를 기다리는 아기들을 보면 내 아들 같이 느껴져 괜히 마음이 아파집니다.

소아과는 우선 귀중한 아기의 문제이고, 대기시간이 긴 편이라 어머니들의 기다림이 약간 초조하게 느낄 수도 있습니다.

이렇게 아기가 열이 나고 아프면, 병원에 가서 감기약을 처방받는 경우가 많습니다.

하지만 우리 아기가 열이 나고 아픈 원인이 만약 감기가 아니라면 어떻게 해야 할까요?

다른 원인으로 인해 아기가 열이 나고 아픈 것이라면 기다리는 엄마와 아기가 힘들게 고생만 하는 상황이 발생하게 됩니다. 약도 먹어야 되고, 아픈 주사도 맞아야 되고, 어린이집에서도 약을 먹이죠. 그럼 아기가 아픈 실제 예를 봅니다. 어려운 말로 아기의 병리적 상태를 확인하는 것이죠.

20개월 2살짜리 귀여운 남자아기.

며칠간 외출한 적도 없고, 찬바람을 맞은 적도 없는데, 아침에 일어나서 갑자기 열이 나고 콧물도 납니다. 몸에 힘도 없죠. 아기는 짜증이 나는지 계속 울고 투정 부리는데요, 열이 39도까지 오릅니다. 이 상황이면 원인도 모르고 보통 병원으로 향하거나 집에서 해열제부터 복용시킵니다. 열 오르면 원인이 다 감기고, 해열제가 만병통치약인가요? 점점 괴로워지는 상황이 두려워서 무작정 해열제를 먹이거나 항생제를 복용합니다.

이런 것이 바로 아이들의 건강을 망치는 가장 큰 문제죠.

전기로 인해 불이 났는데 우선 급하니까 불난 곳에 물을 막 부어버리는 상황처럼, 소중한 자식을 위해 하는 행동이 오히려 아이에게 장기적으로는 큰 피해만 주게 됩니다.

이 아기는 잘 때 추운 것도 아니었습니다. 대변 또한 어젯밤까지는 정상이었습니다. 가만히 돌이켜 생각해보니 어제 저녁에 프라이드 치킨을 시켜 먹으면서 아기에게도 나누어주었습니다. 가만히 생각해보니 어제 치킨부터 여러 음식을 많이 먹었던 것 같습니다.

오장이 성숙되지 않은 아기, 특히 소화기관은 매우 민감한 아기에게 어제의 프라이드 치킨은 약한 소화기관에 부담을 주었을 것으로 판단하였습니다.

평위산이란 한약을 과립제로 두 번 정도 먹이니 몸온도가 39도 중반에서 정상으로 내려갔습니다. 설사도 하였습니다. 그리고 몸은 곧 정상으로 돌아왔습니다.

위의 예에서 보듯 아기와 어린이들은 음식에 매우 민감합니다.

음식으로 인해 열이 나고, 음식으로 인해 면역력이 떨어져 콧물과 가래가 날 수도 있습니다. 편도는 붓고 중이염이 생길 수도 있습니다.

장에서는 처리하기 힘든 음식물들의 배출을 위해 애를 쓰니, 우리 몸은 당연히 지치게 됩니다. 심지어 구토나 설사도 동반할 수 있습니다. 이렇게 음식에 몸이 상하였는데 감기약을 복용하면 오히려 소염제나 항생제의 약성 때문에 아이는 더욱 힘이 빠지고, 재생할 수 있는 힘만 점점 더 떨어질 뿐입니다.

염증이 좀 줄어들어도, 몸이 이미 약해진 상태입니다. 얼마 지나지 않아 또 편도가 붓고, 중이염이 생기고, 또 약을 먹는 악순환이 반복됩니다.

이렇게 항생제나 소염제도 반복·오용된다면 약이 아니라 독이 되는 것이죠.

이럴 때 아이들을 구해줄 수 있는 처방은 무엇일까요? 이때는 아이들에게 빠른 시간 내 '평위산', '위령탕' 계통의 처방을 복용시켜야 합니다. 그렇지 않으면 그 타격은 생각보다 오래가는 경우가 많습니다. 뒷날 만성허약 소화불량, 편식, 면역력 저하, 성장저하, 비염 등 여러 문제로 나타나게 됩니다.

특히 위와 같은 원인을 방치하면 소화기관에 정체된 열독으로 인해 아토피가 발생하게 됩니다. 처음 평위산 3일이 먹였으면 끝냈을 간단한 문제를 이렇게 잘못 치료시켜 5년, 10년 이상 아토피로 아이들을 고생시키게 되는 것입니다. 아이 인생이 행복할 수가 없습니다.

아기가 아플 때마다 이러한 잘못된 치료가 반복되면, 그때부터 아기 건강은 악순환의 고리에 연결되는 것이라 생각하면 됩니다.

아토피가 치료하기 어려운 병이지만, 올 때는 참 쉽게 오죠? 중병이라도 시작부터 어렵게 오는 병은 없습니다.

| 어린이 식체 발생 | → | 평위산이나 위령탕 1~2일 복용 |
| 고열. 몸살통, 사지무력 | | 근본 완치 |

| 식체 발생 | → | 해열제, 항생제. 소염제 | → | 만성병들 발생 |
| 위와 동일 | | 근본 원인 남음 | | 예) 아토피 |

참고로 아이가 음식이 체하고 몸이 약해진 상태에서 동시에 몸살, 감기 등의 외사가 합쳐지는 경우도 많이 있습니다. 혹 외사에 침입과 동시에 음식에도 몸을 상하는 경우도 자주 있고요. 대표적인 예가 바로 옷 벗고 물에서 놀며, 음식을 배부르게 먹는 경우에 발생할 수 있겠죠?

즉 몸의 안과 밖, 內外가 동시에 병이 생기는 경우인데요.

어른도 발생하는 병리상태지만, 소화기가 미성숙한 아이들에게는 더욱 흔하게 나타날 수 있는 상황입니다. 이때는 '곽향정기산'이란 처방을 사용하는데요.

두 번째 예가 바로 이러한 경우입니다.

5살짜리 남자아이가 누런 콧물을 하루종일 달고 지냅니다.

아무리 약을 먹어도 콧물이 잠깐 줄었다가 다시 많아지기를 반복합니다.

부비동염이니, 비염이니, 심하면 수술도 고려해야 한답니다.

참고로, 이 남자아이는 평소 많이 먹습니다. 많이 먹으면 다음 날 콧물 양이 늘어났던 것이 핵심이죠, 약간의 감기증상도 겸했군요.

어린이들은 안과 밖이 동시에 병이 드는 경우가 많다고 했습니다.

이를 두고 '내상외감'이라 합니다.

보통 음식으로 인한 속의 병이 대부분의 어린이들 내상에 원인이 됩니다.

그리고 외부의 한사, 풍사, 습사 등으로 인한 외감, 즉 감기가 동시에 발생하죠.

즉, 이 남자아이는 음식 때문인 내상을 근본적으로 가지고 있었습니다. 그 상태에서, 외출 등으로 외사에 감촉되어 내상 외감의 상태가 되었습니다.

곽향정기산'이란 처방에 평위산, 이진탕을 더한 과립제를 하루 복용시키니, 콧물이 확 줄어버리고 컨디션 역시 양호해집니다.

세 번째는 갓난아기의 고열과 몸살감기 같은 증상입니다.

엄마 왈, "우리 아기는 몸이 약해서 한 달에 한 번은 꼭 고열, 몸살이 난다."고 합니다. 그래서 해열제를 복용시킨다고 하는데요.

여기서 중요한 것은 아이가 30개월 미만일 때는 열이 나는 상황을 섬세하게 관찰할 필요가 있답니다. 아기는 오장육부가 미성숙한 상태라고 했습니다.

그래서 아기들은 성장 과정에서 오장육부가 성숙하기 위한 중요한 과정을 거치는데요, 꼭 번데기가 껍질을 벗듯, 일종의 변신 과정을 거친다고 생각하시면 됩니다.

이런 아기의 변신과정에서는 몸에서 몸살처럼 열이 나는데요, 아기가 변신, 숙성의 과정에서 동반되는 필수적인 열인 것입니다. 이를 **변증열(變蒸熱)**이라고 합니다.

아기가 열이 나고 끙끙거리다가 그 과정이 지나가면 한 단계 변신을 완료한답니다. 그럼 아기는 한 단계 성숙하여 그전보다 말도 잘 듣는 것 같고, 좀 더 어른이 된 것 같은 착한 느낌이랄까요? "아프고 나니 우리 똥강아지 쫌 컸네~!"

변증열은 성숙하기 위한 필수적인 과정인데, 우리는 이를 잘 인식하지 못하고 있으므로, 변증열에도 해열제를 복용시킵니다. 열나면 다 몸살감기가 아니라는 것을 인식해야 합니다.

열이 나면 완벽한 변신을 해줘야 하는데, 변신 중간에 여러 약으로 아기의 성장을 방해해버리고 있습니다. 변증열은 그냥 두면 됩니다. 몸살감기와 구분이 쉽지 않습니다. 그런 것을 구분해 주는 것이 부모의 가장 중요한 역할이겠죠?

그럼 변증열과 감기몸살의 구분은 어떻게 할까요? 다음 편에 이어서 공부합시다.

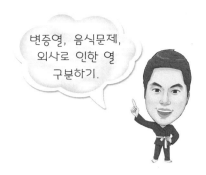

변증열, 음식문제,
외사로 인한 열
구분하기.

:: 변증열(變蒸熱)

아기가 열이 날 때 외사에 의한 감기 몸살인지, 음식의 문제인지, 아니면 변증열인지 구분하는 가장 흔한 방법을 알아볼까요?

첫째는 '귀에 열이 나는가, 귀가 열이 안 나는가?'입니다.

둘째, 엉덩이에 열이 나는가?

셋째, 귀엽던 아기가 미워 보일 만큼 괴로워하고 짜증을 내는가?

30개월 미만 아기들은 변증열 구분이 가장 중요하고요.

그 이상의 아이들은 음식으로 인한 열 구분이 가장 중요합니다.

몸살은 대부분 귀에 열이 납니다. 하지만 음식과 변증열은 귀에 열이 적습니다.

10개월 귀요미 아가가 갑자기 열이 나네요? 몸은 불덩인데 귀는 보통 체온이고, 엉덩이도 목이나 머리처럼 뜨겁지는 않습니다. 오호! 변증열 같은데요?

이렇게 변증열은 귀와 엉덩이에는 몸살 때처럼 열이 심하게 오르지 않습니다.

변증열인 아기가 저항하는 느낌보다는 받아들이는 느낌이 있습니다.

아기도 스스로 자연스러운 과정을 받아들이는 느낌이랄까요?

변증열로 인해 입술에 물집이 생길 수도 있습니다.

음식으로 인한 열일 때는 손바닥이 특히나 열이 나는 느낌을 확인해야 합니다.

음식이 심하게 체했을 때는 손과 발이 오히려 차가워질 수도 있습니다.

증상이 깊으면 팔다리에 힘이 하나도 들어가지 않습니다.

설사나 구토는 병이 하루 이틀 진행된 후 나타나거나 병증이 심할 때 발생합니다.

그래서 열이 나고 아기가 갑자기 아플 때에는 손바닥이 손등보다 유독 뜨거운지 체크!

더 중요한 것은 뭘 먹었는지, 과식했는지 체크하는 게 핵심입니다.

그럼 어른보다 민감한 아이들의 병을 평소 예방할 수 있는 방법은 없을까요?

아이들의 가장 많은 병 중 하나가 바로 음식에 몸이 상하는 경우랍니다.

아이들은 식상(食傷)으로 인해 많은 병이 발생하므로 '평위산'을 일주일에 한두 번 복용시켜주는 것이 좋습니다. 특히, 고기를 자주 먹거나 군것질을 많이 한 날이라면 더더욱 필수입니다.

만약 아기가 열이 나고 갑자기 힘이 없이 아프다고 할 때, 몸을 자세히 살펴보세요.

열이 나도 손바닥이 특히 뜨겁고 손등 온도는 보통이라면 음식이 원인일 확률이 높고요. 귀도 뜨겁지 않다면 몸살이 근본원인일 확률이 매우 낮습니다. 혹 설사를 하거나 배가 아프다 하면 그건 백 퍼센트 음식의 문제임을 파악할 수 있습니다. 이때는 평위산, 위령탕 등을 한방과립제로 집에 두시고, 따뜻한 물에 녹여 먹여주세요.

보통 두세 번 복용하면 곧 열이 내려가고 아기가 정상 컨디션을 회복하게 됩니다. 꼭 음식으로 인한 병이 아니더라도 평위산은 수시로 복용해주면 좋습니다.

아기들은 정상적인 음식에도 쉽게 내상 외감이 발생하는 편이기 때문입니다.

내상외감에 곽향정기산이란 처방은 아직 우리가 사용하기 어렵겠죠? 외감의 증상을 모르니까요.

참고로, 오장육부의 성숙을 돕도록 소건중탕 계통 처방도 아기의 건강에 큰 도움이 됩니다. 아기의 오장육부 성숙에 에너지를 제공하게 됩니다.

1년에 6번 걸릴 감기를 한 번으로 줄여줄 수만 있어도 아기나 부모가 얼마나 행복합니까?

아이들은 양기가 넘칩니다. 다리를 가만히 있지 못하죠. 아기는 천천히 걷기보다는 거의 뛰다시피 하며 걸어갑니다. 그저 뛰어다닙니다. 즉, 타고난 양기가 왕성한 상태입니다. 이렇게 양기가 넘치는 아이들에게는 상대적으로 신장의 음을 보충해 주는 것이 좋습니다.

아이들은 태어난 지 얼마 되지 않아 신장의 음이 부족한 상태는 아닙니다.

하지만 평소 양(陽)에 비해 상대적으로 부족한 음(陰)을 보충해준다면 아이에게 많은 재산을 물려주는 것 이상으로 인생에 좋은 것을 선물해 주는 겁니다.

미래를 위해 저축을 하는 것과 비슷하다 할까요? '육미지황탕'이란 처방을 지속 복용시키는 것도 근본적인 건강상태를 보강하는 최상의 방법이 됩니다. 이 육미 라는 처방이 아이들에게 복용시키면 좋다고 의서에 딱 나와 있는 것도 바로 이러 한 이유입니다.

선천의 에너지 보강	내상 외감	음식문제. 후천지기 보완
육 미	곽향정기산	평위산. 소건중탕

정리하자면, 병이라는 것은 그 원인을 찾는 것이 가장 중요합니다.

잘 몰라서, 급해서, 두려워서, 안타까워서 무조건 의사·약사에게 의지하지 말고, 전문가인 그들과 같이 의논하고 조언을 구해 함께 원인을 찾아가는 치료문화가 형 성되어야 합니다. 그래야 더욱 정확하게 자신의 병을 이겨낼 수 있으니까요.

아이들 병은 판단하기 매우 어렵습니다. 왜냐하면, 표현을 잘 못 하거든요.

그럴수록 아이들 병은 간단하게 접근해야 합니다. 건강히 산다는 것은 쉬운 일 이 아닙니다. 그러기 위해서는 어떻게 고민하고 노력해야 하는지 여러분이 이제 더 욱 잘 아실 겁니다.

우리 몸의 병리상태에서는 병의 원인을 정확하게 아는 것이 무엇보다 중요.

병의 원인을 아는 것은 어려운 일이므로 고민하고 고민해야 합니다.

아이들의 병의 많은 부분이 내상 외감,

아이들의 오장육부 성숙과정, 변신의 과정에서는 변증열(變蒸熱)이 나타남.

열이 난다고 무조건 감기 몸살이 아니다. 아이들에게 필요한 한약처방은

음식문제에 평위산, 곽향정기산, 위령탕,

오장육부 성숙에 도움을 주는 소건중탕.

선천의 음을 보하여 주는 육미지황환이 가장 중요하다.

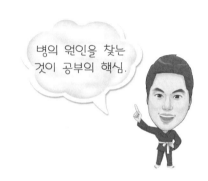

병의 원인을 찾는 것이 공부의 핵심.

:: 후두염

지난 시간에 이어 이번 시간에도 아기의 병을 관찰하고 원인을 찾아 나가는 과정을 이해해보겠습니다. 병을 어떻게 바라보고 관찰하는지가 병리학의 핵심입니다. 병리학이란 단어가 어렵지 사실 어려운 개념이 아닙니다. 여러분의 아이라 생각하시고 집중해서 살펴봅시다.

어느 날 아기가 목이 붓고, 콧물이 납니다. 밤에는 컹컹거리며 강아지가 짖는 듯한 소리를 내고, 가래로 인한 기침과 호흡곤란 증상이 나타났군요. 아기가 힘들까봐 걱정되시죠? 병원에 가면 보통 후두염이나 편도선염, 모세기관지염 등 병명이 나올 수 있겠죠.

엄마들은 염증이란 말이 참 지겨울 것 같습니다.

중이염, 비염, 부비동염, 장염, 그놈에 염 염 염…! 우리 귀여운 아기들을 괴롭히는 염에게 엿이라도 날리고 싶지만. 사실 염증은 잘못한 것이 없죠. 나타나야 할 상황에서 '짠~!' 하고 나타난 죄밖에는 없습니다. 각설하고 그럼 이 아기의 첫 번째 상황부터 살펴봅시다.

첫 번째는 며칠 전부터 호흡이 약간 곤란한 증상이 목격이 되었고요.

그 뒤 잠을 자는데 목이 부어서 호흡이 곤란하고, 강아지 짖는 듯이 컹컹 소리를 내며 기침을 하는군요. 당연히 가래와 침을 잘 못 삼키므로 가래를 토해낼 때도 있습니다. 몸의 온도는 38도 전후이고 땀이 약간 납니다.

두 번째도 위와 똑같은 상황입니다.

아이의 온도는 39도 중반이고 호흡곤란증상과 컹컹 소리 내는 것은 첫 번째보다 약합니다. 그리고 큰 차이는 중이염, 편도선염, 그리고 피부에 아토피처럼 발진이 올라왔습니다. 나머지는 첫 번째와 비슷합니다.

세 번째도 첫 번째와 똑같은 상황입니다.

컹컹거리며 기침과 가래가 나오고요, 숨쉬기도 힘들어합니다.

그런데 첫 번째보다 체온이 높네요. 온도가 39도 이상이며, 땀이 나지 않고 열이 심하며, 피부에 아주 약간의 붉은 발진도 있습니다. 변도 좋지 않구요.

이 세 가지 비슷하고 헷갈리는 상황에서 우리는 어떠한 방법으로 귀여운 아기를 괴로운 병마에서 구해낼 것인가? 어떻게 극복할까요? 아기를 괴롭히는 병마를 이겨내기 위해서는 지금 가지고 있는 몸의 증상이 매우 중요합니다.

체온, 기침, 대변의 상태, 가래 등등 말이죠. 하지만 이러한 몸의 증상보다 더욱더 중요한 것은 무엇입니까? 답은 다 알고 계시듯, 바로 병의 원인을 찾는 일입니다.

위의 세 경우의 증상이 다 비슷비슷합니다. 약간의 차이가 있기는 하지만, 그 증상으로만은 병의 원인을 찾기가 쉽지는 않은 상황이죠. 특히, 아기는 말을 못하니 더욱 답답하겠죠. 또 아기들의 병은 병명은 달라도 나타나는 증상은 오십보백보로 거의 비슷비슷한 경우가 많습니다.

첫 번째 경우부터 원인과 처방을 비교해 보겠습니다.

첫 번째 경우는 아기가 아프기 전부터 목에 문제가 나타나기 시작했었습니다.

그 원인을 찾기가 쉽지는 않습니다. 아기는 집에 가만있었거든요.

결론부터 말하면, 겨울철 집에 외풍이 매우 심하여 방 창문을 비닐로 모두 막아 놓고 겨우내 환기를 전혀 하지 않은 것이 문제가 되었던 것으로 판단되었습니다.

몇 달 동안 창문을 열지 않고 환기가 안 되니 습기와 물방울이 차고 창문과 비닐에 곰팡이가 많이 생겼습니다. 벽지 사이로도 곰팡이가 시커멓게 발생했구요.

이 상황에서 아기가 건강할 때는 곰팡이가 공기를 통하여 아기 몸속으로 들어와도 아무런 이상이 없었습니다. 하지만 최근 아기의 방어력이 떨어져 몸이 좋지 않은 상태가 되니 바로 목에서부터 병이 발생하였습니다. 과연 곰팡이 때문에 그럴 수 있을까 생각이 들지만, 기력이 쇠약해 떨어졌을 때는 원래 가지고 있던 자기 손의 바이러스도 병으로 발전할 수 있습니다.

후두염이라 진단명이 나왔지만, 이러한 집의 환경 때문에 후두염이 발생하지는 않는다고 말할 수도 있습니다. 하지만 에어컨의 곰팡이가 기관지에 염증을 발생시킬 수 있듯, 이렇게 별것 아닌 곰팡이도 아직 미성숙한 아기에게는 치명적일 수 있겠죠?

우선 아기가 호흡이 곤란하므로 병원에서 처방한 항생제, 소염제를 1일간 복용하면서 동시에 목의 급성염증을 가라앉히는 한방처방을 하루 3번씩 2일 복용하였습니다. 항생제의 약성 때문에 첫날은 아기가 약간 어지러워 넘어지고 설사를 했습니다. 그래서 항생제계통은 하루만 복용시키고 한약은 3일간 지속 복용했죠. 아기는 2일 만에 정상 몸으로 돌아왔습니다.

두 번째 경우는 첫 번째와 증상은 비슷하지만, 그 원인은 완전히 다릅니다.

두 번째는 아기와 놀러 나갔다가 약간 상한 고기 음식을 먹은 경우입니다.

이때는 앞에서 말했듯이 위령탕이나 '평위산', 하루 이틀이면 충분합니다.

심하면 토를 하거나 탈진 등으로 증상이 심하지 않으면 설사로 몸속 좋지 않은 것들을 배출하도록 그냥 놔두어야 합니다.

즉, 탈진상태가 염려되지 않는다면 설사를 멈추는 지사제를 사용하면 안 됩니다.

그럼 첫 번째와 두 번째는 어떻게 구분하여 알 수 있을까요?

사실 이 부분이 가장 중요한 부분이겠죠? 어떻게 구분하느냐의 문제가 결국 실

력이니까요. 구분할 수 있는 근거는 수많이 있습니다

대변의 상태, 배가 아픈지 안 아픈지, 손바닥이 뜨거운지 손등이 뜨거운지, 피부 상태 등등 확인할 수 있는 근거는 많습니다. 위의 경우는 손바닥이 뜨겁고 대변이 불량하였기 때문에 음식의 문제를 의심할 수 있지만, 결정적으로 판단할 수 있는 근거는 상한 고기 섭취입니다.

세 번째 경우도 증상은 비슷하지만, 그 원인은 또 다릅니다.

이 경우는 아기가 홍역 등 3종 합쳐진 예방주사를 맞고, 다음날 외출을 한 경우입니다. 예방주사를 맞으면 아기가 몸을 회복할 수 있게 집에서 잘 먹고 푹 쉬어야 하는데, 외출 등으로 아기 몸이 힘들어지면 예방주사를 이겨내는 과정에서 몸에 병이 발생할 수 있습니다. 이것을 두고 부작용이라기보다는 아기 건강상태나 생활 상태에 따라 나타나는 반응이 달라지는 겁니다. 예방주사 후 병이 약하게 나타날 수 있는 경우죠.

아기가 3종이나 되는 예방주사를 맞았는데, 외출을 감행한 것 자체가 아기에 대한 배려와 파악의 부족이죠. 이렇게 접종 후 발생한 아기의 몸 상태에서는 하루 이틀 만에 아기가 좋아지길 기대해서는 않습니다. 아기는 이미 약하게나마 거대한 홍역을 앓고 있는 상황이니까요. 이때는 약을 사용하는 것도 중요합니다만, 아기가 체력을 잘 회복하도록 잘 먹이고 잘 재우는 것도 중요합니다.

천연두를 부르던 '호환 마마'가 오면 잘 대접해라는 옛 어른들의 말씀처럼 말이죠.

병의 원인을 찾기 위해서는 어떠한 방법을 다 사용하여 찾아내도 부족함이 없습니다. 특히, 아기들은 어른보다 병을 찾는 데 힘이 들죠. 말을 못하니까요.

"엄마! 어젯밤에 과식한 후로 배가 아프고 열이나요."라든지,

"엄마! 오늘 주사 맞고 몸이 좀 피곤한데, 외출하지 말았으면 해요!"

이렇게 표현을 못 하기 때문에 힘든 겁니다. 그래서 어른들 병보다 아이들 병이 어렵습니다.

물론, 아이들 병이 쉬운 부분도 있습니다.

아이들은 선천지관인 신장이 약한 상태가 아니고, 돈 문제 등 삶의 스트레스를 아직 모르는 상태이고, 성관계를 모르기 때문에 고혈압, 뇌경색, 소설 실조로 인한 두통, 불면증 등의 질병은 거의 나타나지 않겠죠? 영화 벤자민 버튼의 시간은 거꾸로 간다 같은 상황만 없다면, 3살인데, 고혈압, 중풍, 퇴행성 관절염으로 병원 가는 아기는 없습니다.

노화, 칠정병의 문제, 방사 등 여러 원인을 다 배제하고 나면 남는 것은 딱 세 가지입니다. 앞에서도 언급했죠? 변증열을 제외하면 결국은,

아이들의 병		
외사에 의한 병	음식에 의한 병	놀다 지쳐서 생긴 피로, 과로에 의한 병

그중에서도 현대 사회에 가장 많은 것은 음식에 의한 병이죠.

그래서 아이들이 표현을 못 해서 병을 찾기 어렵지만, 이러한 단순한 면이 있기 때문에 아기의 생활을 관심 있게 지켜본다면, 어른보다 쉬울 수도 있을 겁니다.

아기가 성장하며 성숙하는 과정에서 아기가 매일매일 건강하기는 어렵지만, 최대한 덜 아프고 건강할 수는 있겠죠?

병을 보고 그 병의 원인을 찾기 위해서는 관찰하고 고민하는 것을 멈춰서는 안 됩니다. 확실하지 않다면 환자의 주거환경, 생활습관부터 똥냄새까지 체크할 수도 있어야 합니다.

병을 이겨내고 병의 근본 얼굴을 찾아내기 위해서는 어떠한 노력도 좋습니다.

병을 찾기 어려운 아기의 예를 보며 병리학을 공부했습니다.

병의 원인을 찾는 것이 이 공부의 핵심이다.

병의 원인을 찾는 핵심은

- 몸의 증상을 살펴보는 것이 첫 번째.
- 환자의 주변 상황을 살펴보는 것이 두 번째.
- 환자가 아프기 전 생활을 파악하는 것이 세 번째.

가장 중요한 것은 몸의 균형이 깨져서 아프기 전에 균형을 깨지 말고 건강을 유지하는 것이 최상의 처방입니다.

예) 육미+소건중탕복용. 케익먹은 날은 평위산 복용시키기 등.

:: 병을 찾아서

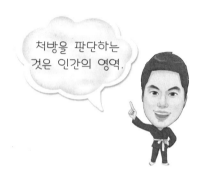

처방을 판단하는 것은 인간의 영역.

한약을 조제하러 가면 꼭 확인하는 것이 무엇인가요? 맥을 잡는 것이죠?

맥을 확인하는 것은 몸을 확인하는 방법 중, 한가지로 여러 진단법 중 하나입니다.

왠지 맥을 잡고 있으면 내 몸 안을 다 보는 것 같아 살짝 긴장되기도 합니다.

이때 의사가 맥을 확인한 후 도사처럼 자기 몸의 병을 맞추면 실력 있는 의사요.

엉뚱한 소리를 하거나 계속 물어보면 왠지 내 몸을 몰라서 그런 것처럼 실력 없는 돌팔이 느낌이 들 수 있습니다. 내 자궁에 혹이 있는지, 뇌에 종양이 있는지, 곧 닥칠 미래에 내가 뇌경색이 올 가능성은 있는지, 맥을 잡고 금방 알아내야 실력 있는 한의사라고 인식됩니다.

제가 사는 근처 의원에서 어느 환자가 매년 진맥을 확인하고 보약을 꾸준히 드셨답니다. 그런데 어느 날 병원 가보니, 오! 대장암 말기였다 하더군요.

매년 몸 상태를 확인하고 보약을 먹었는데 어떻게 이럴 수 있느냐며, 화가 난 환자분은 두 번 다시는 어떤 한의원에도 가지 않는다고 하셨습니다.

또 다른 어르신은 건강을 위해 쉬지 않고 꾸준히 한약을 드시는 분입니다.

한약을 절대적으로 신뢰하시는 분이었는데, 약을 드시는 도중 불행하게도 뇌경색이 왔습니다.

그 어르신 왈, "그렇게 매달 진맥했으면서 몸을 보했는데, 어찌 뇌경색이 올 것도 확인 못 하는가? 너무나 원망스럽다. 그래서 다시는 그곳에 안 간다!"

위 어른들은 한의학은 형편없다고 생각하고 앞으로 한약을 불신하겠죠?

왜 이런 일이 발생하였을까요? 만약 위에 어른께서 평소 한의원이 아닌 동네 내과에 다녔다고 생각해봅시다. 만약 의사가 청진기를 귀에 꽂고 어르신의 몸을 한 달에 한 번 진찰하였는데, 만약 어르신이 두 달 뒤 뇌경색이 발생했다면 어떨까요? 위 한의원과 비교해서는 어르신의 분노 정도가 작을 가능성이 큽니다. 이러한 차이는 무엇일까요?

환자의 맥을 확인하는 것은 사람의 몸 안을 훤히 꿰뚫어보는 것이 아닙니다.

맥을 확인하는 것도 몸을 파악하는 중요한 진단법 중 하나일 뿐, 그것이 한의학의 모든 것이 아닙니다. 환자에게 어디가 불편한지 물어보는 것이나, 환자의 눈 색깔을 보는 것이나, 체온 측정하는 행위 등과 똑같은 하나의 수단인 것입니다.

청진기를 가슴에 대고 진찰하면 석 달 뒤 뇌경색이 올 것을 맞출 수 없듯, 진맥을 한다고 3개월 뒤에는 뇌경색이 올 것이라 맞출 수 없다는 겁니다.

그런데 왜 이렇게 진맥을 신격화하는 걸까요? 그 이유는 단순합니다.

한의사는 한의학적 진단 내용을 객관적 자료로 제시할 방법이 없다는 것입니다.

양의학처럼 우수한 기계를 이용하고 내시경이나 초음파 등으로 몸의 문제에 대한 증거물을 제시하여, 객관적으로 병증을 증명한 후 약의 복용이나 수술을 권유하면 의구심이 많이 사라지게 되겠죠. 양의사는 초음파, 사진, 내시경 등의 객관적인 자료를 제시할 수 있으나, 한의사는 의사이지만 인간의 마음의 힘만으로 몸 안의 문제를 제시해야 합니다.

이렇게 한의학처럼 사진, 수치 같은 객관적 증거자료도 없이,

"신음이 부족합니다. 신음을 보하는 한약을 석 달 복용하셔야 합니다!"

이렇게 이야기하면 환자가 "아~! 그렇군요. 감사합니다." 이러지는 않죠. 그냥 약 팔려는 행위로만 보입니다. 그런데 신음이 부족하다는 증거를 어떤 방법으로 확인시킵니까?

기계라도 있으면 좋겠지만 그런 기계는 없습니다. 그러나 기계만큼 우월해 보이는 무엇인가를 보여줘야 합니다. 그래서 여러 진단법 중 전문적이고, 실력 있어 보이는 진맥하는 행위를 가장 적극적으로 활용할 수밖에 없는 안타까운 현실도 있을 겁니다. 허나 받아들이는 환자의 입장에서는 양방병원보다는 그 신뢰도가 당연히 떨어지게 됩니다. 이러한 분위기로 한의학은 진맥하는 방법만이 자기 몸을 알고 치료할 수 있다고 생각하게 되었습니다.

만약 어느 날 병의 원인을 확인하기 어려운 환자가 왔습니다.

이 환자의 병을 파악하기 힘든 상황이라서, 한의사가 환자에게 여러 질문을 계속한다면, 환자에게 혹시 실력 없게 보일까요? 아니면 눈으로 확인하고 목소리만 들어도 병이 뭔지 다 파악한 상태인데, 환자가 맥도 안 보고 어떻게 보고만 알 수 있느냐고 말하니, 혹여 자신을 믿지 않을까 봐 눈치 보여 맥이라도 잡아야 하나요?

이러한 상황은 결국 훌륭한 한의학을 국민들에게 대중화시키지 못하고 신비화만 시켰고, 일반인들이 한의학에 대해 쉽게 접근하지 못하게 만들었습니다.

진맥이라는 특수한 수단을 사용하지 않으면 몸을 파악 못 하게 되니 일반인들은 결국 자기 몸을 알기 위해서 간 수치 등의 검사를 우선시하게 되는 것은 당연할지도 모릅니다.

사실 위의 대장암 환자처럼, 대장암을 판단하기 위해서는 진맥뿐 아니라 대변의 상태, 소화기 상태, 환자의 식습관, 감정상태, 혓바닥, 손발의 상태. 배를 만지는 행위(복진), 타고난 체질과 병력 등 모든 것을 종합하고 판단해야 합니다.

이야기를 듣고, 몸을 살펴보니 대장에 병이 의심된다고 합시다. 그러면 우리는 그다음, 어떠한 방법을 사용해야 할까요? 복잡할 것 없이 대장 내시경이 제일 확실하죠? 대장암 유무를 확인하는데 내시경보다 더 정확한 방법 있습니까? 즉, 환자에게 대장내시경을 권하면 됩니다. 대장의 병이 의심되는데, 병원에 가서 내시경 찍어 보시라면 실력 없는 한의사인가요? 아닙니다. 그 사람이 정확한 겁니다.

임신도 마찬가지죠. 조선 시대인가요? 임신했는지 확인하기 위해 왜 맥을 봅니까? 그냥 약국 가서 임신 테스트기 사서 확인해보면 간단합니다.

모든 방법을 참고하고 고려하여 제일 정확하고 빠른 방법을 권유하면 그걸로 족합니다. 현대 사회는 뛰어난 의료용 기계와 테스트기들이 인간이 다 잡아낼 수 없는 사실적인 부분들을 확인하여 치료를 도와주고 있으니 이 얼마나 좋습니까?

혈압의 정도는 혈압체크기로 체크하면 됩니다.

그리고 그 사람이 일시적이 아닌 치료해야 할 고혈압인가?

고혈압이라면, 그 고혈압의 원인이 간에 있는지, 신장에 있는지, 어혈에 있는지, 원인이 무엇인가? 또 그에 따른 적절한 한약처방은 무엇인가 등. 이러한 행위들은 기계가 해낼 수 없는 인간의 고유 영역입니다. 이것의 판단은 기계가 절대 못해내는 일이니까요. 바로 이러한 인간의 판단 영역이 바로 우리 한의학이 더욱 빛날 수 있는 부분입니다.

어느 날 우리가 감기가 걸려 병원에 갑니다. 그리고 처방전을 받아옵니다.

의사가 내는 처방은 항생제 소염제 해열제 진통제 등이겠죠, 우리 환자들은 이를 충분히 예상하고 이해하고 있는 내용입니다.

어떤 환자도 양방병원에 가서 "에이! 여기 의사 유명하다 해서 왔는데 뻔한 해열제, 진통제네?" 이렇게 생각하는 사람은 없습니다. 웬지 큰 병원에 가면 정확할 것 같습니다. 하지만 반대로 지금 한의원의 분위기에서는 어떨까요?

한의원에서도 처방전을 발행한다고 생각하고 예를 한번 들어봅시다.

만약 병을 잘 고쳐 용하다고 소문난 유명 한의사가 있습니다.

그래서 당신은 그 한의원에 예약하고, 몇 시간이 걸려 찾아갔다고 생각해봅시다.

오랜 기다림을 멀리하고 드디어 만난 용한 한의사와 만났습니다.

신성하고 진지하게 진맥을 하고 꽤 시간이 흘렀습니다.

그리고 의사가 처방을 내는군요. 그 용한 한의사가 힘들고 지친 내 몸을 구원해줄 귀한 처방을 냈습니다. 그런데 그 처방명이 만약 우리들 누구나 다 알고 있는 단돈 천 원이면 슈퍼에서도 사 먹을 수 있는 처방인 '쌍화탕'!

만약 처방명에 쌍화탕이 나왔다면 환자의 마음은 어떨까요?

'용하다고 해서 왔는데, 그래서 거창한 처방이 나올 줄 알았는데, 에이…. 겨우 쌍화탕?' 환자 중 분명히 이렇게 생각하는 사람이 나올 수 있을 겁니다.

잘못된 인식의 오류죠.

사실 쌍화탕이란 약은 얼마나 대단한 처방입니까?

한번 쌍화탕을 공부해보시면 그 처방이 얼마나 훌륭하고, 우리들의 삶에도 도움이 되는 처방인지 아실 수 있으실 겁니다. 방사 후 과로 등으로 피곤할 때 쌍화탕 한두 봉은 메마른 사막에 오아시스와 같죠.

한방에서는 감기의 근본원인과 몸의 증상에 따라 감기약으로 사용할 수 있는 처방이 얼마나 많습니까? 폐가 찬바람에 상했을 때 감기, 땀이 흐르는 허증일 때 감기, 방사 후에 감기, 숨이 차오르고 콧물이 나는 감기, 담음이 원인인 감기, 열이 났다 추웠다 하는 감기 등.

이렇게 한의학은 양방과는 다르게 근본을 치료할 수 있는 강력한 무기가 구비되어 있습니다. 조상께 얼마나 좋은 무기를 물려받았습니까?

만약 한약도 대중화되고 개방적인 분위기라면 어떨까요?

여러분이 밑에 제시된 마황탕, 계지탕, 패독산, 소청룡탕, 갈근탕, 구미강활탕, 향소산, 삼소음, 소시호탕, 쌍화탕, 오령산, 맥문동탕, 보중익기탕, 오적산, 곽향정기산, 마행감석탕, 길경탕, 행소산 등의 처방을 들어보았고, 한의원에 가서 감기에 따른 한약처방을 받았다고 생각해봅시다.

감기의 여러 원인에 따라 현재 몸 증상에 맞는 정확한 처방이 나올 수 있습니다.

'위장에 가래 때문에 기침을 하니 삼소음이란 처방이 나왔구나!'

'방사 후 무리를 하고 피로해서 온 감기라 쌍화탕을 처방해주셨구나!'

'소양증으로 인해 한열왕래, 구역이 있으니 소시호탕이 처방되었군!'

'내상 외감이라 곽향정기산이 처방 나왔네?'

소염, 항생, 진통, 해열제같이 일률적이지 않고, 처방이 증상에 따라 변화무쌍해지겠죠?

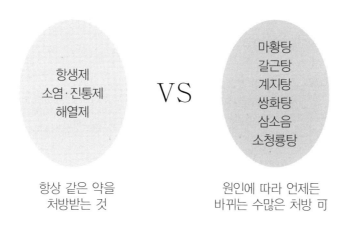

[그림 13] 흔한 감기로 본 한약의 장점

이러한 감기 치료! 여러분, 멋지지 않습니까?

이런 훌륭한 처방들을 그 환자의 증상에 따라 적절히 사용하고 처방할 수 있다면, 지금보다 더욱 신뢰받고, 대중화되는 한의학이 될 수 있는 겁니다.

한의학도 그렇게 점차 개방적으로 바뀌어 갈 것입니다.

유명 한의원 의사의 처방전에 쌍화탕이 나와도 전혀 이상하지 않는 상황입니다.

다음 시간은 한의학의 병의 원인에 관해 공부하는 시간입니다.

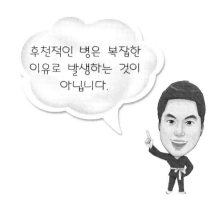

후천적인 병은 복잡한
이유로 발생하는 것이
아닙니다.

:: 병의 원인

　우리가 지금 책을 읽고 공부를 하는 것도 목적은 단 하나죠.

　내 몸을 알고, 병을 알아내 몸에 균형을 유지하는 것, 그리고 병이 발생하지 않도록 노력하여 건강하고 행복하게 살기 위함입니다.

　지겹도록 반복한 이야기지만, 병을 이겨내기 위해서는 우선 내 몸을 알아야 합니다. 지피지기 백전백승이라고 앞에서도 언급했었습니다. 이렇게 내 몸을 아는 것만큼 중요한 것이 있는데, 그건 바로 병의 원인을 아는 것입니다.

　단순한 감기 하나에도 그 원인이 수없이 많죠?

　감기 바이러스만 해도 다 외우고 공부하려면 머리가 터지겠습니다.

　그럼 어떻게 접근해야 병의 원인을 바로 알고 병을 쉽게 이길 수 있을까? 고민을 하게 만듭니다.

　학교 다닐 때 어두운 자취방에서 책을 읽으면서 중얼거린 말이 기억납니다.

　책을 보니까 병의 원인은 크게 내인, 외인, 기타 세 가지로 나눈답니다.

　병의 원인이

　몸 안의 원인, 외부의 원인, 그리고 기타 원인 이 세 가지라고 할 때,

　'참 쉽게 적어 놓았구만. 병의 원인이란 것이 그렇게 단순한가?'

　그런데 신기한 것이 뭐냐 하면요, 해마다 공부를 하면 할수록, 한약을 사용하면 할수록, 환자들을 보면 볼수록 '위의 말이 참으로 맞는 말이구나…'

　큰 진리로 다가왔습니다.

여자들의 자궁 하나만 보아도 그 병명은 너무나 많습니다.

자궁근종, 자궁내막증, 자궁선근종, 자궁폴립(용종), 자궁경부암, 난소낭종, 난소암 등. 하지만 병명이 많고 생소하다고 어렵게 생각할 것 하나도 없습니다.

위의 환자들을 실제 보면 그 원인이 대부분 공통적입니다.

'원인이 공통이라고? 자궁근종은 자궁 평활근의 문제고, 암은 암세포가 문제고, 폴립은 호르몬 분비 이상이 주원인이고…' 이렇게 생각하면 그저 앞길이 막막합니다. 이러한 접근이 왜 막막한지는 공부를 하시면 뒷날 저절로 아시게 될 겁니다.

자궁은 앞에서 간단히 공부했죠? 기항지부!

자궁병은 그 원인이 자궁의 혈액순환과 어혈의 발생이 핵심요인입니다.

그 원인의 근본은 신장의 기운이 약할 수도 있고, 자궁이 원래 허한할 수도 있고, 간의 소설실조로 인한 결과일 수도 있습니다. 단순하게 수술이나 유산 등으로 어혈이 생길 수도 있습니다.

예전에는 자궁에 찬 기운이 들어가거나 영양결핍으로 소복에 혈액이 부족하고, 순환이 안 되어 자궁에 병이 발생하는 경우가 많았습니다만, 현대 여성의 자궁질환은 대부분 스트레스 + 과로 + 수면부족이 절반 이상을 차지합니다.

절반이 "스트레스, 과로라고? 당연한 이야기를 되게 어렵게 하네~. 만날 스트레스라는구만!! 신경성? 그런 원인은 누구나 아는 것 아닌가! 이런 시간에 자궁에 염증을 일으키는 직접적인 세균이나 알아내서 약으로 만들지."

이렇게 말할 수 있습니다. 맞습니다. 스트레스가 만병의 근원임은 누구나 다 알고 있습니다. 즉, 다시 말하면 누구나 스트레스가 만병의 원인임을 알고 있으니까, 병의 원인을 아는 것이 결코 어려운 것이 아닙니다.

하지만 대부분이 이를 소홀히 넘기고, 그 원인과 치료를 엉뚱한 데서 찾고 있는 것입니다. 스트레스를 받고 잠을 못 자면서 왜 수많은 검사를 하고, 수많은 약을 복용하죠? 업무가 너무 많고 스트레스도 받아 하루 3시간밖에 못 자는 여성이 갑자기 하혈을 하고 아랫배가 아픕니다. 작았던 자궁의 근종이 갑자기 커져 버렸습니다.

누가 봐도 위의 여성이 아픈 원인은 스트레스와 과로죠?

이때 아무리 좋은 약을 먹는다 해도, 수술로 혹을 깨끗하게 없애준다 해도 과도한 스트레스와 업무, 수면부족이 지속된다면 당연히 자궁의 병증을 치료하기 힘들어지겠죠? 이것은 기름 난로에 화재가 발생하여서 소화기를 뿌리는데, 화재의 원인인 기름도 계속해서 공급해주는 상황과 다를 것이 없습니다.

1년 동안 계속 기침을 하는 여성분이 있었습니다. 말하기가 힘들 정도로….

이런 상황에는 여성분의 몸을 살펴봐도 병의 증상만 가득할 뿐입니다.

천식이니, 모세기관지염이니, 가래에, 비염에, 소화불량, 알레르기 등등.

이럴 때는 우리 당황하지 말고, 타임머신을 타고 원인을 거슬러 올라가 봅니다.

과거를 쭉 살펴봅니다. 원인이 나올 때까지 살펴봅니다.

그러니 1년 전 겨울철 찬 기운으로 인한 감기가 발생했었고, 그 후부터 기침증상이 1년간 지속되고 있었습니다. 대부분은 이러한 원인은 잊어버리고 기억을 못 하는 경우가 많습니다.

그리고 폐 엑스레이를 찍으며 원인을 찾죠. 엑스레이에 병의 원인이 나옵니까?

아닙니다. 사진에 남은 것은 원인이 아니라 결과적인 산물뿐입니다. 이때 이 여성이 가래가 많다 하여 거담제를 사용하거나 기침이 오래되어 천식이라는 병명이 나왔다 해도 그것은 참고사항들일 뿐입니다.

근본원인은 우선으로 폐의 한사입니다.

1년이란 긴 시간이 지났어도 이때에는 근본원인 한사(찬 기운)를 몰아내는 데 중점을 둬야겠죠! 폐의 한사를 몰아내어 기침을 멎게 하는 처방을 고려하여야 합니다. 물론 원인을 쳐부수기 전에 급한 증상이 나타났다면 그 증상을 먼저 없애줄 수도 있고요. 만약 일 년이란 시간 동안 병이 오래되어 열성을 띤 사기로 변했다면, 그 증상과 몸 상태의 변함에 따라 처방의 변화는 있을 수 있다는 의미입니다.

항상 병의 원인을 우선으로 그 핵심을 어떻게 잡을 것인가 고민해야 합니다.

병이란 수많은 얼굴들은 내인, 외인, 불내외인, 이 세 가지 틀에서 벗어나지 않습니다.

복잡하고 다양해도 이 세 가지가 복합된 것뿐입니다.

위의 찬 기운 등, 바람, 세균 등은 외사에 해당하죠?

스트레스, 과로, 수면부족, 음식 등은 앞에서 말했듯 내인에 포함되죠?

그리고 자동차사고, 타박상 등의 기타원인에 해당합니다.

또다시 말하지만, 이 3가지 큰 틀에서 병의 원인을 찾을 수 있습니다.

허나 공부를 하면 할수록, 그리고 병을 알면 알수록 병을 찾는 그 상황이 더욱 복잡해지며, 도대체 이 병의 원인은 무엇인지 종잡을 수 없는 상황이 오게 될 수도 있습니다. 그러므로 공부해도 어렵고 복잡할 때가 나타날 수 있습니다. 이 약이 맞는데, 사용해도 차도가 없을 수도 있습니다. 그럴 때는 어떻게 해야 할까요?

그건 단순합니다. 그저 내 공부 수준이 부족하기 때문입니다.

단순한 일이므로 괴로울 것 없이 또 고민하고 노력하면 됩니다.

증상이 복잡하고 도대체 답이 나오지 않을 때는, 다시 한 번 처음으로 돌아가서 하나하나 짚어가며 원인을 살펴보십시오. 고민하면 꿈에서라도 분명 답을 알려줍니다. 내가 생각하기에 확실하게 처방을 사용하였는데 증상의 근본치유가 안 된다면, 그건 99.9% 실력이 부족하기 때문입니다. 잘못된 처방 선택이죠. 나머지 0.1%의 확률은 처방 선택은 정확한데, 그 처방을 조제할 때 뭐하나 빼먹었을, 그런 희박한 확률이랄까요?

- 병의 원인은 단순하다. 내인, 외인, 불내외인.
- 병의 모습은 나뭇가지처럼 다양하게 나타나지만, 그 뿌리는 단순한 한두 덩어리다.
- 병의 원인을 알기 위해서는 나를 알고, 적(병)의 원인을 알아야 한다.
- 병의 근본을 아는 것은 어렵지만, 어쩌면 쉬운 일이다.

불면(不眠)

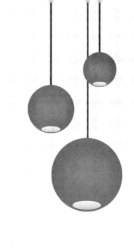

단단히 바람났다
밤만 되면 어딜 가노

외론 등(燈) 밝혀 놓고
온밤을 기다리다

새벽녘 오는 너에게
몸도 맘도 다 상한다.

— 이창희 시인

제3장
본초학

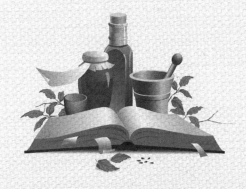

1. 본초공부 첫걸음

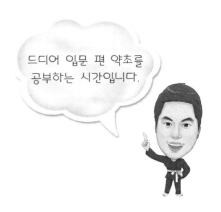

드디어 입문 편 약초를 공부하는 시간입니다.

:: 본초의 성질

앞에서도 말했듯 우주 자연의 모든 물질은 그것만의 고유한 성질을 가지고 있습니다.

그 성질을 이용하여 병을 치료하는 것,

내 몸의 음양 균형이 깨진 상태에서 그 불균형 상태를 바로 할 수 있는 적합한 약초를 이용하는 것, 이렇게 신체의 균형과 건강을 목적으로 자연에 존재하는 물질의 특성을 이용하고 공부하는 것이 바로 본초학입니다.

겨울이면 즐겨 먹는 귤! 제주도에서 재배하는 귤의 껍질도 약초의 대표적인 예로, 귤껍질의 이름을 '진피(陳皮)'라고 합니다. 약방의 감초처럼 한약처방에서 자주 사용되는 한약재입니다. 그럼 진피가 가진 성질을 간단히 살펴볼까요?

진피는 기(氣)의 순환을 원활하게 해주고 특히 비위의 운동을 도와줍니다.

비위의 정체된 수분이나 찌꺼기도 제거해줍니다. 진피는 이렇게 비위를 순조롭게 해주니, 몸에서 어떤 불균형을 잡아줄 수 있겠습니까? 바로 비위의 운동력이나 기의 흐름에 문제가 발생한 경우 주로 사용할 수 있겠죠?

이러한 진피의 효능을 한자어로 '이기건비(理氣建脾)'라고 합니다.

이 네 자를 길게 설명해 드렸는데요. 진피가 기의 흐름을 순조롭게 해준다고 하니, 혈액순환에 도움이 되겠다고도 생각 드는데요.

'그럼 아랫배가 뭉치고, 혈액순환이 안 되어, 월경이 불순하니 진피를 달여 먹고, 소복의 기순환 도움을 줘야겠군…' 이렇게 생각하고 진피를 꾸준히 먹는다면 효과가 있을까요? 정답부터 말하면, 전혀 효과가 없습니다. 기의 흐름에 도움을 준다고 했는데 왜 효과가 없을까요? 왜 그런지 조금 있다가 알아봅시다.

우선 다른 예로 웅담이라는 약초를 살펴보겠습니다. 웅담은 좀 길게 이야기해야겠군요. 왜냐하면, 내 아들의 친구인 곰돌이가 불쌍하기 때문입니다.

웅담은 현재 멸종위기에 처한 야생 동물로 거래가 금지되어 있습니다.

그럼에도, 그 효능이 얼마나 대단하기에 암암리에 고가로 거래되고, 수많은 유사품이 국제적으로 활개치는 것일까요? 많은 사람이 불법을 저지르면서도 구하려는 웅담, 그 효능이 얼마나 좋을지 너무나 궁금해집니다.

곰의 쓸개인 웅담은 위쪽이 길쭉하고 아래쪽은 부풀어, 그 모양이 꼭 만화에서 나오는 도깨비 방망이 같은데요, 그 성질은 차가워서 심장, 간장, 담 등에 비정상적인 열을 내려줍니다.

즉, 열을 내리고 해독하는 능력이 우수하여 예로부터 급성간염, 간 경화, 황달 등의 여러 간 질환과 고혈압에도 유용하게 사용되어 왔습니다.

진정작용(鎭靜作用)으로 소아의 열성경련, 섬어(譫語: 정신상태가 불명료한 상황에서 소리하는 증상) 및 간장과 심장의 열로 인한 구안와사 등의 중풍, 열성 경련, 전염병에도 그 효과가 입증되고 있습니다. 어혈을 제거하는 데도 효과가 좋습니다.

그럼 이렇게 효과 좋은 웅담은 어떻게 만들어질까요?

웅담을 위해 사육되는 곰들은 일어서서 걷지도 못하는 좁은 철창 안에서 10년 이상을 갇혀 있어야 합니다. 곰에게는 너무 잔인한 상황입니다.

웅담같이 대단한 한약재는 없거나 웅담이 가진 효능 중 일부라도 비슷한 약초가 없으니까, 이렇게 불법을 저지르면서까지 요란을 떠는 것일까요?

여러분께서는 혹시 포공영이라고 들어보셨습니까?

아시는 분 많이 계시죠? 포공영은 바로 민들레로, 우리 주변에서 흔히 볼 수 있는 풀입니다.

민들레도 웅담처럼 차가운 성질의 약재로 간장과 위장의 열을 내려주며, 소염작용이 매우 우수하여 열성 위염과 담낭염, 편도염, 간염, 급성기관지염, 악창 등에 그 효능이 널리 알려져 있습니다. 또한, 웅담처럼 간장, 위장에 대한 청열 해독작용이 매우 우수하여 황달, 지방간 등에도 큰 효과가 있습니다. 즉, 민들레는 웅담과 같이 간의 울결(鬱結)을 제거해 줌으로써 눈을 맑게 하고(淸明肝目), 간열로 인한 고혈압 및, 항암, 항바이러스작용 또한 우수하여 간암, 위암에도 널리 이용됩니다. 이렇듯 민들레는 웅담과 유사한 효능을 지니고 있습니다. 그뿐만 아니라 여성 젖몸살 및 유방 멍울에 효과가 있고 산모의 젖을 잘 나오게 하는 등, 웅담과 차별화되는 효능도 가지고 있습니다.

민들레와 더불어 인진쑥도 여러분 잘 아실 겁니다. 쑥대밭이라 해서 어떠한 폐허에도 그 생명을 키우는 인진쑥 역시 웅담과 민들레 못지않은 효능을 지니고 있습니다.

삼국지에도 나오는 명의 화타! 화타와 인진쑥에 관련된 이야기입니다.

어느 날 한 환자가 화타(華陀)를 찾아왔다.

눈이 퀭하니 얼굴색이 노랗고, 환자는 곧 죽을 것 같았다.

화타가 환자를 살펴보니 심한 황달이라 방법이 없어 환자를 그냥 돌려보냈다.

몇 달 뒤 화타는 길을 가다가 그 황달 환자를 우연히 만나게 되었다.

그 환자는 놀랍게도 건강히 살아있고, 황달은 완전히 없어져 있었다.

화타는 의아해하며 그동안 어떻게 지냈는지 물으니, 그 환자는
"겨울이 지나고 식량이 없어서 초봄에 산과 들에 있는 풀을 먹고 살았습니다."라고 말했다.

화타는 환자와 함께 그 풀을 확인하러 산에 갔다.

화타는 그 흔한 쑥이 황달을 치료했음을 예감하고, 그러고는 황달환자들에게 쑥을 캐서 먹여 보았다. 하지만 효과가 전혀 없는 것이 아닌가!

이듬해 초봄이 되어 화타는 똑같은 시기에 황달환자에게 쑥을 먹게 하였고, 그 효과는 놀랄 만큼 좋았다. 하지만 시간이 지날수록 아무런 효과도 보지 못했다.

화타의 거듭된 노력 끝에 쑥은 음력 3월에 어린잎이 효과가 있고, 시간이 지나면 그 효과가 없어짐을 발견하게 되었다."라는 이야기….

인진쑥은 이렇듯 황달에 효험이 높아 민간에서도 간 질환에 많이 이용됐으며, 웅담처럼 간담을 이롭게 하는 효능이 있습니다. 그래서 예로부터 인진쑥을 황달. 간염. 간암 등 간 질환 및 위장 질환, 부인병 등에도 널리 사용해왔던 것입니다.

웅담이 가진 효능과 비슷한 면이 있으면서도 자기만의 가치가 있는 인진쑥!

예로부터 의초(醫草)라고 불리 우며 귀중한 가치를 지녔던 저렴한 약초입니다.

한약재 중 인진쑥과 민들레뿐만 아니라 길가에 흔히 널려있어 잡초로 인식되는 쇠비름(한약명: 마치현)도 웅담과 유사한 효능을 발휘하는 약초입니다.

하지만 웅담과 민들레, 쑥, 쇠비름은 공통점도 있지만, 분명히 차이점도 있겠죠.

축구선수 박주영을 예로 들어보겠습니다.

박주영 선수와 똑같은 능력을 발휘할 선수는 없습니다. 하지만 박주영 선수보다 어떤 부분은 못하겠지만, 또 다른 부분에서는 더 우수한 능력을 갖추고 비슷한 플레이를 펼치는 선수들도 있을 겁니다. 이렇게 감독의 경기스타일과 팀 컬러에

따라서 골잡이를 결정하듯, 한약도 처방의 스타일에 따라 역할에 맞는 약초를 사용하는 것입니다.

격투기 선수 거인 최홍만은 농구선수를 시켜도 일반인보다는 훨씬 역할을 잘 소화해내겠죠? 원래는 씨름선수인데, 격투기도 하고, 요즘은 영화배우도 하고….

그럼 최홍만을 분류하면 씨름선수인가요? 격투기선수인가요? 영화배우인가요?

또한, 최홍만 선수의 신체 성분을 분석해보면 최홍만 선수를 다 알 수 있는 건 아닙니다. 최근 약초의 성분을 굉장히 중요시하지만, 더 중요한 것은 그것이 가진 고유한 성질입니다.

약초도 사람과 같이 하나의 인격체라 생각하시면서 공부해야 합니다.

애인을 알아가듯, 가슴으로 이해하여야 본초를 제대로 공부할 수 있습니다. 사람의 인성이나 약초의 약성이나 동일한 개념입니다.

세상 60억 이상의 사람들 저마다 모두 다르듯이, 웅담과 포공영 같은 한약재도 사람과 마찬가지입니다. 둘의 주 효능은 많이 유사하지만, 웅담은 간경락에 대한 전경작용이 다른 약초보다 강하여 간열중풍에 효과적으로 응용할 수 있고, 민들레는 위장 및 유방에 대한 소염작용이 더욱 우수하여 여성 유방종양 및 암에 응용할 수 있는 것과 같습니다.

만약 민들레가 우리 주변에 흔히 피지 않고 백두산 천지에서만 자생하는 희귀약초였으면 어떠했을까요? 아마 단돈 만 원이 아니라 웅담처럼 수백만 원을 줘야 구할 수 있는 신비의 약초가 되었겠죠? 바꿔 말하면, 웅담이란 약재도 하나의 본초일 뿐입니다. 금괴 밀수입하듯 요란스럽게 취급할 필요가 없다는 것입니다.

필요한 부분이 있다면 그 부분에 사용하면 그만입니다. 누구나 먹으면 좋은 명약이 아니라는 겁니다. 즉, 웅담이 가지는 고유의 특징은 참으로 중요한 것입니다.

허나, 그것 하나 때문에 모든 사람이 열광할 필요는 없다는 겁니다.

웅담의 효능이 모든 사람에게 필요한 것이 아니라는 겁니다.

차라리 곰쓸개 대신 대부분의 사람들에게 필요한 효능을 가진 약초!

귤껍질인 진피에 열광하는 것이 더 적합할 수 있습니다.

마지막으로, 위에 귤껍질 진피의 이야기를 마무리하면요,

기 흐름을 좋게 한다고 했으면서 왜 아랫배의 혈액순환은 양호하게 못 하는가?

정답은요, 기혈을 순환시키는 약초들도 그 역할이 나누어져 있답니다.

비위장에서 그 역할을 수행하는 친구가 있고, 아랫배인 소복에서 그 역할을 수행하는 친구도 있으며, 간에서 기순환을 담당하는 친구가 모두 나뉘어 있습니다. 특이하죠? 이러한 개념이 바로 본초 공부의 매력이고, 한약의 매력입니다. 참고로 소복의 기혈순환은 당귀라는 약초가 담당한답니다. 글을 쓰다 보니 3살 아들이 안고 자던 곰돌이가 생각나네요.

본초학이란

신체의 음양 균형을 위해 물질의 특성을 이용하여 몸의 불균형을 바로잡는 것.

약초를 공부할 때는 사람의 특성을 이해하듯, 가슴으로 알아야 한다.

약초는 각자의 특성이 있다. 웅담도 고유의 효능이 있지만, 만병통치약이 아니다.

어느 한 가지 약초가 특별한 것이 아니다. 웅담 역시 꼭 필요한 사람만 찾으면 된다.

예) 비위의 기 운동이 진피라면, 소복의 기 운동은 당귀다.

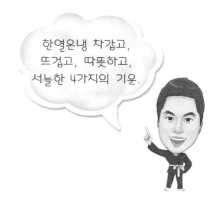

한열온냉 차갑고,
뜨겁고, 따뜻하고,
서늘한 4가지의 기운.

:: 한열온냉(寒熱溫冷)

우리 사람도 뜨거운 사람, 따뜻한 사람이 있고, 차가운 사람이 있듯, 싸늘한 사람이 있듯, 약초들도 인간과 마찬가지로 차가운 친구, 뜨거운 친구가 있습니다.

몸의 음양균형이 깨지면 병이 발생한다고 했죠? 음양이 깨지면, 그중 가장 많이 나타나는 현상이 바로 온도의 균형이 깨지는 것입니다.

예를 들어, 위장이 차가워지면 위장을 따뜻하게 해주는 약을 먹어야 하고,

머리에 화가 치밀어 두통이 생기면 머리의 열을 내려주는 약을 먹어야 하겠죠.

그럼 차가운 온도 순서대로 적어볼까요?

가장 차가운 것부터 한寒, 냉冷, 온溫, 열熱. 이렇게 되겠습니다.

차가운 친구부터 뜨거운 친구까지, 한열온냉은 본초를 공부함에 가장 기본적 개념이 됩니다.

다음은 귀경입니다.

'귀경'이라고 하여 그 개념을 앞에서 설명해 드렸죠?

약초도 몸에 들어가면 자신이 가야 할 곳을 찾아갑니다.

그럼 우리가 음식으로 즐겨 먹는 생강을 살펴볼까요?

생강의 귀경이 비위장이고 생강이 따뜻한 성질을 가졌다면, 과연 어떤 효과를 낼지? 당신이 만약 생강을 복용한다면 어떨 때 복용해야 할지 느낌이 오시는지요?

반대로, 위장으로 귀경하는 약초 중 서늘한 편에 속하는 민들레(포공영)를 먹으면 열로 인한 위장의 불균형에 도움을 줄 수 있겠다고도 유추해볼 수 있습니다.

그럼 약초가 뜨거운 성질인지, 차가운 성질인지 어떻게 증명하느냐고요?

"증명 안 해도 돼~. 수천 년간 효과를 보며 이미 다 확인된 것들이야. 믿고 한번 먹어봐~! 그냥 먹어, 아픈 데 다 좋아져~." 이렇게 약장수처럼 말하면 아무도 안 믿겠죠. 그럼 약초를 복용하고 그 약초가 귀경하는 몸 부위를 원적외선 카메라로 찍으면 믿겠죠? 예를 들면, 비위가 차가운 사람들을 대상으로 먼저 원적외선 사진을 찍고, 생강을 탕으로나 환으로 하여 하루 서너 번씩 마시고, 원적외선 카메라로 비위 쪽 전후 사진을 찍는 거죠. 사람의 몸에 따라 어느 정도 시간 차이는 있겠지만, 생강의 귀경에 따른 비위장의 색깔은 분명 달라져 있을 것입니다.

이중탕이란 처방이 있습니다. 비위의 찬 기운을 몰아내어 속을 따뜻하게 해주는 처방인데요, 건강과 더불어 인삼, 백출, 감초, 이렇게 4가지로 구성됩니다.

생강을 말린 것을 건강이라고 하겠죠? 비위의 차가운 기운을 없애고 속을 따뜻하게 해주므로, 비위가 차가워서 설사하거나 소화흡수가 떨어지는 사람에게 효과가 좋을 것입니다.

만약 생강 혼자만이 아니라 '이중탕' 같은 처방으로 복용했을 때도 원적외선 촬영 결과가 어떻게 되는지 궁금하지 않습니까? 만약 스트레스로 머리 쪽에 열이 많이 나는 사람은 원적외선 촬영 시 상체, 머리 쪽이 붉게 나타날 확률이 높을 겁니다.

인삼, 백출, 복령, 감초 = 이중탕 → 비위로 귀경하여 비위를 따뜻하게 함.

그럼 그 원인에 따라 이 사람에게 머리열을 내려주는 처방을 사용하면 어떻게 될까요? 실험해보지 않아도 머리 쪽의 붉은색이 줄어있을 거라고 예상할 수 있을 겁니다. 이렇게 발달할 과학기술로 약초의 성질을 하나하나 증명하면 참 공부하고, 설명하기 좋겠다는 생각이 드네요.

마지막으로 몇 가지 약초를 예로 들며 한열온냉을 추측해 보겠습니다.

첫 번째, 우리가 음식으로 자주 먹는 '대파'입니다. 약초명으로는 총백(蔥白)이라 합니다. 여러분 파를 먹으면 몸이 오슬오슬 차가워지나요, 아니면 몸이 따뜻해지고 땀이 나며 열이 발생하는 느낌인가요? 다들 아시겠죠?^^ 총백은 따뜻한 성질을 가진 친구입니다. 그래서 고춧가루와 파를 달여 먹으며 한사寒邪로 인한 감기 몸살을 치료했죠.

두 번째는 광물인 '석고'입니다.

석고는 위장 쪽의 실열(實熱)을 내려주는 중요한 역할을 합니다. 위장 쪽을 양명경이라고 하는데요, 석고는 양명경에 열을 내려주고 폐의 열도 밑으로 내려줍니다. 양명경에 사기가 침범하여 40도 가까이 고열이 날 때 석고가 꼭 필요합니다.

석고가 들어간 백호탕 같은 처방을 복용하면 고열이 하루 만에 정상으로 돌아온답니다. 차가운 석고라는 본초로 몸의 열을 내려주어 음양의 균형을 찾은 겁니다.

약초마다 차갑고 뜨거운 성질 외에도 먹었을 때 맛이라는 그 특유의 성질이 있는데요, 인삼처럼 쓴맛, 수박처럼 단맛, 고추처럼 매운맛, 미역처럼 짠맛, 매실처럼 시큼한 맛. 이런 맛은 본초의 효과에 어떠한 영향을 미칠까요?

맛은 보통 다섯 가지라고 하죠. 오미(五味)!

이 다섯 가지의 맛도 약초의 성질을 결정하는 매우 중요한 성질이랍니다.

한열온냉과 더불어 본초 공부의 기본이라 할 수 있습니다.

이 오미(五味)를 다음 시간에 간단히 공부해봅시다!

본초공부의 기본

- 본초의 한열온냉 알기.

- 본초의 오미알기.

- 본초의 귀경알기.

한열온냉 + 오미 + 귀경을 파악함으로 그 효능을 유추할 수 있다.

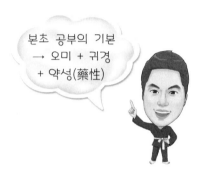

본초 공부의 기본
→ 오미 + 귀경
+ 약성(藥性)

:: 오미(五味)

맛이라는 것은 음식, 약초 등 생물의 성질을 결정하는 기본 요소입니다.

약초가 가신 고유의 맛은, 한열온냉, 귀경과 더불어 본초 공부의 기본이자 핵심이라 할 수 있습니다. 그럼 우선 5가지의 맛을 살펴보겠습니다.

첫 번째는 식초처럼 시큼한 맛인 산미(酸味)입니다.

두 번째는 한약의 대표적인 맛이죠. 쓴맛, 고미(苦味)입니다.

세 번째 대추나 감초처럼 달달한 맛인 감미(甘味)입니다.

네 번째 남자는 매운맛! 매울 신이란 글자의 라면도 있죠. 신미(辛味)입니다.

다섯 번째 바다 향이 나는 미역, 다시마처럼 짠맛의 함미(鹹味)입니다.

여기에 아무 맛이 없는 담담한 맛도 맛이라면 맛이라 할 수 있겠군요.

담미(淡味)라고 하죠. 색깔 없이 개성이 없는 사람도 매력이 없죠?

약초도 마찬가지로. 치우침이 강한 녀석이 효과도 빠르고 부작용도 강력합니다.

하여튼 실제 맛이 없는 담미도 몸에서 이뇨작용 등의 일부 기능이 있으므로 기능상 맛은 오미(五味) + 1, 총 6가지라 해도 되겠습니다.

그럼 맛이 왜 중요한지 살펴보겠는데, 약초의 맛이 중요한 이유를 알려면 우선 그 기능을 알아야 하겠습니다.

우선 매운맛을 봅시다. 약초에서 매운맛이란 어떠한 특성이 있을까요?

매운 성질을 가졌으니 차분한 성질을 가질까요, 아니면 열정적이고 활발한 성격일까요?

두 번째죠. 즉, 가만있지를 못합니다. 잘 돌아다니고 활발하게 활동할 겁니다.

그런 성질이 몸으로 들어가서 작용을 하면 어떠한 역할을 담당할까요?

땀을 내고(발한, 發汗), 기를 순환시키는(행기, 行氣) 등의 작용을 하게 됩니다.

그럼 퀴즈입니다.

만약 앞에서 배운 한열온냉 중 열(熱)과 신미가 만났다고 생각해봅시다.

즉, 辛 + 熱.

뭡니까? 금방 끓인 뜨거운 신라면? 뜨겁고 매운맛의 대표적인 본초는 '생강'이나 '부자'가 되겠습니다. 이 두 가지 특성이 더해지면 몸에서 어떠한 작용을 할까요?

휘발유로 불을 피우듯 활발하게 열을 내겠죠? 여기에서 생강이나 부자가 어느 장부로 가는지 그 귀경을 알게 되면 그 약초의 역할을 대충 짐작할 수 있을 겁니다. 맛을 알고, 성미를 알고, 귀경을 아는 것!

생강의 귀경은 오장육부 중 폐와 소화기관인 비위, 부자의 귀경은 심장과 신장, 비장입니다. 그럼 한번 귀경, 한열, 맛, 이 세 가지로 생강과 부자의 효능을 유추해볼까요?

맵고(味) 뜨거운(熱) 생강이 몸에 들어갔습니다.

폐와 비위 쪽으로 향해가는군요(歸經).

폐의 찬 기운을 날려주니 추운 날씨에 발생하는 감기에 좋을 것이라 예상합니다. 딩동댕!

비위가 차가워서 소화가 잘되지 않는 사람에게도 비위의 건강에 도움을 줄 것입니다. 딩동댕!

그리고 폐를 따뜻하게 해주니 폐와 연결된 코가 코주부처럼 빨갛게 되겠습니다. 땡! 그 정도로 코가 빨갛게 되지는 않고요.

두 번째 부자가 몸에 들어갔습니다. 심장과 신장, 비 쪽으로 향해갑니다.

심장으로 향하니 심장박동이 열정적으로 변하겠습니다. 딩동댕!

부자는 선천의 양기를 더해주는 역할을 합니다. 선천의 양기란 아궁이의 불과 같다고 설명했습니다. 그래서 밥솥인 비위장에도 영향을 준답니다.

부자는 비장이 차가운 사람에게도 도움이 될 것입니다.

부자, 생강, 둘 다 똑같이 따뜻하게 해주지만, 생강하고 부자의 차이는 분명히 있습니다.

한 가지 맛만 더 예로 들어볼까요?

매실처럼 시큼한 산미입니다. 매실이나 오미자, 레몬 등을 생각하면 입에 침이 모입니다. 즉, 시큼한 맛은 모이는 성질이 강합니다. 생각만 해도 침이 생성되는군요. 즉, 시큼한 맛은 몸에 진액을 만드는 기능이 있습니다.

삼국지의 주인공 중 조조의 리더십이 생각나는데요.

조조는 기나긴 행군으로 인해 탈진 직전의 지친 병사들에게 이렇게 외칩니다.

"저 산만 넘으면 매실나무가 있다~!" 하며 살기 위한 거짓말을 합니다.

매실 생각만으로도 침을 고이게 하여 수많은 병사의 탈진과 죽음을 줄일 수 있었다는 유명한 일화가 생각나는군요.

매실처럼 시큼한 오미자가 들어가는 처방만 한번 공부해보고 마칩시다.

더운 여름철이면 땀을 많이 흘립니다. 땀은 흐르고 기력은 약해져 몸에 진액이 부족할 때 복용하는 유명한 처방이 있습니다.

바로 '생맥산'이라는 처방인데요, 여름철 집에서 직접 달여 먹을 수 있을 만큼 간단한 처방으로, 인삼, 맥문동, 오미자, 딱 3가지로 구성되니, 집에서 물처럼 드시는 분도 많답니다.

여름철 기력이 떨어지는 것을 보완하고, 기를 움직여주는 인삼,

심장과 폐의 진액을 보하여 쓸데없는 열을 내리고, 진음을 보해주는 맥문동,

인삼의 보기 작용으로도 땀이 새는 것을 막습니다만, 그와 더불어 시큼한 맛, 산미로 땀이 새나가는 것을 잡아주며(수렴), 몸의 진액을 생성하고 그것을 단단히 저장해주는 오미자,

『방약합편』이란 의서에 보면 맥문동 8, 인삼, 오미자 4를 넣으라고 되어 있군요.

한번 드시는 데 맥문동 8, 인삼, 오미자 각 4g이란 뜻입니다.

집에서 연하게 드실 거면 맥문동 40, 인삼, 오미자 20g씩 해서 주전자에 달여 드시면 여름철 건강에 도움이 되겠네요.^^

본초 공부는 → 오미 + 귀경 + 약성(藥性)을 기본으로 효능을 이해하는 것.

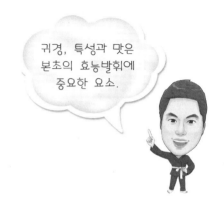

:: **귀경**(歸經)

귀경, 특성과 맞은
본초의 효능발휘에
중요한 요소.

약초의 귀경이 왜 중요한지는 앞에서 어느 정도 이해하셨을 겁니다.

귀경은 성(性)인 '한열온냉', 그리고 '맛(味)'과 더불어 본초의 핵심 3총사라고 부릅시다.

오미자를 예를 들며 귀경의 중요성을 살펴보겠습니다.

우선 오미자의 성질을 볼까요? 차가운 친구일까요, 따뜻한 친구일까요?

아니면 부자라는 본초같이 한성격하는 뜨거운 친구일까요?

오미자는 한열온냉 중에서 온(溫)에 속하는군요. 즉 약간 따뜻한 편이고요.

두 번째 그 맛은 산고감신함(酸苦甘辛鹹),

오미 중에 시큼한 산미가 중심이군요.

자 그럼, 이 두 가지 개념으로 오미자가 몸에서 어떻게 반응하고, 어떤 효과를 내는지 예상해봅시다.

성질이 따뜻하고 시큼한 산미이므로 작용부위를 따뜻하게 하고 몸에 진액을 생성할 것입니다. 진액을 생성하니 음이 허한 것에 도움이 되겠고, 갈증에 도움될 수 있겠다. 수렴을 하는 성질이 있을 수 있으니, 기운을 당겨서 모아주는 능력도 있을 수 있겠다. 대충 이 정도 유추할 수 있습니다. 물론, 예상 중 어떤 것은 틀릴 수도 있죠? 유추는 틀려도 전혀 상관없습니다. 여기서 만약 오미자의 귀경을 알면 오미자의 효능을 이해하고 유추하기 더욱 쉬워지겠죠?

오미자의 귀경을 살펴봅시다. 폐와 심장, 신장, 주로 세 장기에 집중됩니다.

폐, 심, 신, 세 장기로 향한다! 그럼 세 장부의 역할과 기능을 공부하여 알고 계신다면 오미자의 효능은 50%는 유추해서 들어갈 수 있겠죠. 오미자를 효능을 공부할 때도 이해가 더욱 쉬워지게 됩니다.

귀경, 성미, 오미, 이 3요소만으로 본초의 특성을 어느정도 파악할 수 있다는 이야기입니다. 즉, 귀경은 약초와 처방 공부의 뼈대 같은 기본이 된다고 할 수 있습니다.

오미자는 폐로 가니 폐에서 진액을 생성하고, 심장에 가서도 진액을 보하고 심장의 음을 보하여 심장을 차분하게 하니 신(神)을 안정시킬 것이며, 또 신장으로 기운을 수렴하니 위로 뜨는 기침에 좋을 것이고, 기운을 잡아당겨 수렴작용을 하면 정액과 신장의 에너지를 모으는 데 도움이 된다고 유추할 수 있을 겁니다.

"오호! 자기는 다 알고 말하니까 이렇게 쉽게 유추할 수 있는 것처럼 적는 거 아니야?"라고 말씀하실 수 있는데, 사실 맞는 말입니다. 공부해서 알면 알수록 유추하는 내용이 더욱 정확해지겠죠. 오미자를 공부하고, 구기자도 공부하고, 복분자도 공부해본다면 어떨까요? 여러 약초를 수없이 공부해봤기 때문에 설사 처음 보는 약초라도 그 성질과 맛과 귀경을 안다면 보다 많은 것을 유추해볼 수 있을 겁니다.

그럼 다른 본초의 귀경도 같이 공부해봐야겠군요.

우선 약재들 중 유명한 친구들을 예로 들어보며 공부하겠습니다.

간장 '웅담(熊膽)'.

곰의 쓸개죠? 쓸개라서 간으로 향하는군요.

해구신, 물개 성기가 정력에 좋다고 하죠.

물개 성기 대신 멍멍이 성기도 사용합니다.

이것처럼 웅담도 약효와 그 작용부위가 동일한 경우 중 하나입니다.

'천마(天麻)'.

하늘에 마! 이름 멋있죠? 효과도 굉장히 좋습니다. 간 열로 인한 혈압, 두통, 풍증 등의 병에 웅담 이상 효과를 볼 수 있는 약초입니다.

어떤 손님이 간의 火로 인한 고혈압이 의심되었습니다. 혈압이 얼마냐 물어보니 갑자기 '190'으로 상승하였답니다.

그래서 우선 간단하게 할 수 있는 방법이 집에서 천마 가루를 구해 드시라 했죠.

한 달 반 정도 후에 얼굴색이 정상으로 돌아오며 혈압이 130으로 내려간 것을 확인한 기억이 나네요. 천마도 간으로 귀경하고 효능이 뛰어난 훌륭한 본초입니다.

심장 '부자(附子)'.

뜨거운 성질로 유명한 약초입니다.

독성도 강하여 옛날 임금님이 내리던 사약(賜藥)의 주성분이기도 합니다.

몸이 차갑고 몸에 양기가 아주 부족하여 심장이 뛰는지 마는지, 귀신인지 사람인지 뭐니 하는 창백하고, 음적인 사람에게 사용하죠. 즉 부족한 양기를 돌게 할 때 사용합니다. 즉, 아궁이에 휘발유를 붓는 것처럼 심장에 불을 지펴버립니다.

독성이 강하여 사약으로도 사용된 약재인데, 그렇게 나쁜 녀석만은 아니군요.

이렇게 몸에 좋은, 생명을 구하는 약재로도 사용됩니다.

잘 쓰면 약이고 잘못 쓰면 독이라는 것을 증명해주는 대표적인 녀석입니다.

앞에 포제라는 단어 기억나시죠? 부자도 그 성질이 매우 강한 약초이므로 포제라는 과정을 당연히 거칩니다. 부자는 어떤 방법으로 성질을 바꾸는지 궁금하군요.

비장 '산사(山査)'.

술 이름에 들어가서 우리가 잘 아는 약초입니다. 산사는 소화를 돕는 한약재로 분류됩니다. 특히, 고기 먹고 체한 데 매우 효과가 좋습니다. 한방에서는 이러한 약초를 '소도제'라고 합니다. 산사춘은 회식하며 삼겹살 먹을 때, 한잔씩 걸치라는 뜻이군요.

폐장 '행인(杏仁)'.
'살구나무 행' 자군요. '인'은 종자나 씨앗을 의미합니다.
예를 들면, 의이인(율무), 도인(복숭아씨) 등. 행인은 즉, 살구의 씨앗이군요. 살구를 먹다가 보면 안에 둥근 씨앗 집이 있는데, 그 안에 행인이 있습니다. 행인은 폐로 들어가서 기침을 멈추게 하죠. 행인은 폐로 들어가는군요.

신장 '복분자(覆盆子)'.
'그릇을 엎어버리는 씨앗'이라는 뜻인데요.
산딸기를 먹고 소변을 누면 요강도 넘어뜨린다는 뜻에서 그 이름이 복분자라 하죠. 티브이 광고에도 복분자주를 먹고 소변을 보는데 소변기였나? 아님 벽이었는지, 하여튼 오줌에 구멍이 나며 깨지는 선전을 했죠? 과대광고라고요?
하지만 이 광고가 바로 복분자의 특성을 잘 나타내고 있네요.
신장은 정을 주관한다고 하였죠. 이렇게 신장을 보강해주는 복분자를 많이 먹으면, 신장이 보강되면서 정력에 도움이 되는 것은 분명합니다.
복분자처럼 '자'로 끝나는 것들은 정자를 주관하는 신장을 튼튼히 해주므로, 남자들에게 너무나 좋죠. 산수유도 남자한테 참~ 좋은데 왜 '자'라는 단어가 없냐고요? 요즘 유행한 산수유는 좀 특별하답니다. 뭐가 특별할까요?
산수유는 신장의 정을 모아주는 역할을 합니다. 신장의 정을 아무리 보해도 신장에서 가두고 모아주는 힘이 부족하다면, 그 정이 제 역할을 할 수 없는데요.
돈을 버는 사람이 있으면 그것을 가두고 지키는 사람이 중요한 것과 비슷하다 할까요? 산수유는 이러한 정을 비축해주는 역할을 한답니다. '산수자?' 이름이 이

상해서 자를 안 붙였는지는 모르지만, 산수유도 오미자, 복분자처럼 열매입니다.

'자, 자, 자, 자로 끝나는 약초?' 구기자, 복분자, 토사자, 오미자 등이 있네요.^^

다음 시간은 포제의 방법들을 한번 살펴보는 시간을 가지겠습니다.

앞에서 잠깐 설명해 드렸죠? 약초들의 성질을 바꿔주는 포제의 방법이 궁금합니다. 찌고, 볶고, 굽고, 담그고… 하는 방법들이 꼭 요리하는 것 같군요!

과연 어떤 약초가 어떤 방법을 사용하는지, 그래서 어떻게 성질이 변하는지 간단히 살펴보겠습니다.

> 귀경 + 성(性) '미(味)' = 본초의 3대 요소
> 본초 공부는 이 세 가지를 기준으로 하여 그 고유의 특성을
> 이해, 응용하여야 한다.

:: 포제

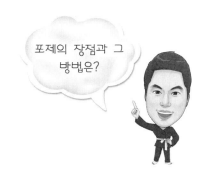
포제의 장점과 그
방법은?

약초를 치료 목적에 적합하게 조제, 복용할 수 있도록 만드는 모든 과정을 포제라고 생각하시면 편합니다.

포제는 다른 말로 수치(修治), 포자(炮炙)라고도 한답니다.

포제의 방법들은 여러 가지가 있는데요.

그럼 포제를 하여 우리가 얻을 수 있는 이점이 무엇인지 알아볼까요?.

첫째, 약을 사용하고, 복용하는 데 있어 좀 더 편리하게 하기 위함입니다.

쉬운 예를 들어 사슴의 뿔인 녹용, 녹각을 볼까요? 녹용은 사슴의 뿔이고, 녹각은 뿔이 굳어서 딱딱하여진 것이죠.

한약을 조제할 때 큰 녹용이나, 딱딱한 녹각을 덩어리째 사용할 수 없겠죠?

시중에 나오는 것처럼 얇게 박편하여 사용하게 됩니다.

녹각 외에 단단한 뿌리류 약초도 마찬가지겠죠.

당연히 절편, 가공하여야 정상적인 조제를 할 수 있는 것입니다.

둘째, 약초의 약성을 높여 치료의 효과를 높이기 위함입니다.

폐를 촉촉하게 하고, 심·폐의 음을 보하는 맥문동을 예로 들어봅시다.

맥문동의 포제법 중에는 꿀을 이용하는 방법이 있습니다.

꿀은 약초명으로 '봉밀'이라고 하죠. 봉밀의 효능 중 대표적인 것이 바로 폐를 부드럽고 윤택하게 하는 효능이랍니다. 이러한 효능을 가진 꿀물에 맥문동을 축인 후 불에 볶으면(초, 炒) 위와 같은 맥문동의 효능이 더욱 양호해져서 맥문동의 효과를 높이게 됩니다.

 금방 맥문동을 불에 볶는다고 했는데요.

 여러 포제 방법 중 이렇게 불에 볶는 포제 방법을 '초(炒)'라고 부르고요.

 약초를 꿀물처럼 어떤 효능을 가진 액체와 함께 초(炒) 방법을 '자(炙)'라고 한답니다.

 셋째, 약초의 독성이나 부작용을 감소시키는 역할이 있습니다.

 독성이 강한 대표적인 약초로는 열성이 강한 '부자'라는 본초가 있죠.

 생부자는 매우 뜨겁고 독성이 강하여 생으로는 사용하지 않습니다.

 여러 방법으로 그 독성을 완화해줘야 한약재로 복용이 가능하게 된답니다.

 생것을 그냥 달여서 복용시키면 실명, 구토, 호흡곤란 등 사람 병신 만들기 딱 좋답니다. 임금님이 내리던 사약이 되는 거죠.

 넷째, 약초의 성질을 변화시켜 사용한다.

 이것의 예가 대표적으로 홍삼이 되겠습니다.

 찌고 말리는 과정을 통해 인삼의 성질이 비교적 은은하고 묵직해지게 됩니다.

 홍삼은 뚝배기와 비슷하다고 비유해볼까요?

 반대로, 인삼은 쉽게 달아오르고 식어버리는 양은냄비와 비슷합니다.

 이런 개념을 쉽게 설명하자면, 인삼과 홍삼이 우리 몸의 기(氣)에 작용하는 능력이 똑같이 100이라고 가정합시다. 이때 인삼은 이 100이란 능력을 1시간 만에 몸에 발휘시킨다면, 홍삼은 100을 1시간이 아니라 하루라는 긴 시간 동안 은은히 보강하는 것과 같습니다. 즉, 인삼을 홍삼으로 만드는 것은 양은냄비를 뚝배기의 성질로 변화시키는 과정이랍니다.

 인삼은 짧은 시간 강렬하고 작용하는 성질로 인해 우리 몸의 방어벽인 모공이 일시적으로 단단히 잠기게 되어 몸의 열이 배출되지 않기 때문에, 몸에 열이 많이 발생하는 것처럼 느껴질 수도 있답니다.

다섯째, 약초의 귀경 및 작용부위를 변화시키거나 보완할 수 있습니다.

다섯 가지 맛은 오미(五味)였죠? 오미 중 짠맛 함미(鹹)는 신장으로 향하는 성질이 있습니다.

그럼 소금물로 약초를 볶아서 복용한다면 그 약초는 오장 중 신장으로 향하는 것(引經)이 더욱 용이하게 될 겁니다. 여기서 중요한 내용이 있습니다.

오미는 서로 어디로 잘 향하는지 알아봅시다.

> 시큼한 산미는 주로 간으로 향합니다.
> 쓴맛 고미는 주로 심장으로 향합니다.
> 단맛 감미는 주로 비장으로 향합니다.
>
> 매운 신미는 주로 폐장으로 향합니다.
> 짠맛 함미는 주로 신장으로 향합니다.

오미의 오장배속입니다. 한번 눈에 익혀두고 넘어갑시다. 중요한 개념이거든요.

포제 하는 모든 방법을 다 공부하면 좋겠지만, 앞으로 본초를 공부하며 포제법이 나올 때마다 그 약초는 어떠한 포제 방법을 사용하는지, 그로 인한 약초의 성질과 특성을 그때그때 이해해나가면 충분할 것 같습니다. 굳이 찜통에 숙지황이나 인삼을 여러 번 찌고 말리며 땀 흘릴 필요가 없죠?

그냥 포제 규격품을 사용하면 됩니다. 결론을 말하자면, 이 본초는 왜 이런 포제법을 사용하는지, 이러한 포제 방법으로 우리 몸속에서 작용하는 역할을 이해하면 충분합니다.

그럼 포제의 대표적인 방법만 간단하게 소개하고 마치도록 하겠습니다.

1. 볶는 것(초, 炒)

약간 볶는 것, 많이 볶는 것, 태우는 것 등으로 구분할 수 있습니다.

스테이크 구워 먹는 것과 비슷하죠?

저는 그냥 잘 익혀달라고 합니다만, 그래도 웨이터는 꼭 영어로 되물어봅니다.

레어-미듐-미듐웰던-웰던? 포제법의 '초'보다 훨씬 어렵군요. 초는 삼단계인데 말이죠. 쌀이나 밀 등을 같이 넣고 볶는 경우도 있습니다. 우리가 주로 먹는 밀이나 쌀을 넣고 같이 볶으면 비위를 보강하는 성질이 강해진다고 합니다.

2. 어떤 액체보료와 같이 볶는 것(자, 炙)

약효 중에서 어혈을 제거하거나 경맥 순환을 양호하게 해주는 약초들이 있겠죠.

이들은 약효 증강을 위해 막걸리 등의 술에다가 약을 잘 버무려 볶는 경우가 있습니다.

술은 약성이 따뜻하고, 화끈?하여 피의 순환을 활발하게 만들기 때문입니다.

또한 '자'의 방법 중에 시큼한 식초를 버무려 약초를 볶는 경우가 있습니다.

시큼한 산미는 오장 중 어디로 달려간다고 했나요? 간이었죠!

즉 식초로 '자' 하는 방법은 간에 작용하는 약초의 효능을 높이기 위해 주로 사용합니다. 식초로 자하는 대표적인 약초가 바로 '향부자'라는 약초입니다.

향부자는 간의 기운이 울체된 것을 풀어주는 작용을 합니다.

그럼 향부자의 효능을 높이기 위해 포제를 할 때면, 간에 작용력을 높이기 위해 식초를 사용할 수 있겠다고 생각할 수 있겠습니다.

또, 약초의 효능이 신장으로 작용하도록 하기 위해 약초를 소금물로 볶는 경우도 있습니다. 대표적인 약초로는 신장을 보하는 약초인 '두충'이 있네요.

그 외 약초의 독성을 완화하거나 찬 기운을 줄이기 위해 생강즙으로 버무리는 경우도 있고, 앞의 맥문동처럼 꿀로 버무리는 경우 등도 있습니다.

3. 찌는 법(증, 蒸)

홍삼, 숙지황처럼 증기로 찌는 방법을 말합니다.

약초를 찔 때도 목적에 따라 소금, 술 등 여러 물질을 첨부할 수도 있습니다.

생지황을 찌고 말리면 새까만 숙지황이 되죠. 약재 중에 새까만 캐러멜 비슷한 것 보셨죠?

9번 찌고 말리는 것이 정석이라고 하죠. 찌고 말릴수록 생지황보다 성질이 따뜻해지고 보해주는 기능이 더욱 강해집니다.

그럼 생지황의 기능을 한자 원문을 통해 살펴볼까요? 생지황의 기능을 보니, '청열양혈(淸熱凉血), 생진지갈(生津止渴)', 이렇게 적혀있네요.

"열을 내리고, 피를 서늘하게 하며 진액을 보충하여 갈증을 줄인다." 이렇고요.

숙지황의 기능은 보혈자음(補血滋陰), 보정익수(補精益隨),

'피와 음을 보하고 정수를 보충한다'는 뜻이네요. 한자어 쉽죠?

찌고 말리는 과정을 거치니 성질이 이렇게 변해버리는군요. 신기하지 않습니까?

4. 끓이는 법(자, 煮)

물에 끓이는 방법입니다. 국 끓이듯 말이죠.

여기서도 다른 포제법과 마찬가지로 여러 수단이 사용될 수 있습니다.

그냥 물로 끓이는 방법도 있고, 생강즙이나 식초로 사용할 수 있습니다.

이러한 방법은 다른 방법과 마찬가지로 부작용이 줄어들 수도 있고요.

약초를 목적에 맞게 성질을 바꿀 수도 있답니다. 예를 들면, 독성이 강한 '반하'라는 약초는 생강 달인 물에 넣고 한참을 달인 후에 사용하는 경우가 많답니다.

포제의 목적

- 약을 복용하는 데 편리
- 약성을 높여 치료 효과를 높이기 위함
- 독성이나 부작용을 감소
- 약초의 성질을 변화하기 위함
- 약초의 귀경을 변화시키거나 보완

포제의 방법

- 볶는 것(초, 炒)
- 어떤 액체보료와 같이 볶는 것(자, 炙)
- 찌는 법(증, 蒸)
- 끓이는 법(자, 煮)

2. 본초 특성

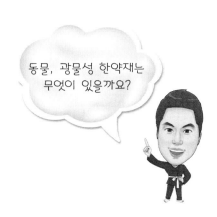

동물, 광물성 한약재는
무엇이 있을까요?

:: 동물, 광물

어느 날 건강프로그램에서 한의사가 "음을 보한다, 양을 보한다."라고 했습니다. 사회자나 참가자들이 그 말이 무슨 뜻인지 생소해하더군요.

생소한 반응이 당연합니다. 왜냐하면, 우리는 교육과정에서 복소수나 삼각함수 등은 열심히 공부하지만 음양오행원리는 배우지 않기 때문입니다.

사실 이 세상을 살아가는 데 가장 중요한 것은 뭐라 생각하십니까?

저는 이 세상을 살아가는 데 기본적으로 중요한 요소를 몇 가지 고르라면, 그중 한 가지가 바로 '나를 아는 것과 세상을 아는 것이라 생각됩니다.'

나를 제대로 파악하고 있어야 세상을 현명하게 살아갈 수 있음은 누구나 알고 있습니다. 컴퓨터에 재능이 있는 자녀에게 판사가 되라고 가정의 모든 돈을 쏟는다고 판사가 됩니까? 스티브 잡스나 빌 게이츠 같은 사람에게 공무원 공부 열심히 해서 합격하라는 것과 비슷합니다. 나를 모르고 세상을 살면 똑같은 사람이라도 인생이 천차만별로 차이 나게 되겠죠? 즉, 세상을 사는 데 가장 중요한 것이 자기 자신을 정확히 파악하는 것입니다.

사업을 하더라도 사업 운이 있을 때 하는 것과 그 시기가 아닐 때 도전하는 것과의 차이랄까요? 나중의 인생 결과가 완전히 바뀔 수 있죠. 세상 돌아가는 이치인, 음양오행을 공부한다는 것은 인생을 여유 있게 살아가는 방법이 됩니다.

다시 돌아와서, 그 한의사가 시청자에게 답하길,

옛날에는 "현대와는 달리 음양오행이라는 관점으로 세상을 관찰하였기 때문에 한의학 역시 그러한 관점을 적용하기 때문에 그렇다."

한의학에서 음이니 양이니 하는 말도 과거 시대의 관점적인 문제라는 것입니다.

물론 맞는 말입니다만, 더욱 정확하게 이야기하자면,

"지구상 모든 생명은 자연의 하나입니다. 그래서 모든 생명은 지구의 기운인 음양오행에 따라 생장 소멸하기 때문에 의학에도 음양오행의 사상이 그대로 적용됩니다."가 좋겠습니다.

음양오행의 관점이 옛날에만 적용된 것은 아니니까요. 세상 원리가 현대라고 변할까요?

음양오행은 자연의 기운이고 세상의 원리이기 때문에, 음양오행의 원리는 과거뿐만 아니라 현대 사회에서도 여전히 중요합니다. 그래서 음양오행을 한 시대의 관점이나 하나의 사상으로 바라보기보다는 변하지 않는 '세상의 이치'라고 보는 것이 더욱 적합합니다.

남과 여, 해와 달, 물과 불, 낮과 밤, 강함과 약함, 좋음과 싫음, 차고 뜨거움, 탄생과 죽음 등 이런 음양의 원리를 하나의 관점이라고 보기에는 그 의미가 너무 좁아지게 됩니다.

그래서 사람이든, 동물이든, 물고기든 모두 음양오행의 원리에서 살아갑니다.

첫 편에 말한 것처럼, 세상에 약이 아닌 것을 찾으려고 모든 곳을 다 돌아다녔지만, 결국 그것을 찾지 못한 것처럼, 세상에 태어난 모든 물질은 음양오행의 원리 속에서 저마다 고유한 성질을 가지고 있는 것이 핵심 개념입니다.

여기서 설명드릴 동물, 광물 관련 약재들도 마찬가지입니다.

'어떻게 돌을 먹어? 지렁이를 어떻게 먹어? 지네를 먹어? 사슴 고추를 먹어?'

너무 원시적이라 생각들 수 있지만, 이것들이 약재로 사용될 때는 인삼 같은 식물들과 다를 것 없이 바라보면 됩니다. 만약 홍삼에서 추출한 사포닌 등의 성분을 알약으로 가공하여 복용하는 것이, 홍삼을 달여 먹는 것과 비슷한 효과를 낼 수 있다면 매우 좋겠죠?

지렁이, 닭발, 곰쓸개, 물개 성기, 자라 등껍질, 닭 위장 등을 직접 먹거나 달여 먹는 번거로움과 비위생적인 상황이 없어지니까요. 점차로 과학기술이 발달하여서 성분이 추출된 천연물 신약이 자연 상태 그대로의 약초 효과를 낼 수 있으면 좋겠지만, 현재 기술로는 한계가 있습니다. 일정성분 추출물로는 그 효능이 100% 비슷하기는 불가능한 것입니다.

왜냐하면, 자연의 생명에는 그 기운이란 것이 있거든요.

그 기운이 바로 음양오행입니다.

산삼과 인삼의 차이는 성분차이라기보다는 산속에서 자연의 정기를 얼마나 품고 있는가의 차이이기 때문입니다.

산삼을 인공배양액에서 재배 후 그 성분을 산삼과 아주 똑같이 추출한다 하여도 산의 정기를 받고 자라온 몇백 년 된 산삼과는 그 효능을 비교할 수 없는 것은 당연합니다. 만약 인공배양 산삼이 100년 된 자연 산삼과 동일한 효능을 발휘한다면 그 재배자는 떼돈을 벌겠죠?

그럼 이번 시간에는 몇 가지 동물 약재와 광물 약재를 살펴보는 재밌는 시간을 가져볼까요?

우리 어릴 적에는 도시에도 흙이 있는 곳이 많았는데요. 비가 내린 후 흙냄새와 같이 땅에서 올라오는 지렁이의 모습을 참으로 많이 봤었던 기억이 납니다.

요즘은 시골의 땅 냄새가 자욱한 곳 아니면 보기가 힘든 녀석, 첫 번째 주인공은 바로 지렁이입니다. 한약재명으로는 '구인(蚯蚓)'이라고 합니다.

지렁이는 그 성질이 차고(寒) 맛은 함(鹹)미입니다.

구인의 효능을 간단히 살펴보면,

모양이 길쭉하고 매끈해서 그런지 막힌 경락을 잘 통하게 하는 것이 있습니다.

또한, 열병으로 인해 의식을 잃고 경련을 일으키거나 몸이 굳는 현상에 사용합니다. 그럼 지렁이와 모양이 비슷한 거머리도 그러한 효능이 있을까요?

거머리는 한약명으로 '수질(水蛭)'이라고 합니다. 거머리 역시 경락을 통하게 하는 효능이 있습니다. 또한, 피를 맑게 하고 어혈을 제거하죠.

두 번째는 닭의 모래주머니입니다. 닭의 위장이라 볼 수 있는데요.

일명 닭똥집이라 부릅니다.

위장에 모래 등의 불순물을 제거하고 깨끗이 말리면 바로 약재가 되는데, 그것을 바로 계내금이라 부릅니다.

자! 그럼 문제입니다. 닭의 위장인 계내금은 어떠한 효과가 있을까요?

1. 소화가 잘되도록 도와준다.

2. 경락을 통하게 한다.

정답 아시겠죠? 닭의 위장이라 그런지 계내금은 소화력을 좋게 해줍니다.

동일 부위를 복용하니 동일 부위에 작용을 도와주는군요. 모양도 고려해야 하지만, 약초의 부위로도 그 성질을 판단할 수 있는 약재들도 많습니다.

세 번째는 광물인데요, 우리가 돈보다 더 좋아하는 광석인 황금입니다.

금은 보통 얇게 금박으로 복용하는데요.

금은 심장으로 향해서 마음을 안정시키는 역할이 있습니다.

우리가 복용하는 청심환에 금박을 입히는 이유이기도 합니다.

금박은 청심환의 구성성분으로 심장을 진정시키고 神을 안정시키는 전심, 안신의 효능을 높여 줍니다. 반면, 현대에는 독성과 부작용으로 인해 복용을 금하는 광물 약재들도 많아졌는데요, 예를 들면 정신을 안정시키는 대표적 광물로, 홍콩할매귀신이나 강시를 무찌르는 데 사용되는 부적, 부적을 쓰는 재료인 붉은색 가루 주사입니다. 그리고 유황, 수은, 납도 독이 강해 사용하지 못 하는군요.

요즘 한약에다가 주사나 수은, 납을 넣었다면 양 팔지와 양 팔짱을 끼고 끌려가게 되겠죠?

의서에서도 이들은 독성이 강하므로 조심해서 사용한다고 기록되어 있습니다.

유황은 지금도 직접 먹지는 않고 외용으로 사용되거나 오리를 사육할 때 사료와 같이 먹여 유황오리를 길러 내는 방법으로 인간이 유황을 간접 복용하고 있군요.

반면, 석고, 활석 등 독성이 없는 광물은 지금도 널리 사용되고 있습니다.

광물, 동물 중 예를 들면, 수은, 경분, 밀타승, 흑연, 해구신, 호랑이 뼈 등은 실제 잘 사용되지 않는 것들입니다. 그래서 앞으로 소개해드릴 수 없는 것이 조금은 안타깝지만 실제로 복용할 기회도 없고, 사용할 수도 없답니다.

하지만 공부의 깊이를 위한 것이라면, 언제든 공부해도 좋겠습니다.

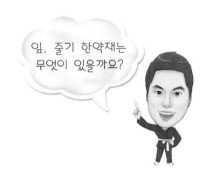

:: 잎, 줄기

한적한 시골, 힘센 수컷 양 한 마리가 음매~, 기 살아~ 하며 살고 있었습니다.

그 수컷은 능력이 좋아 아름다운 수많은 암컷을 거느리고 있었습니다.

자신의 암컷들과 하루에 수십 번 교배하여 체력이 지친 수컷 양. 그런데 들에서 어떤 풀을 뜯어 먹고 금세 정력을 회복하여 다시 암컷들과 교배하는 것을 본 주인 남자는 "오호라! 이게 비법이었구만~." 하며 바로 그 풀을 뜯어 먹고 가루지기가 되었다는 확인 못 할 전설이 있죠. 양이 사랑하던 그 풀!

그의 이름은 바로 '음양곽(淫羊藿)'이라 합니다.

음양곽을 그대로 해석해보면 '음란한 양의 콩잎?' 이렇게 되는군요.^^

음양곽은 삼지구엽초라는 식물의 전초를 의미합니다.

주로 잎과 줄기를 사용하는데 뿌리 역시 동일한 효능이 있습니다.

정력에 좋다고 하니 음양곽은 주로 어떤 장기에 작용할까요?

간신비폐신 중, 주로 신장에 작용하겠군요.

신장으로 가서 신장의 약해진 불꽃을 다시 지펴줍니다.

즉, 신장의 양을 보하는 것이죠.─ 보신양(補腎陽).

이 음양곽은 잎과 줄기가 주로 사용되는 한약재 중 하나였습니다.

잎과 줄기가 약초로 사용되는 경우는 음양곽 외에도 참으로 많은데요. 뿌리와 더불어 본초 구성의 핵심이라 할 수 있습니다.

우리가 자주 먹는 깻잎도 잎을 약초로 사용하는데요.

깻잎은 어떠한 경우에 사용될까요?

보통 잎으로 사용되는 약재들은 그 성질이 가벼운 경우가 많습니다.

소엽도 그 성질이 가볍고 날쌘 느낌이라 피부 쪽으로 잘 작용합니다.

폐에 작용하여 약하게 땀을 내며 우리의 모공을 열어줍니다.- 해표(解表).

정체된 중초의 기를 가볍게 순환시키는 효능도 있구요.

깻잎은 본초명으로 '소엽(蘇葉)'이라고 합니다.

약재로는 주로 자색 깻잎인 자소엽이 사용됩니다.

강한 향기로 주변에서 자주 사용되는 박하! 영화 중 박하사탕을 나눠 먹던, 그 좋던 시절을 그리며 주인공이 "나 다시 돌아갈래~!"라고 외치며 무겁던 삶을 바람처럼 떠나보냈습니다.

박하도 소엽처럼 가볍게 날아다니고 싶어합니다. 봄날의 바람처럼 말이죠.

소엽과 똑같이 땀을 내주는 기능이 있는데, 박하는 소엽과는 다르게 성질이 서늘한 편입니다. 성질이 서늘하니 몸에 들어오는 뜨거운 사기를 날려주는 기능이 있습니다. 즉, 머리 등 몸의 위쪽에 풍열을 날려줍니다. 풍열로 인한 두통, 목 아픔, 눈 붉어짐 등에 효과가 있겠습니다. 피부에 맺힌 열도 날려주니, 풍열로 인한 발진에도 사용될 수 있습니다.

음양곽, 소엽, 박하 등 모든 식물이 버릴 것 없이 각자 중요한 면이 있는데요.

그러나 정말로 버릴 것이 없는 나무가 있죠. 그것은 바로 뽕나무입니다.

뽕나무는 잎부터 열매까지 어느 하나 버릴 게 없습니다.

뽕잎은 '상엽', 가지는 '상지'라고 하구요

열매는 '오디'라고 불리죠, 본초명은 '상심자'라고 합니다.

뿌리의 껍질은 '상백피',

상엽, 상지, 상심자, 상백피, 모두 다 인간에게 귀중하게 사용되는데요.

여기서 뽕잎을 간단히 살펴볼까요?

뽕잎은 한약명으로 '상엽'이라 하는데, 박하와 비슷한 효능으로 풍열의 사기를 바깥으로 날려버립니다. 간과 폐로 귀경하는데, 특히 간과 상초 쪽의 풍열을 날려버리니까 간과 연결된 눈을 맑게 해줄 수도 있겠군요. 폐 쪽으로도 귀경해, 풍열의 사기로 인한 기침에도 효과가 있습니다.

이처럼 잎류 약초들은 뿌리 약초와는 달리 대부분 가벼운 성질을 포함합니다.

가볍게 날려주는 이런 성질 때문에 엽류 약초들이 비연, 비색(요즘 말로 비염이라고들 합니다)을 치료하는 데도 자주 사용되는 이유입니다.

참고로 이들은 가벼운 성질의 약재들이므로 약을 달일 때도 가볍게 달여줘야 좋답니다. 뿌리나 단단한 약재들처럼 오래 달이면 그 효과가 줄어들 수 있고요.

그래서 엽류의 약재들은 약을 달이는 도중에 첨가하여 30분 내외로 달이는 경우가 많습니다.

이를 두고 후하(後下)라고 합니다. 뒤에 넣어 짧게 달인다는 거죠.

이 때문에 잎이나 줄기류는 증류 한약으로도 효과를 낼 수 있죠.

후하의 반대말은 선전(先煎)이라고 하는데요, 주로 녹용, 인삼처럼 귀한 약재를 100% 추출해야 할 때 혹은 광물, 단단한 뿌리나 나무를 달일 때는 추출률을 높이기 위하여 다른 약재들보다 먼저 넣고 달입니다. 이런 약재들은 증류 한약으로 100% 효과 내기 힘들겠죠. 엽류보다 훨씬 무거우니까요. 증류로는 그 고유 약효를 추출하기 힘들 겁니다.

그 외에 몇 가지 약재를 알아볼까요?

심장의 열을 내리는 효능이 있는 대나무 잎, '죽엽'.

여성에게 더욱 좋은 약초인 쑥, '애엽'이라 하죠.

부채질할 수 있을 만큼 넓은 잎, 연꽃의 잎으로 몸의 쓸데없는 수분을 제거해주는 '하엽', 추어탕의 비린 맛을 없애주고 힘 빠진 비위를 정신 차리게 하는 '곽향'.

많은 약재들을 자주 보고 이해하며, 우리에게 익숙해지는 것이 본초학 공부의 핵심이랍니다.

잎, 줄기 약초 = 대체로 가벼운 편. 음양곽, 박하, 소엽, 상엽, 하엽, 곽향 등.

선전– 뿌리, 귀한 약물, 광물 등의 약초의 효과적인 추출을 위해.

후하– 잎류 등 가벼운 성질의 약초를 달일 때 사용하는 방법.

이번 시간은 뿌리, 꽃, 과실, 종자 등의 본초를 만나볼까요?

:: 뿌리, 꽃, 과실, 종자

보통 우리 주변에서 보는 약초들 중 많은 약초가 바로 식물의 뿌리죠?

뿌리라면, 우선 떠오르는 것이 인삼이나 길경(도라지)이군요.

그 외 갈근(칡), 사삼(더덕), 황기, 작약, 당귀 등도 있네요.

참고로, 뿌리를 사용하는 약초는 사계절 중 언제 채취하는 것이 좋을까요?

통상 뿌리 약초는 가을이나 봄 사이에 채취합니다.

뿌리에 기운이 모여있을 때죠.

기운이 뿌리에 응축되어 있을 그때가 약효가 가장 뛰어날 것입니다.

그래서 뿌리약초는 잎과 꽃에 기운이 올라가는 여름철에는 잘 채취하지 않죠.

산에 올라가거나 뒷동산에 가면 잎들이 수북하게 모인 곳이 많습니다.

뿌리 약초 중 가장 대표적인 약초인 칡의 잎입니다.

그럼 우리 한번 귀한 칡을 캐볼까요?

겨울철 산속에서 칡을 캐는 것은 보통 일은 아닙니다.

칡은 크기에 따라서 사람 허벅지보다 굵은 것도 많으니까요. 매우 무겁습니다.

칡은 약초명으로 '갈근'이라고 합니다. 갈근은 참으로 효과 좋은 약초이지만, 또 대중적으로 무난한 약초에 포함되는데요. 허나 그 효과는 참으로 좋습니다.

책에는 갈근을 "모공을 열어주고 살에 정체된 사기를 나가게 하며, 진액을 생성하고 갈증을 멈추게 하며, 양기를 올려 설사를 멈추게 한다." 이렇게 적혀 있네요.

최근에는 갈근이 갱년기 여성에게 좋다는 콩이나 석류보다도 여성호르몬 함량이 훨씬 뛰어나다고 알려져 있습니다. 사실 공부하다 보면 이렇게 책에 적혀있거나 실험된 사실들은 그 효능의 일부에 불과합니다. 산에서 몇십 년 정기를 받은 허벅지만 한 칡뿌리의 효능이 그것뿐일까요?

칡은 몸의 몸속 독소를 배출시키니, 간에 직접 귀경하지는 않지만 간 기능에 도움을 줍니다. 당연히 숙취 해소 등의 독소 해독에도 큰 효능이 있습니다.

위장 건강에도 좋고요. 왜 위장 건강에 좋을까요?

"갈근은 우리 몸의 위장에서 발생한 오래된 물을 제거해주고 맑은 진액을 위장에 뿌려주는 역할이 핵심입니다."

위장에 오래된 물이 몸에 정체된 것을 제거하는 데는 갈근이 핵심이라는 것.

아직 무슨 뜻인지는 모르겠네요. 왜냐하면, 위장에서 발생한 오래된 물이란 개념을 아직 공부하지 않았으니까 괜찮습니다.

갈근을 설명하다 보니 특공연대 군 복무 시절이 생각나네요.

소대원들과 밤부터 밤까지? 걷고 걷다가 어느 산 입구에서 칡즙을 파는 아저씨를 만났습니다. 물이 다 떨어졌는데 다행히 돈이 몇천 원 있어서 칡즙을 몇 잔 사 먹었던 기억이 있는데요. 소대원들이 한두 모금씩 나눠 먹었습니다. 그중 한 명이 부대복귀 후 제게 말을 했습니다. 칡즙 먹고 온몸에 기운이 샘솟아 지친 눈에 힘이 들어왔다고…

물론, 소대장에 대한 예의로 그런 말을 했을 수 있지만, 말 수가 적던 소대원이 그렇게 말해줘서 고마웠던 기억이 납니다. 밥을 못 먹고, 땀을 흘리고, 지칠 때는 칡즙을 한번 마셔 봅시다.

그럼 다음으로 넘어가서 꽃을 약초로 사용하는 식물들을 간단히 살펴볼까요?

위에서 언급한 갈근도 꽃이 있는데요. 갈근의 꽃은 '갈화'라고 합니다.

갈화도 갈근처럼 숙취 해소기능이 있는데요.

숙취 해소, 특히 두통제거에는 갈화가 갈근보다 더 뛰어나죠.

앞에서 공부했듯, 꽃이라는 특성 때문에 가벼워서 그런지 특히 음주 후 두통에 큰 효과를 발휘합니다. 숙취 해소 처방 약에 들어가면 참으로 좋겠는데요. 그럼 당연히 그런 목적의 처방이 있겠죠? '갈화혜성탕'이라는 처방이 있죠. 갈화가 처방의 주인공인가 봅니다. 대금음자라는 처방과 더불어 술병에 사용하는 대표적인 처방이 되겠습니다.

꽃 약초를 생각하면 떠오르는 '국화'가 있네요.

국화는 결명자처럼 간으로 귀경하죠. 성질은 서늘한 편입니다.

간으로 귀경해서 간의 풍열을 내리니 간을 맑게 하겠죠?

그럼 간의 창문과 같은 눈도 맑아지겠습니다. 즉, 국화는 결명자와 더불어 시력을 좋게 하는 약초로 매우 유명합니다. 그 외에도 어혈을 제거하는 홍화, 비염에 좋은 목련꽃 봉우리, '신이' 등 여러 귀중한 약초들이 있습니다.

다음은 과실입니다. 과실이란 열매를 뜻하겠죠?

여러분이 잘 아시는 대추도 열매약초입니다.

산사나무 '산사', 매실 열매 '오매', 오미자, 복분자, 탱자 열매인 지실, 지각이 떠오릅니다.

종자란 씨앗을 의미하죠? 씨앗은 보통 '인(仁)'이나 '자(子)'로 많이 끝납니다.

물론 과실도 자로 끝나는 것이 있습니다만, 종자의 대표적인 약초는 율무인 '의이인', 복숭아 씨앗인 '도인', 마약의 원료인 대마의 씨앗은 '마지인', 깻잎의 씨앗은 '소자' 등 수많은 약초가 있군요. 소자는 기침에 자주 사용되는데요, 소자는 어떠한 원리로 기침에 사용될까요? 그 원리를 공부하는 것이 바로 본초학이 되겠죠? 즉 소자는 기침에 효능이 있다는 것을 암기하는게 본초학이 아니라 왜 기침에 좋은지 이해하는 것이 본초학이 되겠습니다.

그러므로 오미자가 열매인지, 씨앗인지 구분하는 것이 그렇게 중요하지는 않고요.

부위별로 사용되는 식물의 종류와 그 특성을 그저 이해하고 넘어가면 됩니다.

본초학을 공부함에 중요한 것은 그 약초의 특성과 효능을 이해하는 것, 거기서 더 나가면 그 약초가 처방에 속하는 의미를 이해하는 겁니다.

다음 시간은 '승강부침'입니다. 승강부침, 부침개 이름 같군요.

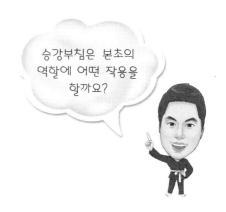

승강부침은 본초의
역할에 어떤 작용을
할까요?

:: 승강부침(升降浮沈)

승강부침이란 앞서 공부한 귀경과 비슷한 개념의 본초 성질인데요.

승강부침이란 것도 귀경의 개념처럼 일정한 방향성을 의미하는 것입니다.

우선 승강부침이란 무슨 뜻인지 글자 하나하나를 살펴볼까요?

승(升)- 올라간다는 뜻입니다.　　부(浮)- 떠오른다는 뜻입니다.

강(降)- 내려간다는 뜻입니다.　　침(沈)- 가라앉는다는 뜻입니다.

즉, 승강부침이란

방향성을 의미하는 본초의 특성 중 하나입니다.

크게 4가지 방향을 의미하는데, 승강부침으로 표현합니다.

몸의 위로 향하는 작용을 승(升), 아래로 향하는 작용을 강(降), 위와 밖으로 향하는 작용을 부(浮), 속과 아래로 향하는 작용을 침(沈)이라 합니다.

그럼 승강부침이란 것이 한약과 무슨 관계가 있을까요?

우선 귀경의 개념을 살펴봅시다.

약초가 우리 몸에 들어가면 약초는 자기들만의 귀경성질이 있어 몸의 일정부위로 향해 가죠? 승강부침이란 것도 마찬가지입니다.

약초의 특성에 따라 위로 오르는 녀석, 내려가는 녀석, 몸 밖으로 나가려는 녀석, 몸 안으로 들어가려는 녀석이 있다는 의미입니다. 여기서 말하는 약초의 특성이란 무엇을 의미했습니까? 약초의 성질이란 앞에서도 공부했던 약초의 중요한 특성 3가지였습니다. 삼총사! 기억나시죠? 약초의 특성을 결정하는 3대 요소는 바로 '성질과 맛, 귀경' 이 세 가지였죠?

바로 이러한 본초의 3요소가 승강부침에 결정적인 영향을 미친답니다.

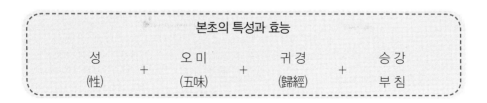

그 외에 약초의 모양이나 향기도 승강부침에 일정한 영향을 미칠 수도 있죠.

예를 들어, 향기가 강한 본초는 몸 안으로 들어가서 숨으려 하기보다는 멀리멀리, 곳곳으로 퍼져 나가려 노력하겠죠? 대표적인 향기 약초가 바로 '곽향', '사향'이지 않습니까?

곽향은 여름철 축 처져 지친 비위에 향기를 내며 번쩍 정신 차리게 해줍니다.

사향은 공진단에 들어가는 약초죠. 공진단 속 사향의 퍼져 나가는 능력은 녹용의 효능을 온몸으로 퍼지게 하죠. 그런데 사향은 너무나 비쌉니다. 그래서 앞에 글자만 다른 '침향'을 대신 사용하죠. 침향을 사용해도 퍼져 나가는 효과는 좋습니다. 약초의 성질 중 향기 하나만 봐도 승강부침을 알 수 있죠?

이렇게 약초의 성질을 결정하는 여러 요소가 승강부침과 어떠한 연관이 있는지 살펴봅시다.

본초의 性인 한열온냉의 예를 먼저 봅시다.

첫 번째 찬 기운과 따뜻한 기운을 가진 약초 중 위로 상승하는 것을 주로 어떤 것일까요?

따뜻한 기운을 가진 것이겠죠? 따뜻한 것은 올라가기 쉽고, 찬 것은 내려가기 쉽습니다. 뜨거운 기운을 가진 친구가 차분하게 침체되는 경우는 드물겠죠? 냉정하고 차가운 성질의 친구는 흥분해서 기분이 위로 치솟고 떠오르는 일은 드물 겁니다.

약초 중에 뜨거운 약초인 부자는 아래에서 위로 오르는 성질이 있습니다.

반대로 차가운 약초인 '대황'이란 본초는 아래로 내려가려는 성질이 있는 것과 비슷합니다.

다음은 본초의 五味, 즉 맛을 고려해봅시다.

매운맛은 차분하게 아래로 내려가며 침체될까요? 아니면 외부로 발산하며 올라갈까요?

매운맛은 차분하게 침체되기보다는 열정적으로 발산하려는 성질이 강하겠죠?

고추 다이어트도 이러한 원리를 응용한 것이라 볼 수 있죠.

시큼한 맛은 어떻습니까? 입안의 침을 고이게 하죠?

수렴하고 모이게 하는 성질이 있군요. 어떤 사람은 소금을 변비치료에 사용할 때가 있죠? 소금은 밑으로 내려가는 성질이 있으므로 변비가 심한 사람이 오전 공복에 천연소금물을 이용하는 경우가 있습니다. 오미 중 짠맛은 내려주고 풀어주는 기능이 있습니다.

쓴맛도 내려가는 성질이 있는데요, 그래서 그런지 아래로 잘 내려가는 차가운 성질의 약초 중에서는 쓴맛을 내는 약초들이 많은 것 같습니다. 쓴맛의 차가운 약재는 위로 뜨는 열을 아래로 하강시켜줍니다. 그럼 차가운 약재는 승강부침 중 어디에 주로 포함되겠습니까?

네 가지 중 주로 강과 침의 성질을 가진 약초가 많겠다고 유추할 수 있겠습니다.

약초의 모양과 질은 승강부침에 어떤 영향을 미칠까요?

꽃이나 잎 등 향기가 강한 것들은 자신의 향기를 자랑하고 싶어합니다.

위로, 그리고 밖으로 멀리멀리 퍼지려고 합니다.

그 친구들의 특성은 위로 뻗어 나가고 사방으로 발산하고 싶어하니까, 승강부침 중에서는 승과 부의 특성이 강하다고 유추할 수 있습니다.

즉, 꽃이나 잎류 등의 약초는 상승하는 승(升)과 퍼지는 부(浮)의 특성!

꽃이나 엽류와는 달리 무거운 광물이나 씨앗류 등은 그 성질이 무거운 편입니다.

무거워 그런지 밑으로 내려가서 잠잠해지고 싶어합니다.

즉, 광물이나 무거운 성질의 약재는 승강부침 중 강과 침의 성질이 강하겠죠?

이렇게 살펴보니 약초의 차고 뜨거운 성질, 그리고 약초의 맛, 모양과 향기 등이 약초의 승강부침을 결정하는 중요한 요소가 됨을 이해할 수 있습니다.

허나 꼭 찬 성질의 약초는 무조건 밑으로 작용한다고 이해하면 안 되고요,

아래로 하강시켜주는 의미라고 생각하시면 편합니다.

한랭한 차가운 성질은 아래로 내려가는 성질이 있다는 것이 핵심이지, 찬 약은 위쪽에는 작용하지 않는 것은 아닙니다. 왜냐하면, 약초에는 귀경이라는 특성이 있기 때문입니다.

차가운 약초 중 심장이나 폐 등 몸의 위쪽으로 향하는 본초들도 많죠.

열이 오르는 위쪽에 작용하여 그 열을 밑으로 하강시켜주는 역할입니다.

그래서 약초의 성질, 맛, 귀경까지 결합하여야 그 본초의 성질이 정확히 결정이 됩니다.

예를 들어, 앞에서 음양곽을 먹은 양의 몸을 살펴볼까요?

음양곽의 맛은 매운맛 신(辛)과 달감(甘)이네요.

성질은 온(溫)이므로 따뜻하고요.

맵고, 따뜻한 약초인데, 거기에다 가벼운 엽류입니다. 그럼 가라앉고 침체되기보다는 활발히 돌아다니는 성질이 강하겠죠? 그런데 귀경이 간과 신입니다. 즉 아

래쪽이죠. 활발히 돌아다니는 성질도 있는데, 간과 신장으로 향하는 귀경 때문에 아래쪽에 그 약성이 활발히 작용하는군요. 그럼 어떤 느낌입니까?

신장에 작용하여 아래쪽에 휘발유를 뿌린 후 바람을 불어주는 느낌입니다.

비아그라처럼 말이죠. 간신을 보해주는 복분자나 토사자, 산수유 등은 신장의 에너지를 모으고 저장 응축시켜주는 느낌이지만, 음양곽은 엽류라 그런지 그 느낌이 좀 더 활발하고 가볍습니다. 또한, 음양곽은 몸 구석구석 돌아다니며 관절의 습한 것을 없애주기도 하죠. 이러한 활발한 성질로 인해 원인에 따라 관절통도 치료될 수 있습니다.

또 다른 예로 국화를 볼까요?

우선 국화는 약간 차가운 성질이고요. 맛은 달고 씁니다. 차갑고 쓴맛이므로 승강부침 중에 강과 침에 해당할 확률이 높습니다. 하지만 국화는 꽃이죠.

꽃이니까 향기가 나고 가볍겠죠? 그리고 귀경을 살펴보니 간장에 작용합니다.

이 녀석은 그럼 어떻게 될까요? 귀경을 보니 우선 간으로 가서 생각해봅시다.

국화가 간으로 왔습니다.

국화의 서늘한 성질과 쓴맛으로 간의 열을 내려주는 기능이 있군요.

또한, 꽃이라는 가벼운 성질로 인해 간에 쉽게 발생하는 '풍열(風熱)'을 밖으로 날려줘 버립니다. 즉, 차갑고 쓴맛의 특성을 지니고 있지만, 꽃이라는 가벼운 특성도 동시에 가지고 있네요.

이렇게 본초 공부를 위해서는 약초의 맛, 귀경, 성질, 모양 등 요소들의 특징을 이해하고 있어야 합니다. 그 요소들이 이 약초에는 어떠한 작용을 하는지 이해하고 있어야 해당 약초의 성질을 보다 쉽게 파악할 수 있습니다. 만약, 어떠한 문제로 인해 폐의 기운이 아래로 내려가지 못하고 위로 계속 치솟아 올라(상역) 기침이 오랫동안 발생하면, 우선 폐의 기운을 소통하고 하강시켜주는 약초를 사용해야겠죠?

또한, 간에 양기가 위로 올라 두통, 안구 충혈, 혈압 상승 등의 증상이 나타나면 간의 상승된 기운을 잠잠하게 내려주는 본초를 사용해야 할 것입니다.

또한, 어떤 처방이나 약초의 효능을 원하는 방향으로 이끌어주기 위해 귀경이나 맛, 승강부침 등의 약초 특성을 활용하기도 한답니다.

약재를 소금물에 절이거나 포제를 하면 우리 몸의 아래쪽인 신장방향으로 더욱 잘 가겠죠?

약초를 뜨거운 기운을 가진 소주나 막걸리와 함께 볶아서 사용하면 본래보다 더욱 활발히 활동하는 약초가 될 것입니다.

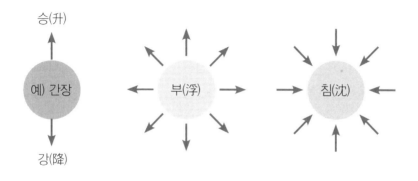

[그림 14]

본초강목의 저자이신 이시진 왈, "酸鹹無升, 辛甘無降, 寒無浮, 熱無沈."
승강부침에 대한 개념을 이렇게 단순하며 명쾌하게 정리하셨죠.
이렇게 자연 그대로의 힘을 이용하는 것이 본초의 핵심입니다.

• 참고로, 용량 단위에 대해 살펴봅시다.

옛날에는 한 냥, 한 돈, 한 푼 등으로 말했죠? 한 냥은 37.5g으로, 예를 들어 녹용 두 냥이라고 하면 75g이 된답니다.

한 돈은 3.75g인데 혹시 돈으로 나온 책을 보시게 되면 통상 4로 계산합니다. 푼은 돈의 0.1입니다. 보통 한 재는 20첩을 기준으로 하나, 처방에 따라 ×30(30첩)을 해야 무난한 처방도 있고 ×20을 해야 좋은 처방도 있답니다.

쌍화탕을 예로 들어봅시다.

작약 14, 당귀·천궁·황기·숙지황 4, 육계, 감초 3, 생강 3쪽, 대추 2알.

이렇게 되어있죠? 이게 한 첩입니다. 그럼 ×20 해봅시다.

작약 280g, 당귀 80g, 천궁 80g, 황기 80g, 숙지황 80g, 육계 60g, 감초 60g, 대추 40~50알, 생강. 이렇게 되겠습니다. 한 재는 통상 35~45봉입니다.

사람에 따라 무게도 다르고 처방에 따라 약성이 다르므로 모든 사람에게 절대적이진 않습니다. 190cm에 100kg인 덩치 큰 남성과 150cm에 45kg인 여성의 약량은 차이를 둬야겠죠? 과립제를 사용할 때도 마찬가지가 되겠습니다.

승(升)– 올라가는 성질   강(降)– 내려가는 성질

부(浮)– 떠오르는 성질   침(沈)– 가라앉는 성질

성질과 맛, 귀경, 이 본초의 3요소가 바로 승강부침에 결정적인 영향.

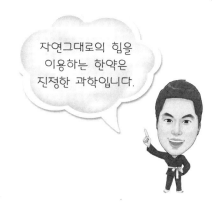

:: 자연 그대로의 힘

'기를 보한다', '보양식', '심장에 열이 많다' 등등.

평소 우리의 대화에서도, 이러한 말들을 자연스럽게 사용하게 됩니다.

우리 몸에 기를 보한다는 말이 일상에서는 매우 흔히 사용되는 말이기에, 왠지 당연하고 익숙하게 느껴지기도 하지만, 만약 폐기를 보강하는 방법, 기가 울체되어 순환시킨다는 방법, 선천적 기운인 신장의 정을 보하는 방법 등 실제로 현대의학과 기술로는 신정을 보강하는 방법, 기가 울체된 것을 풀어주는 방법이 아직 없습니다. 허나 위와 같은 수단방법이 한약으로는 가능하죠. 이러한 수단은 자연 그대로의 힘을 이용하는 것입니다.

자연 그대로의 힘이니까 지구가 태어날 때부터 본래 가지고 있던 힘입니다.

피를 보하는 방법은 철분제가 있고, 진액을 보충하는 방법은 링켈이 있죠. 비타민을 이용한 방법도 있구요. 물론 이러한 방법은 사람의 건강을 위해 매우 효율적인 방법들입니다. 하지만 신장의 근본 에너지를 보충하고, 혈액을 활혈시켜주는 육미나 사물탕의 처방을 복용하는 것과의 차이나, 근육과 간에 에너지를 공급하는 '쌍화탕', 심장과 폐에 진액을 생성하고 진액소비를 멈추게 하는 '생맥산' 등과 링겔을 맞는 개념과는 근본적 접근 방식이 다름을 이해하시죠?

이 개념은 말로 설명하기보다는 공부를 하며 마음으로 느껴야 되는 부분입니다.

정력제인 비아그라도 마찬가지입니다.

사실 오미자나 복분자, 쇄양, 음양곽 등 정력을 강화하는 약초들이 아무리 효과가 좋아도 비아그라의 강도를 절대 따라가지 못합니다.

해구신이나 붉은 개미도 효과가 좋다하지만 순간적인 힘은 절대 비아그라를 이길 수 없죠.

그 힘의 차이는 아궁이에 불을 지피는 것과 비교할 수 있는데요.

아궁이에 나무가 거의 다 타버리고 불태울 수 있는 나무가 조금 남은 상태라고 가정해봅시다. 즉 인간의 몸으로 따지면 연령이 높아 선천의 양기인 명문화가 쇠약해진 상태죠? 신정(腎精)이 거의 남아 있지 않은 상태입니다.

여기에 약간의 석유를 뿌리고 바람을 강하게 불게 하는 개념이 바로 비아그라 복용입니다. 이와 반대로 잘 타는 장작과 새로운 숯을 넣어주는 것이 바로 한약처방입니다.

첫 번째 방법은 순간적으로 불기운이 매우 강해집니다. 하지만 마지막 생명인 남은 나무까지 다 태워버립니다. 그렇게 미약하게 남아있던 소중한 신정까지 매말라 버리게 됩니다. 우리 몸 곳곳에 미미하게 남아 있는 소중한 정(精)을 일시적으로 모아서 한방에 소모시켜 버리는 거구요. 둘째 방법은 나무를 보충해주면서 부채질 해주는 것과 같습니다. 순간적인 불기운은 첫 번째보다 훨씬 못하지만 시간이 지나면서 불기운이 유지되고, 또 연료가 보강될 수 있겠습니다. 즉 우리 몸의 정을 보충해주는 방법이죠. 정력을 보강하는 것도 자연 그대로의 기운을 이용해야 됩니다.

마지막으로 한 예를 들어봅니다.

어떤 사람이 몸에 사기가 들어왔습니다. 쉽게 말해 감기증상이 나타났습니다.

사기를 빨리 잡지 못하여 사기가 겉과 속 중간으로(반표반리 상태)들어갔습니다.

이 상태가 되면 감기가 걸린 지 한 달이 지나도 몸에 열이 났다가 사라졌다하고 몸의 컨디션이 괜찮다가 또 힘이 없어지기도 합니다. 구역질도 나고, 밥맛도 없는 등의 증상이 나타납니다. 이때는 반표반리, 소양경에 있는 사기를 부드럽게 없애 줄 수 있는 한약인 '소시호탕'이라는 처방 빼고는 해결할 방법이 없습니다. 아니면 긴 시간 고통을 이겨내어 몸이 자연치료 되도록 기다리는 방법만 있습니다. 환자들에게 이런 경우에는 소시호탕이란 약을 먹는 방법밖에 없다고 그러면 약을 팔려고 그런다 생각할 수도 있습니다만, 그냥 사실이 그렇습니다. 어떤 사람은 이런 개념이 한의학에만 존재하니까 해결방법 또한 그렇겠다고 말할 수 있겠죠?

그런 사람은, 非人不傳.

사람도 자연의 일부이므로 자연의 힘에 동화되어 살아가는 것이 현명합니다.

한약을 이용한 천연물신약이 발전하고 있습니다.

최근 천연물 신약의 처방권을 양의사가 행사하니, 한의사들이 반발을 하였습니다.

사실 천연물 신약도 최대한 부작용 없이 자연 그대로의 효능을 낼 수 있고, 의사나 한의사가 약물에 대해 잘 이해하고 있다면, 양의사, 한의사 중 누가 처방하든 무슨 상관이겠습니까? 문제는 그 천연물 신약이 자연 그대로의 힘을 보유하고 있는지가 중요한 것입니다. 만약 자연 그대로가 아닌 편중된 효과만 가지고 있으면 결국 한계가 있는 약일 뿐입니다. 앞으로 과학기술이 더욱 발전하여 진정한 천연물신약이 더욱 발전되어야 합니다.

천연물신약이 약초그대로의 성질을 최대한 보전하면 사람몸에 큰 도움이 될 것은 분명합니다.

한의학은 자연 그대로의 힘을 이용할 수 있는 첨단 과학이라 할 수 있습니다.

3. 본초이야기

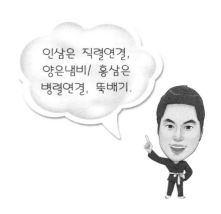

인삼은 직렬연결, 양은냄비/ 홍삼은 병렬연결, 뚝배기.

:: **인삼**(人蔘)

기대되는 본초 이야기의 첫 시간입니다!

우선 이번 시간은 약초 중 가장 유명한 인삼입니다.

대중에서는 인삼보다 홍삼을 많이 선호하죠. 인삼을 찌고 말리면 홍삼이 되고요.

이렇게 인삼을 찌고 말리는 것처럼 여러 방법을 이용하여 약재의 성질을 바꿔주는 과정을 포제, 법제라고 했습니다.

홍삼은 대한민국에 안 먹어본 사람이 없을 만큼 대중적이고 유명합니다.

효과가 좋은 편이니, 이렇게 대중적으로 유명해졌을 겁니다.

앞에서 말했듯, 약초마다 고유의 성질이 있다고 했는데요.

인삼은 차가운 친구인가요, 뜨거운 친구인가요?

인삼은 주로 뜨거운 성질을 가지고 있다고 알려져 있습니다

열이 있는 사람은 인삼의 복용을 피해야 좋다고 생각합니다.

그리고 열이 많은 사람은 인삼 대신 홍삼을 먹어야 한다고 하는데요.

즉, 홍삼은 인삼의 열성이 줄어들어 부작용이 없다고 인식됩니다.

그러나 인삼이 과연 뜨거울까요? 홍삼은 왜 부작용이 적을까요?

결론적으로 말씀드리면 인삼보다는 홍삼이 그 성질이 더욱 따뜻하답니다.

일반적으로 알려진 것과는 좀 다르네요?

그럼 홍삼을 복용할 때는 괜찮은데, 인삼을 복용하였을 때는 왜 몸이 뜨거워지고, 두통 및 눈이 붉어지는 등의 부작용들이 발생하는 것일까요?

건전지와 연결된 전구가 있다고 생각해봅시다.

붉을 밝힐 때 만약 전기가 약하게 들어오면 불이 깜빡거리거나 희미해질 수 있습니다. 하지만 전기가 강하게 들어오면 전구도 밝아지고 뜨거워지겠죠.

사람의 몸도 마찬가지입니다.

전기가 약하면 불이 깜빡거리고 희미하듯이, 사람의 기력이 약하면 신진대사가 미약하기 마련입니다. 그럼 전구가 희미하듯, 그 사람의 몸도 약하고 희미한 상태가 되는 것입니다.

초등학교 과학 시간에 실험했던 직렬연결, 병렬연결 기억나시죠.

인삼은 건전지 두 개를 직렬연결하는 것이고요. 홍삼은 병렬연결하는 것입니다.

건전지 두 개를 직렬로 연결하면 6V의 힘이 한 시간 유지된다면,

건전지 두 개를 병렬로 연결하면 3V의 힘이 두 시간 유지되는 것입니다.

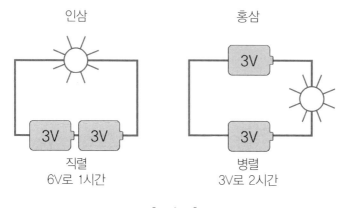

[그림 15]

인삼은 사람의 기를 운동시키는 데 매우 뛰어난 약초입니다.

전구에 전기가 강하게 들어오듯, 인삼을 복용하면 사람 몸에 기의 활동력이 강력하게 되며 신체 혈액순환, 각 장기의 대사력이 왕성해지고 빨라질 수 있습니다.

그리고 기의 일종인 우리 몸의 방어벽인 '위기(衛氣)'라는 것도 강해지므로, 우리 몸의 모공을 굳게 닫아버리게 됩니다.

전기가 강해지듯 기력의 활동력이 강해지면 당연히 신진대사의 상승으로 그 사람의 체온이 상승할 수 있고, 모공이 굳게 닫히므로 열의 발산이 제대로 이루어지지 않을 수 있습니다. 이러한 이유로 인해 일시적으로 몸에 열이 발생하는 것처럼 느껴질 수 있는 겁니다.

이것이 바로 인삼 부작용의 이유입니다.

평상시 기력이 허하지 않고 기 활동도 왕성하며, 모공의 개폐가 약하지 않은데, 몸 안에 울화 등 비정상적인 열이 가득한 사람이 인삼을 복용하면 두통 등의 부작용이 생길 수도 있습니다. 인삼이 결국 결과적으로 몸의 열을 발생시키는 것처럼 보이게 됩니다. 전구에 정상적인 전기가 흐르는데, 거기에 직렬연결로 전기 흐름을 강력히 높여주는 거죠.

원래 인삼은 약간 서늘하거나 평범한 온도의 약초입니다.

이것이 찌고 말리는 과정을 반복하면서 오히려 성질은 따뜻해지고, 활동하는 성질이 완만해지는 홍삼이 되는 것입니다. 홍삼은 기력을 보하는 성질이 완만하기 때문에 그 부작용이 인삼보다 훨씬 작아진다는 것인데, 그럼 홍삼이 효과가 작다는 뜻일까요?

홍삼이 인삼보다 더 뜨거운 약초인데 열로 인한 부작용은 없죠?

홍삼이 인삼보다 더 뜨거운 약초라면서 인삼보다 부작용이 없는 이유, 전구로 따지면 홍삼이란, 직렬연결을 병렬연결로 바꾸는 것입니다. 같은 전구 두 개라도 직렬로 연결하는 것과 병렬로 연결하는 것의 차이! 아시겠죠? 앞에서 말한 뚝배기와 양은냄비의 차이라고 했죠?

남녀 간의 사랑도 순간적이고 격렬한 사랑은,

뒷날 그만큼 아픔과 고통도 큰 법입니다.

긴 시간 조용히, 이해해주고 아껴주는 은은하고 깊은 사랑은 그만큼 성숙과 여유로움이 있습니다. 또한 그 사랑의 크기도 짧고 격렬한 사랑 그 이상일 수 있는 것입니다.

마음에 드는 그 여자를 내 여자로 만들 때에는 봄날의 이슬비처럼 은은하게 다가가야 한다던, 나이 많은 동기 형의 말씀이 생각납니다. 그래야 나중에는 이슬비 같은 나의 향기로 이상형의 온몸과 마음이 적셔지니까요.

한번에 소나기처럼 강하게 다가간다면 그 누구도 도망가기 마련이거든요.

내리는 빗물의 양은 똑같다고 가정하면 인삼은 소나기, 홍삼은 이슬비랍니다.

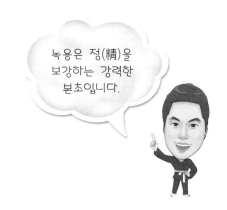

녹용은 정(精)을 보강하는 강력한 본초입니다.

:: 녹용(鹿茸)

어느 날 할머니 한 분이 손녀를 데리고 오셨습니다.

할머니는 손녀에게 한약을 먹이고 싶은데 할아버지께서 지금껏 한약을 절대 못 먹게 하셨답니다. 할아버지 왈, "옛날 한약방에 아들딸들이 한약을 많이 먹어 바보가 된 경우가 많아~." 할아버지의 말씀이 근거 없는 이야기일까요? 아무런 이유 없이 이러한 이야기가 전해지지는 않겠죠. 그 이유의 중심에 바로 녹용이 있습니다. 아이들의 성장을 위해 많이 복용시키는 녹용이 어떤 문제가 있는 것일까요? 그럼 그 이유를 알아보기 전에 우선 녹용의 효과를 간단히 살펴보겠습니다.

녹용은 사슴의 뿔이죠. 그 뿔에 사슴의 정수가 가득 차 있습니다.

사슴의 뿔은 위로 뻗어 나가는 강력한 양기를 품고 있습니다.

정수란 앞에서 배운 정(精)과 같이 생명의 귀중한 물질입니다.

이러한 녹용의 정수가 위로 뻗어 나가는 효능을 사람에게 이용하는 것입니다.

정을 강력히 보강하니 선천적인 기운, 즉 스테미너를 강력히 보강합니다.

즉, 선천지정과 우리 몸의 양기를 뿔의 기운처럼 상승시켜줍니다.

그래서 성장이 더딘 아이와 신장의 기운이 약해진 어르신, 산모 등에게 매우 필요한 약입니다. 성장을 돕고, 선천·후천을 모두 높일 수 있습니다.

신장의 정을 보강하고 선천의 양 기운을 올려주고, 정수를 더해주며, 뼈와 근육까지 튼튼히 해주니 녹용은 우리 몸에 얼마나 좋은 약입니까.

신정을 보하여 근육과 뼈를 튼튼하게 하며 정수를 보강해 뇌도 발달시키니 어린이에게는 많이 사용될 수밖에 없습니다.

녹용을 복용하면 감기 등 잔병이 줄어들고 성장에 도움되는 것은 당연한 결과겠죠? 그런데 이렇게 좋은 녹용 한약을 많이 먹으면 바보가 된다는 소문은 뭘까요?

어릴 적 할머니가 제 손을 잡고 한약방에 가서 비싼 보약을 지어주셨습니다.

저는 그 약을 먹을 때마다 뒷골 당기고 머리와 눈알이 아파서 고역이었습니다.

하지만 조모께서 지어주셨으니 제게는 소중했죠. 또 아까운 마음에 꾸역꾸역 챙겨 먹었던 기억이 나네요. 25년이 지난 지금의 기억에도 저는 정말 눈알 빠지도록 머리가 아프던 기억이 납니다. 위로 치솟는 열로 인해 뇌압, 안압이 높아져서 통증이 발생한 것이겠죠.

그 원인을 가만히 생각해보면 그 주요 범인은 바로 녹용과 인삼입니다. 즉, 아기가 한약을 먹고 바보가 된 것처럼 보인다는 것은 녹용을 먹고 멍해졌다는 의미인데요.

녹용은 강력한 효과가 있는 약재입니다.

녹용이 우리 몸의 양 기운을 강력히 보하는 좋은 기능이 있지만, 만약 기력이 약하지 않고 양기가 넘치는 열성적인(?) 아이가 녹용을 장복하면 어떻게 될까요?

물으면 뭐하겠습니까? 위로 열이 가득 차 두통부터 머리가 멍한 증상도 나타날 수 있습니다. 가만있어도 화가 치솟는 아이에게 녹용을 장복시킨다면 불난 집에 기름을 붓는 격입니다. 머리 쪽으로 열이 엄청나게 올라오겠죠? 머리가 띵해지며, 누가 보면 꼭 바보가 된 것 같이 멍~ 해지겠군요. 참으로 귀하고 효과 좋은 녹용도 이렇게 사람을 바보로 만드는 독약이 될 수 있음을 알았습니다. 이러한 경우는 녹용뿐만 아니겠죠? 앞에서 인삼 공부했죠?

사람에 따라 발산되지 않은 열이 정체되어 눈이 충혈되거나 두통이 발생하고 발진이 나타날 수 있음을 예상할 수 있겠죠? 귀하고 귀한 산삼, 비싼 웅담 등 다 마찬가지입니다. 비싸다고 다 좋은 것이 아닌 것을 우리는 이미 알고 있습니다.

한약을 먹으면 바보가 된다는 말은 근거가 있는 말이라고 볼 수도 있습니다. 하지만 이 말은 일반화의 오류죠?

"집에서 가스레인지를 사용하면 불나서 사람 죽는다." 이런 말과 같죠?

가스레인지도 잘못 사용하면 불나겠죠. 사용하는 사람의 문제입니다.

그럼 열이 많은 아이는 몸이 약하고 신정이 부족하더라도 녹용을 먹지 못할까?

의문이 들 수 있습니다. 못 먹을까요? 아닙니다. 정답은 먹일 수 있습니다.

어떻게 먹을 수 있을까요?

녹용을 먹이니 당장 두통이 나고 답답해서 미치겠는데 그죠?

어떻게 먹이냐면, 양기를 상승시키는 처방을 복용할 때, 머리에서부터 아래로 열을 내려주는 처방이나 수화(水火)를 순환시켜주는 한약처방을 동시에 복용하면 위와 같은 부작용 없이 복용할 수 있답니다. 이런 것이 바로 한약처방의 매력이죠.

참고로 녹용은 여러 지역에서 생산됩니다.

대표적인 나라가 러시아, 중국, 뉴질랜드입니다.

녹용은 추운 지역에서 극한의 온도를 견디어낸 것이 가장 양기 가득하고 효과가 좋습니다. 그래서 러시아산이 가장 효과가 좋고 가격도 비쌉니다. 러시아산 녹용의 이름은 원용이라고 부릅니다. 두 번째는 중국산과 뉴질랜드산이 비슷한 대우를 받는데요.

중국산 녹용을 조금 더 높게 취급하고 있습니다. 뉴질랜드산 녹용도 저렴한 가격에 효능도 양호한 편이랍니다. 부위에 따라서도 녹용의 이름이 다른데요.

뿔의 가장 위쪽을 분골이라고 하여 가격이 가장 비쌉니다. 가장 연하고 양기를 가득 품고 있는 부분이죠. 그 분골 밑을 상대라고 하고요. 그 밑을 중대, 제일 밑을 하대라고 합니다. 그럼 녹각이라는 것은 무엇일까요? 녹용이 시간이 지나면서 단단해지게 되는데요. 딱딱해지며 퇴화하여 사슴의 머리에서 떨어져 나간 것을 녹각이라 합니다. 분골, 상대, 중대, 하대, 녹각, 이 순서대로 가격차이가 납니다.

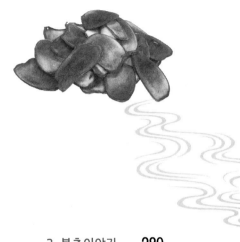

:: 대조(大棗) 1

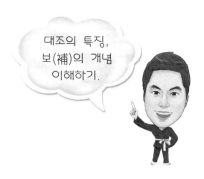

대조의 특징,
보(補)의 개념
이해하기.

대조는 우리 주변에서 흔히 볼 수 있는 약초죠? 대추나무의 열매입니다.

어릴 적 아버지께서 제게 벼락 맞은 대추나무로 도장을 만들어 선물해주셨는데요. 벼락 맞은 대추나무를 '벽조목'이라고 부르죠.

벽조목이 귀신과 같은 나쁜 기운이 접근하지 못하게 막아준다는 말이 있습니다.

대추나무가 지닌 양기에 강력한 양기를 가진 벼락까지 맞아서 생성된 벽조목!

벽조목은 양적이라서 음산한 곳을 좋아하는 귀신과 음기들이 쉽게 접근을 못 하나 봅니다.

대추 열매인 대조는 많은 처방에 감초처럼 자주 사용됩니다.

특히, 대조가 보약에 배합되면 약의 효과와 흡수를 더욱 높인다고 합니다.

그래서 십전대보탕, 쌍화탕 등의 보약에는 대조가 당연 단골손님입니다.

그럼 보약 대신 치료약에는 대조가 잘 들어가지 않을까요? 당연히 아니겠죠.

사실 한약을 보약과 치료약으로 보약과 치료약으로 구분하는 자체가 현재 한의학의 문제를 대변하고 있습니다. 왜 문제일까요?

사람의 몸에 음양의 균형이 깨지면 그것이 병으로 발전한다고 했습니다.

병이 생기면 그에 적합한 치료방법으로 몸의 균형을 회복하여야겠죠?

만약 여러분의 몸이 차갑다면 따뜻하게 해줘야 하고, 나쁜 열이 발생했다면 서늘하고 맑게 해주는 약을 써야 합니다. 몸에 흐름이 막혀있으면 막힌 곳을 뚫어주고, 나쁜 것이 뭉쳐있으면 그것을 흩어줘야 하겠고요. 어떤 부분이 허(虛)하다면 보(補)해주어야겠고, 소화기관에 독소가 들어가면 설사하거나 토하게 합니다.

위와 같은 여러 방법으로 흐트러진 몸의 균형을 바로 잡아야 합니다.

한방에서는 이런 것을 치료방법이라 하죠.

이를 '治法(치법)'이라고 합니다.

치법에는 8가지 방법이 있는데요, 한번 살펴봅시다.

감기몸살로 춥고 으슬으슬 떨리면 어떡할까요? 이불 덮고 땀을 내버릴까요?

어제 폭탄주를 너무 마셨군요. 속에서 올라오기 직전입니다. 몇 번 토해야 진정 될 것 같네요. 아이스크림 맛이 있어서 하나 먹고, 둘 먹고, 또 먹었더니 배가 아 파요? 그럼 설사를 해서 속에 정체된 것들을 내보내야겠죠?

열이 났다가 추웠다가 힘이 났다가 힘이 빠졌다가, 몸이 오락가락합니다. 이럴 때 는 나쁜 사기가 몸에 애매하게 위치한 경우입니다. 땀으로 빼내려 해도 안나가고, 똥으로 내보내려 해도 나가지 않는 특이한 녀석입니다. 이러한 녀석은 잘 달래서 내보내야 합니다.

손발이 너무 차갑습니다. 배도 차갑다고요? 그럼 따뜻하게 해드려야겠습니다.

눈이 충혈되고 머리에 열이 올라 두통이 심하면 머리를 서늘하게 식혀줘야겠죠?

부모님이 기력이 허해지셨다고요? 그럼 기력을 보강해드려야겠습니다.

매일 야식을 먹어 윗배가 빵빵하게 나와서 손이 들어가지도 않는다고요?

빵빵하게 뭉친 것을 좀 풀어줘야겠군요.

위에서부터 살펴보니

땀내는 汗(한), 토하는 吐(토), 대·소변보는 下(하), 달래서 내보내는 和(화),

따뜻하게 해주는 溫(온), 서늘하게 식혀주는 淸(청), 허한 것을 채워주는 補(보),

뭉친 것을 풀어주는 消(소), 이렇게 8가지 치료 방법이 있답니다.

한(汗)– 땀내고 吐(토)– 토하고
下(하)– 설사시키고 和(화)– 와해하고
溫(온)– 따뜻하게 淸(청)– 서늘하게
補(보)– 보하고 消(소)– 풀어주고
이것이 가장 대표적이고 상용되는 치법으로 '의문팔법',
즉, 八法(팔법)이라 합니다.

여기의 팔법을 살펴보니, 보약의 보법이라는 것도 8가지 치료 방법 중 하나에 불과합니다. 몸이 허해져서 균형이 깨진 몸의 문제를 바로 잡는 방법이죠.

그럼 사람들은 대부분 어찌해서 '한약은 보약'이라고 인식되고 있는 것일까요?

만약 스트레스를 치료하는 한약을 먹는다 해도 결국은 우리 몸의 불균형을 바로 잡아주기 때문에, 몸이 전반적으로 건강해지고 좋아지게 해줍니다. 그래서 결과적으로 한약이란 것이 모두 보약이라는 인식이 생긴 것인지는 몰라도 한약이 대부분 보약이라는 인식은 분명히 잘못된 것입니다.

예를 들어봅시다. 보통 보약은 치료약보다 가격이 비싸다고 인식되고 있습니다.

사실 가장 대표적인 보약 중 하나인 '쌍화탕'이 있습니다.

또한, 소화제로 자주 사용되는 '반하사심탕'이란 처방도 있습니다.

이렇게 두 처방으로 비교했을 때 어떠한 처방의 약재가격이 더 높을까요?

쌍화탕 외에도 대표적인 보약들인 보중익기탕, 십전대보탕과 등과 반하사심탕 가격을 비교해도 별반 차이가 없습니다. 보약은 녹용이 들어가니 비싸다고요? 그럼 보약에는 꼭 녹용이 들어가야 하는 이유라도 있습니까? 한약을 보약과 치료약으로 나눈 것은 어불성설이랍니다. 보약, 보법은 치료법의 하나일 뿐입니다.

사실 보약이란 것은 보법을 사용하여 병증을 치료하는 처방과 치료방법을 의미합니다. 기혈이 풍족하고 튼실한 사람이 간화와 심화로 몸이 힘든 상태인데, 거기다가 녹용 인삼 잔뜩 넣고 녹용대보탕이나 십전대보탕 등의 보약을 한 번 복용하면 튼튼한 몸이 더 튼튼해지고 좋아지겠습니까?

그래서 위에서 말한 팔법의 개념은 매우 중요합니다.

한약은 보약이 아니고, 보법은 팔법 중 하나의 요소임을 설명해 드렸습니다.

각설하고 다시 대조의 효능을 살펴보면,

대조는 비위를 보하면서 또 조화롭게 합니다.

또한, 피를 보하고, 정신을 안정시키는 효능이 있죠.

그래서 밤에 잘 울고 신경질적인 아이에게 대추차가 좋을 수 있겠죠?

여기에 감초와 부소맥(통밀)을 넣으면 3가지 단순한 약재로 구성된 '감맥대조탕'이란 처방이 되는데요. 아기들 야채증, 히스테리, 조증에 효과가 좋습니다.

남자나 여자들 히스테리(장조증)에 사용하는 처방인데요,

오장육부가 미성숙하여 성장 중인 아기들에게도 좋은 처방이 됩니다.

아이가 과민반응을 한다거나 주의력 결핍, 과잉행동 장애의 진단을 받았을 때도, 어릴 때부터 정신과 처방을 받아 약을 복용시키기보다 우선 감맥대조탕을 과립제로 두 달만 복용시켜 보십시오. 조증인 아이에게 많은 도움이 될 것입니다.

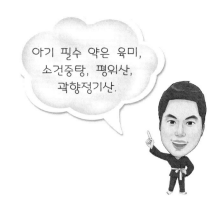

아기 필수 약은 육미,
소건중탕, 평위산,
곽향정기산.

:: 아이들 처방

　이번 편은 아이들의 한약처방을 소개하는 시간입니다. 앞에서도 한번 설명해 드렸습니다. 처방을 공부도 하지 않은 상태인 입문 편에서 '아이에게 좋은 처방'을 공부하는 것이 순서에 어긋날 수 있습니다. 하지만 주변에 아기들이 아파 고생하는 것을 보면 또 반복설명을 하게 됩니다. 우선 쉽게 따라 할 수 있는 처방으로 아이의 건강을 지켜나가 봅시다.

　아픈 아이들을 보면 누구나 마음이 아픕니다. 왜냐하면, 아이들은 어른들처럼 자기 의지로 행동하여 병난 것이 아니니까요.

　주는 대로 먹고, 입혀주는 대로 입고, 부모가 이끌어주는 대로 끌려갈 뿐이기 때문입니다. 왜냐하면, 아이들에게는 아직 선택권이 없습니다. 배가 아파서 똥을 계속 싸고 싶은데도, 지사제를 주면 그냥 주는 대로 먹고 똥을 멈춰야 합니다.

　그런데 부모들은 어떻게 해야 아기가 덜 고통 받고 덜 아플지 모르기 때문에 아이가 아프면 항상 마음만 초조해집니다. 허나 아이 몸 상태에 적합하지도 않은 치료법으로 아이의 몸을 더 힘들게 하는 경우가 많습니다.

　이 책이 인연이 되신 분들은 열심히 공부하셔서 소중한 우리의 아이 고생시키지 않는 부모가 되실 겁니다.

　갓 태어난 아기들부터 학생들까지 사용할 수 있는 처방은 무궁무진해, 아기 한약 내용만으로도 책 한 권의 분량이 넘어갈 겁니다. 그래서 이번 시간에는 최대한 간단하게 구성된 처방이면서도 실생활에서 응용 가능한 내용을 공부해 보겠습니다.

금방 태어난 우리 아기들은 오장육부가 미성숙한 단계입니다.

엄마의 뱃속에서 오장육부가 일정한 모양만 갖춰 태어났습니다.

태어나서 엄마 젖을 먹고, 점점 자라나면서 오장육부가 여물게 되는데요,

오장육부가 성숙하는 이 시기는 인생에서 너무나 중요한 시기입니다.

허나 아기의 장은 한창 성숙하고, 여물어야 하는 시기이기에 오장에 항상 영양이 부족해지기 마련입니다. 여기서 만약 영양이 부족하여 오장육부가 제대로 성숙하지 않으면 나중에 여러 질병이 나타나게 되겠죠? '오장육부에 에너지를 공급하고 아기의 장부가 튼튼히 성숙할 수 있도록 도와주는 한약이 실제 있으면 좋겠는데요.'

우리 훌륭하신 선조들은 우리의 이러한 고민을 없애주셨습니다.

지금부터 5가지를 알려 드릴 테니 잘 참고하시면 됩니다.

아기의 미성숙한 오장육부를 성숙시켜주는 대표적인 한약이 있습니다.

처방의 이름은 바로 '소건중탕'이라고 합니다.

아기들은 하루가 다르게 성장하지만, 영양은 항상 부족하기 마련입니다.

그래서 많이 먹고 영양을 보충하고 싶지만, 아이들의 소화기관은 아직 미성숙한 상태죠. 음식으로 인해 쉽게 문제가 발생하며, 먹는 만큼 영양으로 변환되지 않는다는 것과 성장에 비해 공급이 부족한 것이 핵심입니다. 이럴 때 바로 소건중탕을 사용하여 아이의 부족한 것을 보충해주는 겁니다.

'건중(建中)'이라는 개념 한번 들어놓으시고요. 소건중탕 달이는 방법은,

백작약 20g, 계지 12g, 감초 4g, 생강 40~50g, 대추 4~8알, 강엿 40g.

강엿이라는 것은 쌀엿이나 검은 설탕으로 대신해도 무방하고, 아기 덩치나 개월에 따라 복용 용량을 정합니다. 하루 한 번만 복용해도 아기의 건강에 큰 도움이 된답니다. 간편하게 소건중탕 과립을 녹여 올리고당을 약간 타서 먹여도 좋습니다.

아이들은 성장으로 인해 영양과 진액이 부족한 경우가 많아 변비가 쉽게 발생합

니다. 이때 유산균 등 다른 가루약보다 소건중탕을 복용시킨다면 장의 형성에 도움도 되면서 아기 면역력, 변비해소 등의 일석삼조의 효과가 있겠습니다.

여기에 변비가 심하다든지, 몸이 메마르고 혈액이 많이 모자란 아기라면 당귀를 8~12g 더 넣으면 좋습니다. 이를 '당귀건중탕'이라 합니다.

아기의 오장육부에 큰 도움이 되며, 육체건강이나 정신건강에 모두 도움이 됩니다.

당귀건중탕을 복용하면 변비라는 단편적인 문제는 얼마 지나지 않아 곧 좋아질 겁니다. 오늘부터 변비 있는 아이, 좌약 등으로 고생시키지 말고 당귀건중탕 꾸준히 복용시켜보세요.

사람이 화를 내고, 짜증이 심하고, 히스테리 발작에, 슬프고, 기뻐하며 정서에 문제가 있는 상태가 있습니다. 이를 장조증이라고 설명했었습니다.

『동의보감』 등 의서에 보면 장조증은 여성에게 나타나는 히스테리증상이라고 나와 있습니다.

장조증은 통상 심장과 폐의 문제로 인해 발생하는데요, 하지만 아기들의 밤에 잘 우는 야채증과 짜증을 많이 내는 스트레스의 원인도 장조증이라 말할 수 있습니다. 오장육부가 허해져서 발생한 히스테리. 스트레스, 조울증 모두 비슷한 개념입니다. 이때는 대추가 큰 효능을 나타낸다 공부했죠? 대추는 신경을 안정시키면서 비위와 오장에 영양을 공급해주거든요. 여기에 단맛을 가진 감초를 넣는데, 감초는 심폐에 진액을 강력히 보충해줍니다.

그리고 '부소맥(통밀 중 물에 뜨는 것)' 두 가지와 만나면 감맥대조탕이 되어 장조증의 명 처방이 완성됩니다. 비율은 아기 상태에 따라 달라지나, 보통 감초 5, 소맥 5, 대조 20이 무난합니다. 감초, 대추, 물에 뜨는 통밀!

이 감맥대조탕을 복용하면 자주 우는 아이들도 차츰 울음이 줄어드는 것을 볼 수 있습니다. 장조증을 치료하면서 에너지가 부족해져서 오는 불균형을 해결하며,

건강과 신경적인 문제를 동시에 잡을 수 있는 겁니다. 감맥대조탕의 구성이 매우 단순하지만, 이 처방은 굉장히 우수한 처방입니다.

아이는 성질이 더러워서 울고 짜증 내기보다는 무엇인가가 불편하고 힘들어서 짜증 냅니다. 배고픔, 수면부족, 감기몸살, 소화문제, 가래·콧물·코막힘 등 눈에 보이는 원인이 없는데도 아기가 밤에 울고 짜증을 낸다면 감맥대조탕과 소건중탕 과립을 하루 한 번이라도 복용시켜 보세요. 참고로, 과자이야기가 나와서 말인데요, 아기가 과자를 한번 맛보면 계속 달라고 하는 것도 사실 화가 납니다. 식품첨가물도 지금보다 좀더 제한을 둬야하겠죠.

우리 아기는 태어나서 쓴 약도 잘 먹고 편식도 없는 아기였는데, 한번 과자를 맛보고 나서는 사과도 잘 안 먹고 "까까~!"라고 고함치죠. 아침부터 말입니다.

이럴 때 최근 국산 통밀이 공급과잉이라 남아돈다고 하는데, 여기에 대추, 감초 추출물을 넣고, 아기가 먹을 수 있는 유기농 통밀 과자나 만들어 먹이면 얼마나 좋을까요!

두 번째 아이 한약은 감맥대조탕이었습니다.

또한, 오장육부가 미성숙한 아기들은 어른들보다 기관지와 폐가 당연히 민감합니다. 즉, 목이나 편도가 자주 붓거나 감기에 자주 걸리게 되죠.

이럴 때 아기에게 쉽게 먹일 수 있는 약초는 감초와 길경, 두 가지입니다.

'감길탕'이라 하죠. 민간에서는 통상 배즙도 같이 내서 복용합니다.

감초와 길경 두 가지로 구성된 감길탕에 박하, 형개 등이 들어가면 '필용방감길탕'이라고 하여 급성인후염 등의 기관지 질환에 큰 효과가 있는 처방이 됩니다.

필용방감길탕은 효과가 좋으나 판매가 안 되니, 우선 감길탕을 알아두시고요!

다음 네 번째는 '육미지황원'이란 처방을 다시 소개합니다.

이 제품은 달여서는 맛이 없어 아이들이 잘 안 먹을 겁니다.

달인 것을 잘 먹는다면 그 아이는 전생에 한약업에 종사한 아이거나 입맛이 특이한 경우가 되겠습니다. 과립제를 물에 녹여 달달하게 만든 후 먹이면 됩니다.

육미가 왜 아이들에게 중요할까요?

육미는 선천의 장기인 신장의 정(精)을 보강해줍니다. 아이들에게 신정을 보강해주면 성장의 근본 힘을 보강해주는 것과 같습니다. 또한, 아이들은 양기가 넘치기에 상대적으로 부족해지기 쉬운 신음, 즉 신정을 보해주는 것, 육미를 왜 먹이고, 또 어떻게 먹이는 것이 좋은지는 나중에 공부를 하면 스스로 알게 될 겁니다.

밤에 자기 전 저는 아들에게 '육미 + 사물탕' 혹은 '육미 + 자감초탕', '육미 + 보중익기탕', 이것을 하루 한번 꼭 먹이려고 노력합니다. 처방은 아직 잘 모르니까, 지금 당장 육미만이라도 하루 한두 번이라도 복용시키는 것이 모든 병을 최소화하고 건강히 살 수 있는 지름길임을 말씀드립니다.

마지막으로 과식 후, 평위산이란 약을 복용시키라고 했습니다.

아이들은 비위가 아직 성숙하지 않았기 때문에 음식에 몸이 자주 상한답니다.

그래서 비위의 음식 독을 항상 제거해주도록 노력해야 하는데요.

일주일에 한두 번뿐 아니라 고기, 인스턴트, 과식, 오래된 음식, 밖의 음식 등으로 토를 하거나 설사를 할 때 바로 먹여주도록 해야 합니다.

오래 두면 둘수록 아토피, 성장저하 등의 만성병이 될 수 있거든요

평위산도 과립제를 따뜻한 물에 녹여서 올리고당을 타서 떠먹이면 됩니다.

콧물, 열, 기침, 편도선염, 인후염, 발진, 구토, 설사 등 온갖 증상이 복잡하더라도 아이들의 병은 90% 이상은 내상외감입니다. 여기에서 내상이란 음식의 문제를 의미합니다. 그러므로 앞에서 말한 평위산이 들어가겠죠?

외감이란 한사나 풍사 등의 외사를 의미하죠.

아이들은 이러한 내상과 외감이 동시에 발생하는 경우가 많으므로, 아이들 병에 한 가지만 고려하여 치료해서는 안 됩니다. 그럴 때는 전문가와 상담 후, 앞에서

배운 '곽향정기산' 과립제를 1일 정도 복용시키세요. 아이 병에 큰 도움이 될 수 있는 처방입니다.

몸살 기운도 있는 것 같은데, 콧물, 가래가 나고 대변의 상태도 좋지 못하다면, 곽향정기산에 평위산을 우선 사용해보세요. 아이의 병은 대부분 음식문제인 내상이 겸해 있기 때문입니다.

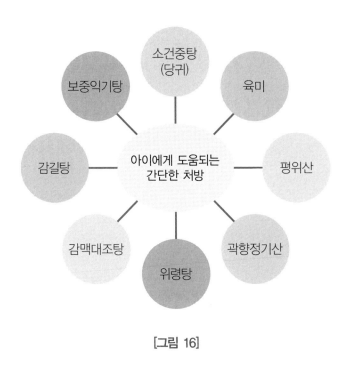

[그림 16]

아직은 처방을 응용하기 어려워서 바로 사용하기 힘들 수 있습니다.

그럼 우선 건중탕류, 보중익기탕과 육미와 평위산, 이 네 가지라도 응용해보세요.

밤에 한 시간씩 우는 아이, 변비가 있어서 고생하는 아이, 밤에 땀을 흘리는 아이, 중이염이 발생한 아이, 콧물, 기침이 수시로 발생하는 아이 등, 아이들은 양기가 넘치고 미성숙한 오장육부는 성숙하려고 하나 여러 가지가 보충이 안 되기 때문에 위와 같은 여러 증상이 나타나기 마련입니다. 이때 약을 한번 잘못 쓰기 시작하면 아이의 정상적인 몸의 기혈균형이 무너지게 됩니다. 그때부터 매주 병원에 가야 하는 악순환이 발생하게 됩니다. 이렇게 1년 내도록 아픈 아이가 되는 겁니다. 원래 약한 아이가 아닌데 말이죠.

저는 아이들에게는 한약을 복용시키라고 강력하게 말씀드리는 편입니다. 왜냐하면, 부모와 아이의 미래를 위해서 그만큼 중요하기 때문이고 어릴 때 건강을 위한 노력이 평생의 행복을 좌우하기 때문입니다.

그럴 때 복잡하게 생각하지 마시고, 단순하게 소건중탕과 육미, 평위산만 지속적으로 복용시키세요. 자기 자식에게 밤마다 육미 + 보중익기탕을 먹일 수 있는 부모나 자식은 정말 행복하고 복 받은 아이입니다. 아무리 좋은 음식, 비타민도, 이러한 근본 보충을 해주는 수단은 이 세상에 단하나 뿐이기 때문입니다.

백 명에 98명은 몰라서 못 먹이고, 한약이 불안해서 못 먹이고, 백 명 중 한 명은 알아도 번거롭고 살기 바빠서 못 먹입니다.

소건중탕, 육미, 평위산 하나가 아이에게는 생명의 젖줄처럼 소중할 수 있습니다.

다음 시간은 본초학 공부를 대비하여 간단하게 단어공부를 해보는 시간입니다. 재밌지 않고 지겨울 수 있죠. 한자가 나오고 생소한 말들이라서요.

아이들에게 필요한 한약

- 소건중탕– 오장육부 에너지 공급. 성숙에 도움.
- 감맥대조탕– 심장이나 뇌 에너지 부족으로 히스테리, 짜증, 야채증에 사용하는 처방.
- 감길탕– 도라지, 감초에 홍삼은 폐와 인후부의 방어력을 높여줄 수 있는 간단한 처방.
- 육미지황환– 선천지정인 신정을 보강하여, 성장 및 오장육부, 정신과 뇌의 성숙에 도움.
- 평위산, 곽향정기산– 아이들의 병증은 대부분 내상외감임. 이것을 간과하고, 해열제, 항생제 등을 남용하므로 아이들의 고통이 더욱 깊어지게 됨.

4. 본초학 단어공부

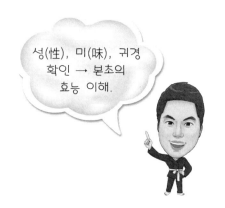

성(性), 미(味), 귀경
확인 → 본초의
효능 이해.

:: 단어공부 1

타고 다니는 자동차도 세월이 지나 노후가 되면 서서히 고장이 나기 시작합니다. 우리 몸도 이와 마찬가지죠. 나이가 들면서 몸 이곳저곳이 아프게 되고, 고장이 납니다. 그래서 나이가 들면서 늘어나는 것은 나이뿐만 아니라 병원 가는 횟수, 늘어나는 의료비 및 손에 쥐고 있는 약 봉투인 듯합니다.

차와 우리 몸은 그런 면에서 참 비슷한 것 같습니다. 평소 관리를 잘해줘야 건강하게 활동, 유지되니까요. 하지만 자동차와 사람은 큰 차이가 있습니다.

자동차의 엔진이 고장 나거나 수명을 다했으면 그것을 새것으로 갈아주면 그만입니다. 하지만 사람의 오장육부는 새것으로 갈아준다고 해결되지 않습니다.

아무리 돈이 많아도 새것으로 갈아줄 수는 없습니다. 암, 당뇨, 중풍 등의 여러 병증이 돈으로 해결될 수 있다면 오히려 간단합니다. 하지만 그렇지 않습니다.

암에 걸리면 돈이 많다고 해서 죽음을 피해 갈 수는 없습니다. 아팠던 시간만큼 긴 회복의 시간도 필요합니다. 허나 사람이 자동차보다 좋은 점도 있습니다.

사람의 몸이란 자동차와는 다르게 평상시 관리를 잘해주면 늙어 죽을 때까지 소모품 교환 없이 사용할 수 있다는 것입니다.

자동차 타이어가 마모되고 수명이 다하면 무조건 교환해야 하지만, 사람의 오장 육부란 자동차 부품과는 다르게 보강과 재생의 개념이 있습니다. 이 중요한 개념 때문에 우리는 평소 공부와 노력이 필요한 것입니다.

보강과 재생은 단순히 홍삼, 항생제, 아스피린이나 비타민 복용이 아닙니다.

몸이 필요로 하는 모든 의미를 포함합니다.

피를 보하고, 뼈를 튼튼히 하고, 기를 돌리고, 과한 것을 내려주고, 어혈을 제거 하고, 장기를 따뜻하게 하는 등 우리 몸을 불균형을 해소하고, 최적의 몸 상태를 유지하는 모든 방법을 의미합니다. 운동이나 음식, 생활습관 등도 포함되겠죠?

여기서는 우리는 몸을 보강하고 재생하는 가장 강력한 수단인 한약을 공부하고 있습니다. 이러한 한약 공부 중 약초에 관한 공부는 중요한 부분을 차지합니다.

이번 시간은 약초공부의 가장 기본이 되는 단어들을 공부해 보겠습니다.

1. 성(性)

약초의 성질이 어떠한가? 라는 뜻입니다.

본초학책에 제일 처음에 등장하는 단어로 그 약초의 성질,

즉 차가움(寒), 뜨거움(熱), 냉함(冷), 따뜻함(溫), 평균인 중간(平),

이렇게 5가지입니다. '寒·熱·冷·溫·平'

만약 굴껍질을 공부하는데 '溫', 이렇게 적혀있으면 진피는 따뜻한 성격의 친구라 는 뜻이겠죠? 평(平)이란 차갑지도, 뜨겁지도 않는 친구고요,

만약 '미온(微溫)', 이렇게 적혀있으면 '약간 따뜻하다'입니다.

여기에 독이 있으면 유독(有毒), 없으면 무독(無毒) 이렇게 표현하겠죠?

진피를 살펴보면 '溫, 無毒', 이렇게 적혀있군요.

즉, 진피는 독이 없고 따뜻한 약초인 것을 알 수 있습니다.

2. 미(味)

약초의 맛이 어떠냐? 앞에서도 오미의 중요성을 공부했습니다.

복습해보면 그 본초의 맛은 산(酸), 고(苦), 감(甘), 신(辛), 함(鹹), 담(淡) 6가지입니다. 시큼하고, 쓰고, 달고, 맵고, 짜고, 담담한 맛의 중요성 알고 계시죠?

산(酸), 고(苦), 감(甘), 신(辛), 함(鹹), 담(淡).

본초 공부의 3요소 중 하나라고 했습니다.

진피의 맛은 어떻게 기록되어 있을까요?

의서에 진피가 "신미는 산(散)하고, 고미로 조(燥)하다." 이렇게 적혀있네요.

진피의 운동성은 매운맛이 주관하고, 스펀지같이 수분을 흡수하는 능력은 쓴맛이 관여한다고 유추할 수 있습니다.

3. 귀(歸)

앞에서 '귀경' 공부했습니다.

만약 '귀심(歸心)'이면 심장으로 귀경한다는 것이죠?,

'귀비(歸脾)'라고 하면 비장으로 귀경한다는 것입니다.

'심경(心經)에 작용한다'라는 말도 심장에 귀경한다는 뜻입니다.

예를 들어 진피를 살펴보니, '비(脾), 폐(肺) 二經에 작용한다.'라고 되어있군요.

'歸·脾·肺', 이렇게도 표현할 수 있습니다.

그럼 진피는 성질이 '溫, 無毒하고,

맛은 고(苦), 신(辛).

귀경은 '비(脾), 폐(肺), 二經' 이렇게 되겠습니다.

성(性)– 차가움(寒), 뜨거움(熱), 냉함(冷), 따뜻함(溫), 평균인 중간(平).
미(味)– 산(酸), 고(苦), 감(甘), 신(辛), 함(鹹), 담(淡).
귀(歸)– 귀경의 의미.

그럼 진피 외에 다른 본초의 예를 살펴봅시다.

첫 번째 약초는 사슴뿔 녹용입니다.

녹용의 性은 – 온(溫), 무독(無毒). 따뜻하고 독이 없군요.

맛은 味 – 甘, 鹹. 맛은 단맛과 짠맛을 함유합니다.

歸經 – 肝, 腎. 귀경은 간과 신장으로 향합니다.

두 번째 결명자입니다. 한자만 보고 해석해보세요.

性– 微, 寒 無毒

味– 甘, 苦

歸經– 肝, 大腸

성, 미, 귀경 이 세 가지는 약초의 성질을 알아가는 것의 가장 핵심임을 다시 강조하며 성, 미, 귀경을 먼저 확인한 후 약초의 특성을 떠올려 보시며 효능을 공부하시기 바랍니다.

본초학 공부의 가장 중요한 세 단어를 지금까지 공부하였습니다.

다음 시간은 효능과 치료입니다.

약초가 가진 효능과 그 효능으로 무엇을 치료하는지 공부하는 것입니다.

성질, 맛, 귀경으로 약초의 특성을 살펴보는 것이 첫 번째라면,

두 번째는 본초의 효능을 이해하는 것이 순서가 되겠습니다.

그 약초의 효능을 확인하고 이해하면 어떤 문제를 치료할 수 있는지 당연히 유추되겠지요.

본초의 성질, 오미, 귀경 확인 → 본초의 효능 확인 이해

약초의 효능과 치료에 대한 단어를 공부하기 전 간단히 예습하고 마칩니다.

효(效)- 약의 효능입니다.

예를 들면, 인삼이 기(氣)를 보(補)하는 효능! 이렇게 이해할 수 있죠.

이러한 약초의 효능을 이해하기 위해 앞의 성, 미, 귀경을 먼저 살펴보는 것이죠.

치(治)- 약의 주요 치료범위입니다.

주치(主治)의 개념은 본초의 효능에서 핵심적인 것을 의미합니다.

예를 들어, 비위의 氣를 보하는 인삼은, 비위기허증을 중점으로 치료하겠죠?

혈을 보하면 혈이 부족한 것을 치료한다.

간을 맑게 하는 본초는 간열로 인한 병을 치료한다.

이렇게 연결되겠죠?

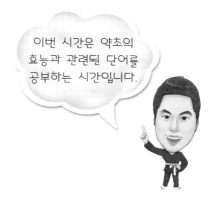

이번 시간은 약초의
효능과 관련될 단어를
공부하는 시간입니다.

:: 단어공부 2

여기 나오는 여러 단어를 공부하고 이해한다면 공부의 많은 부분을 이해한 것이라 보시면 됩니다. 단어습득은 본격적으로 공부할 날을 위해 준비하는 중요 과정입니다.

자, 그럼 첫 번째 단어입니다.

첫 번째는 우리 몸에 무엇인가를 +, 즉 더해준다는 개념의 단어들입니다.

대표적인 단어가 보한다는 의미의 '보(補)'가 있겠습니다.

'보(補)'라는 단어 하나에서 수많은 한의학 용어가 발생합니다.

만약 '보비위(補脾胃)', '보신음(補腎陰)' 등의 수많은 단어 하나하나를 공부하려면 끝도 없고, 사전의 기능밖에 안 되죠. 근본원리와 뼈대를 이해하면 그 뒤의 여러 가지들과 응용된 것들은 자연스럽게 이해가 될 것입니다.

1. 보(補)

보충, 보강한다, 더해준다는 의미입니다.

일상생활에서도 너무나 자주 사용되죠?

"기력을 보충해야겠다", "몸보신", "밥이 보약!"

혈을 보충한다 - '보혈(補血)'이 되겠죠?

기를 보상한다 - '보기(補氣)'가 되겠습니다.

그럼 이번에는 오장 중 간을 보한다를 해봅시다.

'보간(補肝)'이죠? 이미 공부한 단어입니다. 밑에도 마찬가지로 연습해보세요.

비를 보한다 - '補脾', 폐를 보한다 - '補肺', 신을 보한다 '補腎', 이렇게 되겠죠?

그럼 이번에는 신장의 양을 보한다는 어떻게 될까요?

금방 연습한 보신과 비슷한데 신장의 양기니까 '보 + 신양' 이렇게 되겠군요.

즉 '補腎陽, 이렇게 되겠습니다.

'補腎陽'이라고 효능에 적혀 있다면, 이는 신장의 양 기운을 보강해주는 본초라는 뜻이 되겠습니다. 보신양의 대표적인 약재가 '녹용'이 되겠습니다.

앞에 언급한 음양곽도 신장의 양기를 보했습니다.

다음 '폐의 음을 보한다', 한번 해볼까요?

보 + 폐음이 되겠죠? '補肺陰'.

그럼 '폐의 기를 보한다'. 한번 해봅시다. 보폐기(補肺氣).

'비위를 보한다'.- 보비위(補脾胃).

비위를 보하는 약재는 많지만, 대표적인 약재가 바로 앞에서 배운 '마'입니다.

마는 '산약'이라고 했습니다. 인삼도 비위를 보해주는 효능이 있답니다.

그럼 인삼과 산약의 차이는 뭘까요?

간단하게 표현하자면 산약은 비위에 에너지를 공급한다고 본다면, 인삼은 비위를 움직여주는 역할을 합니다. 본초학 공부란 바로 이러한 본초들의 특성, 역할을 공부하게 됩니다.

2. 익(益)

'더할 익'입니다. '증가하다', '더해주다'라는 뜻이죠.

여기서 '보하다'의 補와 무슨 차이인지 헷갈릴 수 있습니다.

補를 공부하다가 비슷한 뜻도 한번 소개해드리는 것입니다. 앞으로 여러 내용을 공부하다 보면 자연스레 익힐 내용들이므로 그 차이가 크게 중요하지는 않습니다. 하나의 예로 그 차이를 느껴볼까요?

'비를 보하고 기를 더한다.' 한번 적어볼까요?

1) 비를 보한다는 보비(補脾).

2) 기를 더한다는 익기(益氣).

1 + 2 합치면 바로 '보비익기(補脾益氣)'가 되는군요.

비를 보하는 방법으로 기를 더한다라는 뜻입니다.

의왕방이라는 보중익기탕(補中益氣湯)이 떠오릅니다. 보중익기탕은 비를 보하여 줌으로써 몸의 기운을 높여주는 명방이 되겠습니다.

사실 '보비보기(補脾補氣)'라고 해도 큰 차이는 없습니다.

아마 어감이 보비보기보다는 보비익기가 부드러워서 그렇게 표현했던 이유도 있을 것이고, '補'라는 느낌과 '益'이라는 느낌의 미묘한 차이도 있죠.

예를 들어, 부모님께 효도하기 위해 한 달에 한 번 전화드리던 것을 반성하며 일주일에 한 번 전화하는 것이 益이라고 한다면, 부모님께 효도하기 위해 밝은 표정과 상냥한 말투, 걱정시키지 않고 자주 전화하겠다는 마음 자주 찾아뵙는 행동 자체가 補입니다. 즉, 보의 개념에 익이 포함된다 생각하시면 됩니다.

3. 양(養)

'기를 양'이군요. 기른다는 뜻을 어디에 사용할까요?

대표적으로 '양혈(養血)', '양음(陽陰)'이 있습니다.

이것도 사실 양혈이나 보혈(補血)이나 큰 차이는 없습니다

보통 "補와 동일한 개념이다."라고 설명한 사전도 많습니다.

하지만 좀 더 정확한 개념을 말한다면,

1) 피를 생성한다는 의미와

2) 피를 보충한다는 의미 두 가지가 있을 때, 보혈은 보충이 더 강합니다.

반면, 양혈은 생성하여서 보충해주는 의미가 더 강하다고 볼 수 있습니다.

養이란 단어도 '養胃', '養心' 등으로 자주 사용되는 단어입니다.

4. 자(滋)

우리가 보통 '자양하다', '자양강장'이라고 할 때 滋養을 사용합니다.

여기의 滋는 補나 益, 養과 더불어 서로 동일한 의미나 비슷한 의미로 자주 사용되는 단어랍니다.

자라의 등껍질인 '별갑'의 효능을 살펴보니 '자음(滋陰)'이라고 되어 있습니다.

자라 껍질로 음을 보태주면 어떠한 것을 치료할 수 있는지 궁금해집니다.

5. 윤(潤)

윤이란 촉촉하게 적시다라는 의미입니다.

그럼 건조해지기 쉬운 폐를 촉촉하게 만들어준다를 적어볼까요?- '윤폐(潤肺)'.

꿀은 윤폐하는 작용이 있습니다. 꿀은 약재명으로 '봉밀(蜂蜜)'이라고 부릅니다.

꿀은 촉촉한 성질로 인해 대장, 소장도 부드럽게 해주는데요. 장을 부드럽게 적셔주니 '윤장(潤腸)', 이렇게 표현하면 되겠습니다.

우리가 자주 먹는 알로에도 윤장하는 기능이 있어서 변비에 도움이 됩니다.

6. 생(生)

새롭게 생기다라는 뜻이죠. 생성되는 의미입니다.

그럼 바로 응용하겠습니다. 피가 생성되다- 生血이 되겠죠?

生이란 단어가 또 많이 사용되는 곳이 바로 '생진(生津)'이란 단어입니다.

우리 몸의 수분, 즉 진액을 생성시킨다는 뜻이죠.

수분이 부족한 상태에서 진액이 생성되면 갈증이 멈추겠다는 것을 유추할 수 있습니다. 즉, 이를 '생진지갈(生津止渴)'이라고 표현합니다.

이렇게 몸에 진액을 생성시켜 갈증을 멈추게 하는 생진지갈의 대표적인 약재는 무엇이 있을까요? 바로 매실입니다. 시큼한 맛이 침을 고이게 하죠?

매실은 약재명으로 '오매(烏梅)'라 부르죠.

이번 시간에는 보하고 길러주고 더해주는 내용의 단어들을 살펴보았습니다.

위에 6가지 기본 단어에 여러 단어가 붙으면 이제 이해하실 수 있으시겠죠?

다음 시간에 소개될 약초의 효능은 어떠한 것이 있을까요?

보(補), 익(益), 양(養), 자(滋), 윤(潤), 생(生)

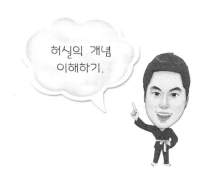

:: 단어공부 3

이번 시간도 약초 효능을 나타내는 단어 공부입니다.

앞에서 공부한 補, 益, 養, 滋, 潤, 生, 6가지는 더해주는 개념이었죠.

그럼 이렇게 공부한 보(補), 익(益) 등의 방법을 사용해볼까요?

보(補), 익(益) 해주는 효능을 가진 약재를 지금 몇 가지만 드려보겠습니다.

'인삼' 몇 뿌리 드리고요, 시커먼 '숙지황'도 맛있는 꿀도 드릴게요.

오호! 이 세 가지를 보니 복령만 있으면 경옥고의 구성이 된답니다.

꿀단지에 들어있는 떠먹는 한약 보셨나요? 보약의 대명사 경옥고 말입니다.

이런 경옥고는 우리 몸이 어떠한 경우에 사용할 수 있을까요?

보강하는 것이니까 당연히 몸이 허할 때 사용할 수 있겠죠?

허(虛)란 어떤 원인에 의해 부족이 발생하여 몸속 음양의 균형이 깨진 것입니다.

숙지황과 꿀이 우리 몸의 진액과 정혈 등 음을 보해주고, 인삼은 정체되지 않도록 그것을 움직여 주며, 복령은 정체된 몸의 수분을 비워줌으로, 새로운 것을 받아들이게 해줍니다. 그래서 경옥고는 정혈을 보강해주는 효능이 우수하므로 허증에 사용할 수 있는 처방이 됩니다.

허하다는 것의 대표적인 예는 무엇인가요? 우리가 일상에서 자주 사용하는 말이 '기가 허하다'입니다. 즉, '기허증(氣虛)'이 되겠습니다.

허(虛)는 보(補)만큼 중요한 단어입니다.

그럼 허(虛)의 반대말은 무엇일까요?

허하다의 반대말은 '실(實)'이라고 합니다.

허증의 반대인 실증은 몸이 튼튼하다는 의미일까요? 실증의 몸 상태를 가진 사람은 허약한 사람과는 다르게 튼실할까요? 정답은 그렇지 않습니다.

우리 몸은 음양의 균형이 깨지면 그것이 곧 '병(病)'이 됩니다.

예를 들면, 조그만 일에도 화내고, 시끄럽게 계속 이야기하고, 지나가다 누가 빤히 보면 그 사람에게 쉽게 분노하는 사람이죠.

간기울결로 인한 간의 병증으로 이러한 상태를 실증이라 말할 수 있답니다. 화낼 일이 있어도 말하지 않고, 혼자 생각만 하고 화를 내다가 스트레스가 쌓이는 사람도 병이 되는 것처럼 위와 같이 분노하고, 과열된 사람도 병증이 되는 것입니다. 화난 원인을 살피고 그 원인해결을 위해 주변 사람과 잘 이야기하고 해결책을 찾는 사람, 아니면 취미생활로 화를 풀어버리는 사람이 가장 병이 없겠죠?

감정조절에서 음양이 조화로운 사람이군요!

사람의 몸도 사람의 성격도, 사람과의 관계도, 이 사회구조도 모두 음양의 균형이 깨지면 문제가 발생하는 것입니다. 즉, 실증이란 몸에 들어온 사기나 병증의 상태가 왕성한 상태로 허증처럼 몸의 불균형을 의미한답니다.

1. 허(虛)

부족하다, 모자란다는 의미입니다.

혈이 부족하다— '혈허(血虛)'가 되겠죠?

음이 허하다— '음허(陰虛)'가 되겠군요.

기가 부족하다— '기허(氣虛)'가 되겠습니다.

양이 허하다— '양허(陽虛)'이고요. 그럼 비가 허하다는 비허(脾虛)가 되죠?

신장이 허하다는 신허(腎虛)가 되겠습니다.

그럼 신장의 양이 허하다는 어떻게 되나요? 앞에서 했었죠?

'신 + 양허'가 되겠군요. 즉, '신양허(腎陽虛)', 이렇게 되겠죠.

신양허의 반대는 뭐가 되겠습니까? '신음허(腎陰虛)'가 되겠죠.

2. 실(實)

허하다의 반대개념입니다. 가득 차다라고 할 때 자주 사용되는 한자어죠?

實이란 단어가 본초에 직접적으로 자주 사용되는 것은 아닙니다.

하지만 몸의 여러 병증의 원인에는 실증인 것이 허증만큼이나 많답니다.

다시 말하지만, 실하다는 것이 기혈이 튼실한 것을 의미하지 않습니다,

몸의 나쁜 기운, 바른 기운이 아닌 사기(邪氣) 등이 강력한 상태, 몸에 안 좋은 상태가 강하다고 생각하시면 됩니다. 예를 들면, 찬 기운인 한사(寒邪)가 우리 몸을 침범했을 때의 증상을 생각하시면 됩니다.

몸에 열이 나고 온몸이 아픈 몸살증상이 나타나죠. 맥박은 빨라집니다.

이때는 몸에 들어온 강력한 한사를 밖으로 빼줘야 합니다. 인삼, 녹용 등의 보하는 약초로는 절대 한사를 물리치지 못합니다. 허증이 아닌 실증이니까요. 이때는 땀구멍을 열어 땀을 통해 한사를 내보내는 방법으로 한사를 물리칩니다.

이럴 때 민간에서는 콩나물국에 고춧가루를 풀어서 따뜻하게 먹기도 했습니다.

고추가 모공을 열어 땀을 내주는 '해표(解表)' 기능이 있잖아요?

모공을 열어주는 것을 해표라 합니다.

몸의 바깥쪽인 表! 모공을 열어준다는 뜻이죠.

보통 외부의 나쁜 사기가 몸에 들어왔을 때 1차적으로 사용하는 방법이랍니다.

3. 한(寒)

차갑다는 뜻이죠. 참고로 寒은 크게 두 경우에 사용됩니다.

첫 번째는 한사의 침입을 부르는 말로 찬 기운에 상했다는 뜻이죠.

둘째는 오장육부가 허하거나 몸의 양기가 일시적으로 부족해졌을 때, 혹은 외부

의 사기침범 등 어떠한 원인으로 인해 몸속 장부가 차가워진 경우입니다.

즉, 양의 기운은 약해지고, 차가운 한증이 발생한 경우입니다.

만약 어떤 분이 오랜 기간 아침 공복에 냉수를 마시면 비장이 어떻게 될까요?

몸이 점점 냉해지겠죠? 맥주를 마시면 소화가 안 된다는 사람은 비위가 냉한 경우가 많습니다. 맥주는 냉한 음식이니까요. 여성이 냉이 흐르는데, 하얗고 투명한 것이 흐른다면 비위장에서 차갑고 습한 기운이 생성되었다고 생각하시면 됩니다.

이럴 때는 비장의 차가운 기운을 날려버리는 본초를 사용해야겠습니다.

신장에도 양기가 부족하여 그 환경이 차가워졌다면 그에 맞는 본초나 처방을 사용하여 신장의 차가운 기운을 날려버려야 하겠죠. 따뜻하게 데워줘야 합니다.

데워주는 것은 따뜻할 온(溫)을 사용하면 되겠죠?

날려버리는 것을 나타낼 때는 흩어질 '산(散)'을 사용합니다.

그래서 '산한(散寒)'이라고 말하면 되겠습니다.

그럼 '신장을 따뜻하게 한다'는- 온신(溫腎)이라고 합니다.

4. 청(淸)

맑을 청으로 보통 열을 내리거나 없애주는 의미로 사용됩니다.

'청열(淸熱)'이라고 하면 열을 내려준다는 뜻입니다.

우리가 자주 먹는 녹두의 효능이 바로 청열 하면서 해독하는 기능이 있죠.

그래서 녹두는 부자, 파두 등의 여러 약물의 독을 해독하는 데 자주 사용됩니다.

淸보다 조금 약한 의미가 '차가울 량(凉)'입니다.

혈액의 열을 내려준다는 의미로 양혈(凉血)이라고 많이 사용합니다.

피가 열 받아서 미친 듯이 날뛴다면, 그래서 코피가 터지는 등 출혈이 일어난다면, 그것을 차갑게 해줘야겠죠?

지혈(止血)작용이라 합니다. 이를 양혈지혈이라 하면 되겠군요.

5. 발(發)

앞에서 공부한 산(散)이란 개념보다 좀 더 강한 개념입니다.

땀을 내는 뜻의 '발한(發汗)', 피부 모공을 열어준다는 의미의 '발표(發表)'.

산(散)과, 해(解) 등과 유사한 의미죠?

발(發), 산(散), 해(解). 다 같이 이해하시면 되겠습니다.

6. 이(理)

귤껍질의 효능 중 이기(理氣)라는 것이 있습니다.

이기란 기의 순환을 양호하게 한다는 뜻이죠.

이렇게 어떠한 원인으로 정체된 기의 흐름을 양호하게 하여 몸의 불균형을 해결하는 본초를 '이기약(理氣藥)'이라고 합니다.

'이(理)'는 통상 기(氣) 앞에 붙어서 기의 흐름을 양호하게 한다는 뜻으로 사용됩니다. 이와 비슷한 개념으로 행(行)도 있습니다. 행기(行氣)라 하면 기를 움직이게 한다는 뜻이 되겠죠? 이기라는 개념이 큰 개념이라 보시면 됩니다.

이기는 기의 흐름의 문제점을 정상으로 돌려준다는 뜻이고요.

그 방법으로 기를 돌리는 행기(行氣),

기를 아래로 내려줘 기가 역상하는 것을 바로잡는 의미인 '강기(降氣)',

행기와 비슷한 개념이나 막히고 체한 것을 때려 부순다는 의미의 '파기(破氣)'.

앞에서 배운 익기(益氣) 등을 종합하는 개념이랍니다.

귤껍질 '진피'도 이기약(理氣藥)에 포함되는 본초였죠?

7. 이(利)

이롭게 한다는 뜻이죠.

주로 수분이나 습기를 자연스럽게 제거해주거나 균형을 맞추는 용도로 많이 사용됩니다. 또한, 대소변이 원활하게 배출되는 것을 의미하기도 합니다.

소변이 잘 나오는 것을 '이뇨(利尿)'라고 하죠.

대표적인 이뇨 한약재는 무엇일까요?

연꽃잎인 하엽, 율무인 의이인, 그 외 택사, 저령 등이 있습니다.

체중감량을 위해서도 위의 한약재를 많이들 사용합니다.

몸의 습기를 제거해준다는 의미로 이(利)를 사용하면 '이습(利濕)'이라고 하면 되겠죠? 습기를 대소변으로 자연스럽게 배출시킨다는 의미가 강합니다.

물먹는 하마같이 제습이나 거습과 비슷한 의미나 이습은 치우친 것을 균형 맞추며, 자연스럽게 배출하는 의미가 강합니다. 理와 같이 무난하고 바로 잡는다는 의미도 있답니다.

8. 거(祛)

없앤다, 보내버린다라는 뜻이죠? 그대로 적용하면 됩니다.

만약 '거풍(祛風)'이라고 한다면 무슨 뜻일까요?

풍(風)이 우리 몸에 해로울 것 같으니까 밖으로 내보내 버리는 거겠죠?

풍사를 내보내 없애버린다고 해석하시면 됩니다.

습(濕) 앞에 붙으면 거습이라 하여 습을 멀리 보내버리겠군요.

그럼 풍과 습을 보내버린다라고 한다면 어떻게 적을까요?

바로 거 + 풍습(祛風濕)이라 하겠죠?

거풍습은 관절통 등에 매우 자주 사용되는 단어랍니다.

그럼 풍과 습이란 녀석이 관절통을 유발한다고 유추할 수 있겠네요?

만약 어혈을 제거한다라고 할 때는 '거 + 어'로 주로 표현합니다. '거어(祛瘀).'

9. 화(化)

이리저리 자주 사용되는 단어가 바로 화(化)입니다.

'좋은 방향으로 된다'는 뜻으로 자주 사용된다고 이해하시고요.

화(化)가 자주 사용되는 단어를 살펴보면, 우선 습(濕)의 앞에 붙으면 '화습(化濕)'이라 하여 앞에서 말한 습기를 제거하는 의미라고 알고 계시면 됩니다. 거습과 비슷하네요. 화(化)가 만약 가래라고 말하는 '담(痰)' 앞에 붙으면 '화담(化痰)'이라 하여 담을 제거한다라는 뜻이 됩니다. 즉, '화'라는 것은 비정상적인 상태를 정상적으로 만드는 방법이라 이해하시면 되겠습니다.

10. 평(平)

'다스리다'라는 뜻이죠?

어떠한 몸의 문제를 해결한다라는 뜻으로 자주 사용됩니다.

주로 병증이나 오장육부 앞에 평(平)을 자주 사용합니다.

간장(肝) 앞에 붙으면 평간(平肝)이 되겠죠?

간에 나타난 문제를 편안하게 한다는 뜻이겠습니다.

또 위장 앞에도 자주 사용됩니다. 평위(平胃)라고 하면 위장의 문제를 다스린다라는 뜻이겠죠? 마지막으로 공부할 단어는 '지(止)'라는 단어인데요. '그칠 지'입니다.

몸의 병증을 멈추게 한다는 뜻이겠죠. 결국, 병을 그치게 한다는 의미입니다.

지사(止瀉)라고 하면 설사를 멈춘다는 뜻이 되겠습니다.

지금까지 효능에 사용되는 단어를 간단히 공부했는데, 효능이 있으면 몸에 문제들도 있겠죠? 효능으로 치료되는 몸의 병증 말입니다.

다음은 몸의 병증 단어를 살펴보겠습니다.

허(虛) 실(實) 한(寒) 청(淸) 발(發) 이(理) 이(利) 거(祛) 화(化) 평(平)

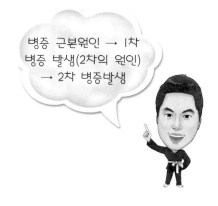

병증 근본원인 → 1차
병증 발생(2차의 원인)
→ 2차 병증발생

:: 단어공부 4

지난 시간까지 효능에 대한 단어를 공부했습니다.

단어공부를 하니 옛날 대학에 입학했을 때가 생각납니다.

기초한의학 등의 책을 읽는데, 도통 무슨 말인지 모르겠더군요.

너무 화가 나서 "이렇게 어려운 단어들을 내가 어떻게 이해하란 말인지 모르겠다!"며 소리질렀습니다. 그러자 아버지 왈, "수없이 반복해야 이해를 할 수 있다. 처음부터 어찌 뜻대로 되나?" 그 말씀 갑자기 기억나네요. 여러분도 지금 저처럼 분노 게이지가 상승할 것 같아서요. 한 번에 절대 이해할 수 없으실 겁니다. 대학에서 수년을 공부한 실력을 책 몇 권으로 따라잡는 것입니다. 꼭 인내심을 가지고 반복 습득하시길!

이제 약초의 효능으로 어떠한 증상들을 치료하는지 공부해보는 시간입니다.

앞에서 공부한 補, 益, 養, 發, 利 등의 여러 방법을 사용하면 어떠한 증상을 좋아지게 할 수 있을까 궁금하지 않나요? 즉, 여기서 공부할 내용은 몸의 증상이 됩니다. 그래서 공부하는 단어들이 주로 병의 이름이 되는 경우가 많아서 집중해야합니다. 단, 병의 이름이라고 하여 현재 널리 사용되는 역류성 식도염, 모세기관지염, 후두염, 방광염 등의 현대 병명과는 접근하는 방법이 조금 다르답니다.

이는 한방공부의 가장 큰 특징인데요.

위장을 예로 들어 볼까요?

위장에 열이 있어 위장의 음과 양 중 음이 부족해졌다면?

한번 적어보세요. 앞에서 공부했죠.

'위열(胃熱) + 위음허(胃陰虛)', 이렇게 되겠습니다.

그럼 한방에서의 병증은 현대의학과 무엇이 다른지 '위음허(胃陰虛)'를 예로 들어 살펴봅시다.

우선 위장의 진액이 부족해져서 음이 허해지니까 상대적으로 위장에 열이 상승하고, 건조해지기 쉽겠군요. 이렇게 음이 부족하고 위장에 열이 많은 사람은 대체로 입에서 냄새가 나는 경우가 있습니다. 이러한 비위의 상태를 정상으로 만들지 못한다면, 좋은 치약으로 양치를 자주 한다 해도 입에서는 냄새가 날 수 있겠죠?

입 냄새는 '구취(口臭)'라 부른답니다.

우선 구취라는 증상을 알고 다음으로 넘어갑시다.

두 번째, 우리의 입술은 비위의 거울과 같아 그 상태를 잘 표현해주는데요.

만약 입술이 잘 트고 건조, 매끄럽지 못한 사람은 우선 소화기관의 건강상태를 의심할 수 있습니다.

어떤 사람위장에 열이 많고 음이 부족하면 입술이 바짝 마르고 정상보다 붉어질 수 있겠죠? 즉, 입술과 입안이 마를 수도 있겠습니다. 이를 '구갈(口渴)'이라 합니다. 또한, 위장에 열이 많다면 우리의 밥통이 과열되었다고 생각하시면 됩니다.

위에 열이 많은 사람들이 식욕이 왕성한 경우가 있는 이유입니다.

이것이 과도하면 밥 먹은 것이 금방 소화되어 또 먹게 됩니다.

먹어도 먹어도 금방 소화되고 쉽게 배고픈 현상이 나타납니다.

이러한 증상을 '선기(善飢)'라 합니다.

당뇨병은 크게 3가지의 원인이 있는데, 선기란 그중 한 가지인 위장 열로 인한 당뇨가 되겠습니다. 당뇨는 한방에서 '소갈(消渴)'이라 부른답니다.

어떠한 원인으로 발생한 위장의 열이 몸 위쪽으로 올라오게 된다면, 우리 잇몸을 약하게 만들 수도 있습니다. 그럼 잇몸에 출혈이 발생하거나 염증이 나타날 수도 있겠죠?

이외에 손바닥이 뜨겁거나 손발의 땀 발생, 복통 등 증상도 나타날 수도 있죠

자! 지금까지 위열과 '위음허(胃陰虛)'증이 발생하였을 때 나타날 수 있는 증상들을 간단히 살펴보았습니다. 간단하게 언급했는데도 참으로 병들이 다양하네요.

그럼 위에 언급된 것만 다시 한 번 살펴봅시다.

구취, 구순 건조, 구갈, 선기. 치은 출혈, 수장열!

그럼 지금부터 중요한 시간입니다. 집중하시고요!

위에 위음허증이 있는 사람이 당신 앞에 있다고 생각합시다.

🕹️ 입에 냄새도 나고, 입 마름도 있고, 잇몸에 피도 나고, 염증도 생겼고요, 속쓰림도 있군요. 이러한 것을 2차적인 병명이라 정해봅시다.

이러한 2차적인 병증들을 분석해보니 그 원인이 뭐였습니까?

🕹️ 바로 위열로 인한 '위열과 위음허'였죠?

바로 위열, 위음허가 근본적인 원인인 1차적인 병명이 되겠습니다.

위음허, 위열이라는 1차적 근본원인과 그에 따른 구취, 구갈 등의 2차적 증상들!

이 사람 위장이 왜 이렇게 되었는지 어릴 적 건강부터 생활습관, 체질 등 전체적인 부분을 자세히 검토해야겠지요?

그렇게 검토해 보니 과도한 스트레스가 원인인 경우도 있을 수 있겠구요, 아니면 폭음폭식, 인스턴트 등 부적절한 식습관으로 위장에 문제가 있을 수도 있습니다.

마지막으로, 타고난 체질에서도 그 원인이 있을 수 있겠죠.

이렇게 스트레스, 식습관, 체질, 이렇게 3가지 경우를 '병증의 근본원인'이라고 말해봅시다. 병증의 근본원인은 1차적 병증의 근본원인이 되겠죠?

병증의 근본원인	→	1차 병증의 발생 (2차의 원인)	→	2차 병명
예) 식습관	→	위열, 위음허	→	입 냄새 '구취(口臭)'

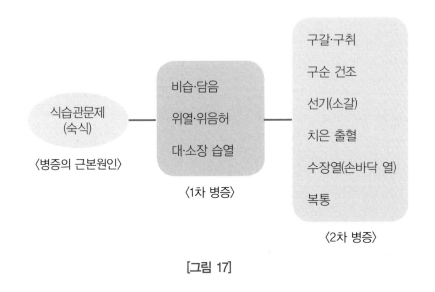

[그림 17]

꼭 사진 속의 사진을 보는 느낌처럼 하나를 이해하면 또다시 더 깊이 무엇인가가 있고, 또 그것을 이해하면 그 깊이 무엇인가가 또 있는 느낌입니다.

이 원리는 매우 중요하므로 앞으로 공부하시며 항상 마음에 새겨두고 공부해나가야 합니다.

병의 이름을 말할 때는 근본, 1차, 2차 병증을 모두 병명으로 말할 수 있습니다.

음식의 원인인 식상(食傷)이란 단어는 병증의 근본원인을 나타내고요,

위음허증은 1차적인 병증을 나타내는 단어고요,

구갈증이란 2차적인 병증을 나타내는 단어가 되겠습니다.

우리는 병명의 선후를 구분하는 것이 중요합니다.

근본원인과 증상의 완급을 구분하여야 치료의 순서를 정할 수 있는데요.

예를 들어 보겠습니다.

만약 '위열로 인한 잇몸의 출혈이 발생한 경우',

잇몸의 출혈과 염증을 먼저 치료하는 것, 즉 2차적인 병증을 먼저 치료하고요,

그와 동시에 위장의 열을 내리고 음을 보해주는 것이 1차적 병증치료.

1차적 병증치료는 2차적 병증의 치료와 같이할 수도 있고요.

급한 2차적 병증을 치료하고, 그 뒤에 1차적 병증인 위음허를 치료할 수도 있답니다. 그리고 그 원인이 식생활로 왔다면 식생활을 바로 잡는 것이 바로 근본 치료가 되겠습니다.

다시 말하지만, 증상에 따라 1, 2 근본원인을 동시에 치료할 수도 있고요,

상황에 따라 선후를 구분할 수도 있겠습니다. 따라서 잇몸이 아프고 염증이 생겼다고 하여 1년 되도록 소염제, 진통제를 복용해봤자 위음허로 인한 위열이 바로 잡히지 않는 이상 잇몸의 병증은 쉽게 치유되지 않을 겁니다. 또한, 식생활의 문제가 바로 잡히지 않는 이상 위음허열의 증상도 지속할 것이고요. 식습관을 바로 잡고, 식상을 치료하여 위장에 생긴 오래된 열독과 음식물을 제거하지 않는 이상 그 병증들은 고쳐질 수 없음을 아시겠죠?

그럼 다음 시간에는 2차적 병증 단어 공부를 드디어 시작하겠습니다.

:: 단어공부 5

1. 해수(咳嗽)

기침한다는 뜻입니다. 해(咳)와 수(嗽)의 구분은 천천히 합시다.

기침을 보니 가래가 나오는 사람도 있고 나오지 않는 사람도 있네요?

가래가 나오는 기침을 수(嗽)라고 하고. 기침만 하는 것을 해(咳)라고 합니다.

해수라는 것은 기침하고 가래가 나온다는 뜻입니다.

기침에도 여러 원인이 있겠죠?

기침의 원인을 확인하지 못하면 약을 쓸 수는 없는 거 아니겠습니까?

기침의 주범이 폐의 불균형일 수도 있고, 비위의 불균형일 수도 있으며 어쩌면 신장이 주범일 수도 있습니다. 아니면 셋 다 공범일 수도 있겠죠? 이렇게 원인을 찾을 수 있는 것이 바로 실력이겠죠.

2. 천(喘)

숨이 차다라는 뜻입니다. 요즘도 천식환자가 많이 있죠?

과도하게 활동하면 숨을 쉬는 것이 힘들어 보이는 분들입니다.

왜 숨이 차고 헐떡이는 증상이 나타나게 되었을까요?

3. 자한(自汗), 도한(盜汗)

스스로 자, 땀 한, 두 한자네요. 스스로 땀이 난다는 뜻입니다.

두 번째는 훔칠 도, 땀 한이니 땀을 도둑맞는다는 뜻이군요. 자한은 주로 낮에 활동할 때 나는 땀이고요, 도한은 밤에 잘 때 나는 땀으로 구분하지만, 근본원인이 중요하므로 낮에도 도한이 날 수도 있습니다.

도한과 자한의 원인은 무엇인가요? 만약 도한이 지속되어 몸에 진액이 많이 부족해지면 진액을 보충해줘야겠죠? 그럼 보(補)하거나 자양(滋養)하고 진액을 생(生) 해주는 약초나 처방을 사용됨을 알 수 있죠?

4. 마목(痲木)

근육이나 신경, 피부가 굳고 마비되거나 저린 증상을 말합니다.

팔다리가 저리고 굳는다는 어떻게 말할까요? '수족마목', 이렇게 말합니다.

어떤 여자분이 자다 보면 손가락과 손끝이 저리고 굳는다고 합니다.

힘들게 청소하시는 어머님은 낮에도 손가락을 굽히지 못할 만큼 아프며 굳어있다고 합니다. 모든 결과에는 이러한 원인이 다 있겠죠? 관절염이나 혈액순환장애는 2차적 병증이 됩니다. 마목의 1차적 원인을 알아야 치료가 가능합니다.

5. 두훈(頭暈), 현훈(眩暈)

눈앞이 아찔하고 머리가 빙빙 돌고 어지럽다는 2차적 증상입니다.

현훈이란 증상은 그 원인이 너무나 많아 여러 질병에서 관찰할 수 있는 증상입니다. 피가 모자라도 어지러울 수 있고, 간의 열이 머리로 올라도 어지러울 수 있으며, 담(痰)이란 찌꺼기 때문에 어지러울 수도 있고, 소화가 안 돼서 어지러울 수도 있고, 심장에 열이 생겨서도, 아니면 신정이 부족해서 어지러울 수도 있습니다. 어지러운 것 하나도 참 원인이 많네요. 즉, 어지러운 증상 자체는 몸에서 보내는 이상 신호일 뿐입니다.

6. 창(脹)

빵빵하다, 배부르다는 뜻입니다.

배가 과도하게 불러오고 빵빵하고 거북한 증상을 '복창(腹脹)'이라 합니다. '창만

(脹滿)'이라고도 하구요. 식사를 조금만 하는데도 배가 빵빵해지는 사람들이 있죠? 옆구리가 그득하고 빵빵하면 옆구리 협을 붙여 '협창(脇脹)'이라고 말합니다.

이렇게 배나 옆구리가 빵빵하면 기를 보(補)하는 약초를 사용할까요?

아니면 기를 행(行)하거나 이(理), 파(破)하는 약초를 쓸까요?

효능단어를 공부해서 이미 알고 있죠? 행기, 이기, 파기약초를 사용하겠습니다.

창이란 단어는 많이 사용되는 중요한 단어랍니다.

7. 동통(疼痛), 대(帶)

뒤에 통증이란 단어가 오는 것을 보니 아프고 괴롭다는 뜻인가 봅니다.

통이란 것은 병으로 아프고 괴로운 것을 모두 포함하는 개념입니다.

여기에 아프고 욱신거리다라는 뜻의 동(疼)이 붙으면 몸 상태가 두드려 맞은 것처럼 쑤시고 아픈 것을 의미한답니다.

대(帶) 여자의 분비물인 '냉'을 의미합니다. 하얀색 분비물을 백대하, 황토색을 황대하, 적색을 적대하라고 합니다. 보통 백대하가 많은데, 백대하도 양이 많다면 문제가 될 수 있습니다. 냉의 색깔에 따라 자궁과 여성건강을 판단할 수 있는 자료가 되기도 합니다.

8. 구갈(口渴), 구취(口臭), 구역(嘔逆)

앞에서 금방 공부했죠? 입이 마르고 입에서 냄새가 나는 증상입니다.

'구고'라는 증상도 있습니다. 쓰다는 뜻의 '苦'를 사용하죠.

입이 왜 쓸까요? 쓴맛이 나는 것이 입에 들어왔으니 쓴맛이 나겠죠.

스트레스 등으로 간의 소설작용에 문제가 생기면 입에 담즙이 올라오게 됩니다. 이러한 상태를 구고라고 한답니다.

구역은 메스껍고 토할 것 같은 증상이죠. 구토와 비슷한 느낌입니다.

이번 시간에 공부한 것은 주로 2차적인 병증 단어였습니다.

다음 시간에는 이러한 2차적 병증의 원인이 되는 1차적 병증에 대해 간단히 공부하는 시간을 가지겠습니다. 위에 언급한 '위음허' 같은 병증 말입니다.

2권에서 자유롭게 이야기하기 위해서는 입문 편에서 최대한 기초를 닦아놓아야 합니다.

해수(咳嗽) 천(喘) 자한(自汗), 도한(盜汗) 마목(痲木) 두훈(頭暈), 현훈(眩暈)
창(脹) 동통(疼痛), 대(帶) 구갈, 구취, 구역(嘔逆)

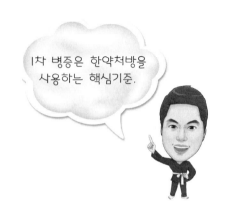

1차 병증은 한약처방을
사용하는 핵심기준.

:: 단어공부 6

이번 시간은 앞에서 배운 2차적 병명보다 한 단계 더 깊은 1차적 병명을 공부해보는 시간입니다. 앞에서 공부한 구취, 구갈, 선기 등의 병증들은 그 원인이 무엇이었나요?

바로 위장에 열이 많고 음이 부족한 '위열(胃熱) + 위음허(胃陰虛)증'이었죠?

구취(口臭), 구갈(口渴), 당뇨 같은 2차적 병증의 원인이 되는 위음허증 같은 병증이 바로 1차적 병증이 됩니다. 이번 시간은 이러한 1차적 단어를 공부하는 시간입니다. 이 1차적 개념들은 한약 공부에서 매우 중요한 개념입니다.

왜냐하면, 2차 병증들을 유발한 1차 원인이 바로 우리가 한약처방을 사용함에 기준이 되는 증(證)이기 때문입니다.

현대의학에서 피부병을 예로 들어봅시다.

예를 들어, 지루성 피부염, 건선, 피부묘기증 등의 이름은 피부병의 증상이나 특징에 따라 그 병명을 나눕니다. 하지만 한방에서는 그것의 원인에 따른 병명이 중요합니다.

위의 진액 부족과 위열이 원인인지, 아니면 음식으로 인한 숙식이 원인인지, 간의 문제인지, 폐의 문제인지 말이죠. 그 원인이 곧 치료의 방법이 됩니다.

위열증이라면 그 위열증이란 것이 곧 치료할 증상이 되겠죠?

이렇게 병의 치료에는 이러한 1차적인 병증을 아는 것이 가장 중요합니다.

2차 병증에 집착하는 것은 나무만 보고 숲을 보지 못하는 것과 비슷합니다.

그럼 이번 시간은 1차 병증 중 많이 사용되거나 기본적인 단어 위주로 살펴봅시다.

1. 기허증(氣虛)

어떠한 원인에서 내 몸의 기력이 허약해졌다는 뜻입니다.

기가 허해지면 수많은 병이 나타날 수 있습니다.

여기서 기허라는 것은, 오장육부 중 어느 부위의 기허인지가 가장 중요하겠죠?

비의 기가 허하면 식욕부진이나 설사, 소화불량, 부종, 체중감소 등의 증상이 나타날 수 있겠고, 폐의 기가 허하면 기침, 가래, 호흡곤란, 숨참, 잦은 감기, 피부병 등의 증상이 나타날 수 있겠습니다. 그럼 이 사람의 비장이나 폐장에 기력이 왜 약해졌는지도 알아내면 더욱 좋겠죠? 그것을 알아내는 것이 병증의 근본원인이 됩니다. 이는 선천적인 원인일 수도 있고 후천적인 생활습관의 결과일 수도 있습니다.

2. 혈허증(血虛), 혈열증(血熱)

혈액이 부족하다는 뜻이죠?

심장에 혈이 부족하면 심장이 두근두근 거리고 건망증이 생기기 쉽고요.

혈이 허하면 평소 춥다가도 밤이면 몸에 열이 나는 증상도 나타날 수 있답니다.

밤사이 혈액이 간에서 재생되지 않으면 그다음 날 활동이 매우 피곤하게 됩니다.

근육도 찌뿌둥합니다. 허열도 뜨고, 눈도 충혈되고, 혈압상승도 유발합니다.

이러한 것들이 혈허증으로 나타나는 여러 증상이 되겠습니다.

혈열증은 피에 열이 많아 문제가 되는 병입니다.

혈열이 과도하면 어떠한 병이 나타날까요?

피가 뜨거우니 차분하지 못하고 미쳐 날뛰겠죠? 혈관이 약한 곳에 출혈이 일어날 수도 있겠죠? 코피가 난다든지, 잇몸에서 출혈이 날 수도 있겠습니다.

혈열이 간에 영향을 미치면 간경락이 통하는 뒷골이 당길 수 있겠죠?

심장으로 가면 얼굴이 붉어지고 정신이 혼미하거나 어지러울 수도 있겠습니다.

심장과 연결된 혓바닥에 혓바늘도 날 수 있고요.

열이 자궁으로 가면 어찌 될까요? 피부로 가면 어떻게 될까요?

분명 그 열로 인한 증상들이 표출될 것입니다. 한번 고민해 보시고요.

3. 음허증(陰虛)

음과 양 중에 우리 몸의 음이 부족하다는 의미입니다.

앞의 기허증처럼 이것도 우리 몸 어느 부위의 음이 부족한지 알아내는 것이 가장 중요하겠죠? 혈액도 우리 몸의 氣의 상대적 개념으로 음이란 개념에 포함됩니다.

혈액이 부족하거나 진액 부족한 것이 오래가면 음허증으로 발전하겠죠?

앞에서 위음허증에 대해 살펴보았습니다.

위음허증 하나로도 구취부터 수많은 질병을 만들어 낼 수 있었습니다.

그럼 단어 연습을 해봅시다. 오장 뒤에 음허를 하나씩 붙여봅시다.

간음허, 심음허, 비음허, 폐음허, 신음허.

간의 음이 부족하면 어떠한 증상이 나타날까요?

음이 부족하면 상대적으로 양이 세지면서 간에 열이 발생할 수 있겠죠?

앞에서 언급했듯 간화가 위로 올라가면 뒷골이 당기거나 어지러움 등이 발생할 수 있겠습니다. 간화로 인해 입이 건조하거나 깔깔하고 쓴맛이 날 수도 있고요.

눈이 붉어지고 시력이 떨어질 수도 있습니다.

간과 연결된 근육이 떨릴 수도 있지요.

자, 여기서 한번 생각하고 넘어가야 할 것이 있는데요.

한 남성이 두통이 머리 전체가 띵하고 당기는, 짜증나는 두통이 발생하였답니다.

이것이 과연 무엇 때문에 두통이 발생하였을까요?

위와 같은 간의 열 때문인지, 아니면 과로하여 기가 허해진 것 때문인지, 또는 신장이 허하여 졌기 때문인지, 이런 것이 아니라면 단순히 베개가 높거나 잠자리가 문제가 있다든지, 수많은 경우를 생각할 수 있습니다.

이것을 알아내는 것이 바로 실력입니다.

실력 있는 분이 얼굴만 보면 원인을 딱 알아낼까요?

훌륭한 한의사가 맥만 잡는다고, 관상가가 관상만 보면 베개가 높은 것을 알 수 있을까요? 어려운 일입니다.

이 사람은 어릴 적 목욕탕에서 미끄러져 머리를 바닥에 부딪쳤는데, 그것이 원인이 되어 성인이 되어서도 지속적으로 두통이 있었습니다. 어혈이 원인이죠?

하지만 머리가 아픈 그 사람은 어릴 적 그 사실을 잊고 있었습니다.

단순히 일이 많고 신경을 많이 써서 그럴 것이라 생각하고 병원에 다녔습니다.

이런 사람이 아마 어릴 적 이야기 안 하고 진찰을 받으면 어떤 곳은 간열이니, 어떤 곳은 스트레스니, 과로 음주가 원인이다 등 많은 이야기가 나올 수도 있습니다.

물론, 직관력이 강하거나 정말 실력 있으신 분들은 어혈이라고 판단하실 수도 있겠습니다만, 드물 겁니다. 그래서 병을 찾아내는 것은 물어보고 정확히 확인하려는 정성이 가장 지름길입니다. 이런 사람은 최면술로 과거의 기억을 끄집어내는 것이 가장 빠른 것 같다고요? 그럴 수도 있겠네요.

4. 양허(陽虛)

음허의 반대되는 말이죠? 몸의 양기가 부족하다는 뜻입니다.

기허증도 일종의 양허증에 포함됩니다.

간양허, 심양허, 비양허, 폐양허, 신양허, 이렇게 되겠죠?

신장의 양이 부족하다? 신장은 선천적인 에너지를 담당하는 장기라고 이야기했습니다. 그런 선천적인 양기가 부족하면 어떠한 증상이 나타날까요?

뒷날 자세히 언급하겠습니다만, 우선 간단히 실제 사례를 소개해드리지요.

제 조모께서 젊으실 때는 갑상샘 항진증이셨다가 나이가 드시며 저하증이 되섰습니다.

조모께 사용할 수 있는 처방은 무엇일까요?

저는 '팔미지황원'을 드시기 편하게 환으로 만들어 드립니다.

팔미환이란 처방은 신장의 양기운을 강하는 직접적인 처방입니다.

신장과 갑상샘이 무슨 관계가 있는데 갑자기 갑상샘 이야기를 할까요?

팔미원이라는 처방이 갑상샘, 신장과 어떤 관련이 있는지 곧 아시게 됩니다.

> 병을 치료하는데 가장 중요한 개념은 1차 병증이다. 2차 병증은 중요한 참고자료.
> 기허증(氣虛) 혈허증(血虛) 혈열증(血熱) 음허증(陰虛) 양허증(陽虛)

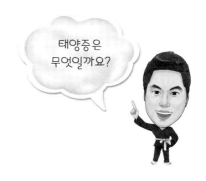

태양증은 무엇일까요?

:: 단어공부 7

1. 습증(濕)

여름처럼 습하다는 것이죠?

몸이 장마철처럼 습하니까 몸이 무겁고 찌뿌둥할 수 있겠죠?

비 오는 날이면 관절도 딱딱거리며 아플 수 있겠습니다. 몸도 잘 붓겠죠?

이놈의 습한 기운이 만약 찬 기운과 만나거나 풍사와 만나면 어떻게 될까요?

습한 녀석이 더운 기운이나 찬 기운과 만나면 병을 더욱 깊게 만든답니다.

물먹는 하마 같은 약 처방이 필요한 몸 상태가 되겠습니다.

2. 조증(燥)

습증과 반대죠? 가을날 건조한 날씨처럼 몸 상태가 건조하다는 뜻입니다.

가을에 자주 나타납니다. 몸의 진액이 부족하니까 코가 마르거나 막히고, 입이

마르고 목이 간질거리는 증상인데, 가을이 되면서 폐가 건조해져서 더욱 심하죠.

위장이 건조해지면 위음허 증상 때처럼 입에서 냄새날 수도 있고요.

폐가 건조하면 기가 밑으로 내려가지 못해 구역질이나 기침이 날 수도 있답니다.

3. 담증(痰)

우리 몸에 가래 같은 담이 많아서 병이 된 것을 뜻합니다.

가래 같은 녀석이 심장의 통로를 막으면 어떻게 될까요?

심장의 박동을 방해하니 심장이 힘들겠죠?

심하게 박동하게 되어 두근두근 거릴 수 있겠군요.

머리로 올라가는 산소의 진행을 방해하면 어떻게 될까요?

어지럽고 두통이 발생할 수 있겠죠? 담(痰)이 폐로 간다면 폐는 어떠한 반응을 나타낼까요? 밖으로 배출하기 위해 기침을 연신 할 것입니다. 우리 몸에는 음식을 소화하면서 담이란 녀석을 무조건 발생시킬 수밖에 없답니다.

이 담이 과도하게 되면 예상 밖으로 큰 질병으로 발전할 수 있답니다.

예를 들면 공황장애, 중풍 등의 중병 말이죠. 별거 아닌 것 같은 담이 공황장애도 발생시킨답니다. 담이란 단어는 중요하니, 꼭 기억해두세요.

4. 기울증(氣鬱)

기의 흐름이 정체된 것을 넘어서 울체 되었다는 뜻입니다.

기의 흐름이 왜 울체 되었을까요?

기울증이란 스트레스로 인한 병을 말하는데 마음의 병으로 봅니다.

스트레스는 '칠정병'이라고 합니다.

칠정이란 앞에 '내인편'에서도 설명했듯 우리의 감정을 나타냅니다.

두통, 불면, 소화력 등 작은 질병부터 자궁의 병, 뇌경색, 종양 등 중증 질환 모두 울화병이 크게 관여하고 있었습니다.

일이 많아 몸이 힘들어도, 잘못 먹어도, 사는 곳이 안 좋아도 병이 발생할 수 있지만, 아마 스트레스를 받는 사람보다는 병증이 덜 할 겁니다. 그만큼 스트레스는 우리 몸의 공공의 적입니다. 즉 잘 먹고, 잘살고, 일도 안 하고, 몸이 편하다하더라도 울화병이 있는 여성은 수면에 문제가 발생하며, 시간이 지나 큰 병으로 발전하는 경우가 많습니다.

5. 태양증(太陽)

이 개념이 좀 어려운 개념인데요.

앞에서 한번 언급하였는데 『상한론』이란 의서에 자세히 나타난 개념입니다.

찬 기운 등 외부의 사기에 감촉되면 초기를 태양병이라 부릅니다,

두통, 오한, 발열, 몸살 등의 증상이 나타나죠.

그 상태에서 한사(寒邪)를 내보내지 못하면 병이 점점 깊어지게 됩니다.

몸에 힘도 없고, 열이 났다가 추워졌다가 구역질도 나고, 밥맛도 없습니다.

이는 태양증에서 사기를 물리치지 못해 다음 단계로 병증이 넘어온 것입니다.

그것을 소양증이라 합니다.

정기가 힘을 내서 사기와 싸울 때는 열이 났다가 정기가 지쳐서 움츠러들면 다시 오한이 듭니다. 이러한 일진일퇴를 거듭하다가 우리 몸의 방어선이 또 뚫려버린다면, 즉 사기를 이겨내지 못하면 병이 우리 몸의 더 안으로 들어가게 됩니다.

즉, 소양증보다 더 깊은 곳인 '양명경'이라는 곳에서 활동을 하게 됩니다.

양명증에서는 심한 고열이 나고, 갈증, 탈수증상도 나타나게 된답니다.

각 단계마다 나타나는 증상이 다르죠? 그 단계는 몇 개가 있는가 하면,

태양병, 소양병, 양병병, 태음병, 소음병, 궐음병 6단계가 있습니다.

6가지의 이름을 한번 들어놓으세요. 외부에서 사기를 받았을 때 우리 몸 바깥부터 안쪽까지를 나타내는 하나의 명사라고 생각하시면 됩니다.

다음 시간은 본초의 배합에 대해 알아보겠습니다.

두 가지의 본초가 내 몸에 좋다고 합치면 효과가 2배가 될까요, 아니면 반감되어서 차라리 한 가지 먹는 것보다 못할까요?

본초들도 만나는 친구 따라 기분이 달라질 겁니다.

좋은 친구 만나면 협동해서 일할 것이고, 짜증 나는 인간과 만나면 효율이 반감되겠죠?

- 담증, 기울증, 외사로 인한 태양증은 현실에서 자주 볼 수 있는 병증의 원인.
- 습증(濕), 조증(燥), 담증(痰), 기울증(氣鬱), 태양증(太陽) 이해하기.

5. 본초의 방제

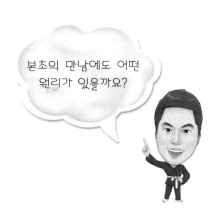

본초의 만남에도 어떤 원리가 있을까요?

:: 본초의 배합

여름 복날이 되면 많은 사람들이 삼계탕을 즐겨 먹습니다.

삼계탕에 들어가는 약초들을 가만히 살펴볼까요?

인삼, 황기, 대추, 오가피, 당귀 등 많은 약초가 들어가는군요.

인삼에 황기를 넣으면 그 효능이 더욱 강해지죠. 대추는 여러 약초를 조화롭게 합니다. 황기와 당귀는 인삼과 더불어 몸에 영양생성을 양호하게 해줍니다.

비록 삼계탕이지만, 이렇게 약초를 배합하는 것도 어느 정도 조화로운 면이 있답니다. 삼계탕에도 약초의 조합을 살펴서 넣는데, 한약의 처방은 말할 것도 없죠.

그럼 약초의 조화와 구성을 어떻게 공부해나가는 것이 중요할까요?

예를 들면 소나무 뿌리에서 생기는 복령이라는 본초부터 살펴봅시다.

우선 복령의 성미, 맛, 귀경을 알고, 효능을 공부해야겠습니다.

性 + 味 + 歸經 + 효능과 주치!

이 네 가지를 이해하는 것이 본초 공부의 핵심이라 배웠죠?

性 = 무독, 平

味 = 감(甘), 담(淡)

歸經 = 심(心), 비(脾), 신(腎)

효능에는 심에서는 안신, 비에서는 중초의 정체된 수독을 제거.

신(腎)은 우리 몸 세포 등의 전체적으로 퍼진 수독을 걸러줌.

이 다음 단계가 복령이 다른 약초와 만났을 때의 특징을 이해하는 것이고, 마지막이 바로 처방 안에서의 역할을 이해하는 것입니다.

'복령이라는 약초에 인삼이라는 약초가 배합되면 몸 안에서 이러이러한 효능이 나타나더라', '복령이 육미지황원이란 처방에서는 복령이 이러한 역할이 있더라'

여러분은 앞으로 본초 공부를 이런 식으로 해나가시면 됩니다.

그럼 처방을 구성할 때, 서로서로 도움이 되는 본초라면 되도록 많이 합쳐서 사용하면 효과가 좋을까요? 그건 아니겠죠. 축구팀에도 수비와 미드필더, 공격수가 팀 전술에 맞게 잘 조합되어야지, 공격력을 위해 공격수만으로 팀을 구성할 수는 없는 것처럼, 처방이라는 팀도 마찬가지입니다.

본초가 배합되는 어떤 원리나 전술이 있겠죠?

그럼 우선 약초의 배합하여 처방을 구성할 때 어떠한 원리와 정해진 법칙이 있는지 이해하는 것이 중요하겠습니다. 그래서 이번 시간은 약초배합의 개념에 관해 공부해보겠습니다.

1. 단행(單行)

한 가지 약초로 효능을 발휘하도록 사용하는 방법을 말합니다.

즉, 한 가지 약초가 처방이 되는 경우를 말합니다. 독불장군인가요?

그 본초 하나가 워낙 뛰어나서 혼자에게 일을 다 맡기는 것은 아닙니다.

현재 몸의 상황이 혼자만 가는 것이 좋으니까 그저 혼자만 보내는 것입니다.

단녹용탕이 좋은 예가 되겠습니다.

출산 직전에 산모가 복용하면 좋은 단녹용탕은 녹용 하나만 달인 처방입니다.

단녹용탕은 출산 직전 산모에게 꼭 필요한 처방입니다.

자궁의 운동을 원만하게 해주고, 스테미너를 보강해줘서 난산을 예방합니다.

출산 전 두 가지의 한약은 꼭 복용하는 것이 자식의 인생을 위해서 중요한데요,

출산 한 달이나 보름 전부터 '축태음'이란 한약을 복용하고,

축태음을 복용한 후 출산을 얼마 남지 않은 며칠 전부터는 녹용만 달여서 산모에게 복용시키시면 큰 도움이 됩니다. 임신하면 한약 먹지 말라고 다 이야기하는데 불안하시다고요? 건강해지는 기회는 아무나 잡는 것이 아닙니다.

아기도 다 인연이 있고, 복이 있어야 축태음같이 멋진 한약을 먹고 태어나는 것이죠. 축태음은 산후조리의 개념만큼 중요한 개념입니다. 즉, 산모에게 꼭 필요한 처방입니다. 출산 전 양수로 인한 아기 몸의 불순물을 자연스럽게 배출하여 태아를 탄탄하게 축소해줘 산모의 출산을 쉽게 도와줍니다. 이렇게 출산한 아기의 건강상태는 매우 안정됩니다. 즉, 아기 인생의 출발점 자체가 복 받은 사람이라고 할 수 있는 것입니다.

달생산(축태음)
대폭피 8, 감초 6, 당귀, 백출, 백작약 4, 인삼, 진피, 소엽, 지각, 사인 2, 대파잎 5.

2. 상수(相須)
서로 호흡이 맞는 친한 친구를 떠올려보세요.

상수란 약초의 효능이 비슷한 것이 서로 협동하는 경우를 말합니다.

즉 비슷한 효능으로 그 효능을 증강시키는 경우를 말합니다.

앞의 삼계탕에서 말한 인삼과 황기가 그 예가 되겠군요.

인삼과 황기가 결합하면 기의 운행을 강하게 하고 폐기를 튼튼하게 하는 힘이 증강되죠.

3. 상사(相使)

상사라는 의미를 축구로 따지면 골잡이를 보좌하는 좌·우측 날개나 공격형 미드필더를 생각하시면 이해가 편합니다.

스트라이커가 두 명인 경우가 위에서 배운 '상수'라는 개념과 비슷하고요.

상사는 효능이 동일하지는 않지만, 한쪽이 다른 한쪽의 효능을 증가시키는 경우를 말합니다. 도움을 받는 주인공을 '主약', 이렇게 말한답니다. 상수가 친구의 개념이면, 상사는 부하나 보좌관의 개념이 강합니다.

예를 들어, 삼계탕에 기를 보하는 인삼이 주약이라면, 황기가 인삼을 상수 해주고, 당귀가 인삼과 황기의 작용을 보좌해주는 상사의 의미가 되겠습니다.

4. 상외, 상살(相畏, 相殺)

서로 만나면 한쪽을 죽여버린다는 뜻입니다.

즉, 한쪽이 다른 한쪽의 독성이나 부작용을 제압해준다는 의미입니다.

상외, 상살이 상대방의 약성을 제압한다고 하여 무조건 부정적인 의미는 아닙니다. 약초의 배합원리에서 정상적인 배합방법으로 사용되는 개념으로서, 독성이 강한 약재를 정상범위의 효능을 내게 해주는 것이죠. 부작용을 감소시키기 위한 수단이랍니다.

대표적인 예가 앞서 배운 '반하와 생강'입니다.

반하는 효과가 좋은 만큼 그 성질이 매우 강하답니다.

포제를 하지 않은 반하를 그냥 먹으면 부작용이 우려되죠. 그래서 생강즙에 포제를 거쳐 사용 하게 됩니다. 그런 의미에서 반하가 들어간 처방에도 생강은 짝으로 들어간답니다. 여기서 생강은 반하의 상외, 상살의 개념이죠. 이해되시죠?

5. 상오, 상반(相惡, 相反)

상오 역시 위의 상외, 상살과 비슷한 개념이나, 큰 차이가 있습니다.

상외, 상살은 처방의 목적과 효능을 위해서 독성이나 부작용을 줄여주는 긍정의 개념이고, 상오는 잘못된 배합의 부정적인 의미입니다.

즉, 한쪽의 효능을 떨어뜨려 버리는 경우로 실제로 만나서는 안 되는 배합이죠.

상오처럼 다른 약재의 효능을 떨어뜨리는 것이 뿐만 아니라, 오히려 둘이 만나서 부작용을 일으키는 상황을 말합니다. 잘못된 만남이죠?

실제 우리가 사용하는 처방들은 그 본초 구성이 어떨까요?

거의 모두 상수, 상사로 이루어져 있고 제한적으로 상외, 상살을 사용하여 약성을 제약하는 경우가 대부분이랍니다.

이렇게 본초들이 상수, 상사 등의 원리대로 배합되면 처방이 되겠죠?

우리가 통상 복용하는 방법인 물약, 즉 달여서 먹는 한약을 탕약이라고 하죠?

탕제(湯劑)라고 말합니다.

탕약을 달일 때, 인삼이나 녹용 등 귀한 약재들은 추출률을 높이기 위해 미리 다른 곳에서 따로 달여서 성분을 더욱 효과적으로 추출한답니다. 이러한 방법을 '별전(別煎)'이라고 합니다.

그 밖에도 한 가지 약재를 따로 포대기에 담아 같이 달이는 것이 있습니다.

주로 같이 달이면 어떠한 문제가 발생하는 약재죠. 이를 '포전(包煎)'이라 합니다.

이렇게 탕약으로 달여 먹는 방법외에 알약으로도 만들어 복용할 수 있겠죠?

동글동글한 염소똥처럼 생긴 알약을 환약이라고 합니다.

환은 총알처럼 크기가 큰 것도 있고 녹두 알처럼 작은 것도 있죠?

몸 상태에 따라 탕약이 좋은 경우도 있고 환이 좋은 경우도 있습니다.

환의 크기가 청심환처럼 큰 것들을 보통 단(丹)이라고도 합니다.

약재를 갈아서 가루로 먹는 것을 산제라고 한답니다.

과립제 같은 가루약도 통상 '산제(散劑)'라고 합니다.

경옥고나 쌍화고, 최근 홍삼정이라 해서 숟가락으로 떠먹는 찐득찐득한 한약 보셨죠? 이러한 제형을 '고제(膏劑)'라고 합니다. 경옥고가 가장 대표적이죠.

고는 먹는 것과 바르는 것으로 구분할 수 있는데요. 고를 피부에 쉽게 붙이도록 한방 파스로 많이 나옵니다.

마지막은 어떠한 용매에 담가서 복용하는 방법도 있는데요.

대표적인 예가 인삼이나 도라지, 하수오 등을 술에 담가 추출해서 드시는 겁니다. 술의 효능을 이용하는 경우죠. 피를 돌리고 경맥을 소통시키는 효능이죠.

관절 통증 등을 위해 술에 담가 드시는 것이 이러한 이유입니다.

다음 시간은 본초에서 방제라는 한 팀이 만들어지는 변화과정을 한번 살펴보도록 하겠습니다.

性 + 味 + 歸經 + 효능과 주치를 이해한 후,
본초 간의 배합과 처방 안에서의 역할 이해.

- 단 행(單行) = 한 가지 약초로 효능을 발휘하도록 사용하는 방법.
- 상 수(相須) = 상수란 약초의 효능이 비슷한 것이 합동하는 경우.
- 상 사(相使) = 주약과 주약을 돕는 약을 보좌하여 치료 효과 증가.
- 상외, 상살(相畏, 相殺) = 부작용 완화, 약성의 정상화, 정상적 방법.
- 상오, 상반(相惡, 相反) = 잘못된 만남.

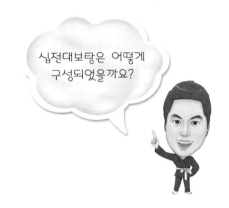

십전대보탕은 어떻게
구성되었을까요?

:: 본초에서 방제로 1

여자는 남자보다 병의 치료가 어려운 편입니다. 왜 그럴까요? 여성이 몸이 남성
보다 치료하기 어려운 그 첫 번째 이유는 정서적인 문제입니다.

여자는 스트레스를 받아도 남자보다 받아들이는 강도가 강합니다. 섬세하죠.

그래서 칠정병에 취약한 여성은 남성보다 몸의 균형이 깨지기 쉽습니다.

둘째는 자궁이라는 특수한 장기입니다.

자궁은 여성의 건강에 큰 영향을 미칩니다.

여성은 간, 그리고 자궁과 소복 사이에서 혈액의 정상적인 순환이 매우 중요한
데, 그 기능에 문제가 발생하면, 혈액이 정체되고 어혈이 발생하게 됩니다.

여성은 남성보다 혈의 건강상태가 더 추가되는 것입니다.

그래서 여성에게는 혈액에 관련된 질병이 많이 발생합니다.

여성은 혈에 관한 건강이 중요하다!

그럼 남과 여를 음양으로 구분하면 남자는 양, 여자는 음이죠?

기와 혈을 음양으로 나누어보면 기는 양, 혈은 음.

남성-陽-氣 / 여성-陰-血 이러한 관계가 형성됩니다.

아침과 저녁, 불과 물의 예처럼 남녀와 기혈! 이것도 음양구분 중 대표적인 경우
에 속합니다. 바늘 가는 곳에 실이 따라가듯, 기가 흐르는 곳에는 혈이 흐릅니다.

우리 몸을 치료할 때는 그 원인과 증상이 가장 중요하겠지만, 남성병증에는 주로
氣의 측면, 여성에게는 血의 측면을 고려하는 것도 중요한 사항이 됩니다.

홍삼이 기에 관련된 대표적 약재라면, 혈에 관련된 대표적인 약재는 뭘까요?

혈에 관련된 가장 대표적인 약재는 바로 '당귀'라는 약재입니다.

당귀는 우리나라 강원도에서 많이 재배되는데요.

당귀가 옛날 전쟁터로 가는 아들이나 남편을 위해 많이 사용되었다는 유래가 있습니다. 그래서 이름이 당귀(當歸)인가 봅니다. 돌아와야 마땅하다는 뜻이죠.

'돌아와야 한다.' 아마 전쟁터에서 목숨 건 싸움으로 인해 피 흘리며 힘들 때를 대비했는가 봅니다. 전쟁터에서 많은 피를 흘렸겠죠? 새로운 피를 보충하고 혈행을 정상으로 하여 다시 기운 내 살아서 집으로 돌아오라고, 전쟁터로 떠나기 전 기도하는 마음으로 당귀를 고이 넣어줬나 봅니다. 이렇게 혈에 관한 문제는 홍삼보다는 당귀가 훨씬 도움이 됩니다.

죽을 수도 있는 남편과 아들을 위해 꼭 돌아올 것이라 두 손 빌며 쥐여준 약초!

당귀라는 약초는 옛날 어머니와 아내의 눈물과 기다림을 담고 있군요.

이 당귀라는 약초에 짝꿍처럼 사용되는 약재가 있습니다.

그 이름은 바로 천궁(川芎)이라는 약재입니다.

당귀와 천궁 두 친구가 6:4의 비율로 만나게 되면 유명한 임산부 처방이 탄생하는데요. 그 이름이 바로 부처님의 손과 같다는 '불수산(佛手散)'입니다.

불수산은 임산부에게 부처님의 손과 같이 자비롭고 영험하다는 뜻인데요.

아기가 잘 나오도록 도와주고, 난산을 예방하기 위해 복용합니다.

당귀 + 천궁! 여성 병증에 자주 사용되는 단짝 본초입니다.

이 당귀와 천궁 둘 사이에 작약과 숙지황이라는 약재가 더해질 수 있습니다.

이 네 약초가 조합된 처방이 바로 사물탕이라는 유명한 처방이 완성됩니다.

나중에 공부하겠지만, 사물탕은 혈(血)에 관련된 많은 처방 중 가장 기본이 되는 처방입니다. 당귀, 천궁, 작약, 숙지황 = 사물탕!

인삼 등 기를 크게 약재 4가지로 구성된 처방을 사군자탕이라고 하는데요.

남성의 상징인 기를 보하는 처방이라서 '4명의 군자'라고 이름 붙였나 봅니다.

사군자탕은 앞의 사물탕과 비슷한 개념으로 기와 관련된 기본 처방이죠.

그럼 혈과 관련된 기본처방인 사물탕에 기와 관련된 처방인 사군자탕을 합치면 뭐가 될까요?

바로 8가지 약재로 구성된 '팔물탕(팔진탕)'이라는 유명한 보약이 완성됩니다.

즉, 혈을 건강하게 하는 사물탕에 기를 건강하게 해주는 사군자탕이 합체하여, 기와 혈의 불균형을 동시에 보완하겠군요.

'사물탕 + 사군자탕 = 팔물탕', 여덟 가지 보배 같은 본초로 이루어졌다는 팔진탕(八珍湯)이 팔진탕은 기혈 허약 등에 자주 사용되는 보약이 되겠습니다.

만약 이 팔물탕에 황기와 육계(계피) 두 가지 약초를 더해주면 기혈이 허해진 것이 심하거나 허한 것이 오래되어 허한한 증상이 심한 사람에게 사용되는 처방이 되는데요. 기와 혈을 크게 보강해주고 쇠약해진 양기를 더해주는 그 유명한 십전대보탕이 됩니다.

사물탕 + 사군자탕 8가지 약재 + 황기, 육계, 이렇게 10가지 귀한 약재로 구성되었네요. 이렇게 명약들이 모여서 만들어진 처방이, 바로 주변에서 흔하게 보았던 십전대보탕이라니…. 그냥 한방차 정도로 인식했었던 십전대보탕!

이렇게 훌륭한 십전대보탕 역시 쌍화탕과 비슷한 처지죠.

굉장히 훌륭하고 효과 좋은 처방이지만, 꼭 천 원짜리 음료수 같은 느낌이랄까요? 반대로 따지면 그만큼 훌륭하기 때문에 이렇게 대중화되었을 것으로 생각해봅니다.

십전대보탕은 기력이 많이 쇠하신 어르신이나 타고난 기혈 자체가 약한 여성, 수술 후 회복이 필요한 분들에게 자주 사용합니다.

이분들의 쇠약해진 기혈을 어떻게 보강하겠습니까?

지치고 힘들어 움직이기 귀찮을 때, 수술 등 큰 병으로 몸이 지쳐있을 때 등, 이럴 때는 십전대보탕이란 처방이 제격이 됩니다.

1.	2.	3.	4.	5.
당 귀	불 수 산	사 물 탕	팔 물 탕	십 전 대 보 탕
→	1 →	2 →	3 →	4
	+ 천 궁	+ 작 약, 숙 지 황	+ 사 군 자 탕	+ 육 계, 황 기

당귀를 예로 하여 처방의 변화를 살펴보았습니다.

학교 시험 치는 것도 아닌데, 이 변화를 외우려고 하실 필요는 없습니다.

그저 당귀에서 십전대보탕이 되는 과정을 살펴보고 이해하시면 충분합니다.

참고로 십전대보탕 처방을 살펴보고 넘어갑시다.

당귀, 천궁, 작약, 숙지황 4- 혈의 개념.

인삼, 백출, 복령, 감초 4- 후천지기 생성, 보충의 개념.

황기, 계피4, 생강, 대추- 에너지를 온몸에 순환, 보급해주는 개념 + 보좌약.

어르신 중, 일과 에너지의 소비가 많은 활동적인 분들은 십전대보탕보다는 근본을 보해주는 육미나 팔미 계통, 혹은 보중익기탕 개념의 처방이 더 좋습니다.

십전대보탕은 나무 넣고 휘발유를 뿌려주는 개념이라고 생각하시면 되고요.

육미, 팔미는 연료인 나무와 숯을 근본적으로 보충해주는 개념이라 생각하시면 됩니다.

"아! 우리 어머니 좀 쉬시면 좋은데, 계속 논에 나가서서 일하시고 집에 가만히 계시지 않네." 하시는 데는 보중익기탕이나 쌍화탕, 육미, 팔미 쪽이 더 좋고요.

십전대보탕은 기혈이 쇠약해져 몸과 정신이 down 된 상태에 더욱 적합하답니다.

근본도 보강하면서 활동력도 높이기 위해서는 육미 + 십전대보탕, 이렇게 드시겠다고요? 당신의 이러한 유추도 공부의 발전에 큰 도움이 됩니다.

다음 시간은 계지에서 비롯되는 처방을 간단히 살펴보는 시간을 가지겠습니다.

계피 추출물이 진드기 및 집안의 해충박멸에 좋다고 하죠.^^

:: 본초에서 방제로 2

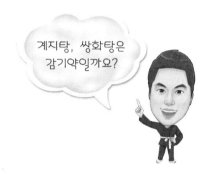

계지탕, 쌍화탕은
감기약일까요?

감기에 걸렸을 때 흔히 쌍화탕을 찾습니다.

'갈근탕'이라고 하는 한약처방도 감기약으로 자주 복용하지요.

그럼 감기약의 대명사로 인식된 쌍화탕과 갈근탕의 차이는 무엇일까요?

또한, 이 두 친구는 어디에서 태어난 처방일까요?

감기로 인한 한약처방이라는 것은 기침에 좋은 약재, 몸살에 좋은 약재, 열 내려주는 약재를 그냥 이리저리 대충 넣고 섞어서 만든 것은 아닐 겁니다.

한약의 처방은 자연의 섭리와 사람 몸의 원리를 깨달은 선조들이 만든 작품으로, 천 년, 이천 년, 긴 시간 동안의 경험과 노력이 집대성된 결과물입니다.

그래서 하나의 처방을 가볍게 생각해서는 안 됩니다.

"관절약에 스트레스 없어지고, 다이어트에 좋은 약도 좀 넣어주세요."

이러한 말은 처방의 원리에는 맞지 않는 이야기죠?

혹시 병증의 원인을 해결하다 보니 자연스레 살 다 빠지고 스트레스도 없어질 수는 있겠습니다만, 하나의 처방에 관절에 좋다고 이 약, 살 빼는데 좋다고 저 약 넣고, 소화에 좋다고 요약 넣을 수는 없습니다.

우리도 얼마 남지 않은 뒷날 처방공부를 하게 될 것입니다.

약재의 용량을 늘리거나 줄이고, 더 넣고, 빼는 등의 가감도 아무나 하는 것이 아닙니다. 막 섞으면, 그건 한약처방이 아니라 그냥 아까운 약을 버리는 행위에 불과하답니다. 그래서 처음에는 의서에 있는 그대로 따르는 것이 좋습니다.

하지만 처방도 결국 인간의 창조물입니다. 무조건 따라 한다면 창조와 발전이 없겠죠?

옛 선인들께서도 기존의 처방을 더욱 연구하고, 자신의 실력을 갈고닦아서 기존의 것을 더욱 발전시켰습니다. 이러한 노력의 축적이 한의학을 발전시킨 것입니다. 즉, 핵심은 처방의 묘미를 깨닫는 것이 중요합니다. 처방과 그 구성 본초의 의의를 이해하게 된다면 처방의 본초들을 자유자재로 움직여서 이것보다 더욱 훌륭한 처방을 만들 수 있다는 자신감이 생길 수도 있습니다. 누군가는 팔물탕에 황기, 육계를 더해서 십전대보탕이란 명방을 만들었듯 말입니다.

그렇게 생각하며 이번에 공부할 내용은 『상한론』의 첫 처방인 '계지탕'입니다.

『상한론』은 앞에서도 잠깐 언급하였죠? 이 『상한론』이란 책에 제일 처음 나오는 처방이 바로 계지탕입니다. 그럼 처방의 제1번인 계지탕을 살펴보겠습니다.

계지탕은 이름 그대로 계수나무의 가지인 계지가 우두머리겠죠? 즉, 처방의 군약은 계지입니다. 여기에 작약이라는 약재가 계지의 짝으로 사용됩니다.

즉, 계지탕은 계지와 작약의 절묘한 조화입니다.

계지는 陽(양) 작약은 陰(음), 계지탕은 음양에 조화입니다.

왜 음양이고, 또 어떻게 조화되는지는 뒤에 처방 편에서 자세히 공부하고요.

계지탕은 허증의 감기에 대표적으로 사용됩니다.

허증이란 것과 실증이란 것의 증상차이를 이해하여야 합니다.

춥고, 열나고, 두통에 콧물, 재채기라는 증상은 허증이나 실증에서 똑같이 나타날 수 있죠. 그러나 식은땀이 흐른다든지, 허로증이 겸해있으면, 이는 허증으로 접근해야 합니다.

감기는 여러 가지 원인에 의해서 나타날 수 있지만, 계지탕증의 감기원인은 주로 바람입니다. 풍사라고 하죠? 풍사의 침입으로 찬 기운으로 인한 감기와는 다르게 모공이 열려 땀이 날 수 있고, 두통 등의 증상이 잘 발생한답니다. 풍사의 특징상 코가 막히고 목이 아플 수도 있습니다. 허증의 증상들이죠. 반면 한사로 인한 실

중 감기는 몸이 모공을 급하게 닫아 버리므로 땀이 잘 나지 않습니다.

"그럼 계지탕은 감기약인가요?"라고 질문하면 어떻게 대답할까요?

군 생활을 할 때 소대원이 4월에 창문을 열어놓고 그 아래에서 잠을 잤습니다.

다음 날 아침에 소대원의 목과 입이 마비되어 움직이지 못하고 돌아가 있었습니다. 원인이 뭘까요? 신경마비? 근육이 굳었다?

병원에 가니 원인이 근육마비로 나왔습니다.

근육마비? 이건 원인이 아니라 결과적 상태죠? 이미 마비되어 있습니다.

근육이 굳었고 신경이 마비된 상태입니다. 왜 이런 증상이 발생하였을까요?

티브이에서 이러한 증상을 보고 구완와사니, 풍을 맞았느니 하며 여러 표현을 사용합니다.

이 소대원은 봄날 창문 열어놓고 잠을 자다가 풍사에 공격을 당한 상태입니다.

근육이완제로 도움을 받고 있었으나, 풍사라는 근본원인이 해결되지 않았기 때문에 목과 입이 잘 풀리지 않았습니다. 그래서 다음날 계지탕에 마황탕 과립제를 2:1로 합해 복용시켰습니다. 아직 날씨가 추워서 한사도 같이 왔다고 판단하고 한사를 물리치는 마황탕을 같이 복용시켰습니다. 일주일 정도 지나니 다시 정상이 되었습니다. 사실 4일정도 지나면서 많이 회복되었는데, 요친구가 약간 꾀병을 부린 것도 있죠.^^ 안 아파도 아프고 싶은 곳이 군대니까요.

간단한 약 몇 일치가 인생을 편안하게 해주는 경우는 위처럼 많습니다.

바쁘고 힘든데 병원 가서 예약하고 기다리고, 이리저리 왔다갔다하다가 MRI 찍고, 입원할 일은 그렇게 많지 않습니다.

다시 앞의 이야기를 이어보면 우리 소대원의 마비 원인은 바로 풍사였죠?

봄날에 강해진 풍의 기운이 열린 창문으로 들어와 몸을 침범한 것입니다.

즉, 이것도 중풍이라고 말할 수 있습니다만, 우리가 흔히 보는 뇌경색이나 뇌출혈 등의 내적인 원인이 아니죠? 외부사기의 원인으로 발생한 외풍(外風)이라 말할 수 있겠습니다.

"그럼 계지탕은 감기약인가요?"라는 질문에 대답해 볼까요?

금방 계지탕은 근육마비를 치료했잖아요? 그러므로 답은 "계지탕은 감기약으로도 사용될 수 있다."라고 답하시면 되겠습니다.

한약처방은 항상 그 틀을 넓게 가지고 공부하셔야 함을 다시 한 번 알았습니다.

이러한 개념은 입문과정에서 튼튼히 세워놓아야 합니다.

그래야 계지탕으로 근육마비도 고치고, 비염도 고치고, 피로회복도 좋게 하고, 두통도 고칠 수 있는 겁니다. 옛날 소대원 이야기를 이렇게 길게 말씀드린 이유가 되겠습니다.

그럼 다음 장으로 넘어가서 계지탕의 구성을 살펴볼까요?

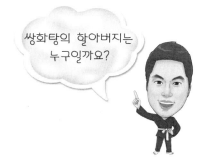

쌍화탕의 할아버지는
누구일까요?

:: 본초에서 방제로 3

✔️ 계지탕

> 계지   작약   생강   대조   감초

계지 3 + 작약 2 생강, 대조, 감초입니다. 생강·대조·감초, 세 친구 많은 처방에 같이 출동하죠? 계지탕은 정말 많은 처방의 선조와 같습니다. 무슨 뜻이냐면요.

계지탕에 작약을 두 배로 하면 계지가작약탕이란 처방이 됩니다.

계지가작약탕은 하복부 통증, 가스 차는 증상에 기본으로 들어갑니다.

만약 계지가작약탕에 엿이 더 들어가면 한번 설명드렸던 소건중탕이 됩니다.

아기 약 설명드리면서 소건중탕 한번 말했습니다.

소건중탕에 + 황기는 황기건중탕이란 처방이 됩니다.

소건중탕에 + 당귀는 당귀건중탕이 됩니다. 소건중탕을 먹어야 하는 아이들이 변비가 있다면 당귀건중탕이 명약이 됩니다.

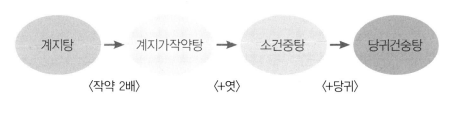

[그림 18]

이 계지탕에 마황과 갈근이라는 약재가 더해지면 유명한 갈근탕이 됩니다.

갈근탕에서는 갈근, 즉 칡이 군약이 되는데요, 계지탕과는 분명 어떠한 차이가 있겠죠?

계지탕에 혈에 관련된 처방인 사물탕의 개념을 더하고 황기를 가하면 누구나 알고 있는 쌍화탕이 됩니다. 황기건중탕 + 사물탕의 개념과 같습니다.

작약   계피   생강   대조   감초   당귀   천궁   숙지황   황기

즉, 쌍화탕도 계지탕에서 그 근원을 찾을 수 있네요. 아마 쌍화탕은 계지탕의 증손자쯤 되는 것 같습니다.

쌍화탕 역시 계지탕, 갈근탕과는 또 다른 차이가 있겠죠?

처방 편에서 한 처방 한 처방 자세히 공부해보면 더욱 흥미로울 것 같습니다.

위에서 쌍화탕과 갈근탕의 차이는 아직 잘 모르겠지만, 갈근탕은 갈근이 군약인 것, 쌍화탕은 혈의 개념인 사물탕이 더해진 것이 그 차이의 핵심이 될 겁니다.

참고로 계지탕에 '용골과 모려'라는 약재가 들어갈 수 있습니다.

계지탕에 용골모려가 가해졌으니 '계지가용골모려탕'이라고 하면 되겠죠?

계지탕에 용골과 모려를 가했다! 이 처방은 어디에 주로 사용될까요?

이 처방은 주로 신경쇠약증 등 정신과 약으로 많이 응용되는 처방이 됩니다.

수험생에게도 과립제를 복용시켰는데 참 효과가 좋습니다.

감기약이라던 계지탕에 용골과 모려라는 본초 두 가지만 넣었는데, 정신과 약으로 사용되는 반전이 나타나는군요.

그럼 쉬어가는 시간입니다.

용골(龍骨)은 뭘까요? 드래곤의 뼈? 용의 뼈라는 뜻인데….

용골은 바로 화석이 된 옛 동물의 뼈를 말합니다. 화석!

그럼 용골의 효능은 어떤 것이 있을까요?

용골은 정신과 혼을 안정시키는 대표적인 약재입니다.

밖으로 새는 것을 수렴하는 성질도 있고요, 모려(牡蠣)는 우리가 즐겨 먹는 굴의 껍데기를 가루로 만든 것입니다.

모려 역시 정신을 진정시키는 작용이 있는데, 놀라운 것은 용골과 모려 두 가지가 연합하면 정신을 안정시키는 작용과 더불어 담(痰)을 제거하는 효과가 뛰어나다는 사실입니다.

앞에서 담이라는 녀석은 공황장애 등 정신적 병을 유발할 수 있다 했죠?

계지가용골모려탕부터 귀비탕, 분심기음, 육울탕, 시호가용골모려탕, 온담탕, 사칠탕, 소요산, 감맥대조탕 등 마음을 치료하는 한약처방은 수도 없이 많습니다.

원인에 딱 맞게 사용하면 효과 역시 매우 뛰어납니다.

계지 + 작약 (생대감)– 계지탕
계지탕 + 용골, 모려– 계지가용골모려탕
계지탕 + 갈근, 마황– 갈근탕
계지탕 + 이당(엿)– 소건중탕
소건중탕 + 황기 or 당귀– 황기건중탕, 당귀건중탕
황기건중탕 + 사물탕개념– 쌍화탕

계지로부터 방제까지, 즉 본초에서 방제로 변화되는 과정을 보며 한약처방의 원리를 공부했습니다.

이렇게 변화하는데 가장 중요한 법칙이 바로 처방의 구성원리입니다.

앞에서 배운 상수, 상사 기억나시죠?

이렇게 약초들이 조화를 이룰 때 그냥 만나는 것이 아니라 처방에서 일정한 조화의 규칙을 이루며 만난답니다.

삼계탕에서 주약인 인삼을 왕으로 보면, 인삼을 돕는 황기가 신하,

인삼과 황기의 역할을 보좌하고 다른 부분도 보완해주는 당귀를 보좌관,

모든 약초와 닭의 조화를 목표하는 대추를 사(使)라고 비유해 보듯 말입니다.

여러분이 지금 이해하신 개념을 가지고, 갈근탕, 쌍화탕을 공부하게 된다면, 여러분은 "쌍화탕이 감기약이냐?"라는 질문에 분명 자신 있게 대답하실 수 있을 겁니다. 처방의 원리를 이해하고 있으니까요. 만약 이런 원리의 공부가 부족하면 절대 그 처방을 제대로 사용하지 못 합니다.

다음 시간은 앞에서 간단히 설명한 감길탕입니다.

:: 세균, 바이러스

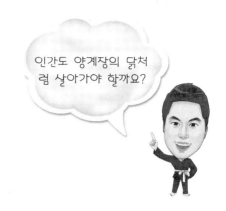

인간도 양계장의 닭처럼 살아가야 할까요?

만약 여러분이 양계장을 운영하고 있다고 가정해봅시다.

닭들을 좁은 공간에서 일정한 사료로 질병 없이 많이 크도록 유도해야겠죠?

닭이 수천 마리, 수만 마리가 같이 양육되는데, 닭들 한 마리 한 마리 건강상태와 음식 취향을 파악해서 개인맞춤으로 자식처럼 양육할 수는 없겠죠? 일정한 음식으로 일정한 시스템 속에서만 키워나가야 할 것입니다. 닭들에게는 미안해서 교대로 토종닭처럼 야산에 풀어주겠다고요? 그러다 조류독감이라도 한번 유행하면 완전 쪽박 차게 되겠죠? 예방접종! 무서운 조류독감 예방을 위해서는 모든 닭에게 예방주사를 맞혀야 할 겁니다.

어떤 닭들은 건강하다고 생각해서 예방주사를 접종하지 않고, 또 어떤 녀석은 접종량 약하게 나누어 세 번에 걸쳐 접종할 수도 없습니다. 일괄적으로 통제합니다.

수많은 닭 중, 만약 한 녀석이라도 재수 없게 조류독감에 걸리는 날에는 티브이에서 보듯 멀쩡한 녀석까지 통째로 땅에 묻어버리고 몇 년의 농사를 망쳐버리는 경우가 발생합니다. 이렇게 어쩔 수 없는 상황이지만, 닭들은 항생제, 백신, 호르몬제 등에 수없이 노출되며 복잡한 곳에서 스트레스받으며 살아갑니다.

그럼 이렇게 양육된 닭은 토종닭보다 깨끗하며 건강할까요?

산과 들에 풀어져 지렁이와 벌레 등을 잡아먹고, 이리저리 뛰어다니며 땅을 파며, 온갖 세균과 바이러스에 노출된 야생토종닭은 양육된 닭보다 비위생적일까요?

언뜻 보면 야생닭이 양계장의 닭보다 때도 많아 더럽게 보이고 깃털에 진드기 등도 붙어있으니, 건강하지 않고 병균 닭처럼 보일 수도 있겠습니다.

그러나 만약 조류독감이 퍼져 양계장의 닭과 야생 닭에게 똑같은 바이러스가 몸속으로 동시에 들어갔다고 생각해봅시다. 독감에 걸리는 닭은 양계장의 닭과 야생닭 중 누가 될 확률이 높을까요? 말하지 않아도 답은 뻔합니다.

사람도 이와 마찬가지입니다. 예방접종 철저히 접종하고, 감기에 걸리면 감기 바이러스가 없어질 때까지 항생제, 소염제를 꾸준히 복용하며 학교, 학원을 전전하는 2000년대 아이들이 깨끗하고 건강한지, 아니면 저희나 저희 아버지 세대처럼 볼거리 걸리면 볼에 김 한 장 붙이고 다니며 시냇가, 동네 뒷산에서 매일 뛰어놀던 그 시절의 아이들이 건강한지 비교해보는 것과 비슷합니다. 요즘 같으면 볼거리에 걸렸는데, 만약 볼에 김만 한 장 탁~ 붙이고 어린이집이나 학교에 갔다가는 아마 집으로 쫓겨날 겁니다.

우리 사회도 양계장과 마찬가지로 공통적인 시스템을 요구하기 때문입니다.

특히, 이러한 일률통제의 대표적인 예가 바로 군대입니다.

모든 부분이 다 일률적이겠지만, 여러 예들 중 한 예로 군대에서는 모포와 포단이라는 이불이 병력에게 공통으로 제공되는데, 내 피부는 귀중하고 민감하니 새하얀 순면이불을 사용할 수 있습니까? 식사하는 것도 공통적입니다. 자기가 소양인이라서 보리가 가득한 밥을 지어달라 할 수 없죠. 양계장이란 공장이나 하나의 큰 사회단체나 마찬가지입니다.

양계장의 백신 접종 없이 그 좁고 답답한 곳에서 인공사료 먹으며 독감 한번 걸리지 않고 무사히 키워낼 수 있다는 보장이 없기 때문에 위생환경에 더욱 신경 쓸 수밖에 없죠. 하물며 한 국가라는 단체는 오죽하겠습니까?

국민의 건강을 일정수준 유지하기 위해서는 전체적인 통제와 규칙이 필요할 겁니다. 그것의 대표적인 예가 바로 예방접종입니다.

아기가 태어나면 시기별로 백신을 접종해야 되는 종목이 딱 정해져 있습니다.

그거 다 접종하는 것도 정말 일이 많습니다.

앞으로 초등학교에 입학할 때 접종을 하지 않은 아이는 입학을 못하게 한다죠?

개인적으로는 매우 반대하는 정책이지만, 접종을 철저히 한 부모입장과 단체를 관리하는 국가나 학교입장에서는 이해할 만한 조치입니다.

하지만 우리 인간은 사육하는 돼지나 닭하고는 다릅니다.

스스로 판단하고 조절하는 이성과 사고력이 있기 때문입니다.

또한, 현대 사회는 옛날과 다르게 위생적인 부분이나 음식, 주거, 육체노동 등의 여러 부분이 발전되고 편리하게 되어 있습니다. 즉, 양계장의 닭과 우리의 상황은 다르다는 겁니다. 조선 시대 등 옛날을 우리 한번 머릿속으로 상상해봅시다.

밥 한번 먹으려면 나무를 베고 연료를 구하는 것부터 농사, 물 떠오기, 불 피우기 등 할 일이 얼마나 많습니까? 노비는 더하겠죠? 천민이나 서민들은 쌀밥 한번 제대로 먹었겠습니까?

항상 영양부족에 배가 항상 고팠을 것이고, 낮 동안 고된 일로 온몸에 땀과 먼지인데 비누, 샴푸는 당연히 없고, 잘 씻지도 않고 자는 날이 많았겠죠.

더운 여름이면 지금처럼 에어컨이나 선풍기도 없어 답답하고, 그렇다고 모기 등 온갖 해충이 들어오니 문을 열어놓을 수도 없고 더워 미칠 지경입니다. 옆에서 갓난아기도 덥고 배고파서 밤새 울고 있으니 엄마·아빠가 숙면을 취하며 편히 잤을 리도 없겠죠? 그다음 날 잠도 못 자고 피곤한데 또 산과 논으로 일하러 가야 합니다.

그러다 배고파서 산에서 뭐 집어 먹은 것이 탈이 나서 장염에 걸렸다고 생각해보십시오. 요즘처럼 주변에 병원과 약국이 널려있는 것도 아니고 약 한번 구해 먹기 힘든 상태입니다. 식량도 부족합니다. 주거환경과 위생은 매우 더럽습니다.

이 상태면 장염 하나라도 기혈과 면역력이 고갈되고 영양부족, 탈진으로 충분히 사망까지 갈 수 있다고 생각되지 않습니까? 그런데 지금은 옛날과 다릅니다.

현대 사회처럼 의료환경 좋고, 의식주가 풍요로운 사회에서 굳이 우리 인간을 양계장의 닭처럼 키울 필요가 있을까요? 자기 몸을 알고, 건강관리에 자신이 있는 사람은 백신접종을 자기 자식의 건강상태에 맞게 잘 활용하면 그만입니다. 태어나자마자 뇌막이 형성되기도 전에 예방접종을 하는 것은 매우 위험한 행동입니다.

"그럼 그때 접종하지 않았다가 만약 아기가 병에 전염되면 어떻게 할 것인가?"라고 물을 수 있습니다. 그 말도 맞습니다만, 그런 식이면 모든 아이를 인큐베이터에 넣고 키우는 것이 좋다는 것과 똑같은 말입니다. 그래서 판단은 스스로 해야 합니다.

그래서 우리는 지금 공부하는 것입니다.

글을 쓰는 본인은 내 자식에 대해서는 마음대로 할 수 있어도 수많은 아기의 건강상태가 다르듯, 다른 귀한 자녀의 백신접종을 제가 멋대로 방법을 정해드릴 수는 없는 겁니다. 자기 자신과 가족의 건강은 스스로 지켜나가는 것입니다.

병원과 약, 건강검진만 믿고 있으면 큰코다칠 수도 있습니다.

우리 때는 초등 6학년 때 단체로 불주사 한번 맞은 거 빼고는 예방접종 받은 것이 없잖아요. 수두, 볼거리 등 다 걸렸습니다. 며칠 아팠다가 친구들과 목욕탕 가서 때 밀다가 수두의 흉터를 잘못 건드려 흉터가 생겼던 기억이 나네요.

수두, 볼거리, 홍역, 걸려봤자, 현대 사회처럼 의식주와 의료수준이 발전된 사회에서는 옛날과 같이 저승사자를 보듯 그렇게 크게 무서워할 병이 아닙니다.

예방접종이 필요가 없다는 것이 아닙니다. 세균과 바이러스는 병의 중요한 원인이고, 예방접종으로 수두, 홍역을 예방할 수 있으면 좋은 일입니다.

그래서 손 씻기, 콧속 청결, 청소 등의 위생과 예방이 매우 중요합니다.

적절한 예방접종도 꼭 필요하고요, 예방접종 전후로는 과도한 활동을 자제하고 몸이 정상으로 돌아오도록 휴식하고 조절해주는 지혜도 필요하죠. 옛날에도 역병이라 하여 전염병을 매우 무서운 병으로 인식했었으니까요.

하지만 얼마 전 뉴스를 보니 후천성 면역결핍증 환자, 즉 에이즈에 감염된 환자가 홍삼을 꾸준히 복용하고 25년간 건강하게 살고 있다고 합니다.

즉 세균, 바이러스보다 사람 몸의 균형이 우선인 예가 됩니다.

뉴스에서 한 고등학교에서 결핵이 집단 발병했다는 기사를 보았습니다.

물론 그 아이들은 어릴 적 결핵예방접종인 BCG를 다 접종했겠죠.

그 학교에는 결핵균이 특별히 병에 걸린 그 아이들에게만 다가갔나요?

아니죠? 결핵균은 어디에도 존재합니다. 정상적으로 건강한 사람 몸에도 결핵균은 얼마든지 존재할 수 있습니다. 즉, 같은 바이러스나 세균을 만났을 때는 병에 걸릴 만한 몸이 그 병에 걸린다는 것입니다. 종일 딱딱한 책상에서 스트레스받고 공부만 하는데, 잠은 부족하고…. 학생들 몸이 건강하겠습니까? 아니겠죠?

이런 몸 상태에서는 예방주사도 한계가 있지만, 오히려 이런 열악한 환경의 사람들을 위해 예방접종은 필요할 수도 있다 생각됩니다.

세균과 바이러스는 매우 중요한 병의 원인이지만, 우리 몸의 기혈상태, 오장육부의 건강상태를 충만하게 해주는 것이 근본입니다. 특히, 선천지정을 충만하게 유지하는 것이 핵심입니다. 왜냐하면, 하루에 목욕을 열 번 한다 해도 바이러스, 세균을 내 몸에서 절대로 없앨 수 없거든요.

우리 몸의 정기 신혈이 왕성하고 오장육부가 튼튼하며 스트레스 없이, 자연의 음식을 적당히 섭취하며 적당한 운동을 해준다면, 강력한 전염병이 세상을 휩쓸더라도 그 사람만은 쉽게 병마에 굴복하지 않을 것입니다.

지금 노로바이러스가 유행이라 장염에 걸리는 사람들이 많은데요.

증상에 따라 향사평위산, 위령탕 등을 복용하면 빠른시간 내 근본 치료가 됩니다. 특히, 식중독은 아이들이 아주 많습니다. 이때 위령탕을 먹이느냐, 소염, 항생, 해열제를 먹이느냐는 바로 당신과 내가 선택할 수 있는 문제입니다. 바로 이런 것부터 상황에 따라 선택할 수 있는 눈이 있어야 합니다.

민간에서 감기와 목 건강을 위해 많이 먹는 배와 도라지 달인 것, 거기에 감초와 홍삼만 더 넣어도 세균 바이러스, 외사에 대한 1차 방어력 증강에 참으로 좋을 것입니다. 우리가 자주 먹는 도라지에 감초를 넣고 달인 것이 바로 감길탕입니다.

아이들 후두염이나 편도선염 등에 항생제는 되도록 자제하고 감길탕류만이라도 달여 먹으면, 항생제 복용처럼 힘 빠지는 증상도 없고, 폐의 상태도 개선하며, 목의 염증도 사라지게 할 수 있습니다. 감길탕에 형개, 박하, 황금, 현삼 등의 몇 가지 약초를 가한 처방이 '필용방감길탕'이라는 처방이라 했습니다. 감길탕의 업그레이드 처방이라 생각하시면 됩니다. 거기에 수시로 육미지황원과 평위산, 곽향정기산, 소건중탕 등을 이용할 수 있는 실력만 있어 근본의 방어력을 높여준다면, 아이 건강을 지킬 수 있는 훌륭한 부모의 조건을 갖추신 것과 다름없겠습니다.

아이뿐만 아니라 우리 성인이나 어르신도 마찬가지입니다.

선천의 에너지가 쇠약해지고, 기혈이 부족해지면 분명히 병이 발생합니다.

고혈압은 거의 기본이고, 암이나 중풍 같은 중병의 발생도 발생빈도가 높은데요.

이러한 암이나 중풍은 큰돈을 들이거나 비싸고 좋은 약을 사 먹어야만 방지할 수 있을까요? 비방, 명방이라고 선전하는 약을 꾸준히 먹어야만 방지됩니까?

돈이 들더라도 종합검진에 온몸 곳곳을 꾸준히 검사하면 방지가 될까요?

아니면 결국 큰 병은 발생하니까 보험이나 많이 들어놓을까요?

여러분은 뒷날 분명 위의 질문에 자신 있게 말할 수 있으실 겁니다.

"모든 처방이 비방, 명방이다. 나한테는 육미, 자감초탕, 보중익기탕이 비방이요, 보험이고, 전문 병원입니다!" 한방을 공부한 사람이 이 처방이 비방이다. 이런 말 하는 자체가 훌륭한 한의학을 퇴보시키는 것임을 잊지 마시기 바랍니다.

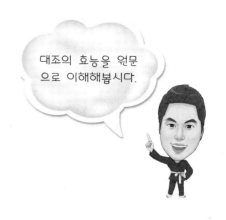

대조의 효능을 원문으로 이해해봅시다.

:: 대조 2

이번 시간은 입문 편 본초 공부의 마지막 시간입니다.

맛보기로 대조를 한자어로 간단히 살펴보겠습니다.

훗날 여러 본초학 서적을 공부할 때를 대비해보는 시간을 가집시다.

긴 문장이 아니고 짧은 구절이므로 어렵지 않습니다.

한두 번 해석을 반복하시면 그다음은 보다 쉬워지게 되어있습니다.

한의학에서는 비슷한 단어가 반복적으로 나오기 때문입니다.

그럼 앞에서 한번 설명한 대조의 성미와 효능을 봅시다.

우리가 잘 알고 있는 녀석이고, 앞에서도 간단히 공부도 했으므로, 한 구절씩 차분히 읽어보시기 바랍니다.

대 조(大 棗)

性味 - 甘, 溫, 無毒

歸經 - 脾, 胃 二經

主治, 效能

1. 補中益氣, 補脾和胃

治脾虛少食便溏, 氣血津液不足, 倦怠乏力, 血行不和.

助脾胃運化機能, 氣血生化

2. 養血安神

甘溫補氣養血, 治血虛萎黃則臟躁, 治神志不安, 治心悸怔仲

3. 緩和藥性

減少峻烈藥性, 扶正氣, 增加滋補效能

보통 본초학 서적은 이렇게 내용 전개가 됩니다.

본초를 이해하기 위해서는 이러한 통상적 내용을 우선 이해해야 합니다.

위의 대조를 보면,

성질은 따뜻하고, 비위에 작용하고,

중초의 기운을 더하고, 비위를 조화롭게 하면서도 심장의 정신을 안정시키고,

오장에 에너지를 공급하는구나.

그리고 다른 약들의 약성을 조화롭게 하여 준열한 성질의 본초를 무난하게 조율하는구나. 위의 내용이 이러한 통상적인 내용들입니다.

이 다음으로 공부할 단계가 바로 대조가 처방에서 어떠한 작용을 하는지 이해하는 것입니다. 예를 들면, '감맥대조탕'에서 대조의 역할을 이해하는 것입니다.

오장에 에너지를 공급하는데, 특히 심장의 부족한 에너지를 보강해주는 역할을 했습니다.

감초 = 혈관 속에 진액을 보충하며, 에너지 제공.

대조 = 비위의 생화를 도와서 혈관에 혈액으로 변형될 수 있는 영양을 보충함.
　　　 심장에 에너지 제공, 안신.

부소맥 = 감초와 대조의 에너지를 뇌까지 올려 안신의 효능을 극대화시킴.

이렇게 처방 속에서의 본초 역할을 이해해야 하는 것이 두 번째입니다.

세 번째는,

대조 + 감초

대조 + 부소맥과 같이 다른 본초와의 작용을 이해하고, 대조만의 특성을 더욱 깊이 알아가는 단계가 되겠습니다.

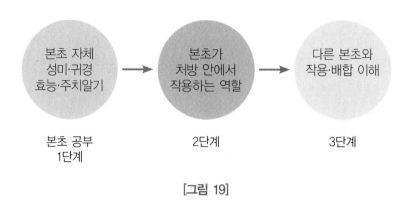

[그림 19]

본초 공부의 1단계부터 3단계였습니다. 기억해두세요.

처음 공부에는 1단계를 이해하는 것이 우선이구요.

공부를 하면서 나중에는 1단계에서 2, 3단계까지 넘어가도록 노력합시다.

하지만 본초의 이름을 알고, 기본 내용에 익숙해지는 1단계가 우선이겠죠.

다음 시간은 처방공부를 위한 기본을 배우는 시간입니다. 처방공부는 방제학이 라고 합니다.

연(緣)

춘삼월 나자마자
어미와 헤어지고

크나큰 옛 기와집
외로워서 이리저리

꼬랑지 떨어지도록
날 봐달라 애쓴다

어떠한 인연인가
반갑다 만져주니

외로움 터졌느냐
방문 밖서 계속 운다

후회다 곧 떠나면서
가벼운 정 왜 줬을까

조모와 어미 품속
안겨있는 아들 보며

괜스레 밖에 있는
너 때문에 마음 아파

내생(來生)은 묘법연화경
인간으로 오시게

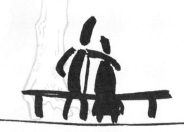

제4장
방제학

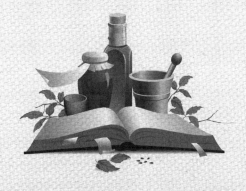

1. 처방공부 첫걸음

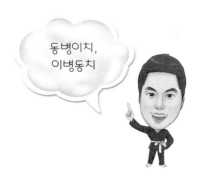

동병이치,
이병동치

:: 한약처방의 목표

한약의 처방을 공부하는 학문이 바로 방제학입니다.

우리가 공부해야 하는 처방은 도대체 얼마나 될까요?

처방을 많이 알수록 병을 쉽게 이기고 더욱 건강해질까요?

결론부터 이야기하면 수많은 처방을 다 공부해야 할 필요는 없습니다.

수만 개의 처방이 있지만, 핵심적인 단 100개의 처방으로도 충분히 건강할 수 있습니다. 하지만 다다익선이라, 많은 처방을 공부하는 것이 모르는 것보다는 훨씬 좋습니다.

처방의 원리를 공부하면, 그 처방에서 얻어지는 것이 많습니다.

우선 처방의 의미를 이해하면서 몸의 원리를 알 수 있고, 그로 인해 우리 몸의 생리·병리나 본초의 개념도 더 깊게 알아 갈 수 있기 때문입니다. 그래서 많이 공부하는 것이 좋다고 할 수 있지만, 중요한 것은, 하나의 처방을 공부해도 확실하게 이해하여야 한다는 것입니다. 감기약으로 유명한 갈근탕을 한번 봅시다.

"갈근탕은 감기에 효과가 있다. 오한 발열, 몸살 환자에게 좋다. 목과 등허리가 당기고 오슬오슬 춥고, 땀이 나지 않고 바람기가 싫은 감기 증세…. 추위를 싫어하고 열이 나며 충혈 증세가 있으며, …생략…."

통상 이렇게 공부를 합니다. 물론, 이러한 내용을 아는 것도 매우 중요합니다.

하지만 공부의 중점이 이런 방식이면, 평생 공부해도 환자 한 명 제대로 치료하지 못하죠. 그렇게 공부하면 평생 수박 겉만 맛보고는 수박은 맛없어~라고 말하는 것과 똑같습니다. 평생 구름 속만 헤매게 될 것입니다.

중요한 것은 이 처방이 우리 몸 안에서 무슨 일을 어떻게 하느냐는 것입니다.

왜 감기에 효과가 있을까? 오한 발열은 어떻게 없애는가?

목과 등허리가 당기는 것은 무슨 원리로 사라지는가?

처방에서 군약인 칡뿌리란 친구는 도대체 무슨 역할을 하는가?

마황, 소엽 등 다른 본초도 땀을 낼 수 있는 약초가 많은데 왜 하필 칡이란 본초를 사용하여 땀을 내는가?

이러한 개념을 이해하여야 합니다. 그것을 모르고는 처방을 공부한 것이 아닙니다. 그러므로 약초나 처방을 공부할 때는 그것이 완전히 내 것이 될 때까지 익숙하게 만드는 것이 핵심입니다.

귀비탕이란 처방 들어보셨죠?

고민과 걱정, 두근거림, 건망증, 불면 등의 경우에 자주 사용되는 처방인데요.

주로 여성이나 수험생들에게 자주 사용된답니다.

귀비탕이 왜 이러한 증상에 사용되는지 그 원리를 공부해야겠다는 생각 드십니까? 이 생각이 드신 분은 제대로 공부하고 있다는 겁니다. 귀비탕은 참 효과가 많이 사용되는 처방 중 하나입니다.

어떤 곳에는 여성 환자 대부분에게 '귀비탕'이란 처방을 응용해 준답니다.

모르는 사람이나 거기서 일하시는 분들은 참 의아하고 돌팔이 같다고 생각하겠죠. 소문대로 실제로 환자에게 귀비탕만 90% 사용한다면, 처방이 너무 편중되었죠? 하지만 가만히 생각해보면 그런 방식이 일정 부분은 합리적일 수 있습니다.

현대의학의 병의 완치율이나 근본원인을 치료하는 확률은 얼마나 될까요.

감기 하나도 근본치유가 안 되는 상황입니다.

그런데 어떠한 약하나가 그분들 100명 중 50% 이상 효과를 보고 건강할 수 있게 한다면 그 병원이나 그 약은 치료율이 매우 높은 편 아닐까요?

다른 일반인이 보면, 불면증, 소화불량, 수험생 한약, 건망증, 심장 두근거림, 여성 하혈, 임신이 잘되도록 먹는 한약, 피로회복 등에 모두 귀비탕을 사용하니 이게 뭐냐고 생각할 수 있습니다. 맞춤처방이라 말하면서 사람 따라 다른 것이 크게 없으니까요. 하지만 귀비탕 하나로도 위의 수많은 병이 치료될 수 있답니다. 몇 가지 처방으로도 치료율이 상당하기 때문에 많은 처방을 쓰지 않을 수 있습니다.

이 이야기처럼 만약 귀비탕이란 처방 하나만으로도 소화불량부터 하혈까지, 밖으로 볼 때는 전혀 연관 없는 질병을 모두 치료하고 있습니다.

환자 몸 상태에 따라 귀비탕에 약간의 변화만 준다면 귀비탕만 복용시켜도 많은 효과를 보게 할 수도 있습니다. 즉, 한약의 원리가 이렇다는 겁니다.

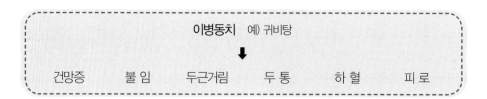

모습은 서로 다른 병증이지만, 같은 수단으로 치료하고 있는 모습이죠?

이를 '이병동치'라고 부를 수 있겠습니다.

울산 같은 남성들의 육체적 노동이 심한 곳에서는 어떤 처방이 효율적일까요?

의왕탕이라 불리며 피로한 상태인 허로증에 대표처방인 '보중익기탕'이나 그 흔한 쌍화탕처방 하나만 요리조리 잘 활용해도 효과 좋다고 소문날 것입니다. 여기서 같은 피로라도 어떨 때는 귀비탕이 되고, 어떨 때는 보중익기탕, 쌍화탕을 사용했죠?

이를 '동병이치'라고 부를 수 있습니다. 이병동치, 동병이치 이해하시겠죠?

동병이치 예) 피 로

↓

보중익기탕 쌍화탕 귀비탕 육 미 곽향정기산

술집 많고 유흥가에서 오는 손님들 두통이나 소화불량, 피곤, 간 기능 저하 등 여러 문제를 호소할 때 숙취 해소에 좋은 '대금음자'란 처방 하나만 줘도 50% 이상은 효과를 볼 것입니다. 그런 처방이 귀비탕, 보중익기탕, 대금음자뿐이겠습니까?

그런데 만약 이러한 여러 처방의 묘미를 깨닫고 응용할 수 있으면 치료율과 효과는 더욱더 높아지겠죠? 환자에 따라 칼 같은 처방을 변화무쌍하게 사용하는 겁니다. 그렇게 되면 치료율 50%가 됩니까? 80~90%까지 높일 수 있을 겁니다.

한약의 효과는 그만큼 우수하여 가벼운 감기부터 불치병 난치병도 치유할 수 있는 힘이 있습니다. 처방은 어떻게 공부해야 한다고요? 많이 아는 것이 중요한 게 아니다. 한 처방이라도 몸에서 무엇을 하는지 아는 것이 중요하다! 이것이 이번 장 핵심내용이었습니다. 참고로, "한약을 이용하면 질병을 100% 치료할 수 있을까요?"라고 질문한다면 그렇다고 말할 수도 있지만, 분명히 일정 부분은 한약으로 치료할 수 없는 것도 있습니다.

즉, 나머지 10~20%는 포기해야 하는 거냐고 묻는다면,

네. 깨끗하게 포기해야 합니다. 자존심에 욕심을 부려서는 안 됩니다.

어떠한 방법이든 완벽한 것은 없기 때문입니다.

그래서 우리는 어떠한 병이든 한약으로 100% 치료할 수 있다는 맹신 또한 무서운 적임을 알아야 합니다. 저도 처음에는 그렇게 생각하고 공부했습니다만,

편협된 사고방식은 버려야 합니다. 특히, 사람의 건강에 관련해서는 말이죠.

병들 중 약으로 치료되지 않는 병들은 아주 많습니다. 우리가 티브이나 주변에서 많이 보는 짝사랑, 상사병만 해도 약으로 치료 안 되는 대표적인 병입니다.

그 사람의 사랑이라는 약을 받지 않으면 마음의 병은 점점 깊어질 뿐입니다.

그래서 건강과 생명에 관해서는 모든 가능성을 열어 두어야 합니다.

그중 한약이라는 것은 건강에 대한 수단과 방법 중 매우 효과적이고 강력하며, 근본치유에 가장 가까운 치료방법 중 하나입니다.

:: 처방의 구성 1

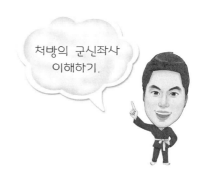

처방의 군신좌사
이해하기.

이번 시간은 처방의 구성원리에 관해 공부하겠습니다.

앞서 삼계탕의 주약은 인삼이고 그와 상수 하는 약초는 황기였고, 그들을 보좌하는 것은 당귀라고 했습니다. 비록 삼계탕이지만, 약초를 어느정도 원리에 따라 배합했군요.

공부하다 보면 각 처방마다 그 원리와 의미가 담겨 있습니다.

그럼 본초들이 모여서 하나의 처방을 이룰 때 어떠한 원칙이 있을까요?

네! 본초들이 조합되어 처방이 만들어질 때도 일정한 규칙이 있습니다.

물론 독삼탕. 단녹용탕처럼 한가지 약재만으로 구성된 처방도 있습니다만,

대부분의 처방은 일정한 원칙으로 여러 본초들이 조합됩니다.

이러한 처방구성의 기본적인 원칙 중 하나가 바로 **'군신좌사'**라는 것입니다.

군신좌사란 무엇일까요?

그럼 지금부터 군신좌사에 대해 한번 알아보겠습니다.

한자 말이라 거부감 드시나요? 한번 보시면 쉬운 내용이랍니다.

1. 군(君)

임금, 왕이라는 뜻입니다.

한약처방에서 핵심이 되는 우두머리 약이란 뜻입니다.

병의 원인을 해결해주는 처방의 핵심 약초입니다.

군약은 처방의 주인공이라 생각하시면 됩니다.

보통의 처방은 약초 중 군약의 용량이 가장 많은 편이겠죠?

예를 들면, 쌍화탕이란 처방에는 군약 작약이 가장 핵심적인 역할을 합니다.

하지만 나랏일처럼 우리 몸에서도 임금 혼자서는 복잡한 업무를 다 해결할 수 없겠죠? 그래서 효과적인 업무처리를 위해 도움을 주는 동료나 신하들이 필요하죠. 그중 첫 번째 동료가 바로 신(臣)입니다.

2. 신(臣)

처방의 주인공약인 군약을 바로 옆에서 도와주는 신하입니다.

임금을 보좌하여 처방의 효능을 높여주는 역할을 합니다.

병을 이기는 데 왕 혼자서 돌격하기보다는 도와주는 신하가 옆에 있으면 왕의 능력발휘가 더욱 강해질 수 있겠죠?

3. 좌(左)

임금이나 신하를 부수적으로 돕는 역할을 수행합니다.

병의 핵심원인이 아닌 부수적인 증상을 치료하기 위한 약초를 말합니다.

예를 들면, 오한, 발열, 감기에 기침까지 더해졌다면 오한, 발열을 없애는 약재가 군·신약이고, 부수적인 기침증상을 치료하는 약재가 좌약이 됩니다.

이런 부수적인 증상치료 외에 좌약의 중요한 역할이 있는데요.

예를 들면, 군약인 임금의 성격이 워낙 광폭한 경우랍니다.

군약인 임금이 너무 성격이 더러워 별다른 사고(부작용) 없이 병의 치료가 잘 되도록 군약을 보좌해주는 약초를 의미합니다.

4. 사(使)

귀경이라는 뜻을 지난번에 설명드렸는데 기억나시죠?

귀경을 다른 말로 '인경'이라고도 하는데요.

약초나 처방이 몸에 들어가 몸속 필요한 부위에 도달하게 하는 약재입니다.

군·신·좌의 약초가 모여도 그들의 최종 목적지인 병이 있는 곳으로 안내하는 사람이 필요합니다. 그것을 인경약이라고 합니다.

예를 들면, 간으로 향해가는 약초나 처방의 개념이 바로 사에 포함합니다.

또한 감초, 대추처럼 모든 약의 성질을 중화시키고 조화롭게 하는 약재도 사의 개념에 포함됩니다. 축구로 보면 중앙수비수 홍명보처럼 경기를 조율하거나 전체를 조화롭게 하는 코치진의 역할을 의미합니다. 많은 처방에는 이런 사의 개념이 모두 존재하죠? 그래서 약방의 감초 아니겠습니까?

처방의 구성 법칙인 군신좌사! 어렵지 않죠?

물론, 위의 구성대로 이루어지지 않은 처방도 많습니다.

한 가지, 두 가지로만 이루어진 처방도 있죠.

하지만 그것 또한 군신좌사 중 임금만 필요한 경우라고 볼 수 있습니다.

예를 들면, 인삼으로만 이루어진 독삼탕은 인삼을 군약으로 기를 강하게 보해주는 역할이 핵심으로 주어져 있군요. 신, 좌, 사의 도움이 굳이 필요 없는 몸 상태일 것입니다.

우리는 군신좌사의 원리에 의해 만들어진 훌륭한 처방을 최대한 그대로 받아들이는 것이 우선 중요합니다. 물론, 각 처방마다 군신좌사의 약재구성을 외울 필요는 없습니다.

처방의 군신좌사를 이해하시며 그 처방의 치료원리를 이해해 나가면 됩니다.

처방에는 그 처방만의 치료 원리가 담겨 있습니다.

꼭 무협지에 나오는 무기와 비슷한 느낌입니다.

상대에 따라 칼을 하나만 사용할 수도 있고, 적의 상황에 따라 표창과 긴 칼에 활까지 동시에 사용할 수도 있을 겁니다. 처방을 빨리 공부하고 싶어집니다.

다음 시간은 처방의 구성을 실제 처방을 보면서 이해해보는 시간입니다.

군 – 처방의 주인공약.

신 – 처방의 효과를 높이는 약.

좌 – 부수적인 증상을 치료하거나, 부작용을 완화하는 약.

사 – 처방을 일정 방향으로 이끌거나, 대추 감초처럼 처방을 조화롭게 하는 약.

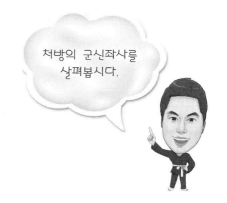

처방의 군신좌사를 살펴봅시다.

:: 처방의 구성 2

군신좌사가 어떠한 원리로 처방의 효과를 발휘하는지 이해해 봅시다.

그럼 먼저 처방의 구성을 살펴보겠습니다.

여기서 설명할 처방은 '마황탕'이라는 처방입니다.

최근 뉴스에도 많이 나온 약초죠? 마황이라는 한약재.

최근 다이어트 한약에 자주 사용되면서 나쁜 약초라는 오명을 쓰게 되었죠.

마황이 사람이면 참 억울하겠죠? 자신의 뛰어난 능력을 알아주지도 않고, 오히려 독약처럼 매도해버렸으니까요. 모든 약은 치우침이 있으므로 약(藥)이 되는 것입니다. 조화롭고 무난한 것은 약으로는 적합하지 못하죠. 마황의 누명도 이와 마찬가지 개념입니다.

감기약으로 엄청나게 사용되는 갈근탕, 소청룡탕 등의 처방에는 마황이 아주 중요한 위치를 차지하고 있죠. 마행감석탕이란 처방도 있는데요. 이름 그대로 마황이 군약입니다. 기침 증상에 마황이란 약초는 매우 자주 사용됩니다.

1년을 쉬지 않고 기침을 한 사람도 마황이 들어간 처방 몇 첩으로 완쾌되고,

천식으로 오랜 시간 고생한 사람도 소청룡탕 등 몇 가지 처방만으로 정상으로 돌아올 수 있습니다. '오호! 그럼 기침이 심한데 마황이나 진하게 달여 먹어볼까?'

이러면 안 되겠죠? 심장 두근거리고 잠 못 잔다고 저한테 ×× 욕하실 겁니다.

즉, 본초나 처방의 성격이 이렇게 치우쳐 있을수록 효과도 빠르지만, 그 증상에 맞지 않게 사용하거나 처방에서 조합되지 않으면 부작용도 그만큼 크게 나타나게 됩니다.

마황의 부작용을 살펴볼까요?

두근거리고, 잠이 안 오고, 몸에 힘이 없고, 축 늘어지고, 땀이 나거나 오슬오슬 떨리고, 예민해지고, 심장과 신장의 기능에 부담을 주는 등의 증상들이 나타날 수 있습니다. 이렇게 병을 치료할 때, 약은 잘 쓰면 말 그대로 좋은 명약이요, 잘못 사용하면 독약이 되는 것은 당연한 사실입니다. 그런데 가만히 살펴보니 마행감석탕이란 과립제 약통에 '아이 기침', 이렇게 적혀있군요.

'오! 아이 기침에 효과가 있는가 보군?' 하면서, 자신 있게 마행감석탕을 복용시켰다가 위의 부작용들이 아이에게 나타난다면, 아이 부모에게 또 원망을 듣겠죠?

만약 두세 살 짜리 아이가 약을 먹고 축 늘어져 응급실이라도 실려 가는 날에는 부모에게 멱살을 잡히고, 자신의 부족함에 스스로 머리털을 쥐어뜯으며 괴로워할 겁니다. 그래서 공부해야 합니다. 공부를 수없이 하여도 약이란 것은 잘못 사용할 수 있습니다. 그러니 더 공부해야 합니다. 공부만이 실수를 줄이는 유일한 방법이니까요.

하여튼 그런 마황이 주인공인 처방! 마황탕을 살펴보겠습니다.

마황탕은 차가운 기운인 한사로 인한 감기몸살에 사용하는 처방입니다.

마황탕의 구성을 살펴보면, 간단히 4가지 약재로 구성되어 있습니다.

마황   계지   행인   자감초

이렇게 네 가지입니다.

예를 들어, 겨울철 추운 날씨에 야외에서 활동하다 감기에 걸렸다고 생각해봅시다. 여러 증상이 나타날 수 있지만 마황탕의 주요 증상은,

'몸은 춥고, 벌벌 떨리며 열이 나는 오한·발열증상이 나타나고 땀은 나지 않으

며, 몸살처럼 몸이 아프며 기침이 나는 경우'가 대부분입니다. 참고로 이러한 증상이 바로 앞에서 배운 태양증이라 이해하시면 됩니다.

여기 이 사람의 증상의 주요 원인은 무엇이었나요?

주요 원인은 몸에 1차적으로 한사라는 차가운 기운이 땀구멍으로 침범했다는 것이고, 주요증상은 그로 인해 오한 발열, 기침 및 땀이 나지 않는 것이죠?

이런 증상의 핵심 원인인 몸의 한사를 제거하여 그로 인해 나타난 주요증상들을 해결해주는 약재가 바로 마황이 되겠습니다.

즉, 병의 핵심원인인 차가운 기운과 싸울 수 있는 본초가 그 처방의 군약이 되는 것입니다. 그래서 마황탕에는 마황이 군약이 됩니다.

여기서 마황의 효능은 무엇일까요?

이 사람의 1차적인 주요병증이 한사로 인해 땀구멍이 닫혀 땀이 나지 않고 오한과 발열의 증상입니다. 이때 소주를 즐겨 먹던 어떤 김모 형님은 이런 감기에는 소주에 고춧가루를 타서 먹는 것이 최고라 소리를 지르며 몸살감기가 걸린 오늘 밤에도 피자에 소주를 마시고 계십니다. 소주에 피자는 특이하지만 고춧가루라…. 틀린 방법일까요? 아닙니다. 잘못된 방법은 아닙니다. 이런 치료법이 바로 몸의 모공을 열어 땀을 내는 발한해표(發汗解表)의 치료법이죠? 마황은 위의 고춧가루처럼 닫힌 모공을 열어 땀을 내고, 차가운 기운을 몰아내 주는 가장 대표적인 발한해표제가 되겠습니다.

그 다음 몸의 증상 중 기침도 바로 잡아줘야 합니다.

기침이란 몸이 살기 위한 몸부림이라 생각하시면 됩니다.

차가운 기운으로 인해 움츠러든 폐를 바로 잡으려는 피나는 노력에 과정이죠.

이러한 효능을 '선폐지해(宣肺止咳)'라고 합니다. 이렇게 발한해표 기능과 '선폐지해(宣肺止咳)'의 효능도 갖춘 마황은 마황탕의 군약이 되었습니다.

그럼 다음에는 마황탕의 신약인 계지의 역할을 살펴보겠습니다.

계지는 계지는 계수나무의 가지입니다. 수정과를 만드는 계피는 나무껍질이죠.

계지는 마황을 도와서 경맥에 침입한 한사를 밖으로 내보내고, 몸살 때 몸이 쑤시고 아픈 증상을 완화시키며, 마황과 더불어 모공의 열고 닫음을 조절해줍니다.

즉, 마황이 한사를 내보내는데, 계지가 그 역할을 같이 도와주고 있죠.

그래서 계지는 마황의 신약으로 자리 잡았습니다.

다음 행인은 살구나무의 열매, 즉 살구의 씨앗입니다.

행인이란 본초의 귀경은 金입니다.

'金? 귀경이 금이라니? 아! 金은 목화토금수 오행 중 네 번째 금이라는 뜻이군! 그래서 오행 중 금에 배속되는 폐장과 대장으로 귀경한다는 뜻이구나~!' 이렇게 이해하시는 분도 계실 겁니다. 공부를 잘하고 계신 거겠죠. 간단하게 오장육부를 오행으로 분류배속 해봅시다.

간장과 담은 오행 중– 목

심장과 소장은 오행 중– 화

비위장은 오행 중– 토

폐. 대장은 오행 중– 금

신장, 방광은 오행 중– 수

이렇게 되죠?

행인은 오장 중 금에 속하는 폐장으로 가서 그 기운을 풀어주는 역할을 한답니다. 폐로 귀경해서는 폐의 기운을 차분히 내려주죠. 또한, 차가운 기운으로 소심해진 폐를 펼쳐 주는 기능도 있습니다. 그래서 폐의 기가 치밀어 오르며 기침하는 증상을 완화시키죠.

여기서 행인은 마황과 더불어 기침을 치료합니다.

즉, 행인은 마황의 효능 중 폐의 한사를 제거하고, 응축된 폐를 정상화시켜 기침을 치료하는 선폐지해(宣肺止咳)의 치료 효능을 도와주게 됩니다.

마황탕의 좌약에 속하는 행인은 감기몸살의 부수적인 증상인 기침치료를 돕는 것이었죠, 좌약의 역할은 이처럼 군약의 부수적인 효능을 도와주기도 하지만, 어떤 처방에는 군약의 부작용을 완화하는 역할도 수행한답니다. 또한, 신약을 도와주는 역할 등도 수행할 수 있고요, 좌약은 처방에서 군·신을 도와 여러 역할을 수행함을 이해할 수 있겠습니다.

마지막은 사약인 감초입니다.

감초는 마황과 계지의 강렬함을 완화시키면서 처방을 구성하는 본초들끼리 조화를 이루도록 돕는 역할을 하죠. 약방의 감초라는 말처럼 감초는 많은 처방에 단골로 들어갑니다. 감초처럼 처방 속 여러 약재의 조화를 위해 자주 사용되는 대추도 사약의 대표적인 약초입니다. 마황탕의 군신좌사, 이해되셨죠?

그럼 여기서 질문입니다.

처방을 조화시키고 부작용을 완화하는 사약, 감초가 들어갔으니 위의 마황탕은 부작용이 없을까요? 당연히 그렇지 않습니다. 여기서 사약인 감초는 그 처방 안에서의 조화를 의미합니다. 이미 마황탕이란 처방은 한사로 인해 땀이 나지 않고, 오한 발열이 있는 감기에 치우쳐서 사용되는 처방이죠. 만약 오한 발열이 있으나 땀이 질질 나고 맥이 없어 보이는 사람에게 마황탕을 사용하면 부작용이 날 수도 있겠죠? 즉, 마황탕이란 처방 자체가 치우쳐져 있습니다. 그래서 약은 곧 독(毒)이 될 수도 있는 겁니다.

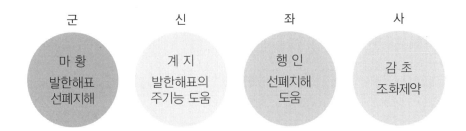

군	신	좌	사
마 황 발한해표 선폐지해	계 지 발한해표의 주기능 도움	행 인 선폐지해 도움	감 초 조화제약

[그림 20] 처방구성

한약은 효능이 느리다, 완만하다, 부작용이 적다라는 인식이 강한데, 사실 그렇지 않습니다. 한약은 잘못 사용하면 부작용도 크고, 잘 사용하면 효과 역시 강력합니다. 효능이 느리다는 인식은 왜 생겼느냐면,

첫 번째는 한약의 근본 치료기능 때문에 그렇고요.

둘째는 차단기능이 우선이 아니기에 그렇습니다.

한약은 증상과 근본, 두 가지 모두 치료가 가능합니다.

예를 들어 당뇨를 볼까요?

인슐린 주사나 알약이면 금방 수치가 떨어집니다. 즉 당의 수치가 오르는 몸의 기전을 차단하거나 호르몬을 조절하여 수치를 금세 정상화합니다.

이것이 양약의 주요 역할입니다. 진통제, 혈압약 등은 차단, 억제, 수치 조절 등의 기능이 있기에 복용하면 그 즉시 차단, 억제, 조절되어 금세 정상화됩니다.

하지만 고통을 차단했을 뿐, 근본 치료가 된 것은 아닙니다.

하지만 한약의 치료방법은 어떻습니까? 예로부터 소갈이라 불렸던 당뇨병의 원인을 근본적으로 해결하려 하죠? 만약 당뇨의 원인이 신장의 불균형이라면 당연히 신장이 정상화되어야 당뇨 수치가 정상화되기에 치료가 되려면 어느 정도 시간이 걸릴 겁니다. 당뇨, 고혈압, 갑상샘 등 수많은 질병도 마찬가집니다. 이렇게 근본 치료를 가능하게 하는 수단이 세상에 얼마나 될까요?

저는 태어나서 한의학을 공부하고, 한약과 인연을 맺을 수 있는 것 자체가 인생의 큰 행운이라고 생각합니다.

지금부터 공부하시며 시간이 점차 흘러보면 아실 겁니다.

한약이 업이거나 업이 아니더라도 한약을 이해하고, 또 사용할 수 있고, 그래서 가족과 내 몸을 살피고 가꿔나갈 수 있는 것이 얼마나 행복한 것인지요.

:: 비싼 약

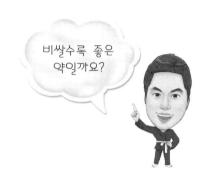

비쌀수록 좋은 약일까요?

1월 앙상한 나무가 움츠리고 있고, 바람은 일절 없는 어느 새벽입니다.

나도 모르게 잠에서 깼는데 창문 밖으로는 하얀 눈이 내리네요.

눈은 오는데 바람이 일절 없으니 하얗고 굵은 눈이 꽃이 떨어지듯 내려옵니다.

평소 보기 힘든 아름다운 눈꽃송이들입니다.

오랜만에 눈꽃을 보니 어릴 적부터 지금까지의 기억이 스스르 스쳐 갑니다.

어릴 적에는 그렇게 즐겁고 행복하게만 보였던 하얀 눈이, 입시로 바쁜 고등학교 때는 그저 아무것도 아닌 무심한 존재가 되어버렸고, 그렇게 무관심했던 눈이 군대에 있을 때는 불청객처럼 전혀 반갑지 않은 혐오의 대상이 되었습니다. 그래도 3살짜리 우리 아들은 눈 오면 강아지마냥 좋다고 뛰어다니죠. 염화칼슘을 파는 공장은 눈은 곧 돈이 되고요.

눈이라는 것은 그 자체로 존재할 뿐, 받아들이는 대상에 따라서 이렇게 다르듯, 한약처방도 마찬가지입니다. 천만 원짜리 비싼 약도 어떤 사람에게는 독약이 될 수 있고, 천 원짜리 싼 약도 어떤 사람에게는 천만 원짜리보다 귀한 약이 될 수 있는 겁니다.

이것이 바로 상대성의 개념이죠.

앞에서도 말했지만, 절대적인 비방이라든지 만병통치약은 이 세상에 없습니다.

반대로, 병의 원인과 몸 상태에 적합한 처방은 단돈 만 원짜리라도 얼마든지 만병통치약이 될 수 있습니다.

예를 들어, 녹용이 주약으로 들어가고 사향이 첨가된 '공진단'이라는 환약!

황제가 복용하던 약이라고 하여 사향이 들어가면 매우 고가인 약이 됩니다.

한 달만 먹어도 백만 원이 넘는 귀한 공진단을 제가 먹으면 그만한 가치를 나타 낼까요? 저는 녹용 먹으면 머리가 무지무지 아프답니다.

머리 쪽의 열을 내려주는 처방을 공진단 복용 때 같이 복용해줘야 합니다.

비싼 공진단이지만 저는 큰 도움을 못 받았습니다.

참고로 처방에 관해 한 가지 알고 넘어가야 할 것이 있습니다.

한약의 처방은 그 양이 매우 방대합니다. 그 방대한 한약처방이 우수하다고 하 더라도 한약처방은 오랜 시간 동안 수많은 사람에 의해 만들어진 것들입니다.

처방이 만들어진 시기, 창조한 사람의 실력에 따라 처방의 시기적인 특색과 그 수준 차이도 분명히 있습니다. 명 처방이라 불려도 손색이 없을 만한 처방이 대부 분이지만 그러한 처방들에 비해 상대적으로 눈길이 덜 가는 처방들도 분명히 있 습니다. 무슨 뜻인지 이해하시죠?『동의보감』의 가장 큰 장점이 무엇이냐고 묻는다 면,『동의보감』의 가장 큰 장점은, 그 처방의 수준이라 말하겠습니다.『동의보감』 은 그 시절까지 내려온 수많은 처방들 중 그 효능이 검증된 뛰어난 처방을 선별해 서 집대성하였습니다.

이렇게 처방마다 어느 정도의 시대적 차이나 수준의 차이가 있습니다.

하지만 그것이 사실 그렇게 중요하지 않습니다.

명방이라 말할 수 있는 한약처방은 우리가 평생 공부해도 그 묘미를 모두 깨닫 지 못할 만큼 많기 때문입니다. 처방이 부족해서 고민할 일은 없다는 겁니다.

굳이 비방과 명방을 찾아다니고, 수집할 필요는 없다는 것이죠. 우리는 널려있는 그 훌륭한 무기들을 그 상황에 맞게 사용할 수 있는 능력을 키우면 그걸로 충분 합니다.

이 책에서 목표하는 수준이 바로 이러한 능력을 요구하는 겁니다. 예를 들어,

1. 만약 어떤 사람이 기침이 매우 심하다고 했을 때,

2. 우선 그 기침의 원인을 살피고 파악하는 실력을 확보하는 것,

3. 그리고 『동의보감』 등 여러 의서를 보고 가장 적합한 처방을 찾을 수 있는 눈!

바로 이 능력만 확보되면 건강을 지키기 위한 기본은 해결된 것입니다.

『동의보감』을 편찬하였어도 사실 그 시절 서민들에게 무슨 도움이 되겠습니까?

한자도 모르고, 또한 읽어도 무슨 소리인지 모르고, 약재 구할 돈도 없는데 아무리 내용이 좋아도 무슨 소용입니까? 그냥 각 지방의 의사들을 위한 것이었죠.

하지만 이제는 누구나 글도 읽을 수 있고 우리의 지적 수준도 오십보·백보입니다. 변호사, 의사, 교수라서 지적 수준이 매우 높고, 셀러리맨이라고 해서 지적 수준이 낮은 것이 아니죠. 다 비슷합니다. 우리 모두 각자의 영역에서 전문가입니다.

그래서 우리 몸과 약에 대해서 어렵게 생각할 것 없습니다.

우리는 글도 알고, 책도 읽고 이해할 수 있고, 약재를 구할 돈도 있고, 약을 먹을 수 있는 돈도 있습니다. 내 건강을 지키기 위한, 행복하기 위한 여건이 마련되어 있다는 겁니다. 밥도 제대로 못 먹고, 글도 모르고, 약을 사 먹기도 힘들던 옛날과는 비교할 수도 없죠. 그래서 우리는 자신의 몸을 이해하는 것이 우선입니다,

자신이 아플 때 그 병의 원인을 알고 머릿속에서 가장 적합한 처방이 딱 떠오르는 실력,

수많은 처방을 아는 것이 핵심이 아니라, 병증에 따라 적합한 처방을 선택할 수 있는 눈이 핵심입니다. 다음시간은 그 눈을 키우기 위한 중요한 과정입니다.

2. 용약의 기본

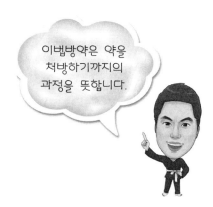

이법방약은 약을
처방하기까지의
과정을 뜻합니다.

:: **이법방약**(理法方藥)

이번 편부터 앞으로 공부하는 5편은 입문 편의 가장 핵심 내용이 되겠습니다.

이법방약이란 무엇일까요?

우리는 앞서 병을 보고, 그에 따른 한약을 복용하는 과정을 이해했습니다.

아픈 원인의 분석부터 처방을 정해서 복용하는 모든 과정을 바로 '이법방약'이라고 합니다. 병을 보고, 약을 먹는 것까지의 모든 과정을 포괄하는 단어입니다.

그럼 한 여성분의 예를 들어보며 이법방약을 설명해보겠습니다.

여성분 몸 상태는요, 양 옆구리가 자주 아프고 소화가 잘 안 됩니다.

대변이 시원하지 않고, 트림은 자주 납니다. 눈알이 아프답니다. 즉, 안구압이 오르고 얼굴에 열이 잘 오르며, 두통이 발생합니다. 이러한 상태의 사람은 눈으로 봤을 때는 별로 아픈 사람처럼 보이지 않습니다. 허나 옆구리가 불편해 잠자는 것도 거슬리고, 몸 안이 시원하지 않고 답답한 느낌으로 생활하니 당사자는 무척이나 괴롭겠죠? 그럼 우선 한약을 사용하기 위해서는 그 여성분의 아픈 원인이 무엇인지 확인해야겠죠?

위의 아픈 원인을 찾는 과정이 바로 이법방약 중 '이(理)'가 되겠습니다.

理란, 그 병이 나타난 근거와 정확한 이유를 찾는 것입니다.

위의 여성분이 남편 때문에 화를 자주 내고 자식 때문에 스트레스를 많이 받았습니다. 여성분은 칠정병으로 인해 간의 기운이 울체 됨으로 인해 옆구리가 당기고 꾹꾹 쑤시는 듯한 통증이 발생하였습니다. 그럼 우선 병의 부위는 몸의 피부 쪽인 바깥보다는 안쪽에 해당하는 내상(內傷)으로 생각됩니다. 또 얼굴 쪽으로 화가 발생하며, 두통의 발생, 뒷골이 당기는 것은 간에 火로 인한 것이므로, 간 기울결이 발생했다고 체크해봅시다. 이 상태는 간이 허약해서 발생한 병이 아니겠죠? 간의 소설되는 기운이 막히고, 울체하여 발생한 병입니다.

'理'라는 것은 병의 원인을 판단하는 것이니까, 여기에서 이는 무엇인가요?

"네. 여기에서 '理는 간의 기운이 소통이 답답하게 막혀있는데 기운이 흐르지 않고, 울체가 되어서 나타난 병증인데, 그게 간단히 표현하자면…"

이렇게 장황하게 설명할 수도 있지만, 되도록 명확하고 간단히 표현해야겠죠?

'理'의 과정에서 가장 중요한 것은 병의 원인을 찾는 것인데, 이때 가장 많이 사용되는 기준이 있답니다. 아주 중요한 내용인데요, 병의 원인을 결정하는 8가지의 기준이 있습니다. 바로 그 8가지를 '팔강(八綱)'이라고 합니다. 팔강!

지금 우리는 팔강이란 단어를 처음 들었기에 그 의미를 잘 모릅니다. 하지만 우리는 이미 팔강의 개념을 머릿속으로 충분히 이해하고 있답니다.

이 사람이 차가운지 뜨거운지 판단하는 것, 이 사람의 간장은 음과 양 중 어떠한 상태인지, 병의 원인이 몸의 바깥쪽에 있는 표증(表證)인지, 몸 안쪽에 있는 리증(裏證)인지, 그 상태가 허한 상태의 병인지, 나쁜 기운이 왕성한 상태인 실증상태인지 구분하는 겁니다.

어렵나요? 하지만 여러분은 이미 앞서 이런 연습을 자주 하였으므로 이법방약의 사고가 완성되고 있습니다. 그럼 한번 팔강이라는 단어로 정리해봅시다.

표·리·음·양·한·열·허·실(表·裏 ·陰·陽·寒·熱·虛·實)! 8가지의 기준입니다.

그럼 팔강을 배웠으니 위의 여성분의 병증을 표현해봅시다.

간은– 표리 중 리(裏)의 병증이죠? 간에 문제가 있고요.

간의 울체 된 기운– 울체 된 것은 간이 부어 있는 화난 상태죠. 소통시켜야 되죠. 허실 중 실(實)의 개념에 포함됩니다.

간의 음양 중– 울체 되고 막혀서 간화가 상승된 양의 상태죠.– 음양 중 양(陽)

한열 중– 간화인 열(熱)

이렇게 8강을 기준으로 병의 원인을 찾는 것이 이, 이(理)를 근거로 하여 자연스럽게 치료의 방법을 정하는 것이 바로 두 번째 '법(法)'이라고 합니다.

이 여성은 간기울결로 인한 간양항성(肝陽亢盛)과 간의 소설 실조로 인해 병이 발생하였죠? 그럼 병이 발생한 간의 기운을 풀어주고, 열을 내려주는 것으로 치료를 해야겠죠?

이섯이 바로 이에서 법으로 넘어가는 과정이죠. 이렇게 병의 원인을 찾고 그에 적합한 치료의 법칙을 찾았다면 다음에 해야 할 일은 무엇일까요?

바로 그 원인을 치료할 수 있는 가장 적합한 한약처방을 결정하는 것입니다.

이러한 단계를 바로 세 번째 '방(方)'이라고 합니다.

위와 같은 사람의 문제에 적합한 한약처방을 머릿속에서 딱 끄집어내려면, 약초와 처방공부가 되어있어야겠죠? 즉, 이법의 과정을 위한 공부를 어느 정도 마친다면 그다음은 본초와 처방의 공부로 이어져 나가야 하는 것임을 이해하시겠죠?

이법방약 공부를 위해 우선 이 여성에게 사용할 수 있는 처방을 먼저 살펴보면,

사역산, 대시호탕, 시호소간탕, 분심기음 등의 처방이 생각나는데요.

이렇게 기본적인 4가지의 처방을 후보로 정한 후 처방을 정해야겠습니다.

方이란, 위의 처방 중에 이 여성에게 가장 적합한 처방을 결정하는 단계입니다.

물론, 위의 4가지 처방 이외에도 몸에 따라 더욱 적합한 처방이 다양하게 나타날 수 있습니다. 여러 사람 모아서 토론하면 여러 예와 그에 따른 적합한 처방의 예가 있을 겁니다. 적합하게 사용되면 모두 효과가 있겠죠?

처방을 정하는 것에 따라 치료의 효과가 80%, 90%, 100% 등으로 차이는 분명히 납니다. 이는 100% 효과를 내는 처방이 80% 효과를 내는 처방보다 우수하다는 의미가 아닙니다.

이 차이는 약을 사용하는 사람으로 인해 나타나는 결과입니다. 처방은 그냥 자기 할 일을 할 뿐입니다. 어쨌든 정확한 원인을 찾아 처방을 사용하면 처방마다 효과는 있겠지만, 이때 100의 효과를 내는 사람이 가장 훌륭하겠습니다.

만약 여러 한의원을 갔습니다, 내 증상은 동일한데, 만약 여기서는 대시호탕, 저기서는 분심기음 등 약의 가격과 처방이 다 다르다면, 그것은 한약이란 것이 제멋대로라서 그런 것이 아닌 학문의 특성 자체가 원래 그런 것입니다. 어쨌든 대시호탕이 '방(方)'으로 선정되었습니다.

마지막으로 '약(藥)'이란 이법방에 따라 정해진 대시호탕이란 처방을 근거로, 사용하게 처방의 약초구성을 확인·조절하는 단계입니다.

여기서는 처방에 따른 배합의 원칙이 있겠죠? 앞에서 공부한 '군신좌사'가 기본원칙이 됩니다. 또한, 증상에 따라 약초의 양을 늘리거나 줄이고, 빼고, 더하는 법이 있습니다. 이것을 처방의 가감법이라고 부릅니다.

처방의 군신좌사의 개념과 약초의 구성은 참으로 중요하죠?

예를 들면, 『상한론』의 '계지탕'이란 처방이 있었죠?

그 하나의 처방에서 약재가 더하고 빠지면서 수많은 명 처방이 발생하게 됨을 배웠습니다.

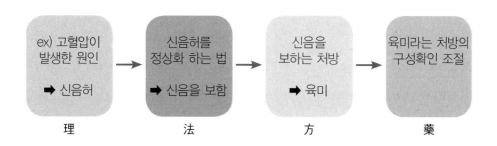

[그림 21] 고혈압 A씨의 이법방약

이법방약!

말이 어렵지 사실 우리가 계속 노력하고 공부하던 그 과정이었죠?

똑같은 가격의 한약을 먹는다고 똑같은 효능과 가치를 하지 않습니다.

그 사람의 머리에서 나오는 이법방약의 실력이 바로 그 한약의 값어치를 결정하게 됩니다.

다음 시간에는 앞에서 언급했던 '팔강'에 대해 다시 공부하는 시간입니다.

이법방약(理法方藥)

이	법	방	약
병의 원인을 아는 과정. = 팔강을 근거. 팔강이란 표·리·음·양·한·열·허·실 (表·裏·陰·陽·寒·熱·虛·實)	병의 원인을 찾고, 치료방법을 찾는 과정. • 뒤에 공부하지만 법은 팔법!	병의 치료방법에 따라 처방을 정하는 과정. 여러 처방이 나올 수 있음.	처방의 구성 본초의 군신좌사 확인. 약초 양의 변화, 가감, 포제 등을 해줌.

:: **팔강**(八綱) **1**

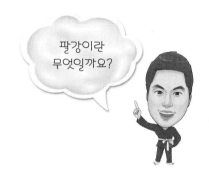

팔강이란
무엇일까요?

어떤 분이 티브이에 나와서 이런 말을 합니다.

"머리에 땀이 나는 어린이들은 홍삼과 녹용을 절대 먹이지 말라."라고 주의 경고하였죠. 머리에 땀이 나는 어린이는 아마 열(熱)이 있는 경우가 많다고 판단하여 그렇게 말했나 봅니다. 최근에는 홍삼의 부작용에 대해 방송 등에서 많이 언급됩니다.

조선 시대 위대한 학자 중 한 분이신 학봉 김성일 선생께서 임진왜란 전 일본에 파견을 다녀오셨죠. 그때 우리 조선의 분위기는 왜놈들의 곧 조선을 침략할 것이라 예상했고, 그로 인해 사회분위기는 매우 혼란스러운 상황이었죠.

학봉 선생과 일본 파견에 동행했던 관리들은, 직접 일본에 가보니 곧 조선침략이 일어날 것 같아, 그들은 곧 전쟁이 날 것이라고 조정에 보고했습니다.

그런데 학봉 선생은 일본이 전쟁을 일으키지 않을 거라며 반대로 말씀하셨죠.

다른 사람 눈에는 보이는 전쟁의 준비가 학봉 선생님 눈에는 보이지 않았을 리는 없었겠죠. 그렇게 반대로 보고한 이유는, 만약 본인께서도 왜놈이 쳐들어온다고 한마디 더 거드신다면 조선 전체가 전쟁의 불안함으로 더욱 혼란스러워짐을 염려하신 마음이셨죠, 뜻은 좋으나, 결과적으로는 좋지 않은 결과가 나타났습니다.

이와 비교하기에는 그 스케일이 작지만, 위의 홍삼, 녹용도 마찬가지입니다.

홍삼, 녹용의 좋은 부분만 너무 인식되고, 또 실제 효과도 좋아 널리 널리 퍼지니, 부작용 우려와 같은 반대 목소리가 생길 수도 있습니다. 하지만 위의 경우처럼 티브이에 나와 "땀이 나는 어린이는 녹용, 홍삼 먹지 마라."라고 단편적으로 말을 하는 경우, 결과적으로 더욱 좋지 않은 결과를 나타낼 수 있습니다.

홍삼의 좋은 면만 너무 부각되어 균형을 맞추려는 마음이란 것은 이해하지만, 결과적으로 좋은 부분보다는 부정적인 부분이 더 많이 나타날 겁니다.

집에 아이들 주려고 사놓은 홍삼, 불안해서 또 먹이지 않고, 쌓아두는 사람이 생깁니다. 이렇게 또 하나의 벽을 만들어버린 겁니다.

머리에 땀이 나지만 만약 그 아이가 허증이라 녹용, 홍삼이 필요한 경우도 아주 많습니다. 그럼 어떻게 말하면 좋을까요?

"홍삼은 예로부터 사람에게 귀한 약재로, 꾸준히 먹으면 건강에 큰 도움이 된다고 하였고, 실제 그러한 효과 때문에 이렇게 전국적으로 유행하고 있습니다.

단, 머리에 땀이 나고 몸에 열이 많다고 생각되거나 두통, 안구 충혈, 변비 등이 자주 발생하는 어린이들은 몸에 실열이 많을 수 있습니다.

그런 상태에는 홍삼과 녹용의 복용이 도움되지 않을 수도 있으므로, 이러한 경우는 복용 전 신중하게 판단하고, 만약 복용 시 걱정이 된다면, 주변 한약전문가의 조언을 듣고 복용시키는 것이 안전하겠습니다."라고 하는 것이 좋겠습니다.

이렇게 한약이란 대중에게는 어려운 면이 있기 때문에 맹신하는 사람도 많고, 불신하는 사람도 많은 것입니다. 그래서 한방이 더욱 투명화되고 개방되어야겠죠?

그렇지 않으면, 이리저리 주워들은 가벼운 지식만으로 자기가 조합하여 먹거나, 섣부른 지식으로 선무당 사람 잡는 사람들이 나타나기 때문입니다.

그런 사람은 만약 어떤 책에서 "맹장염에는 '대황목단피탕'이 매우 효과가 좋다."라고 적혀있는 것을 보면, 묻지도 따지지도 않고, 무조건 대황목단피탕이란 처방을 맹신하게 되죠.

대황목단피탕이 맹장염, 즉 충수염에 매우 효과가 뛰어나지만, 아무에게나 묻지도 따지지도 않고 사용할 수 있을까요? 이러한 이유에서 한약계통도 점차 대중에게 개방되고 투명화되는 개선의 노력이 우선시 되어야 합니다.

그리고 시중의 건강식품들은 약처럼 그렇게 그 성질이 강한 편은 아닙니다.

물론, 일부 어린이의 부작용을 우려해서 그렇게 방송에서 주의하라며 말하는 거지만, 홍삼이 제품화되어 나오는 것을 하루 한 번 정도 복용하는 것은 그 사람의 한열허실을 자세히 따지지 않고 복용하더라도 큰 부작용이 발생할 만큼 강하지 않습니다. 건강식품을 두루두루 먹을 수 있고 부작용 없도록 생산하겠죠. 효과 있는 사람은 반응이 확 나타나게 하고, 대신 그만큼 부작용도 확 발생하도록 약처럼 만들지는 않습니다. 하지만 식품이 아닌 약의 개념은 다릅니다. 약은 사용하는 몸의 원리를 알아야 쉽게 복용할 수 있습니다. 이것이 한약의 대중화에 첫 번째 과제죠. 한약을 사용하는 원리!

이러한 노력 중 가장 중요한 부분이 바로 지금 배울 팔강입니다.

앞에서 언급했던 개인의 체질과 몸이 차갑다. 뜨겁다 등의 내용들을 아는 것.

"저는 속이 냉한데, 냉녹차를 먹으면 좋을까요?"

이러한 질문은 이미 우리가 팔강이란 것을 무의식중에 이해하고 있다는 겁니다.

이러한 팔강의 개념이 한약을 복용하는 데 가장 중요한 핵심이 되는데요,

속이 냉한데, 냉녹차를 먹어도 좋은지, 나쁜지 판단하는 기준이 바로 '팔강' 개념과 비슷하답니다. 본인의 속이 냉하다는 것은 비위가 한(寒), 열(熱) 중, 한중에 가깝다는 의미죠?

그럼 차가운 성질의 녹차는 큰 도움이 되지 않을 것이라 생각 할 수 있습니다.

이 한(寒), 열(熱)이 팔강의 대표적 요소가 되는데요. 팔강은?

🫖 표·리·음·양·한·열·허·실(表·裏·陰·陽·寒·熱·虛·實)

차가우면 한증(寒證)이라 하면 되죠?

뜨거우면 열증(熱證)이라 하면 되죠?

기가 허하다면 허증(虛證), 기가 울체 되어 꽉 막혀있다면 실증(實證),

외사 중 한사가 내 몸에 침입한 초기, 피부 쪽에 사기가 존재한다면 표증(表證),

표(表)에서 사기를 막지 못해 비위, 간에까지 침투한 것은 리증(裏證).

8개의 팔강 중 음과 양을 구분하면,

표리는 몸의 바깥쪽과 안쪽, 밖이 양이 되고, 안쪽이 음이 됩니다.

한열은 몸의 차가움과 뜨거움, 열이 양이 되고, 한이 음이 됩니다.

허실은 정기와 사기의 강약, 실이 양이 되고, 허가 음이 됩니다.

사실 음양은 그 틀이고, 음양이란 구분 속에 한열, 허실, 표리로 나누어지니 결국에는 3개념이라 보면 됩니다.

음에는 = 리증, 한증, 허증   양에는 = 표증, 열증, 실증

즉, 팔강 중 6가지를 음양으로 나누어 이해하면 되겠습니다.

우리 몸은 항상 음양이 조화를 이루려고 합니다.

그런데 한쪽이 커지면 당연히 균형이 깨지겠죠?

균형이 깨져버리면 불균형으로 몸의 상태가 한쪽으로 치우치게 되고요.

여기서 몸에 병이 발생하게 되고, 팔강이라는 개념이 나오게 됩니다.

자신의 비위가 냉하여 냉녹차를 피하는 것은 이미 비위의 상태가 한(寒)하다는 것을 파악한 거죠? 즉 팔강을 기준으로 몸을 판단하였습니다.

두 번째 단계는 비위의 불균형을 바로 잡을 방법을 강구하면 되는 것입니다.

그 방법이 뭡니까?

자신의 차가운 비위를 따뜻하게 만들어주는 방법을 사용해야겠죠?

팔강을 기본으로 하여 몸 상태를 정확하고 자세하게 판단 한 후 만약 홍삼이나 녹용이 들어간 처방을 복용한다면 물론 그 효과는 얼마나 좋겠습니까!

그냥 홍삼만 복용하지 말고 증상에 맞게 보중익기탕이나 귀비탕, 생맥산, 팔진탕, 십전대보탕 등의 처방으로 복용한다면 귀한 홍삼, 녹용을 더욱 효과 있게 복용하는 좋은 방법 아니겠습니까?

다음 시간에는 팔강의 단어를 두 가지씩 결합해보며, 팔강의 의미를 좀더 공부해보겠습니다.

팔강이란 우리 몸의 불균형을 판단하는 기준이다.

팔강은 이법방약 중, 이(理)의 과정에 속한다.

음에는 = 리증, 한증, 허증   양에는 = 표증, 열증, 실증

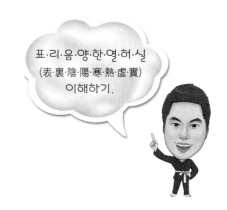

:: 팔강 2

최근 장염, 식중독 증세의 사람들이 늘어났습니다.

오늘 만난 한 환자도 음식을 잘못 드시고 식중독에 걸렸습니다.

춥고 열이 나고 온몸이 아파서 몸살인 줄 알았답니다. 그런데 그렇게 아픈 와중에, 예전 저와 대화한 내용이 생각나셨답니다.

그래서 음식에 몸이 상했다고 판단하고 우선 평위산 과립제를 드셨답니다.

이러한 식중독 등의 음식문제에 평위산, 위령탕 등의 처방을 즉각 응용한다면, 대부분 반나절에서 한나절 사이에 아픈 원인을 근본 제거하여 몸이 정상으로 돌아오게 됩니다.

위의 상태로 만약 병원에 가면 장염으로 판단하여 음식이 원인이라 판단하는 곳도 있지만. 몸살이라고 착각하고 해열진통제 복용하는 경우도 있을 겁니다.

여기서와 같이 음식으로 인한 식상(食傷)이 병의 원인인 사람이, 해열제 등의 감기약과 지사제를 먹는다면 치료가 잘 될까요?

다른 예로, 어떤 40대 남성이 감기에 걸렸습니다.

몸에서 땀이 나고 콧물도 나며 몸에 힘도 없습니다. 맥박도 약하고요.

그런데 만약 몸 상태를 잘못 판단하여 모공을 열어 땀을 내게 하는 감기의 대표 처방인, '마황탕'이란 한약을 복용하였다면 그 남성은 어떻게 될까요?

감기의 근본원인은 해결도 못 하고 오히려 몸이 더 힘들어지겠죠? 즉, 부작용이 나타나게 됩니다. 이렇게 부작용이 나타나면 신체 기혈 자체가 약해지고, 회복력이 더 떨어지게 됩니다. 이렇게 한약이든, 양약이든 몸에 맞지 않게 잘못 사용하거나 과하게 복용한다면 약의 부작용으로 인해 몸이 더욱더 힘들어질수 있는 것이죠. 그러면 회복하는데 몇 배의 노력과 시간을 투자해야 합니다. 이러한 이유들로 인해 지금 배우는 팔강이 중요한 것입니다.

몸의 불균형을 판단하는 기본 개념인 팔강이 왜 중요한지 아시겠죠.

표·리·음·양·한·열·허·실(表·裏·陰·陽·寒·熱·虛·實)

감기에 걸려 땀이 나지 않고, 오한 발열이 심하고 온몸이 아프다면 몸이 어떠한 상태라는 것입니까? 우선 몸의 바깥쪽인 표에 한사(寒邪)가 침범한 초기입니다.

즉, 한사의 초반 공격력이 강력한 상태입니다.

정리하자면 몸의 바깥쪽인 표(表) + 우리 몸의 정기와 외부 사기의 투쟁이 강력한 상태로 허(虛)와 실(實) 중 실증의 상태로 이를 '표실증(表實證)'이라 합니다.

표실증이 있다면, 반대로 표허증(表虛證)도 있을 겁니다.

평소 피곤하였거나 몸이 지쳤던 상태에서 감기에 걸린 경우가 가장 많은데요.

이리저리 돌아다니기 좋아하는 풍사와 한사가 지친 몸에 침범하면 몸에 열도 나고 콧물 및 기침도 발생하죠, 이때 식은땀처럼 땀이 줄줄 흐른다면 이는 표에 들어온 사기가 내 몸의 허약한 정기를 우습게 보고 이리저리 돌아다니는 상태가 됩니다. 풍사라는 녀석도 워낙 잘 돌아다니기도 하고요. 위의 감기 걸린 40대 남성이 아마 표허증인 것 같군요.

팔강 중 허와 실이란 나쁜 사기의 강약으로도 구분하고, 병증 부위의 상태로도 나타냅니다. 만약 몸속 오장육부에 열이 가득하다면 '이열증(裏熱證)'이라고 표현하면 되겠습니다.

몸의 안쪽에 열이 비정상적으로 발생하였으므로, 어떠한 증상이 나타날까요?

가슴이 답답하고, 입이 마르고, 두통이 발생할 수도 있고, 소변이 진하게 나오는 등의 여러 증상이 발생할 수 있겠죠? 반대로, 몸속에 양기가 매우 부족하거나 한 사가 몸 안으로 바로 침입하여 속이 냉해진 경우는 '이한증(裏寒證)'이라 말할 수 있을 겁니다. 얼굴이 창백하고, 속이 냉하므로 설사를 할 수도 있겠죠, 손발은 차갑겠죠. 분명히 이한증인 것 같은데, 만약 손발 등 몸 밖에서는 열이 나는 경우도 있습니다. 이때는 어떻게 판단해야 할까요?

바로 이런 경우가 가장 잘못 판단하기 쉬운 경우랍니다. 보이는 건 열증인데 사실은 한증이죠. '진한가열(眞寒假熱)'이라 부릅니다. 어떻게 판단하느냐고요?

어떤 사람은 '소변 하나만 보면 알 수 있다', 또는 '맥 잡아보면 알 수 있다', 또는 입 마름이 있느냐 없느냐를 보고 판단한다고 합니다. 하지만 이러한 소변, 구갈부터 몸에 나타나는 증상 모두를 종합해서 결단을 내리는 것이 팔강의 핵심입니다. 눈에 나타나는 여러 사실을 종합하는 과정은 객관적이지만, 마지막에 결론 내리고 판단하는 과정은 100% 직관에 의해 결정됩니다. 물론 이러한 주관적 판단 전에는 객관적이고 정확한 사실 확인과 실력의 깊은 기반이 있어야 가능한 일입니다. 쉽지 않은 일이죠.

모든 곳에는 음과 양이 있습니다.

지구에도 태양과 달이 있고, 남자와 여자가 있습니다.

오장에도 모두 음과 양이 있겠죠. 당연한 이야기입니다. 따뜻함이 있으면 차가움이 있듯이, 항상 상대적인 개념은 서로 존재합니다.

우리 몸속의 장기들을 보면, 오장이 음양 중 음이라면 양은 육부입니다. 오장은 무조건 음이라는 것이 아니라 육부에 대비해서 음이라는 뜻이죠. 오장 중에서도 심장은 양, 신장은 음이 됩니다. 심장은 신장에 대비해 양이라는 거죠. 당연히 신장에도 음양을 구분할 수 있습니다.

신장의 양 기운이 부족하면 '신양허(腎陽虛)',

신장의 음 기운이 부족하면 '신음허(腎陰虛)'라고 말할 수 있죠?

신음이 충만하여야 신장의 양도 균형을 찾을 수 있을 겁니다.

그럼 팔강을 구별하는 쉬운 예를 봅시다.

소화가 안 되는 두 사람이 있습니다.

한 사람은 비위가 차갑고 허약합니다. 과식이라도 하면 잘 체하여 소화제를 항상 집에 준비해 둡니다. 한 사람은 소화력은 좋습니다. 그런데 저녁마다 회식에 고기, 술을 과하게 먹었습니다. 그래서 배가 빵빵하고, 뿡뿡이가 되었고, 속도 더부룩합니다. 같은 소화불량이라도 첫 번째 사람은 허증과 실증 중 무엇입니까?

첫 번째 사람은 허증이 되겠죠,

두 번째 뿡뿡거리는 사람은 실증이 되겠습니다.

첫 번째같이 소화기능이 허하고 차가운 경우는 사군자탕류의 삼출건비탕이나 이중탕이란 처방처럼 따뜻하고 비위를 보해주는 처방을 사용할 수 있고요.

두 번째 같이 과도한 음식으로 인해 비위에 나쁜 것이 쌓인 형태인 '적(積)'이 발생한 경우는 '평위산', '보화탕' 등의 비위장을 청소해주는 처방을 사용하게 된답니다.

병의 증상에 따라 팔강을 접목시키는 순서가 달라질 수 있지만, 통상 가장 중요한 것은 먼저 한열과 음양을 구분하는 것입니다. 특히, 한열 구분이 가장 핵심이라고 할 수 있습니다.

누가 봐도 소복 입은 귀신처럼 차갑고 창백한 얼굴의 한증이라면 약 쓰기도 쉽겠죠. 또 누가 봐도 문제의 장부가 뜨거운 사람이면 서늘하고 차가운 약을 사용하면 쉽겠죠? 약 사용하기도 쉽고, 건강해지기도 참 쉬워질 것 같은 느낌입니다.

지난 편에서 비위가 냉하여 냉녹차가 도움이 안 되는 사람은 비위를 따뜻하게 해주는 방법으로 비위의 불균형을 해결한다고 설명했죠?

비위가 냉하다고 판단한 것이 바로 팔강이 되고요.

비위가 냉하니 따뜻하게 해줘야 되겠다는 것은 팔강을 통해 파악한 자신의 몸을 바로잡는 팔법이 되겠습니다.

이 사람은 비위를 따뜻하게 해주는 온법(溫法)을 사용해야 하겠습니다.

다음 시간은 팔강에 이은 '팔법'에 대해 소개하는 시간입니다. 팔법이라고 정식으로 배우지는 않았지만, 우리는 이미 여러 내용을 공부하며, 팔법에 대해 개념을 잡고 있습니다.

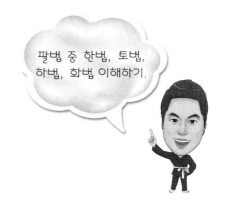

:: 팔법(八法) 1

육체의 생명과 병(病)이란 녀석은 어쩌면 빛과 그림자와 같습니다.

우리는 육체가 있기 때문에 나이가 들수록 질병의 고통도 더 심해집니다.

한 어린이집에서 도우미로 일하시던 어르신이 결핵에 걸렸답니다.

그런데 문제는 그곳이 어린이집이었다는 겁니다.

아직 기혈이 미약하고 오장육부 형성이 안 된 어린이들은 어른들보다 외부 방어력이 약하죠. 건강상태가 유리같이 약하고, 쉽게 깨져버리기 쉽습니다.

결국, 어린이들에게 결핵이 전염되어버렸습니다.

어린이집 아기들이 총 19명인데, 발생 여부를 떠나 19명 모두 결핵약을 복용해야 한답니다. 결핵약이 가벼운 약은 아닙니다. 약성이 강합니다.

이 결핵약을 핏덩이 같은 아이에게 장복시켜야 합니다. 그 부모님들 마음이 매우 아플 것 같습니다. 이 아이들은 결핵 예방접종을 마무리한 아이들일 겁니다.

접종의 여부도 발병률을 낮추는 데 중요합니다. 하지만 실제 생활에서는 현재 아이의 건강상태와 정기혈의 충만함이 사기의 전염 여부를 결정하는 중요한 역할을 하게 됩니다.

이런 정기혈이 충만하여 사기에 쉽게 전염되지 않으려면 어떻게 해야 할까요?

여러 방법이 있겠죠? 부족하면 보충해주고, 뜨거우면 열을 내려줄 수도 있을 겁니다. 이렇게 한약을 처방하여 몸의 불균형을 잡고, 병의 원인을 소멸하는 방법 중 가장 기본적으로 설명해놓은 것이 바로 '팔법'입니다. 병을 치료하는 8가지 방법인데요. 오늘은 팔법의 8가지 중 4가지를 먼저 간단히 살펴보겠습니다.

1. 한(汗)

병을 치료하는 8가지 방법 중 땀을 내는 방법입니다.

팔강 중 표(表)에 병의 원인이 있을 때 땀을 내서 병의 원인을 물리치는 방법입니다. 보통 '발한(發汗)'한다고 표현합니다.

참고로, 아이들의 감기몸살 치료는 왜 힘이 들까요?

첫째로는 한사(寒邪)로 인한 감기몸살일 때 마황탕이나 갈근탕 등의 발한해표제를 복용하고, 이불을 꼭 덮은 후 땀을 내기만 하면, 감기를 금방 극복하고, 정상으로 회복될 수 있을 겁니다. 즉, 땀 나기 전 오한이 나면서 답답하고 더운 그 힘든 순간을 잘 참아내면, 결국 땀이 나면서 감기몸살을 간단히 이겨내게 됩니다.

하지만 아기들은 이렇게 할 수 없습니다. 답답해서 이불을 걷어차 버리죠. 그리고 웁니다. 열은 떨어지지 않으니 결국 부모 마음에 해열제를 먹일 수밖에 없습니다. 괴로워 울고, 손발이 불덩이인데, 땀나올 때까지 어떻게 참고 지켜보겠습니까!

두 번째 이유는 아기들은 오장이 단단하게 여물지 않았죠,

그중 비위 등의 소화기관은 특히 음식에 민감하고 약한 상태입니다.

그래서 감기 등으로 인해 몸의 균형이 깨지면 소화기능에 문제도 동반되는 경우가 다반사입니다. 앞에서 설명한 '내상외감'이 됩니다.

아이들에게는 이렇게 몸의 안과 밖에 동시에 병이 생기는 경우가 많이 발생한답니다. 이럴 때 일반 감기약은 무용지물이겠죠. 해표제만으로도 아이들의 병을 근본적으로 치료하기는 쉽지 않습니다. 그럼 어떻게 해야 합니까? 몸 안의 병증과 몸 밖의 병증을 동시에 고려해야겠죠? 몸 안의 근본 원인을 찾지 않은 채, 상황에 적합하지 않은 약을 지속해서 복용하니까 아이의 몸이 쉽게 좋아지지 않습니다.

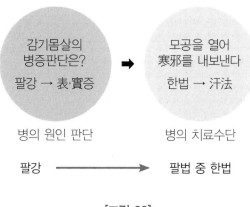

병의 원인 판단   병의 치료수단

팔강 ──────────────▶ 팔법 중 한법

[그림 22]

2. 토(吐)

병의 원인을 없애기 위해 토하는 방법입니다.

실제 자주 사용되는 방법은 아닙니다만, 실생활에서 토를 해야 하는 경우도 자주 발생합니다. 아래위로 꽉 막혔을 때죠. 참고로 토하게 하는 약초 중, 가장 대표적인 약재가 바로 참외 꼭지네요. 약재명은 '과체(瓜蔕)'라고 합니다.

병의 원인이 대체로 위쪽에 있을 때는 내려주는 방법보다는 입으로 빼주는 방법이 좋겠죠.

3. 하(下)

토하는 것과는 반대개념이죠. 밑으로 내려주는 방법입니다.

사기가 소변이나 대변으로 배출되겠군요.

입부터 시작하여 항문까지 통하는 길목 중, 어떠한 원인으로 어느 부분이 정체되고 막힐 수가 있습니다. 하법은 이렇게 막혀서 내려가지 못할 때 사용합니다.

하법은 토법보다 주로 병의 원인이 아래쪽에 있을 때 주로 사용합니다.

4. 화(和)

병을 일으키는 사기를 달래주는 방법입니다.

즉, 조용히 물러나게 하는 방법이죠. 토를 한다든지, 땀을 내는 등의 강력한 방법이 아니라 병사와 화해하는 방법입니다. 팔강을 기억해봅시다.

음양을 기준으로 한열, 허실과 표리가 있었죠.

그중 '표리'는 몸의 안쪽과 바깥쪽을 의미했습니다.

우리 몸의 표와 리의 중간 부분에 병의 원인이 있을 수도 있습니다.

이렇게 표리 사이에 병인이 존재할 때는 이러한 和의 방법을 자주 사용한다고 우선 이해하세요. 절반은 바깥, 절반은 안쪽이라 해서 '반표반리'라고 부릅니다.

20대에 태권도 도장에서 일한 적이 있었습니다.

그중 한 남자아이가 몸이 아프다고 운동을 하지 않더군요.

그런데 뛰고 잘 놀다가 갑자기 힘없이 앉아있기를 1주일 이상 반복하였습니다.

꼭 누가 보면 꾀병 부리듯 말이죠. 몸에 오한이 들었다가 다시 더워졌다가를 반복했죠. 이때 아이에게 '소시호탕'이란 한약을 과립제로 2일 먹였습니다.

그 뒤 부모님께서 전화가 와서는, 매일 시들시들해서 걱정했는데, 그 약을 몇 번 먹고 아이가 정상이 되었다고 말씀하시며, 그 보약을 탕약으로 좀 달여달라 하시더군요. 그래서 그 약은 보약이 아니라고 설명드리고, 지금 좋아졌으면 더 안 먹어도 되니 걱정 말라고 말씀드리니, 계속 먹고 싶다고 하셔서 저랑 티격태격해버린 기억이 납니다.

이 남자아이의 상태가 바로 반표반리랍니다. 소시호탕은 화해(和解)의 수단이구요.

아직은 어렵죠? 그럼 반표반리와 소시호탕, 이 두 가지 단어만 꼭 기억해 놓으세요!

병이란 우리가 건강하게 지내고 있다고 해도 예상하지 못하게 발생할 수 있습니다.

마 뱃속에서 힘들게 세상에 나오는 그 순간부터가 고통의 시작입니다. 우리 육체와 정신은 수많은 고통과 번뇌의 바다에서 헤엄쳐야 합니다.

야구를 하다가 타자가 친 공에 눈을 정통으로 맞고 시력을 잃어버렸다면, 그것은 도대체 누구의 책임인가요? 택시를 타고 가다가 사고가 나서 머리를 다쳤다면 누구의 책임인가요? 택시기사의 책임인가요, 이 택시를 탄 나의 업보인가요?

우리가 평상시 건강에 대하여 아무리 조심한다 해도, 아무리 실력 있고, 침을 잘 놓는 명의라해도, 아니면 약에 대해 최고의 전문가여도, 아니면 태권도 9단의 매일 운동을 하는 무도가도, 그 누구도 인과응보와 생로병사의 틀을 벗어날 수는 없습니다. 그래서 어떠한 방법도 건강을 위한 완벽한 수단은 없다는 겁니다.

위의 팔법의 한약 치료부터 침법, 운동, 도인술이나, 단순한 예방접종까지도…

완벽한 수단이 없기 때문에 포기하고 절망하는 것이 아니라 오히려, 그 한계 속에서도 더욱 근본에 가까운 방법과 수단을 습득하도록 노력해야 합니다.

그렇지 않으면 나이가 들며, 쇠약해질수록 인생은 점점 힘들어지게 됩니다.

한약은 그러한 훌륭한 수단 중 하나입니다. 그래서 지금 그 핵심인 팔법을 공부하고 있는 겁니다. 예방접종부터 시작하여 영양학적으로도 균형 있는 식사와 위생 청결 등 여러 부분에서 철저하고 완벽한 이 사회에서 결핵이란 무서운 병마가 어린이집에 퍼져버리는 것을 보면, 육체를 통해 이 세상을 살아가는 동안에는 병이라는 것을 절대 좌시해서는 안 됩니다. 하지만 그렇다고 병이란 것을 너무 두려워해서도 안 됩니다. 생명이 있으면 질병은 그림자처럼 그 곁을 따라다니는 것을 인정하고, 마음에 각오를 하고 있어야 합니다. 생명이 양이면 질병은 음이죠. 절대 떨어질 수 없는 음양의 관계인 겁니다.

뒷날 많은 병증을 파고들어 보십시오. 특히, 내인의 부분은 대부분 인간의 욕심과 밀접한 관련이 있음을 안다면 욕심내고 집착하며, 그것이 안 되면 화를 내고,

잘못된 판단을 하는 어리석음도 질병임을 이해할 수 있습니다. 식욕, 물질욕, 성욕에 연결된 탐진치에서 많은 병이 발생한다는 겁니다.

그렇게 많은 병은 우리 마음에 있음을 받아들이고, 병을 관찰하도록 노력합시다.

그렇게 탐진치의 마음을 받아들이고, 우리의 마음을 바라봅시다. 그래서 탐욕이 내 마음에서 또 발생하여도, 그 늪에 빠져 허우적대며 주변 모든 것을 잡아당기지 말고, 차분히 내 육체와 마음을 지켜봅시다. 그렇게 지켜볼 수 있는 여유는 자기 자신을 아는 자신감에서 나오고, 그 자신감은 바로 지금과 같은 노력과 그에 따른 실력에서 나옵니다. 그러한 여유와 자신감이 없으면 몸과 마음에 불균형이 발생할 때마다 허둥거리고 어쩔 줄 모르게 되고, 그래서 불안과 두려움에서 벗어나지 못하게 됩니다.

막상 몸이 아프고 괴로우면 빨리 병마를 이기고 싶은 게 우리 마음이지만, 병이란 내 마음과 내 행동이 만들어낸 것이므로, 병이 오면 겸허히 수용하고 지난날 바빴던 내 삶을 되돌아보는 시간을 가지도록 노력하는 한약도가 됩시다.

다음은 팔법 중 온(溫), 청(淸), 보(補), 소(消)에 대해 공부하는 시간입니다.

팔법

한(汗) - 땀내는 것, 토(吐) - 토하는 것, 하(下) - 대소변 배출, 화(和) - 반표반리

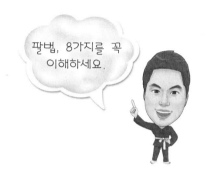

:: **팔법 2**

팔법, 8가지를 꼭 이해하세요.

팔법 두 번째 시간입니다.

어릴 적에 인체탐험인가 하는 영화를 재미있게 본 기억이 나네요.

세균처럼 작아진 인간이 사람 몸속으로 들어가서 벌어지는 헤프닝을 그린 영화였는데요. 우리도 이번 시간은 소형 인간들이 되어서 몸속으로 들어가 봅시다.

그럼 먼저 오장 중 우리 몸의 제일 위에 있는 폐로 들어가 봅니다.

추운 겨울입니다. 이 사람은 급격히 떨어진 영하의 날씨에 얼마 전 도서관에 가다가 찬바람에 긴 시간 노출되어 기침과 콧물이 발생했었습니다. 폐로 직접 들어와 보니 지금도 폐에 들어왔던 차가운 기운이 숨어 있군요. 한사에 공격받은 폐가 춥고 겁나서 움츠려 있습니다.

움츠려 있으니 폐는 산소를 받아들이고 내뿜는 호흡이 원활하지 않네요.

폐는 다시 본래대로 활짝 펴지고 싶어 연신 기침을 해댑니다.

그럼 폐에 들어온 한사를 날려주고 본래 모습대로 쭉 펼치도록 도와줘야겠습니다. 이 때는 어떠한 방법을 사용할까요?

예를 들면, 생강처럼 폐를 따뜻하게 해주는 약재를 사용하여 폐의 한사를 내보내야 합니다. 한사 때문에 움츠린 폐를 펼쳐주는 '마황'이라는 본초도 있었죠?

이러한 본초를 잘 이용하여 폐를 원상복귀 시켜야겠죠?

생강이나 마황이나 둘 다 따뜻하고 매운 약재군요.

위처럼 차가워서 문제가 된 것은 따뜻하게 하여 몸의 균형을 잡아야겠죠?

이러한 방법을 '**온법**(溫法)'이라고 합니다.

팔법 중 한법(汗法)은?

우리 몸의 표(表)를 열어서 땀을 내는 방법이었습니다. 해표라고 했었죠?

마황처럼 따뜻하고 신(辛)맛의 본초를 '신온해표제(辛溫解表)'라고 합니다.

본초의 오미 중 매운맛은 땀을 내고 발산하는 성질이 있다고 했죠?

신온해표제란 맵고 따뜻한 성질로 표(表)의 모공을 열어주는 약초라는 뜻임을 알았습니다. 여기서 마황은 팔법 중 온법(溫法)과 한법(汗法)의 기능을 지니고 있다, 이해할 수 있네요. 온법의 반대말은 무엇일까요? 팔법 중에 온법은 밑에서 설명할 청법(淸法)과 더불어 자주 사용되는 방법이 되겠습니다.

폐를 둘러보았으니 다음은 바로 밑의 내 심장으로 들어가 봅시다.

이 사람은 최근 시험 준비로 인해 스트레스를 받아서인지, 심장이 과열되어 있군요. 꼭 화산 폭발하는 곳처럼 피가 팍팍 분출되고 심장에서 뜨거운 열기가 후끈 느껴지겠죠? 심장에 에어컨을 틀어서라도 열기를 좀 식혀주고 싶어집니다.

그럼 과열된 심장의 열을 내리기 위해서는 어떠한 방법이 있습니까?

심장이 심하게 과열되었다면 '황금'이나 '황련', '치자' 같은 차가운 성질의 약재로 심장의 화를 급하게 내려주는 방법을 사용할 수 있습니다.

이 사람의 심장처럼 뜨거워서 문제가 된 부분을 차갑게 하여 균형을 잡는 방법이 앞에서 말한 '청법(淸法)'이라고 합니다.

그런데 가만히 살펴보니 심장에서 火가 발생한 것 때문에 이제는 심장의 음(陰)까지도 허해져 있군요. 사막에는 상대적으로 물이 부족하기에, 낮이 되면 온도가 급격히 상승하는 것처럼 나의 심장도 음(陰)이 부족해져 상대적으로 양기가 더욱 상승하였군요. '심음허증'이라 표현합니다. 앞에서 언급한 단어죠?

심장에 열 때문에 심장에 거주하고 있는 '신(神)'도 안정되지 못하고 이리저리 방황하기 시작했습니다. 이럴 때는 청심(淸心) 하는 방법과 더불어 '안신(安神)' 하는 약초 및 심장의 음을 보하는 약초나 처방을 고려해야겠죠?

이 사람의 심장을 거치고, 이제 밑으로 내려가 봅니다.

심장 밑에는 오장 중에 누가 있을까요? 비위장, 그 옆으로는 간장이 보이는군요.

우선 심장 바로 밑에 있는 비장으로 들어가 봅시다.

시험준비로 열심히 생각하고 고민하다 보니 비장의 기운이 많이 쇠약해졌습니다. 비장의 움직임이 많이 느리고 허약해졌음을 관찰할 수 있습니다.

비장은 앞에서 말했듯이, 사고와 생각을 담당하는 장기라 했습니다.

과도한 사고로 비위의 기운이 약해졌으니, 허약해진 비위를 보강해주는 처방이나 약초를 사용하여야겠죠? 비장을 도와주는 대표적인 약재를 살펴보니 인삼, 백출, 작약 등이 있네요.

이렇게 기혈 등이 허하여 이를 보충·보강하는 방법을 '**보법(補法)**'이라고 합니다.

허해서 나타난 불균형을 보충해줌으로써 몸의 균형을 찾게 합니다.

앞에서 심장도 마찬가지로, 심음이 부족하면 심음을 보충해주면 되겠죠?

이렇게 팔법 중 보법을 사용하는 처방을 두고 보약이라고 부른답니다.

비위의 기운이 허하여 인삼이나 백출 등으로 비기를 보강하여야겠다고 판단 후,

이제 간으로 내려 가봅시다.

오랜 공부와 학업으로 스트레스를 많이 받아서인지, 간이 꽉 막힌 것처럼 느껴지네요. 간이 화가 난 상태입니다. 스트레스로 간의 기 흐름이 원활하지 않아 답답해 보입니다. 또한, 수면이 부족해서 간이 피곤한 상태이기도 하네요.

간의 기운이 울체 되어버려 간의 기가 흐르는 옆구리가 점차 뻐근해집니다.

이렇게 기운이 막히며, 울체 되어 뭉치고 쌓여버렸습니다.

이를 '적(積)'이나 '만(滿)'이라고 합니다.

즉 적, 만이란, 좋지 않은 상황이 오래되고 뭉치며, 쌓이면서 병증이 된 것입니다.

야식, 과식 등으로 음식 찌꺼기인 숙식(宿食)이 쌓인 것도 마찬가지입니다.

"적(積)'이란 단어 앞에 '식(食)'을 붙여 '식적'이라 하면 되겠습니다.

이런 '적(積)'과 같이 뭉치고 쌓인 나쁜 기운은 어떻게 치료 해야 할까요?

이렇게 뭉치고 울체 된 것은 풀어주고 흩트려서 없애줘야겠다고 판단합니다.

이렇게 몰려서 뭉친 것들을 소멸시켜 치료하는 방법을 **소법(消法)**이라고 합니다.

스트레스 처방과 음식으로 인한 식체 등의 처방에서 자주 볼 수 있답니다.

마르고 신경이 예민하게 보이는 여성분이 "음! 음!" 하며 목에 뭐가 낀 것처럼 답답하고 뱉어도 잘 나오지 않는 증상을 호소합니다. 한방에서는 이러한 증상을 '매핵기'라고 합니다. 기가 인후부 쪽에 울체 되고, 뭉쳐서 발생한 병인데요.

이런 매핵기를 치료하는 방법도 소법의 일종이다! 생각하시면 되겠습니다.

혹시 매핵기 증상 있으신 분은 어떠한 처방을 사용해볼까요?

처방은 아직 공부하지 않았지만, 대표적인 처방이 바로 '반하후박탕'과 '가미사칠탕'입니다. 물론, 매핵기에는 무조건 위의 두 처방이라고는 말할 수 없습니다. 하지만 두 처방은 매핵기 증상과 더불어 칠정병이 같이 있을 때 가장 많이 사용되는 처방들입니다. 처방의 이름을 눈에 익혀두세요.

오늘 배운 팔법 중 네 가지는 바로 온법(溫法), 청법(淸法), 보법(補法), 소법(消法)!

소형 인간이 되어 이 수험생의 몸에 들어갔다가 와보니 폐부터 간까지, 이 사람의 몸에는 치료해야 할 증상이 몇 가지인가요?

간단히 살펴봤는데도, 여러 병증이 동시다발적으로 나타나죠?

폐에 차가운 기운도 치료해야 하고,

심장의 火와 심음허증으로 인한 열과 정신의 불안도 치료해야 하고,

과도한 사고로 허약해진 비장의 기운도 보해야 하며,

칠정병으로 발생한 간기의 울결도 풀어줘야 합니다.

자! 그럼 어떠한 처방을 사용하고 어떠한 병증부터 치료해야 할까요?

네 가지를 한 번에 치료할 수 있는 처방이 있으면 좋겠는데, 과연 그러한 좋은 처방이 있을까요?

가만히 살펴보니 심장, 비장, 간장의 세 가지 정도 병증은 한 처방을 잘 사용하면 어느 정도 치료 효과를 볼 수 있을 것 같습니다. 그럼 우선 폐의 차가운 기운을 바로 잡을까요? 아니면 심장을 먼저 치료할까요? 비장, 간장은 어떻게 할까요?

이렇게 치료의 순번을 정하는 일도 어느 정도 규칙이 있답니다.

당연히 여러 병증 중 가장 급한 녀석 먼저 치료해야겠지요? 아니면 부위별로 몸의 바깥쪽인 표증부터 치료하고 안쪽인 이증을 치료할 수도 있습니다.

여기서는 며칠 전 발생한 폐의 한사를 먼저 치료해주는 것이 좋겠습니다.

우선 폐의 한사로 인한 기침에 사용하는 처방을 사용해봅시다.

그 뒤 심장, 비장, 간장의 병증 원인에 맞는 처방을 사용해봅시다.

심장, 비장, 간장에는 앞에서 한번 설명한 귀비탕이란 처방을 이용해도 어느 정도 도움이 될 수도 있겠네요. 귀비탕에 간과 심장의 울화를 내려주는 약초나 처방을 더한다면 금상첨화겠습니다.

위 사람은 이렇게 여러 가지 증상을 동반하고 있습니다.

그런데 근본을 고려하지 않고, 하나하나의 증상만 쫓아다니면 어찌 될까요?

예를 들면 소화불량이라서 소화제를 복용하고, 불면이라서 수면제를 복용하고, 옆구리가 뻐근하고 통증이 생겨서 소염진통제를 먹습니다. 이렇게 근본원인의 뿌리를 뽑지 못하면 병증은 쉽게 좋아질 수가 없을 겁니다.

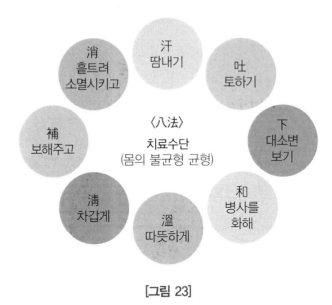

[그림 23]

다음 시간은 수많은 처방들이 어떻게 분류되는지 간단히 알아보겠는데요.

예를 들면, 위에서 마황이 '신온해표제'라고 한 것과 비슷합니다.

처방도 그 특성에 따라 '해표제'도 있고, '청열제'도 있겠죠?

예) 심장의 음이 허하고 심화가 상승한다. 두근거리고 불면, 놀람 등의 증상.

팔법 중, 심화를 내리는 청법과 심음을 더하는 보법 사용. 이해되시죠?

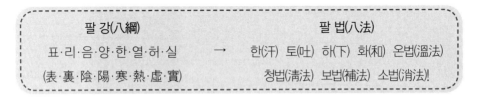

팔 강(八綱)		팔 법(八法)
표·리·음·양·한·열·허·실	→	한(汗) 토(吐) 하(下) 화(和) 온법(溫法)
(表·裏·陰·陽·寒·熱·虛·實)		청법(淸法) 보법(補法) 소법(消法)!

3. 처방의 분류

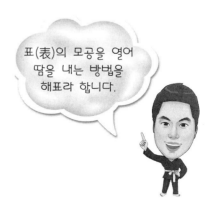

표(表)의 모공을 열어 땀을 내는 방법을 해표라 합니다.

:: 처방분류

본초도 효능에 따라 '보기제(補氣劑), 해표제(解表劑), 청열제(淸熱劑)' 등으로 구분할 수 있었죠? 예를 들면, 보기제는 인삼, 해표제에는 마황, 청열제에는 황금 등이 있겠죠?

처방도 이와 마찬가지입니다.

앞에서 배운 십전대보탕은 '보기보혈제'라고 할 수 있겠죠?

감기에 상용하는 마황탕은 해표제라고 할 수 있습니다.

오늘 배울 첫 번째 처방분류 기준입니다.

첫 번째 등장할 그룹은 바로~ '해표제(解表劑)'입니다.

우리 몸에는 표리가 있다고 했습니다.

그중에 사기나 병의 원인이 몸의 표리 중 표(表)에 있다면 어떻게 무찌를까요?

굳이 안으로 들여보내지 말고 바로 밖으로 내보내는 것이 가장 간단하겠죠?

음식 냄새에 흥분한 파리가 거실 방충망 사이 틈으로 들어와서, 부엌을 향해 날아가려고 손을 이리저리 비비며 자세를 취하고 있다면 굳이 집안으로 불러들여

온 사방에 살충제를 뿌릴 필요가 없습니다. 방충망을 살짝 열면서 동시에 밖으로 쫓아버리는 것이 win-win 하는 것이겠죠.

이렇게 방충망을 살짝 열어주며 외부 침입자를 몰아내는 것과 같이, 우리 몸도 마찬가지로 몸의 껍질인 표의 모공을 열어 사기를 내보내 주는 처방들의 모임을 해표제라고 합니다. 즉, 표를 풀어준다는 것은 규리(모공)를 열어서 몸 안의 사기를 밖으로 내보낸다는 의미로 생각하면 됩니다. 우리는 일상에서 매운 파나 고추를 먹으면 몸이 더워지면서 얼굴이나 몸에서 땀이 나는 것을 경험했습니다. 고추나 파도 해표제의 역할을 한다고 볼 수 있죠?

옛날 일반 서민, 노비들은 의료기관에 잘 가지도 못했을 겁니다.

"주인님! 몸살 기운이 있는데, 약방에 좀 가서 치료를 받고 오겠습니다." 이렇게 말 못했겠죠? 돈도 없고, 말도 못했을 겁니다.

고춧가루라도 구해서 빠른 시간에 해표 하여 사기를 내보낸다면 좋겠지만, 사실 아파도 고된 업무 및 의식주의 불편함으로 잘 쉬지도 못했을 겁니다.

그럼 사기가 점점 몸 안으로 들어와 깊이 파고들었습니다.

별것 아닌 것 같은 한사의 침입이 몸을 쇠약하게 만들 수 있는 겁니다.

그래서 해표제의 적절한 사용이 매우 중요한 것입니다.

매운 성질이 해표한다!

그럼 매운 녀석이라도 뜨거운 성질을 가진 것과 차가운 성질을 가진 것도 있겠죠? 뜨거운 성질을 가진 매운 녀석은 맵고 따뜻하니까 '신온(辛溫)'이라고 표현하면 되겠고, 그럼 해표제와 결합을 해보면 '신온해표제(辛溫解表劑)'라고 분류하면 되겠습니다. 반대로 박하나 뽕나무처럼 서늘한 약초로 구성되면 '신량해표제(辛涼解表劑)'라고 합니다. 외부의 사기가 우리 몸으로 침범을 했을 초기 때나, 나쁜 녀석들의 위치가 표 쪽에 있을 때 사용할 수 있는 방법인 해표제!

나쁜 사기와 싸움을 하고, 모공을 열어 내보내는 해표 방법은 약간의 체력 소모를 가져오는 방법이랍니다. 그래서 많은 땀과 힘을 소비하면 체력적으로 위험한 사람도 있을 겁니다.

체질적으로는 소음인들 중 땀을 흘리면 힘든 사람이 많습니다.

또한, 기력이 약한 어르신들도 마찬가지죠.

해표라는 방법을 사용하더라도 정기를 보조해주면서 해표 하는 게 좋습니다. 이렇게 정기를 도우며 해표 한다고 하여 '부정해표제(扶正解表劑)'라고 부릅니다.

해표제

신온해표제(辛溫解表劑)　　　신량해표제(辛凉解表劑)　　　부정해표제(扶正解表劑)

해표제에는 유명한 처방들이 많이 모여 있답니다.

누구 하나 여러 다른 처방과 견주어도 빠지지 않는 훌륭한 무기들이죠.

밑에는 각 처방분류에서 대표되는 처방들을 한두 가지씩 알려만 드리겠습니다.

대표되는 처방이 무엇인지 이름만 한번씩 들어놓으시는 것만으로도 앞으로 공부에 큰 도움이 될 것입니다.

신온해표제

마황탕, 계지탕, 소청룡탕, 향소산.

감기(상한)에 매우 많이 사용되는 한약처방이랍니다. 이름만 봐두시고요.

신량해표제

신량해표제는 은교산, 상국음, 마행감석탕, 승마갈근탕, 시갈해기탕 등이 있네요.

여기서는 은교산, 시갈해기탕 마행감석탕, 세 가지의 이름을 먼저 들어두시고요.

부정해표제

패독산. 우선 패독산만 들어두세요.

좀 어렵나요? 어려운 것 없습니다. 또 처방에 따른 분류가 중요한 것은 아닙니다.
인간 한 명을 분석해도 여러 분류로 나눌 수 있습니다.

그래서 처방의 분류법이 절대적으로 중요하지는 않습니다.

단지, 한약 공부를 하기 위해서는 분류를 한 기준이나 그 개념만 분명히 있으면
됩니다. 예를 들면, "십전대보탕은 기혈을 보하는 기능이 있다. 즉, 보법에 포함되
는 처방이다."라고 이해하면 그것으로 충분합니다.

기혈을 보하는 기능으로도 상황에 따라 생리통을 치료하고, 변비를 치료할 수도
있겠죠? 그래서 '○○제'에는 어떠한 처방이 포함되는지 외울 필요가 없음을 먼저
말씀드리고 다음 공부를 시작합니다. 다음은 밑의 처방분류를 알아봅시다.

'사하제(瀉下劑)'	'화해제(和解劑)'	'청열제(淸熱劑)'	'거서제(去暑劑)'	'온리제(溫里劑)'
똥을 싸게 하는	병사를 화해시킬 때	열을 내려주는	서(暑)사를 없애주는	몸속의 차가움을 없애주는

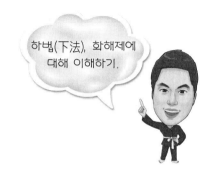

하법(下法), 화해제에 대해 이해하기.

우리는 앞에서 팔법을 알아보았습니다.

병을 치료하는 8가지 방법 중 '대소변을 통해 병의 원인을 밑으로 빼주는 하법'이 있었습니다. 지금 공부할 사하제는 바로 이러한 하법을 이용한 처방들입니다.

그럼 하법은 우리 몸이 어떠한 경우에 사용할까요?

1번 몸속이 허하고 힘이 없는 경우,

2번 몸속에 사기가 실(實)하여 나쁜 기운이 쌓인 경우,

3번 풍한사의 사기가 몸에 침입한 상한증으로 사기가 몸의 표에 있을 때.

몇 번일까요? 정답은 2번이겠죠.

2번의 경우 사기가 몸의 안쪽에 있죠? 표리 중 '리'에 포함됩니다.

리증인데, 사기가 실한 상태입니다. 허한 상태에서는 하법을 이용하면 안됩니다.

비위에 영양이 부족하고 허하고 차가워서 배가 아픈 사람한테,

"음! 배가 아프니 설사시켜 똥을 누게 하면 좋아지겠군." 하면서 강력하게 하법을 사용하면 그 사람은 탈진하거나 실신해버릴 수 있습니다. 즉, 하법이란 많이 먹고 배가 빵빵하거나 간의 소통이 실조되어 배가 창만할 경우 등에 사용할 수 있겠죠? 이러한 하법을 사용한 경우를 '이실증(裏實證)'이라고 말할 수 있습니다.

3번과 같이 풍한사의 기운이 몸의 바깥쪽인 표에 몰려 있는 경우는 뭐였습니까?

이실증과는 반대로 '표실증(表實證)'이라 했습니다.

표실증일 때 만약 하법을 사용하면, 사기가 표에 있는데, 안쪽을 공격해버렸죠?
몸이 더 아플 겁니다. 괴롭죠. 이게 바로 약 잘못 먹고 몸이 더 힘든 경우네요.

이실증의 대표적인 증상이 바로 변비겠죠?
대변이 잘 나오지 않는 원인은 어떤 것들이 있을까요?
첫 번째로 대장에 열이 있고 건조하다고 생각해봅시다.
변이 딱딱해질 수 있겠죠?

두 번째는 위장에서 대장으로 찌꺼기를 내려보내는 힘, 즉 기혈의 소통이 잘 안 된다면 이 역시 대변배출이 원활하지 않을 것입니다. 이런 사람들은 배가 **빵빵**하게 되는 경우가 많을 것입니다.

세 번째는 첫 번째와 반대로 장이 남극처럼 얼어버려 운동 자체가 잘 안 되는 경우도 있겠죠? 장이 겨울처럼 냉기로 가득 찬 경우군요. 처음만 딱딱하게 나오고 뒤에는 설사를 하는군요.

네 번째는 장을 움직이는 기력과 피의 양, 즉 진액이 동시에 부족하며, 신장 등의 기운이 쇠약해진 어르신이나 몸이 허약해진 경우에 나타나는 변비가 있습니다.

1, 2번과 같이 열이나 기혈정체가 원인인 경우에는 차갑고 하행하는 성질의 한약과 정체된 것을 순환시키는 한약을 사용하면 되겠죠? 기울로 인한 소통 실조 시에는 기가 울체 된 것을 풀어주며, 열어주면 되겠고요.
차갑고 하행하는 성질의 처방은 '한하제(寒下劑)'라고 말할 수 있습니다.
세 번째처럼 차가운 냉기가 변비의 원인이 된 경우는 따뜻한 성질을 가진 하법 처방을 사용하면 되겠습니다. 즉, '온하제(溫下劑)'라고 합니다.

네 번째 기력이 부족하고, 장이 건조해서 생긴 변비는 어떻게 해야 할까요.

건조한 장을 부드럽게 만들어주는 하법 처방을 사용하여도 되겠죠?

예를 들면, 대마의 씨앗인 마자인 등의 씨앗들은 기름기 많아 변비에도 사용됩니다. 이런 씨앗류나 아니면 당귀, 작약 등의 혈과 음을 보하는 약재들이 같이 구성되어, 건조한 장을 촉촉하게 만드는 것이 핵심입니다. 알로에 같은 약초는 성질이 차가우면서도 장을 촉촉하게 적셔주는 성질이 있죠. 그래서 변비에 자주 이용됩니다. 이렇게 적셔주는 하법 처방은 적실 윤(潤)을 사용하여 '윤하제(潤下劑)'라고 부른답니다.

어르신이나 아기 등 기혈이 부족한 경우는 지황이나 당귀 등 음(陰)을 보충하는 약이 같이 구성되는데요. 마자인 등의 씨앗보다는 인삼, 숙지황, 당귀, 현삼 등 보법의 약물이 중점으로 구성될 수도 있겠습니다.

대표적인 것이 아기 변비에 '(당귀)소건중탕'의 사용입니다.

만약 어떠한 원인으로 몸속에 수분이 정체되어 답답하고 힘들 때는 정체된 수분을 강제적으로 배출시켜야겠죠? 이러한 경우에도 하법을 사용합니다.

몸속에 축적된 나쁜 수분을 공격하여 소변으로 배출시키고 정체된 것을 돌려주는 방법인데요, '축수법(逐水法)'이라 합니다. 앞에서도 한번 언급했던 단어입니다.

몸속의 수분을 자연스럽게 배출해주는 팥(적소두)이나 호박, 연꽃잎(하엽), 복령 같은 약재보다 훨씬 강력한 약재들로 구성된답니다.

여러분이 만일 청소를 한다고 창문을 열어놓았는데 큰 말벌 한 마리가 집안으로 들어오려고 한다면요? 그때는 큰 말벌이 창문 안으로 들어오려 하는 순간 빗자루로 재빨리 위협하여 밖으로 다시 나가게 하는 방법이 가장 좋겠죠.

이것이 바로 해표제의 역할입니다. 몸에 들어오자마자 1차 관문에서 쫓아버리는 거죠. 하지만 이 녀석이 우리가 방심한 틈을 타서 다시 방안으로 침입했습니다.

방으로 들어온 녀석은 거실에 누워 놀고 있는 아기까지 공격하려는 심산입니다.

그럼 어떻게 할까요. 위험한 말벌이 집안 거실까지 들어가지 못하게 하기 위해 거실과 주방으로 통하는 방문을 재빨리 닫아버려야겠죠? 그리고 방의 창문을 활짝 열고 방에 불을 끕니다. 윙윙거리며 날아다니는 말벌을 창 밖으로 자연스럽게 내보내야겠다는 계획입니다. 집으로 더 들어오지 말고 자연스럽게 나가라고 말벌을 유도하는 거죠. 빼꼼히 문을 열고 그 틈으로 살충제를 살짝살짝 뿌려줘 가면서 말이죠.

이러한 방법이 바로 '화해제(和解劑)'입니다.

화해제에 속하는 처방이 바로 이러한 상황과 비슷합니다.

외부의 사기가 몸에 처음 들어오면 몸의 정기가 강력히 저항하고 싸움을 하게 됩니다. 보통은 그 단계에서 정기가 승리하게 되어 병이 완쾌되지만, 정기가 허약하거나 사기가 강한 경우 또는 몸의 주인이 잠시 방심을 하게 되면, 외부에서 들어온 사기는 몸속으로 더 깊이 들어오게 된답니다. 이때는 우선 사기와 싸우려 하지 말고 화해를 해야 합니다.

위와 같이 창문을 열고 불을 소등한 다음 말벌이 자연스럽게 나가도록 살충제 공격만 살살 해줍니다. 가족 중 누군가가 문 뒤에 숨어서 말벌을 지켜보는 나에게 겁쟁이라 한다고요? 그러지 말고 말벌과 과감히 맞짱을 뜨라고 한다고요?

그럼 맞짱을 떠봅시다. 말벌을 살아서 나가지 못하게 우선 들어온 창문을 닫아버리고, 방문을 열고 말벌을 향해 달려갑시다. 그리고 파리채와 에프킬라를 들고 온 가족이 강력하게 공격을 하여 말벌을 죽인다고 해봅시다. 재수가 없으면 한방 쏘일 수도 있겠죠? 바로 병원행입니다. 아기가 쏘이면 사망할 수도 있습니다. 다행히 살충제를 막 뿌려서 말벌을 죽였다고 칩시다. 온 집에 에프킬라 냄새와 미끈미끈 기름 자국이 남아 더럽겠죠, 즉, 전투 후에는 큰 후유증이 남게 되는 것입니다.

이러한 후유증 없이 조용히 잘 달래서 보내는 방법을 화해라고 하고, 화해에 사용되는 한약처방들을 '화해제'라 합니다. 화해제의 대표처방은 소시호탕이었죠?

:: 처방분류 3

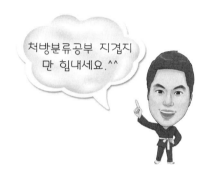

처방분류공부 지겹지
만 힘내세요.^^

다음은 '청열제(淸熱劑)'입니다.

말 그대로 열을 내려주는 처방들입니다.

우리 몸속에 열이 생긴다면 혈액에 열이 생길 수도 있고, 피부에 열이 생길 수도 있으며, 간, 심장, 소장 등 오장육부에도 열이 생길 수 있겠죠?

이러한 비정상적인 열을 없애주는 것이 바로 청열제랍니다.

청열제도 여러 분류가 있습니다. 대표적인 것이 바로 청열해독제(淸熱解毒)입니다. 청열해독제의 대표적인 처방이 '황련해독탕'이라는 처방입니다. 멋진 이름한번 봐두시고요.

참고로 차가운 성질의 약초 중에는 쓴맛을 가진 약초들이 많습니다.

위로 뜨는 열을 아래로 내려줘야 하므로 하행하는 성질의 약초(苦味)가 많겠죠. 황련해독탕에 들어가는 황금, 황련, 황백, 치자도 쓴맛입니다.

습열(濕熱)이 많은 남자가 황련해독탕을 먹고 버스에서 잠깐 잠을 잤는데, 정력이 갑자기 증강되어 목적지에서 내리지 못하고 100부터 1까지 숫자송을 반복했다는 일화가 있습니다. 습열(濕熱)로 몸의 균형이 깨진 사람에게는 차가운 황련해독탕이 명약이었네요.

다음은 사기 중 서(暑)사를 없애주는 '거서제(去暑劑)'입니다.

주로 서(暑)사가 유행하는 여름철에 많이 사용되겠죠?

여름 날씨는 어떻습니까? 우선 덥습니다. 그리고 눅눅하게 습기도 많습니다.

그런 느낌의 서(暑)사가 우리 몸에 침범했습니다.

그럼 거서제의 역할에는 어떠한 효능이 포함되어야 할까요?

문제는 여름철 더운 열 + 습기, 이 두 가지죠?

우선 여름철 더운 열을 내리는 효능이 있어야 할 것입니다.

두 번째는 눅눅한 습기를 제거해주는 효능도 있어야 하겠습니다.

즉, 거서제는 청열(淸熱) 기능과 이수(利水)의 기능이 핵심이 되겠습니다.

그 외 여름철 기운이 없으면 기력을 보하는 기능이 더해질 수도 있고요.

여름철 감기는 개도 안 걸린다고 하지만, 혹시나 여름밤 옷 벗고 바다에서 놀다가 찬바람에 감기가 걸릴 수도 있겠죠. 초기에는 풍한습(風寒濕)사의 기운이 몸의 어디에 있겠습니까? 표리(表裏) 중 표(表)에 있겠죠? 사기가 표에 있으니 해표법을 사용하면 되겠습니다.

거서제(去暑劑) + 해표제(解表劑)가 조화를 이루는 처방이 되겠죠?

이를 '거서해표제(去暑解表劑)'라 이름 하면 되겠습니다.

마지막으로, 우리 몸을 따뜻하게 해주는 '온리제(溫里劑)'에 대해 살펴볼까요?

한 여성은 어릴 적부터 소화력이 항상 약했습니다.

그래서 중·고등학교 때는 배가 아파 선생님 등에 업혀 응급실에 몇 번이나 실려갔었죠. 비위가 허하고 냉하여 음식으로 인해 몸에 문제가 자주 발생합니다.

소화되지 않은 음식은 설사가 되니, 살찔 일이 전혀 없겠죠.

그런 여성분이 어느 날 소화가 또 안 되었습니다. 그래서 이중탕이라는 처방의 과립제를 복용하라고 주었습니다.

이중탕이란 인삼과 백출, 그리고 건강, 감초 4가지로 구성되어 중초의 차가운 기운을 없애고 속을 따뜻하게 해주는 처방입니다.

약 먹던 여성 왈, "약을 입에서 넘기지도 않고 입에 넣는 순간 소화가 되네."라고 했습니다. 평소 양약 소화제 복용은 물론이고, 한약도 소화제로 응용할 수 있는 처방들인 평위산, 반하사심탕, 삼출건비탕, 천금광제환 등 수많은 명처방들도 다 복용했고, 그때마다 그런데로 효과들도 좋았습니다. 하지만 이중탕 만큼 효과가 빠른 것이 없었습니다. 입에서 넘기지도 않아 약의 성분이 장에 도달하지도 않았는데 그 효능이 나타났습니다.

한약을 모르는 사람은 플라세보 효과라고 말할 수도 있습니다.

하지만 여기서 절실히 느낀 것이 바로 한방에서 말하는 기미(氣味)!

물질은 소화흡수도 중요하지만, 냄새와 그 기운 역시 중요하다는 것을 우선 이해하시고요. 참고로 여기서 설명한 이중탕이 위의 언급한 다른 처방들보다 우수하다는 뜻은 아니겠죠?

평위산, 반하사심탕 등 위의 처방들은 모두 명 처방들입니다. 사용하는 사람에 따라 다른 것이지 증상에 맞게 사용해보시면 그 효과는 모두 뛰어납니다.

이중탕이란 처방이 책에서는 온리제에 속해있는 처방입니다. 온리제 중에서도 중초를 따뜻하게 하여 차가운 한사와 정체된 수독(水毒)을 없애준다고 하여 '온중거한제(溫中祛寒劑)'라고 말한답니다. 앞에서 언급했던 아기 한약 중 '소건중탕'도 책에서는 온리제에 포함되고요.

마지막으로 온리제 중 한 가지 더 알아야 할 분류가 있는데, 그건 바로 '회양구역제(回陽救逆劑)'라는 것입니다. 사람이 양기를 급격히 잃어버려 비실비실 죽어가는 모습을 떠올리시면 됩니다. 손발이 싸늘하고, 잘 먹지도 못하고, 설사를 하며, 숨소리, 맥박도 약하며 활동을 못합니다. 양기를 잃어버렸다고 하여 '망양(亡陽)증'이라고 합니다. 이럴 때는 양기를 급격히 올릴 수 있는 부자나 인삼 같은 약재로 구성된 처방을 사용하여 축 처져 죽을 것 같은 사람을 우선 살리는 것입니다.

대표적인 처방이 '사역탕'과 '삼부탕'이라는 이라는 처방입니다.

이 두 처방에는 뜨거운 약재인 부자가 공통으로 들어가는군요.

위의 이중탕보다는 그 약성이 강렬한 처방들이 속하겠습니다.

하법– '한하제(寒下劑)', '온하제(溫下劑)', '윤하제(潤下劑)'

'청열제(淸熱劑)'– 청열해독제(淸熱解毒)의 예, 황련해독탕

'거서제(去暑劑)'– 청열(淸熱) 기능과 이수(利水)의 기능

'온리제(溫里劑)'– 예) 이중탕

'회양구역제(回陽救逆劑)'

다음 시간은 밑의 처방분류를 살펴보겠습니다.

우리 몸의 표와 리를 동시에 치료하는, '표리쌍해제(表裏雙解劑)'

유명한 보약들이 속해 있는, '보익제(補益劑)'

정신을 차분하게 하여 불안함을 치료하는, '안신제(安神劑)'

기의 흐름을 원활하게 해주는, '이기제(理氣劑)'

피의 흐름을 조절해주는, '이혈제(理血劑)'

이제 거의 마지막입니다. 재미없지만 힘내서 조금만 더 분발하시기 바랍니다.

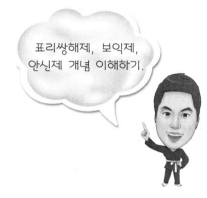

:: 처방분류 4

만약 몸의 바깥쪽과 안쪽, 즉 표리가 동시에 병이 들었다면 무엇부터 치료해야 할까요? 당연히 병이 급한 쪽부터 먼저 치료하는 것이 맞겠죠?

그런데 안과 밖의 두 가지 병의 증상이 모두 급하거나 그 선·후를 구분할 수 없을 때, 또는 두 증상의 원인이 근본적으로 동일하거나 치료를 같이 진행하여야 될 때는 그것들을 동시에 치료하는 처방을 사용해야 한답니다.

이렇게 안과 밖, 표리를 동시에 치료하는 처방분류를 '표리쌍해제(表裏雙解劑)'라 합니다. 표리쌍해제의 대표적인 처방이 바로 오적산이라는 처방인데요.

몸에 풍한사가 몸에 침범하였습니다. 오적산이란 열이 나는 등 감기몸살증상의 표증이 발생한 상태에서, 차가운 음식으로 비위가 차가워졌거나, 아니면 원래 비위가 허냉한 사람이 그 증상이 심해져 속이 냉해지고, 소화 안 된 찌꺼기(濕痰)가 기혈의 순환을 방해하는 경우 등에 사용할 수 있는 처방입니다.

오적이라는 뜻이 다섯 가지 우리 몸의 해로운 '적(積)'을 없애주는 역할로, 오적산은 관절 및 통증의 부분부터 감기, 체중감량까지 사용범위가 다방면입니다.

그 원인만 파악한다면 수백 가지 증상에 활용할 수 있는 겁니다.

寒(한) : 한사란 차가운 기운으로 인해 발생한 문제가 되겠고,

食(식) : 식이란 통상 음식으로 인해 발생한 문제가 되겠으며,

氣(기)·血(혈) : 기혈이란 내상이나 외감으로 기혈의 흐름에 장애가 생긴 것이고,

痰(담) : 담이란 몸에서 발생한 찌꺼기인 담음을 치료해주는 개념을 의미.

대표적으로 오적산과 비교할 만한 처방인 곽향정기산도 그 응용범위는 참으로 넓습니다. 곽향정기산도 오적산처럼 내상외감을 치료하는 처방인 것 아시죠?

곽향정기산이 얼마나 훌륭한 약인지 효과만 예만 한번 언급해보겠습니다.

어떤 아기가 열이 나고, 설사를 하고 편도도 부어 힘든 상태였습니다.

항생제를 먹으니 설사는 더 심해지고, 지사제도 먹여야 하는 상황이었습니다.

이때 곽향정기산 3봉으로 병증이 소실되어 다시 건강하게 활동하였습니다.

또 다른 예로 70 노인께서 정신을 잃어 입이 돌아가고, 몸이 굳고, 눈알이 돌아갔을 때 곽향정기산 과립을 입어 녹여 넣어드리고 한두 시간 뒤 정상으로 돌아왔습니다. 그 어르신은 왜 갑자기 기절하시고 입이 돌아갔을까요? 아기에게 곽향정기산이란 처방이 왜 잘 들었을까요? 아이들의 감기는 통상적으로 내상외감이라고 했습니다. 아직 아기의 비위는 미성숙되어서 쉽게 탈이 납니다. 이때 곽향정기산이 바로 명약이 됩니다. 어르신도 음식으로 인해 기가 막힌 경우가 되겠습니다. 증상이 꼭 중풍과 비슷하죠? 곽향정기산은 오적산과는 처방의 분류는 다르나, 나중에 꼭 한번 비교해봅시다.

두 번째는 유명한 보약들이 속해있는 '보익제(補益劑)'입니다.

보익제는 우리 몸의 기를 보하는 '보기제',

혈을 보하는 '보혈제'가 첫 번째로 등장합니다.

또한, 십전대보탕과 같이 기혈을 동시에 보하는 '기혈쌍보제'가 있고요.

음과 양기를 보하는 보음제(補陰)와 보양제(補陽)에도 유명한 처방이 많죠.

예전에 우리 몸에서 선천지관은 오장 중 어떠한 장기라 했었나요?

바로 신장이었죠? 신장은 오장 중 선천의 기운을 주관하기 때문에 우리 몸에서 매우 중요한 장기라 했습니다. 그럼 신장의 음양을 보하는 처방이 매우 중요하겠군요? 그 처방의 이름만 한 번씩 들어보겠습니다.

선천지관인 신장의 음을 보하는 대표적인 처방은 '육미환',

신장의 양을 보하는 대표적인 처방은 '팔미환'.

육미는 6가지 약재인가 봅니다. 팔미는 8가지겠군요. 육미 팔미는 중요한 처방들입니다. 어떤 조사결과에 '한의원에서 가장 많이 사용하는 처방'을 조사하였는데, 그중 하나가 육미었습니다. 그만큼 우리에게 꼭 필요한 한약처방이랍니다

다음은 정신과 마음을 차분하게 치료하는 '안신제(安神劑)'입니다.

우리 몸의 신(神)은 심장과 관련이 있다고 했습니다.

심장에 병이 들어 그 환경이 나쁘다면, 심장을 집으로 생각하는 신(神)은 갈 곳을 잃어버리고 방황하게 되겠죠? 심장이라는 집이 너무 덥거나 건조하고 탁하면, 심장의 신이 답답해서 외부로 자주 나가버립니다. 정신이 나간 사람이죠. 밤에도 신이 제자리를 지키지 못하니 깊은 잠을 못 자고 꿈도 많이 꾸겠죠?

남자가 혼자 살거나 여자가 집에 없다면, 그 남자가 집에 일찍 일찍 잘 들어올까요? 여자가 집에 있을 때보다는 밖으로 방황할 때가 훨씬 많겠죠?

그렇게 중심을 잡지 못하고 밤이면 뻐꾸기같이 돌아다니는 남자에게는 뭐가 약이 됩니까?

바로 마음에 드는 여자가 옆에 있어주면 되겠죠? 심장도 마찬가지입니다.

심장에 양(陽)이 떠돌아다니니 음(陰)을 보하는 방법을 자주 사용합니다.

떠오르는 뜨거운 기운을 아래로 내려주고 심장의 여건을 좋게 만들어주면 방황하는 神(신)도 다시 제자리로 내려가게 됩니다.

'부족해진 심장의 음을 補(보) → 심장의 양, 神(신)을 정상화.

주사 같은 약재가 안신 하는 대표적인 본초입니다. 하지만 현대에는 주사를 사용하지 못하므로 '천왕보심단' 등과 같이 심장의 음을 보충하는 '자양안심제(滋養安心)'가 안신제 처방의 핵심이 되겠습니다. '자양안심제(滋養安心)'!

심음이 허하여 심화가 떠올라 불면인 사람은 천왕보심단이란 처방을 드시면 마음이 편해지고, 수면이 좋아지게 된답니다.

심장에 음을 보하는 원리를 살펴보니, 오장육부의 원리나 우리들 인생이나 별반 다를 것이 없어 보이네요. 이러한 것은 심장에만 적용되는 게 아닙니다. 음양의 원리는 어디에나 있습니다. 이렇게 '음이 부족하여 양이 이탈하는 것은 간장, 신장 등 모든 장부도 마찬가지랍니다.'

다음은 기의 흐름을 원활하게 해주는 '이기제(理氣劑)'와 피의 흐름을 조절해주는 '이혈제(理血劑)'입니다.

첫 번째, 어떠한 이유로 잘 움직이던 기가 흐름이 정체되었다면, 기가 울체 되었다고 합니다. 울체 된 기를 다시 움직이도록 돕는 처방을 사용하면 되겠는데요.

이것을 움직일 행(行)을 붙여 행기제(行氣)라고 부른답니다.

두 번째, 기운이 위쪽으로 치솟아 오르는 경우가 있는데요.

폐의 기운이 위로 뜨면 천식처럼 기침을 하겠고요. 위장의 기운이 위로 오르면 구역질이 나겠죠. 이때는 기의 흐름을 내려주는 약 처방을 사용합니다. 강기제(剛氣)라고 부르구요. 그럼 하필 여러 장부 중 폐와 위장만 우선 언급했을까요?

비위의 기능 중 '승청강탁(升淸降濁)'이란 단어가 있습니다.

맑은 기운은 폐로 올려주고, 탁한 기운은 대소장으로 내려준다는 뜻입니다.

비장과 위장은 그 기능을 맡고 서로 협조하고 공조한답니다.

이러한 승청강탁 중 강탁이 실조되면 강기제가 필요하겠죠?

이혈제(理血劑)는 혈의 흐름을 정상화한다는 의미죠.

혈의 흐름을 조절해주는 처방들로 구성됩니다.

통상 어혈을 제거하고 혈액순환을 돕는 처방인 '활혈거어제(活血祛瘀)'가 중심으로 구성되어 있습니다. 피에 열이 많아 코피 등 출혈이 나거나 여성이 월경기간도 아닌데, 하혈 등의 혈액 순환이 비정상적일 때 그것을 치료하는 지혈제(止血)도 이혈제의 개념에 포함된답니다. 다음은 마지막 처방분류시간입니다.

사기 중 습사를 없애주는 '거습제(祛濕劑)'.

우리 몸의 찌꺼기인 담을 없애는 '거담제(祛痰劑)'.

풍사를 없애주는 '치풍제(治風劑)'.

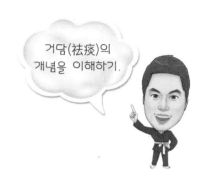

거담(祛痰)의
개념을 이해하기.

:: 처방분류 5

다음은 우리 몸의 습한 기운을 없애주는 거습제(祛濕劑)입니다.

습사가 우리 몸에 침범하거나, 우리 몸의 내부적인 문제로 몸이 습하게 되는 경우가 발생하면 정체된 습기를 날려주는 처방이 필요합니다.

만약 장마철 집이나 옷장에 습기가 가득하다면 물먹는 하마를 넣어두곤 합니다.

물먹는 하마처럼 습기도 제거하며 향기도 나는 한약은 없습니까? 있습니다.^^

한약중에서는 '방향화습제'(芳香化濕)가 대표적인 거습제 처방분류인데요.

강한 향기로 우리 몸의 비위를 자극하여 각성시킵니다. 쓰러져서 잠자고 있는 비위를 깨어나게 합니다. 즉 비위를 각성시키고 운동시켜 습을 제거시켜주는 처방들입니다.

대표적인 처방이 바로 '평위산'입니다.

일반적으로는 소화제로 자주 사용되는 처방이죠.

평위산이 비위에 들어가면 건조한 스펀지가 축축하고 더러운 곳을 청소하는 것처럼 비위를 건조하고 깨끗하게 만들어준답니다. 앞에서 언급한 내상외감의 처방인 곽향정기산도 방향화습제에 포함됩니다.

소변으로 몸속의 습한 기운을 없애주는 '이수삼습제(利水滲濕)'도 방향화습제와 더불어 습기제거에 많이 사용되는 처방분류입니다.

대표적인 처방이 '오령산'이라는 처방인데, 이름 한번 들어 놓으시고요.

다음은 우리 몸의 찌꺼기인 담을 없애주는 '거담제(祛痰劑)'를 알아봅시다.

담이란 것을 설명하기 위해 옛날 동네 길에 있던 하수구를 예로 들어볼까요?

만약 하수구에 오래된 폐수와 음식물찌꺼기 등이 쌓여있다고 가정해봅시다.

첫째, 더운 날씨에 장마로 인해 물이 넘치고 하수구로 물의 배출이 잘 안 되면 하수구의 찌꺼기가 썩으면서 고약한 냄새도 나겠죠?

정체된 하수구의 물들이 찌꺼기와 섞여 오래되면 가래처럼 끈적끈적한 물질로 변해 하수구벽 군데군데 자리 잡게 될 것입니다. 이게 바로 담(痰)과 비슷한 개념입니다.

둘째, 그렇게 덥고 습했던 장마철이 지나면 하수구의 남은 찌꺼기들이 폭염의 더운 날씨로 인해 금세 찐득찐득하고 밀도 높은 물질로 변하게 됩니다.

고약한 냄새를 풍기겠죠, 더운 날씨에 그 냄새로 골치가 아픕니다.

이게 바로 우리 몸의 열담(熱痰)의 개념이 되죠.

셋째, 그러다 겨울처럼 추운 날씨가 되면 하수구의 물이 얼어버리게 됩니다.

하수구 벽, 바닥에 정체된 찌꺼기와 오래된 물이 그대로 굳어 버리게 되겠죠?

더운 날씨에 비해 냄새만 좀 덜할 뿐이지, 그 하수구 오염 심각성은 더운 날씨나 추운 날씨나 막상막하겠군요. 이건 우리 몸의 한담(寒痰)이 되겠군요.

넷째, 봄철 날씨가 하필 사막처럼 너무 건조하고 거기다 가물어서 하수구가 말라버렸습니다. 끈적한 하수구의 오염 물질들이 하수구 벽과 바닥에 붙어서 그대로 굳어버렸군요.

이건 조담(燥痰)이 되겠습니다. 이것을 깨끗이 청소하려면 어떤 방법이 좋을까요?

우선 하수구에 물을 뿌려 말라버린 물질들을 적셔줘야 하겠습니다.

담이 발생하는 환경을 하수구를 통해 상상해봤습니다.

위의 끈적한 찌꺼기들을 처리하려면 우선 찌꺼기를 없애야겠죠?

첫 번째 경우는 넘치는 수분을 배출하고 동시에 하수구를 말려주면서 남은 찌꺼기도 같이 없애야겠고.

두 번째, 열담은 맑은 물로 깨끗하게 하수구를 청소하고 가을 날씨처럼 서늘한 온도상태를 유지해줘야겠습니다.

세 번째, 겨울 날씨에 하수구가 얼어 찌꺼기들이 바닥과 벽에 붙어있다면 하수구를 따뜻하게 해줘서 우선 찌꺼기들을 녹여줘야 청소가 되겠습니다.

마지막 네 번째는 우선 건조하게 굳어 버렸으니까 물을 잔뜩 뿌려줘야죠.
그래서 굳어버린 찌꺼기들을 적셔준 후 부드럽게 한 후, 청소를 해야겠죠?

첫 번째처럼 말려주면서 몸의 담을 없애주는 방법을 '조습화담제(燥濕化痰)'.
두 번째처럼 열을 내리며 몸의 담을 없애주는 방법을 '청열화담제(淸熱化痰)'.
세 번째처럼 온도를 높이며 몸의 담을 없애주는 방법을 '온화한담제(溫化寒痰)'.
네 번째처럼 물 뿌려가며 몸의 담을 없애주는 방법을 '윤조화담제(潤燥化痰)'라고 합니다.
조습화담제의 대표적인 처방인 '이진탕'이란 이름만 한번 들어놓읍시다.

일반적 묽은 담(痰)	열담(熱痰)	한담(寒痰)	조담(燥痰)
조습화담(燥濕化痰)	청열화담(淸熱化痰)	온화한담(溫化寒痰)	윤조화담(潤燥化痰)

그 외의 처방분류는 한번 이름만 언급해보겠습니다.

'치풍제(治風劑)'	'고삽제(固澁)'	'소도제(消導)'	'구충제(驅蟲)'
외풍, 내풍을 물리쳐주는 처방	소변, 정(精), 설사, 하열을 멈추는 처방	소화 안 된 음식 찌꺼기, 숙식 제거제	회충, 구충을 박멸

보익제를 공부하며 십전대보탕을 언급했었죠?

기와 혈을 동시에 보한다고 했습니다.

그럼 십전대보탕은 기를 보하는 처방과 혈을 보하는 처방이 모여있겠죠?

앞에서 십전대보탕은 사군자탕과 사물탕이 더해진 팔물탕에 황기 계피가 더해진 것이라 공부했었습니다. 이렇게 처방을 합치는 것을 합방(合方)이라 합니다.

다음 시간은 몸의 상태에 따라 처방을 합치는 '합방'에 대해 알아보겠습니다.

공부가 많이 힘드시죠? 힘들어도 이 시간은 너무나 소중합니다.

'오늘이 너무 그리운 날'이 되어 봅시다.

우리는 타임머신이 있어 그것을 타고 미래의 세상에 다녀오지 않더라도, 오늘이 얼마나 소중한 날인지 느낄 수 있습니다. 우리에게는 마음이란 타임머신이 있기 때문입니다.

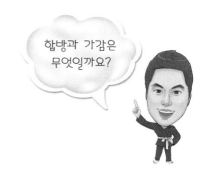

:: 처방의 변화 1

얼마 전에 공부한 '본초에서 방제로 '편 기억나시죠?

당귀와 인삼 같은 본초에서 시작하여 하나의 처방이 만들어지는 과정을 간단히 살펴본 적이 있습니다. 십전대보탕이란 처방안에는 사군자탕이란 처방과 사물탕이란 처방이 합쳐졌습니다. 이런 경우를 보고 처방을 합친다고 하여 '합방'이라고 합니다.

이 두 처방을 합친 것이 팔물탕(팔진탕)이라 했습니다.

십전대보탕은 두 처방을 합방하고 여기에 황기, 계피를 더한 것이죠?

효과와 치료를 위해 합방을 하는 경우는 매우 많습니다.

예를 들면, 십전대보탕에 신정을 보강하는 육미환을 합방할 수도 있습니다.

이것은 새로운 이름이 없네요. 그냥 십전 + 육미, 이렇게 됩니다.

이렇게 합방의 경우는 수도 없이 많으며, 특별히 십전대보탕처럼 새로운 처방 이름이 없는 경우가 훨씬 많겠습니다. 합방이란 사용하기 나름이니까요.

몇일 전에는 어린이가 누런 콧물이 오랫동안 발생하여 과립제를 지어 줬습니다.

'곽향정기산 + 이진탕' 이렇게 말이죠. 이것도 합방입니다. 이름이 새로 생기고 말고는 상관없습니다. 합방의 목적은 오직 하나 '치료 효과'가 되겠습니다.

그럼 사군자탕과 사물탕의 군신좌사를 한번 살펴보고 둘이 합방되면 어떻게 처방구성이 변경되는지도 살펴보겠습니다.

1. 사군자탕

이 사군자탕은 우리 몸의 비위와 폐를 돕는 가장 기본적인 처방인데, 그중에서도 우리 몸에서 가장 일을 많이 하여 허약해지기 쉬운 비위장의 기운을 도와주는 처방입니다. 비장의 기가 허하면 어떠한 증상이 나타날까요? 음식물을 소화 시켜 후천적인 에너지를 생성, 공급하는 비장의 기운이 없으니, 음식물을 소화 흡수하여 에너지를 생성하는데 문제가 발생하겠죠? 에너지를 제대로 생성하지 못하므로 당연히 몸에 힘도 없고, 소화도 안 되고, 호흡도 약하고, 기혈정의 에너지들도 쇠약해지겠습니다. 사군자탕은 이런 경우에 사용되는 가장 기본적인 처방으로 그 구성을 보면, 이렇게 4가지로 구성되어 있군요.

인삼 – 군약   백출 – 신약   복령 – 좌약   감초 – 사약

인삼은 다들 아시고, 백출이라고 들어보셨나요? 약간 낯설다고요?

비장을 튼튼하게 보강하며, 비장이 약해서 생긴 습기와 수분을 제거해주는 약초랍니다. 비위에는 습(濕)과 물이 잘 발생하여 병을 발생시킨답니다.

복령은 나이가 좀 있으신 분들은 다들 아실 겁니다.

소나무가 벌목되고 뿌리만 남은 상태에서, 위로 향하지 못한 소나무의 모든 기운과 에너지가 뿌리로 향해서 응결되어 만들어진 것이 바로 복령입니다.

여기서 복령은 인삼, 백출과 더해져 비위에 정체된 수(水)와 습(濕)을 제거해주는 역할을 담당한답니다. 그다음 사약은 감초로 처방을 조화롭게 해줍니다.

인삼, 백출, 복령, 감초, 단 네 가지의 구성이 비위의 기가 허한 것을 치료해줘서, 후천지기를 잘 생성하도록 도와준답니다

2. 사물탕

여성은 남성보다 혈액의 건강이 더욱 중요시됩니다. 그래서 혈액의 대표적인 처방인 사물탕은 여성의 보약에 기본처방으로 많이 들어가게 됩니다. .

즉, 사물탕은 어혈 및 월경, 경맥순환 등의 전반적으로 혈액이 여자 몸의 생리기능에 미치는 부분들을 모두 조율해주는 역할을 합니다. 그럼 사물탕의 구성을 살펴보겠습니다.

숙지황 – 군약   당 귀 – 신약   백작약 – 좌약   천 궁 – 사약

기에 관련된 대표적인 약초가 인삼이라면 혈에 대표약재가 바로 당귀였죠?

홍삼을 즐겨 먹는 것도 좋지만, 여성에게는 당귀를 꾸준히 복용하는 것도 홍삼만큼 좋겠죠. 그 냄새가 진하여 한방방향제에 자주 들어가는 천궁은 당귀와 짝을 이루며 붙어 다닙니다. 혈액의 흐름과 작용을 정상화하죠.

작약은 뿌리약초로 작약의 꽃은 부케로 사용되죠? 혈액에 영양을 공급하고 당귀와 천궁의 기운을 모아주는 역할을 담당합니다.

숙지황은 정(精),혈(血)을 보충하는 에너지원이죠.

두 처방을 간단히 살펴보았습니다. 그런데 만약 내 딸이 빈혈도 있고, 어지러움도 많이 타며, 월경의 양도 부족하고, 체중도 적게 나가는 등 혈이 부족한 상태라고 가정해봅시다.

그런데 아버지가 인터넷을 검색하여 사물탕이란 좋은 처방을 알게 되었습니다.

그래서 딸에게 사물탕을 사용하였는데, 복용한 다음 날부터 소화가 잘 안 되고, 설사를 해버리면 딸은 바로 한약을 불신해버리겠군요. 이러한 경우가 바로 아쉽게

선무당이 사람 잡는 상황이 되었습니다. 한약은 잘못 하나도 없습니다. 딸의 건강 상태가 밥맛도 없고, 소화력도 약하여 사물탕만 사용하기에는 뭔가 부족한 느낌이 듭니다. 이렇게 딸의 상태처럼 비장의 기능까지 떨어진 경우에 바로 사군자탕을 합방해서 복용시킬 수도 있겠죠? 이렇게 사물탕과 사군자탕을 합치면 기혈을 동시에 보하는 처방인 팔진탕(팔물탕)이었죠? 선천적으로 타고난 기혈 자체가 약한 위와 같은 딸이 장복하기 매우 좋은 처방입니다. 여기에 비위의 영양생성을 돕는 삼출건비탕이나, 인삼양영탕, 보중익기탕 같은 처방복용이 병행된다면, 딸의 건강을 지켜나가는 100점짜리 부모로 손색이 없겠습니다.

그럼 기혈을 동시에 보하려고 하는데, 딸의 체력과 기력이 너무 약하고, 힘이 없으며 아랫배, 손발 등이 차갑다고 가정해봅니다. 볼 때마다 축 처져서 힘들고 약해 보입니다. 이런 경우에는 팔진탕으로는 약간 부족한 느낌이 드는군요.

이때 바로 인삼과 더불어 보기 하는 효능이 강한 황기와 우리 몸의 비장과 신장 등에 양기를 불어넣는 계피를 더해주면 바로 그 유명한 십전대보탕이 된답니다.

사물탕과 사군자탕을 합쳐서 팔진탕이 되는 것을 합방이라고 하였습니다.

그럼 팔진탕에서 황기와 육계를 더하여 십전대보탕이 되는 것도 합방인가요?

아닙니다. 이건 합방이라 하지 않고 더할 가를 사용하여 '가한다'라고 표현합니다.

즉, 팔물탕에 가(加) 황기, 육계, 이렇게 되죠.

그럼 십전대보탕에서 황기, 육계를 빼는 것을 뭐라 할까요?

그건 '감한다'라고 합니다. 즉 약재를 더하고 빼는 것을 '가감한다'라고 합니다.

처방을 합치는 것 - 합방(사군자탕 + 사물탕).
약재를 처방에 더하는 것 - 가한다(팔물탕 + 황기, 육계).
약재를 처방에서 빼는 것 - 감한다 → 즉, 약재를 더하고 빼는 것을 '가감법'.

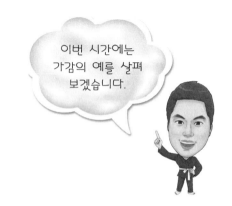

이번 시간에는 가감의 예를 살펴보겠습니다.

:: 처방의 변화 2

가감한다는 개념은 앞에서 이미 자연스럽게 터득하셨을 거라 생각합니다.

'본초에서 방제로' 편에서 언급되었던 계지탕 기억나시죠?

계지탕에서 소건중탕, 계지가 용골모려탕 등으로 변화하는 내용이었습니다.

계지탕은 계지와 작약이란 양대구조에 생강, 대조, 감초로 구성된 처방입니다.

계지　　작약　　생강　　대조　　감초

계지탕에서 작약을 두 배로 하고 이당을 가하면 소건중탕이란 처방이 됩니다.

그럼 소건중탕에서 엿이 하는 역할을 알면, 엿을 加(가)한 이유를 알 수 있겠죠?

소건중탕을 한자라 적어볼까요? '小建中湯'.

여기서 中이란 우리 몸의 비위가 위치해 있는 중초, 즉 복부 정도를 의미합니다.

즉, 속이 허전한 상태입니다.

자고 일어나거나 영양섭취가 부족하거나, 일을 마치고 저녁에 허전하고 힘이 없으면 과자나 초콜릿 등 단것들이 먹고 싶어집니다. 바로 그 상태가 병증처럼 심화한 상태라고 생각하시면 됩니다. 옛날에는 단맛이 귀한 시절이라. 몸에서 바로 영양으로 사용될 수 있는 당분이 필요한 시기였을 겁니다. 이때 중초를 보하는 처방에 엿을 넣어 에너지를 급하게 보충해주는 의미가 있는 겁니다. 포도당이 주성분인 링거처럼 말이죠.

축구선수들이 땀을 많이 흘리고 근육에 진액과 영양상태가 부족하면 쥐가 잘나듯, 위의 경우도 중초가 허하여 복부에 진액 등 영양상태가 부족하면 당연히 배가 아프고 당기게 됩니다. 여자들은 이 상태가 심해지면 자궁에 어혈의 문제가 없는데도, 생리통까지 발생하게 된답니다. 그 허전한 상태의 몸을 급하게 보충해주는 처방이 바로 소건중탕입니다.

이러한 소건중탕의 진액과 에너지 공급 기능은 아이들에게 큰 도움이 된다고 했습니다. 아이들은 아직 비위가 성숙하지 않아서 음식물을 영양으로 변환시키는 힘이 약합니다. 미성숙한 오장육부가 성숙하는 과정이고, 성장에는 많은 에너지가 소모되므로 항상 에너지가 부족한 상태입니다.

아이들의 변비는?
진액과 영양이 부족해 발생   ⇨   소건중탕이나 당귀건중탕

변비가 없어도 건중탕은 아이들의 건강에 도움이 되므로, 육미와 더불어 하루 한두번 복용은 아이 미래를 위한 적금보다 훌륭한 수단입니다.

여기서 살펴보면 계지탕에 작약을 두 배로 하였죠?
작약을 加(가)했다고 말할 수 있습니다. 본초를 더해주는 것을 '가한다'라고 했죠?
그래서 계지탕에서 작약을 가했으니, 계지가작약탕이 됩니다.
이번에는 계지가작약탕에서 엿을 추가하였죠?
계지탕에 엿을 가하여 새로운 처방인 소건중탕이란 처방이 탄생하였습니다.

계지, 작약 2배, 생강, 대조, 감초 + 엿 = 소건중탕

소건중탕의 경우처럼 중초가 허한 것이 원인이 되어 병증이 오랜 시간 지속하였다고 생각합니다. 기력이 많이 약해져 허증이 심해졌겠죠? 땀을 줄줄 흘릴 수 있겠군요. 그렇지 않아도 몸에 진액이 부족한데, 나가지 말아야 될 땀이 줄줄 흐르니 큰일입니다. 그래서 기를 보하고 모공을 강하게 고정시키는 '황기'라는 약초를 더해줍니다. 소건중탕에 황기를 가(加)했군요.

그래서 '황기건중탕'이란 명 처방이 탄생하였습니다.

변비로 자주 고생하여 소건중탕에 당귀를 가해주면, 그것이 바로 당귀건중탕이 되겠습니다. 황기건중탕은 소건중탕이 황기를 따라 표(表)에 영향을 미치는 개념이고, 당귀건중탕은 소건중탕이 당귀를 따라 리(裏)에 영향을 미치는 개념이랍니다.

만약 어르신이 수술 등으로 몸이 허해지셨다고 가정합니다.

아들은 어르신께 기혈을 크게 보하는 십전대보탕을 복용시켜드리면 좋겠다는 생각이 듭니다. 이때 녹용을 넣으면 부모님의 기력회복에 더욱 좋으니, 십전대보탕에 녹용을 가하여 조제할 수 있겠죠?

이를 '십전대보탕 加 녹용', 이렇게 말할 수 있습니다.

앞에서 계지탕에 작약을 두 배로 하고 엿을 넣으면 소건중탕이라고 했습니다.

그럼 이번에는 소건중탕에서 계지탕으로 去(거)의 의미를 설명해보겠습니다.

소건중탕에서 엿을 去(거)하면 뭐가 됩니까?

계지가작약탕이 되겠죠? 계지가작약탕에서 작약을 이분에 일로 줄이면 즉 작약을 '거(去)하면' 계지탕이 되겠습니다. 즉, 어떠한 처방에서 어떠한 약초를 제거

함을 '거한다'라고 표현합니다. 십전대보탕에서 황기와 육계라는 두 약초를 거하면 어떠한 처방이라 했습니까?

사군자탕과 사물탕의 합방인 팔진탕(팔물탕)이라 앞에서 공부했습니다.

처방의 변화 중 '가감(加減)의 예' 이해되시죠?

만약 계지탕을 사용하려다가 몸에 병증이 변화함으로 인해 계지탕에서 작약이란 본초가 필요 없어졌습니다. 그래서 계지탕에서 작약을 제거하였습니다. 그럼 뭐라 말할까요? '계지거작약탕'이 되겠죠?

가감(加減)

계지. 작약. 생강. 대조. 감초 – 계지탕

계지. 작약 x 2. 생강. 대조. 감초 – 계지가작약탕

계지. 작약 x 2. 생강. 대조. 감초 + 엿 – 소건중탕

계지. 작약 x 2. 생강. 대조. 감초. 엿 + 당귀 – 당귀건중탕

계지. 작약 x 2. 생강. 대조. 감초. 엿 + 황기 – 황귀건중탕

십전대보탕 + 녹용 → 십전대보탕 加 녹용

계지탕 – 작약 → 계지거작약탕

이렇게 처방 속에서 어떠한 약초를 더하고 늘리거나 줄이고, 제거하는 모든 개념을 바로 '가감'이라고 하는 것입니다. 가감법 단어, 쉽죠?

다음 시간은 처방 공부를 대비한 방제학 단어공부 시간입니다.

4. 방제학 단어공부

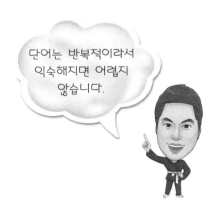

단어는 반복적이라서 익숙해지면 어렵지 않습니다.

:: 단어공부 1

여기에서 공부도 본초 단어공부 하신 것과 비슷한 내용입니다. 한문을 잘해야 될 것 같지만, 그건 아닙니다. 반복되는 단어에 점차 익숙해지기만 되겠습니다.

그럼 이번 시간에는 해표제 및 사하제 관련 단어들을 간단하게 나열하겠습니다.

1. 발한산한(發汗散寒)

두 글자씩 해석해봅시다.

'발한(發汗)' = 즉, 땀을 내는 방법으로

'산한(散寒)' = 몸에 들어온 한사를 내보낸다는 의미입니다.

'산한'이란 단어 대신 껍질을 뜻하는 '표'를 넣어봅시다.

表를 풀어준다는 의미로 '해표'를 발한에 붙이면 '발한해표(發汗解表)'가 되겠네요. 발한해표라고 해도 충분히 그 의미가 통합니다.

하지만 '발한산한'이라고 하면 '산한'이므로 한사를 목표로 하는 것이고, 발한해표는 꼭 한사만 내보낼 수 있는 것은 아니겠죠. 風邪(풍사)나, 濕邪(습사), 暑邪(서사) 등도 해표 할 수 있으므로 이 둘은 뜻에는 어느 정도 차이가 있겠죠?

발한산한의 대표적인 처방은 뭘까요?

앞서 언급한 마황탕이란 처방이 있습니다. 폐가 한사로 움츠려있을 때, 한사가 몸의 表(표)에 침투하였을 때, 마황탕은 어떠한 본초보다도 명약이 됩니다.

2. 지해평천(止咳平喘)

'지해(止咳)', 즉 해를 멈추는 방법이라는 뜻입니다.

앞에서 해수(咳嗽)라고 배웠죠. 해수는 기침하고 가래도 나오는 증상이죠?

기침 가래라고 생각하시면 됩니다.

咳라는 것은 폐의 문제로 기침, 호흡곤란 등을 의미하고요.

嗽는 비위의 문제로 가래, 즉 담음이 발생하여 그것이 폐가 약해진 틈을 타고 밖으로 배출되는 증상입니다.

지해(止咳)	평천(平喘)
폐의 위축으로 수축된 기관지를 정상화하려는 노력이 기침이고 이를 해(咳)라 한다. 기관지 정상화로 기침 멈춤 → 지해(止咳).	폐위 위축으로 호흡이 아래쪽으로 내려가지 못하고, 역상을 하여 호흡이 가쁜 증상이 천(喘). 폐의 역상을 잡고, 천(喘)을 바로 하는 것을 평천이라 한다.

平이란 단어 앞에서 설명했죠? 남이 장군의 시가 생각납니다.

男兒 二十未平國(남아 이십 미평국) 사나이 스물에 나라를 평정치 못한다면

後世 誰稱 大丈夫(후세 수칭 대장부) 훗날 누가 대장부라 이르리.

뒷날 남이 장군은 자신을 시기하는 세력에 의해 위의 '미평국'이라는 단어에 꼬투리를 잡혀서 역모죄로 몰려버립니다. 아마 남이 장군은 나라를 평정한다는 뜻

이 아닌 평화롭게 한다는 의미로 시를 지으셨겠죠.

'평천(平喘)'. 기침을 멈추는 방법으로 호흡이 가쁘고 숨이 차는 천식증상을 편안하게 한다는 뜻입니다. 불균형을 바로 잡아 편안한 상태로 돌려준다, 아니면 문제를 바로 잡아 평정한다. 어떤 뜻도 좋습니다. 둘 다 맞습니다. 해석하는 사람의 취향 나름이겠지만, 보통 첫 번째 뜻과 같이 음양의 불균형을 바로 잡고 몸을 편안한 상태로 만든다는 뜻이 강합니다. 그럼 지해평천이란 기침을 멈추게 하여 숨이 가쁜 증상인 '천'이라는 것을 정상화시킨다는 의미가 되겠습니다.

그럼 '선폐지해(宣肺止咳)'는 지해평천과 뭐가 다를까요?

찬 기운 등 어떠한 이유로 폐의 상태가 움츠러들고 쪼그라들면, 그것을 바로 펴기 위해 폐는 연신 기침을 해댑니다.

구겨진 이불을 바로 펴는 것처럼 폐를 정상화하는 것을 선폐.

기침을 멈추게 한다는 뜻으로- 지해.

지해평천은 기운이 역상하여 발생한 기침을 멈추게 함으로, 숨이 찬 것을 고친다는 뜻이고, 선폐지해는 움츠린 폐를 똑바로 펼쳐줘서, 기침을 멈추는 겁니다.

선폐 → 지해 → 평천

---

3. 소산풍한(疏散風寒), 열(熱)

소통시키고 날려버리는 방법으로 풍한의 사기를 몸 밖으로 내보내는 방법이죠.

만약 소산풍열(熱)이라고 하면 풍열을 내보내는 방법이 되겠죠?

박하라는 본초나 국화 같은 본초가 소산풍열의 대표적인 본초가 됩니다.

그럼 응용문제로 '소풍청열(疏風淸熱)'을 해석해보세요.

'풍사(風邪)'를 소산시키고, 몸의 열을 내린다는 뜻이겠죠!

4. 준하열결(峻下熱結), 준하축수(峻下逐水)

준하(峻下)는 팔법에서 공부했듯, 팔법 중에서 하법(下法)에 속하는 방법입니다.

하법 중에서도 강렬하게 내려주는 방법인데요.

몸 안에 무엇인가가 강하게 뭉쳐 있으니까 강렬히 내려주는 방법을 사용하겠죠?

열결(熱結)이란 어떠한 부분에 열이 뭉쳐서 병증이 되었다는 뜻입니다.

예를 들면, 實熱(실열)이 몸 안에서 뭉치고 맺혀 변비가 된 경우에 이 방법을 사용하겠네요

축수(逐水)는 뱃속에 수독이 가득히 고여 있는 상태로 가슴이 답답하고 몸이 붓고, 어지럽거나 배가 빵빵하게 되는 경우 그것을 밑으로 강력하게 빼내버리는 방법을 의미합니다.

5. 윤장통변(潤腸通便)

하법 중에서 윤하법으로 변을 내보내는 방법입니다.

변비가 오는 사람들 중에서 장이 건조해서 발생한 경우는 주로 어떤 사람들일까요? 앞에서도 언급했듯 기혈 자체가 부족한 어르신이나,

출산으로 기혈을 많이 소비한 산모,

오장육부가 쉽게 조해지기 쉬운 아기들이 가장 대표적입니다.

산모에게는 당귀, 천궁 같은 산후조리를 위한 치료약이 동시에 변비약도 되겠죠?

6. 한적(寒積), 냉적(冷積)

쌓을 적, 이란 한자어군요. 몸에 뭐가 쌓여있다는 뜻입니다.

'적취'라고 하면, 몸속에 덩어리같이 뭉쳐있고 이동도 하지 않아 병이 되는 것을 의미합니다. 기혈이 통하지 않거나, 찌꺼기인 담이 쌓이거나 오래된 음식물이 막

히는 등, 그 외 여러 가지 이유로 '적'이 나타날 수 있습니다,

　한적(寒積), 냉적(冷積)은 차가운 북극의 얼음처럼 몸속에 냉기가 쌓인 경우를 말합니다. 만약 어떤 사람의 비위와 명문화가 약하고 허한데, 寒邪까지 침범하였다고 가정해봅니다.

　몸속 중초가 냉한 기운으로 적취가 된 병증이죠? 팔법 중에서 어떠한 방법을 사용해야 되겠습니까? 팔법 중, 따뜻하게 하며 정체된 것을 통하게 해주는 처방을 사용해야겠죠?

발한산한(發汗散寒) , 발한해표(發汗解表), 지해평천(止咳平喘), 선폐지해(宣肺止咳) 소산풍한(疏散風寒) , 소풍청열(疏風淸熱), 준하열결(峻下熱結), 준하축수(峻下逐水) 윤장통변(潤腸通便) , 한적(寒積), 냉적(冷積)

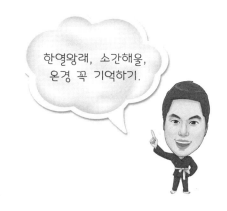

한열왕래, 소간해울,
온경 꼭 기억하기.

:: 단어공부 2

1. 한열왕래(寒熱往來)

옛날과 달리 요즘은 친척 간에 왕래가 확 줄었습니다.

친척 간에는 왕래가 없어도 큰 상관이 없지만, 부모님께는 자주 왕래해야 하겠죠. 하지만 몸에서는 병증이 자주 왕래하면 안 됩니다. 허나 감기는 우리 몸에 자주 왕래하죠?

감기 중에서도 특히 추웠다가 더웠다가 열이 올랐다가 다시 내렸다가를 반복하는 현상이 있습니다. 한열이 왔다 갔다 왕래하는 현상이죠. 이러한 증상을 한열왕래라고 합니다.

한열왕래가 나타나는 몸은 대체로 몸속에서는 정기와 사기가 전쟁을 한바탕 치르는 중입니다. 열나게 싸우다가, 다시 휴전했다가, 다시 전쟁을 치르는 일을 반복하고 있는 상태입니다. 이러한 한열왕래의 증상은 대부분 '소양증(少陽)'에서 나타나게 됩니다. 우선, '소양증 → 한열왕래' 이 개념을 이해하고 있어야 합니다.

2. 소간해울(疏肝解鬱)

직장에서 매일 보는 인간 때문에 항상 열 받는 사람이 있습니다. 이렇게 지속해서 열 받으면 뻗어 나가는 것을 좋아하는 간의 기운이 막히고 울체 되게 됩니다.

눈 밑의 근육이 파르르 떨리고 뒷골이 당기며, 옆구리도 가끔 아프다고요? 이럴 때 마그네슘 결핍이 원인이라 판단하는 것과 칠정병이 원인이라 판단하는 것에는 약간의 차이가 있겠죠?

간기울결은 칠정병으로 인한 병증 중 하나입니다.

울화병이라고 하죠. 여기서 '해울解鬱'이라는 뜻은 울체 된 것을 풀어준다는 의미입니다. 간의 소설작용이 실조되어 간의 기운이 울체 되어 있을 때 소통시켜준다는 뜻입니다. 칠정병 등의 이유로 간기가 울결 된 상태가 되었고, 간의 기운을 소통시키는 방법으로 울체 된 것을 풀어주는 효능을 의미하는 단어!

3. 번갈(煩渴)

더운 여름 겁도 없이 물도 준비하지 않고 축구를 하였습니다.

당연히 가슴이 답답하고 입이 마르네요. 입이 마르고 갈증이 나므로 당연히 물을 마시고 싶어하겠습니다. 이러한 갈증 나고 답답한 느낌이 몸에 지속된다고 생각해봅시다.

아침, 밤낮 쉬지 않고 번갈아 나는 것이죠. 이런 병증은 참 괴로울 겁니다.

번갈이란 청열제에 자주 나오는 단어입니다.

'번煩'이란 가슴이 답답하고 불편하며 속이 타는 느낌을 떠올리면 됩니다.

'갈渴'은 갈증이 난다, 즉 입이 마른다는 뜻이죠?

번갈이나 번조라고 하면 이는 몸에 비정상적인 열이 발생하거나, 진액 등 몸의 陰(음)이 부족해짐으로 나타나는 증상이 되겠습니다.

4. 반진(斑疹), 창양(瘡瘍)

아기들은 몸에 좁쌀 같은 것이 자주 발생합니다. 아기들은 이러한 피부의 문제가 자주 나타나는 편인데요. 간지러워서 힘들어하는 아기가 안쓰럽습니다.

이러한 증상의 많은 부분은 몸 안에서 발생한 熱毒(열독)에 의해서 표출됩니다.

이러한 것을 보통 반진이나 창양이라 합니다.

창양이란 단어는 피부가 헐고, 부스럼이 생기고 매우 간지러운 증상을 의미합니다.

반진은 피부에 점이나 여러 모양으로 뭐가 발생하는 것을 말합니다.

'진'이란 피부에 볼록볼록 좁쌀이나 쌀처럼 올라오는 것을 의미하는데요, 참고로 진이라 단어 앞에 '마(麻)'라는 단어가 붙어 마진이라고 하면 홍역을 의미합니다. 반진이란 증상의 원인인 熱, 寒, 기혈부족, 어혈 등 여러 원인으로 발생할 수 있습니다. 만약 열로 인한 반진이라면 어떠한 증상이 나타날까요? 반진의 색깔이 붉은 편일까요, 하얗거나 검은 편일까요?

열로 인한 것이면 가려움도 나타날 가능성이 크죠? 熱邪가 혈분으로 들어가서 열이 올라오는 상태로, 이때는 열을 내려주는 청열해독제를 복용해야 하겠습니다.

반진, 창양의 원인이 열독(熱毒)이다(理) → 청열해독의 방법(法)

5. 청열해독(淸熱解毒)

만약 자녀의 반진이나 창양의 원인이 열독이라 생각된다면, 이것은 이법방약 중에 어떤 단계가 됩니까? 바로 이(理)가 되죠? 그럼 몸속 나쁜 열은 없애주어야 합니다. 몸의 나쁜 열을 흔히 열독이라고 합니다. 그럼 열을 내리는 청열해독제를 사용해야겠죠?

청열제 처방을 공부하다 보면 가장 많이 나오는 단어가 바로 이 청열해독의 개념입니다. 그럼 반진, 창양에 열독을 내리는 청열해독의 방법을 사용하는 것이 바로 이법방약 중 법이 되겠죠?

6. 거서이습(去暑利濕), 거서청열(去暑淸熱), 거서익기(去暑益氣)

앞에서 외사(外邪), 즉 여섯 가지 나쁜 기운을 뜻하는 육사(六邪)에 대해 공부한 기억나시죠?

'풍한서습조화' 여섯 가지 기운을 육기, 육사(六邪)라고 하였습니다.

여기서 여름철, 특히 장마철에 강해지는 기운인 '暑'의 침범으로 인해 병이 생긴 경우에는 습사를 밖으로 보내줘야겠죠? 이것을 거서(去暑)라고 합니다.

습하고 더운 기운인 暑를 내보낸다는 뜻의 '거서(去暑)'.

거서라는 단어 뒤에 여러 단어를 붙일 수 있습니다. 습사를 없애준다면?

우선 여름철 습한 기운도 몸속에 들어왔을 것이므로 몸에 濕한 기운이 강하게 존재하겠죠. 이때는 거서라는 단어 뒤에 이습(利濕)을 붙이면 되니까 위처럼, 거서 이습(去暑利濕)이 되고요. '거서청열(去暑淸熱)'이라고 하면 무슨 뜻인지 아시겠죠? '거서익기(去暑益氣)'라고 하면 暑邪를 제거하고 약해진 기력을 보한다는 의미가 됩니다.

7. 회양(回陽), 회양구급(回陽救急)

할머니가 실제 산속에서 길을 잃었습니다. 산에서 밤은 정말 위험합니다.

물도 없고, 기온은 급격히 떨어지고, 두꺼운 옷은 없는데 큰일입니다.

다음 날 아침 시체가 되지 않았다면 심장에 불이 꺼지기 일보 직전일 겁니다.

이렇게 몸의 양기를 크게 상실한 상태에서는 생명이 위급할 수 있습니다.

앞서 공부한 '망양증'이죠? 망양증일 때는 양기가 크게 부족하므로 사람이 축 처져 있고, 호흡도 약하겠죠. 팔다리가 싸늘하고, 상태가 심하면 목숨을 잃을 수도 있습니다.

이때는 양기를 크게 보하는 부자나 인삼 같은 본초와 처방으로 꺼져가는 陽氣(양기)를 되찾아야 합니다. 이를 회양(回陽)이라했죠? 회양이나, 망양증은 온리제에서 자주 나오는 단어로, 陽(양)의 기운을 회복한다는 의미가 되겠습니다.

이것을 '회양구급(回陽救急)'이라고 했습니다. 이렇게 생명의 양기가 꺼져가는 위태로운 상황을 회양이라는 방법을 사용합니다.

8. 온경(溫經)

만약 기혈이 흐르는 길이 춥고 소통이 안 된다면 그 흐름이 지체되겠죠?

이럴 때는 경맥소통을 위해 경맥을 따뜻하여 순환을 돕는 방법을 이용합니다.

이를 온경(溫經)이라 합니다.

여성은 자궁으로 연결된 중요한 경맥이 있는데, 이를 任脈(임맥), 衝脈(충맥)이라 합니다. 만약 그 경맥의 순환이 원활하지 않으면, 그 여성의 자궁은 당연히 건강하지 않겠죠? 자궁에 기혈순환도 되지 않을 것이고, 자궁의 순환이 잘되지 않으니 쌓였던 조직들이 제거되지 않아 어혈도 많이 생길 것이고, 영양공급도 부족해질 것입니다.

이러한 여성의 자궁상태는 불임과 자궁근종, 자궁암 등의 중요한 원인이 될 수 있답니다.

이를 중요한 이법방약으로 나타내봅시다.

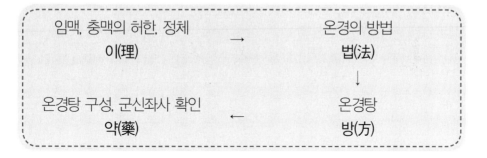

이번 시간은 화해제(和解劑)부터 열을 내려 주는 청열제(淸熱劑), 暑邪(서사)를 제거해주는 거서제(去暑劑), 속을 따뜻하게 해주는 온리제(溫裏劑)에 언급되는 기본 단어들을 간단히 소개하겠습니다. 다음 시간은 보약에 사용되는 재미있는 단어를 살펴보겠습니다.

화해제 – 한열왕래(寒熱往來), 소간해울(疏肝解鬱)

청열제 – 번갈(煩渴), 번조(煩燥), 반진(斑疹), 창양(瘡瘍), 청열해독(淸熱解毒)

거서제 – 거서이습(去暑利濕), 거서청열(去暑淸熱), 거서익기(去暑益氣)

온리제 – 회양(回陽), 회양구급(回陽救急), 망양증(亡陽症), 온경(溫經)

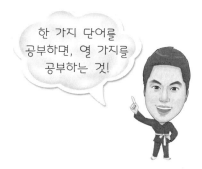

한 가지 단어를
공부하면, 열 가지를
공부하는 것!

:: 단어공부 3

보익제(補益劑)	안신제(安神劑)	개규제(開竅劑)	고삽제(固澁劑)
補(보)하는 기능	심장의 神(신)을 안정시키는	장의 통로, 구멍을 열어 소통을 정상화	흘러나가는 것을 막아주는

1. 노권(勞倦)

노권이란, 노동이나 육체활동이 지나쳐서 몸이 피로해진 상태를 의미합니다.

노권이란 뜻과 비슷한 단어는 虛勞(허로)가 있는데요.

그럼 노권이나 허로는 야근을 자주 하는 직장인들, 군인, 경찰, 청소, 농사 등의 육체적 업무가 많은 분들께 발생할 수 있는 병증이라 유추할 수 있겠습니다.

이러한 사람들은 노권으로 기운을 많이 소모하고 땀도 많이 흘리게 됩니다.

기혈이 허해지는 허증(虛症)을 쉽게 동반하겠군요. 이는 몸 안의 불균형으로 병인 중, 내상(內傷)에 해당하죠? 이를 두고 노권내상(勞倦內傷)이라고 합니다.

노권내상이 발생하면 어떠한 증상이 나타날까요. 만약 과로를 하거나 밤새 당직근무로 밤을 새우면, 그 다음 날 몸에 허열(虛熱)이 뜨는 느낌을 받은 경험들 있으실 겁니다. 허열은 말 그대로 허해서 열이 나는 경우로 실열(實熱)의 반대개념입니다. 허열의 개념은 중요합니다. 여름날 물이 말라버린 연못의 물 온도는 쉽게 뜨거워지지만, 물이 마르지 않는 바다는 그 온도가 크게 변화하지 않는 것과 비슷합니다.

2. 단기(短氣)

호흡이 짧다는 뜻입니다. 호흡이 길지 않다는 것은 호흡하기 힘들고 쌕쌕거린다는 거죠? 숨이 차다는 의미입니다. 숨이 찬 것은 앞에서 한번 언급한 천(喘)증과 비슷하군요.

천식이란 증상은 100미터 전력질주를 한 뒤 숨이 차서 어깨를 들썩거리는 모습을 상상하시면 되고, 단기라는 것은 아이가 몸이 약해져 쌕쌕거리며 힘없이 누워 있는 모습을 상상하면 됩니다. 몸에 기혈이 부족하거나 가슴이 막힌 것처럼 호흡을 깊게 하기 힘든 몸 상태이므로, 천증이나 단기증이나 둘 다 반갑지 않은 증상들입니다.

3. 유정(遺精)

유정은 소변이나 꿈에서나, 아니면 가만히 있는데도 정액이 흘러나오는 것을 의미하는데 그중 몽정이란, 유정의 일종으로 꿈으로 인해 수면 중 정액이 배출되는 것을 의미합니다.

정은 우리 몸 에너지가 집결된 고귀한 물질입니다.

유정이란 그런 귀중한 정이 의도하지 않게 밖으로 새나간다는 의미입니다.

정액 대신 '소변 뇨'를 붙이면 '유뇨(遺尿)'가 되겠군요. 오줌을 잘 싸거나 참지 못하고 흐르는 증상을 말합니다. 유정이든, 유뇨증이든 그 증상이 심하면 모두 치료해야 할 병증에 해당합니다. 어떤 방법으로 치료해야 할까요?

남자한테 참 좋다는 산수유도 유정에 도움이 됩니다.

산수유는 정(精)을 가둬두는 힘을 제공합니다.

'삽정(澁精)'이란 껄끄럽다는 뜻의 '삽'을 의미하며, 유정을 막는다는 뜻입니다.

고정은 흘러내리는 정을 고정시킨다는 의미로 삽정과 유사한 뜻입니다.

만약 정이란 단어 대신 '장'을 붙여 '삽장(澁腸)'이라고 하면 무슨 의미일까요.

설사 등이 증상이 오래되었을 때, 새나가는 증상을 막아준다는 뜻입니다.

지사제에 포함되죠. 유정, 유뇨는 모두 어느 장기와 밀접한 관련이 있을까요?

4. 진음(眞陰)

진음이란 우리 몸의 근본적인 陰(음)을 말하는 것이죠? 반대말은 진양(眞陽)이 겠군요. 진음, 진양이란 우리 몸의 근본적인 음양의 기운으로 선천적인 에너지를 말합니다. 우리 몸의 오장 중에서 선천지관은 신장이었습니다.

그래서 신음, 신양이라고 말해도 진음, 진양과 동일한 의미로 이해하시면 됩니다.

'진음 부족'이라면, 우선 신음허증을 치료하는 처방을 응용하면 되겠죠?

5. 위증(痿症)

팔다리, 허리, 무릎 등이 힘이 없이, 위축되며 약해진 상태를 의미합니다.

우리는 나이가 들면서 뼈, 허리, 무릎의 건강을 주관하는 신장이 허해지게 됩니다. 신장이 약해지며, 허리와 무릎에 힘이 없어지고 연약해지게 됩니다.

이를 '요슬위연(腰膝痿軟)', 이렇게 말합니다.

보통 위(痿)는 '부드러울 연'과 함께 사용하며 주로 위연(痿軟)이라고 표현합니다.

뜻은 앞과 같이 위축되고 힘이 없으며 연약한 상태를 나타내므로, 요슬위연이라 고 나온다면 허리 무릎, 즉 요슬이 힘이 없고 약하다는 뜻이구나 하고 이해하시면 되겠습니다. 다리가 위연하다면, '하지위연(下肢痿軟)'이겠죠.

위증(痿症)은 신장의 허약함이 절대적인 원인은 아닙니다.

만약 밥을 못 먹어 사지에 힘이 없는 것, 식체로 위장이 상하여 팔다리가 축 늘어진 것도 위증이라 말할 수 있습니다. 이는 비위의 문제가 되겠죠? 비위는 우리 몸의 사지(四肢)와 관련 있구나 유추가 됩니다.

6. 진심안신(鎮心安神)

심장의 화가 상승하면 심장이 주관하는 神이 제자리를 찾지 못하고 붕 뜨게 됩니다. 이런 상태에서는 심장이 두근거린다든지, 수면 중 神이 제자리를 찾아 들어가지 못해 꿈을 많이 꾸고 불면증이 생길 수 있죠? 이때 심장에서 불타오르는 화(火)를 소방관이 진압하여 신(神)을 안정시킨다는 의미입니다.

> 심음의 부족, 심화발생 → 심장의 신(神)이 불안정 → 진심안신(鎮心安神)

7. 경(驚)

놀랄 경입니다. 흔히 경기 일으킨다고 말합니다.

안신제 처방을 공부하면 이 '경(驚)'이라는 단어가 참으로 많이 나옵니다.

놀라면 눈이 커지며, 얼굴에 순간 기운이 쫙 오르죠. 크게 놀라면 잠도 못 자겠죠.

경이란 이런 증상들을 떠올리시며 이해하면 됩니다. 심하면 발작이라고 보시면 되는데요. 발작을 일으키면 몸이 굳으며, 경련이 나타나는 경우도 있죠?

'경'보다 심한 이것은 '간(癎)'이라고 말합니다. 흔히 일상생활에서 '간질'이라고 말하는데요.

제가 어릴 적에는 동네에서 갑자기 간질이 발생하여 입에 거품 물고 쓰러져 온몸이 굳어서 덜덜 떠는 친구들이 가끔 있었습니다. 특히 오락실에서요. 이는 유전적인 문제도 발병에 큰 영향을 미치죠. 그런 것을 보면, 한의학적으로 바라보는 심화나 간화, 풍열 등의 구체적인 장부문제들도 체질에 따라 어느 정도 자식에게 유전이 잘 되는 것이라 유추할 수 있습니다

8. 오(惡)

앞에서 공부했었던 '오한(惡寒)'은 차가운 기운을 싫어한다는 뜻이죠.

'오풍(惡風)'이라는 단어도 자주 사용됩니다. 바람이 싫다는 거죠?

즉, 우리 몸의 껍질(表)이 단단하게 고정되지 못하면(不固) 몸에 있는 정상적인 진액이 몸 밖으로 새나가게 됩니다. 이것이 자한증(自汗)이라고 설명한 적이 있죠? 이렇게 자한증 환자처럼 표가 고정되지 않은 사람은 찬바람 맞는 것을 싫어합니다.

9. 개규(開竅)

'규'라는 것은 우리 몸의 구멍을 뜻합니다.

콧구멍, 귓구멍, 눈, 입, 전음(생식기), 후음(항문)이 9개 구멍을 '구규(九竅)'라고 하구요, 여기 개규제에서 의미하는 규는 심장의 구멍도 의미합니다.

심장을 소통시키는 구멍을 '심규(心竅)'라고 합니다.

심근경색, 심장마비는 심규가 막히는 것에서 주로 발생합니다.

이렇게 심규가 좁아지고, 막혀버린 심규를 열어주는 처방을 개규제라고 하는 것입니다. 대표적인 개규제 처방이 우황청심환이 있습니다.

다음 시간은 이기제(理氣劑)와 관련된 단어부터 공부를 시작해봅시다.

- 노권(勞倦) 허열(虛熱) 단기(短氣) 천(喘)

- 유정(遺精) 유뇨(遺尿) 삽정(澁精) 고정(固精)

- 진음(眞陰) 진양(眞陽) 신음허증

- 위증(痿症) 요슬위연(腰膝痿軟) 하지위연(下肢痿軟)

- 진심안신(鎭心安神) 경(驚) 간(癎)

- 오(惡) 오한(惡寒) 오풍(惡風)

- 개규(開竅) 심규(心竅) 구규(九竅)

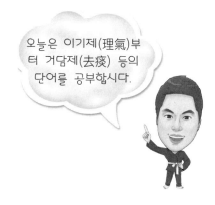

:: 단어공부 4

 이기제(理氣)부터 거담제(去痰)

입문 편 방제학 단어공부의 마지막 시간입니다.

1. 행기해울(行氣解鬱)

행기, 즉 기를 움직여준다는 의미가 됩니다.

해울, 즉 울체 된 것을 풀어준다는 의미가 결합되었습니다.

어떠한 이유로 기의 흐름이 정체되고, 울체 되면 우리 몸에서는 수없이 많은 증상이 나타날 수 있습니다. 잠을 푹 자도 온몸이 쑤시고 아프며 얼굴과 손이 붓습니다. 기혈의 순환이 양호하지 않으니 저리고, 아프고, 가슴도 답답하고, 허리, 무릎도 당연히 아플 수 있습니다. 신경통약, 진통제로는 근본 치료가 불가능하겠죠.

유일한 방법은 울체 된 기 흐름을 行氣시켜줘야 합니다.

'향부자'라는 본초가 있습니다. 행기해울의 대표적인 약재입니다.

2. 거담(祛痰)

'담'이란 단어는 매우 중요합니다.

우리가 흔히 볼 수 있는 담의 형태가 바로 가래죠?

담이란 녀석은 우리 몸속에서 매우 다양하게 병을 발생시킨답니다.

단순히 '담 결리는 정도'가 아니죠. 담으로 인해 지속적인 가래 기침을 할 수도 있고, 심장이 두근거릴 수도 있으며, 심하면 정신병이 발생할 수도 있습니다.

그럼 이렇게 문제가 많은 담을 몸에서 완전히 없애버릴 수 없을까요?

완전히 없애버리면 물론 좋겠죠, 하지만 그건 밥은 먹는데 방귀는 안 나오게 하겠다는 말과 같습니다. 담이란 음식을 먹고 살아가는 데 있어 피할 수 없는 물질입니다. 그래서 가장 중요한 것은 담의 발생을 최대한 줄이는 생활을 하는 것이죠. 그리고 담으로 인해 병증이 나타나기전, 즉시 거담해주는 것입니다.

그럼 거담하는 방법을 살펴볼까요?

담을 청소하는 방법은 화담(化痰), 소담(消痰), 척담(滌痰)이라 해서 여러 방법이 있는데요, 화담은 청소를 좀 부드럽게 해주는 것이고, 소담과 척담은 담의 상태가 좀 더 더러워 소담보다 청소를 강한 방법으로 해준다고 이해하시면 됩니다. 중요치 않구요. 참고로, 담을 가장 잘 발생시키는 음식은 밀가루라는 것이 중요한 것입니다. 밀가루를 너무 많이 먹는 사람은 왜 판다처럼 다크써클이 생기는지 유추해봅시다.

3. 활혈거어(活血祛瘀)

앞에 거담과 비슷한 단어가 나왔습니다. 여기서는 '담' 대신 '어(瘀)'라는 단어를 붙여서 '거어(祛瘀)'라고 적혀있습니다. 어(瘀)는 어혈을 의미합니다. 어혈은 넘어지고, 부딪치고, 피멍 들고, 혈액 순환이 정체되는 등 여러 이유로 인해 나타난 탁하고 정체된 피죠?

교통사고, 수술 후 골절, 타박상 등으로 다쳤다면, 병증 부위에 발생한 어혈을 제거를 위하여 통상 '당귀수산'이란 처방을 첫 번째로 고려해야 한답니다.

당귀수산이란 처방은 '거어제'가 되겠군요. 거어라면 죽은 피, 어혈을 없애준다는 의미임을 기억하시면 되겠습니다. 혈액 순환을 활발하게 하면서 피를 새롭게 태어나게 하는 작용을 의미합니다. 내 혈액이 새롭게 태어난다면, 기존에 죽은 피는 사라지고 새로운 맑은 피가 생성됨을 의미하겠죠? 이를 두고 활혈(活血)이라 합니다. 활혈이란 간에서 피가 재생되는 개념과 더불어 어혈제거의 개념도 있습니다. 모두 간과 관련 있습니다.

어혈(瘀血) → 간에서 활혈 과정 → 어혈 제거는 간(肝)과 연관

4. 식풍(熄風)

설명이 좀 길어질 것 같은 어려운 단어입니다.

이제 흰 띠 매고 기초를 닦고 있는데, 뭐…, 어렵다고요?

벌써부터 말이 길고 어려우면 스트레스받겠죠?

스트레스받으면 간이 열을 받으면서, 뒷골이 당기고, 두통도 발생하겠죠?

간이 열 받아서 몸 안에 온도가 올라가면 몸속에서 기온 차가 발생하게 됩니다.

온도의 차이는 기압 차이를 만들어냅니다. 우리 몸도 자연과 똑같습니다.

이러한 기압의 차이는 바람을 불게 합니다. → 풍(風)

열을 잘 받는 간이 열을 발생 → 온도의 상승 → 온도, 압력차이 → 풍(風)의 발생

몸 안에서 바람이 불게 됩니다. 여름철 바다에서 육지로 부는 바람처럼 말이죠.

몸 안에서 생긴 바람이므로 '내풍(內風)'이라고 합니다.

내 풍이 강력해져서 간의 뜨거운 바람이 위로 올라와 머리 쪽에 타격을 주면 뇌혈관에 충격을 주게 되면서 출혈이 발생할 수 있습니다. 이렇게 우리가 흔히 말하는 '중풍'이라는 병이 발생하게 된답니다. 즉, 식풍(熄風)이란 바로 중풍의 원인 중 하나인 내풍을 잠재우는 작용을 의미한답니다. 식풍 관련 처방은 40대 이상 분들에게는 특히 중요한 처방이 되겠습니다.

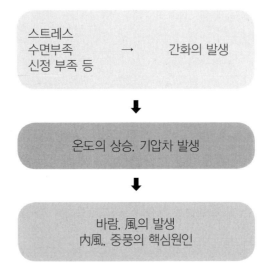

스트레스
수면부족   →   간화의 발생
신정 부족 등

온도의 상승, 기압차 발생

바람, 風의 발생
內風, 중풍의 핵심원인

[그림 24]

5. 습체(濕滯)

몸속에서 습의 기운이 정체했다는 뜻입니다.

습이란 녀석이 몸 밖으로 배출되고, 적정 습도를 유지해야 하는데 그게 안 되는 거죠. 몸속이 장마철처럼 답답하고 꿉꿉하며 습기가 막혀 정체되었다는 뜻입니다.

체(滯)라는 단어도 자주 사용되는 단어 중 하나입니다.

체 앞에 氣를 붙이면 '기체'가 되는군요. 기가 정체된 기체증상에는 앞에서 배운 대로 '행기'이기(理氣)라는 방법을 이용하면 되겠죠? 습체에는 정체된 습을 제거해야 하는데, '거습(祛濕)' 하는 방법을 사용하여 습을 날려버려야 하겠습니다.

이렇게 꽉찬 습을 없애는 방법 중 대표적인 방법 중 하나가 바로 '이수(利水)'라는 방법입니다. 몸속의 수분의 농도를 자연스럽게 정상화시키죠. 습과 수분이 넘치면 소변 등으로 배출시키거나 수분 분포를 조절해주는 방법입니다.

6. 소식(消食)

위장에 들어온 음식을 사라지게 한다는 뜻이므로 쉽게 말해 소화시킨다는 의미입니다. 음식을 쪼개서 작게 만든다는 의미로, 통상 소화제로 많이 사용되는 약초들을 소식제라고 부르겠죠?

'숙식(宿食)'이란 것이 바로 위장에서 소화 안 되고 남은 음식물이 오랜 시간 머무른 상태를 의미합니다. 숙식이 남아 있으면 속이 더부룩하고 소화되는 데 지장이 있겠죠? 배가 빵빵하고 답답할 수도 있겠습니다.

숙식은 어떠한 병증을 발생시키고, 그 치료법은 어떤 것들이 있을까요?

7. 토(吐), 배농(排膿)

8법에서도 토법을 설명했었죠? 구토와 같은 뜻으로 '용토(湧吐)'라고 하구요.

여드름이나 종기를 짜면 고름이 나오죠? 그 고름 같은 것을 '농'이라고 합니다.

그 농을 배출하는 것을 배농이라고 합니다. '배농산급탕'이라고 하는 처방이 있는데요, 한방의 대표적인 발적, 종기 등의 염증치료제로 보시면 됩니다.

배농산급탕을 공부하면 우리 몸의 종기나, 염증이 주로 발생하는 원인을 이해할 수 있겠죠? 배농산급탕은 스트레스 치료에도 자주 사용된답니다.

종기나 염증치료제라더니 갑자기 스트레스 약이라? 왜 그럴까요?

다음 시간은 머리를 좀 식힐 겸, 성장탕에 관련된 내용을 살펴보겠습니다.

- 행기해울(行氣解鬱)
- 거담(祛痰) 화담(化痰) 소담(消痰) 척담(滌痰)
- 활혈거어(活血祛瘀) 간 → 활혈 기능 → 어혈 제거
- 식풍(熄風) 내풍(內風)
- 습체(濕滯) 거습(祛濕) 이수(利水) 온신이수(溫腎利水) 행기이수(行氣利水)
- 소식(消食) 숙식(宿食) 토(吐) 용토(湧吐) 배농(排膿) → 배농산급탕

:: 성장탕이란

얼마 전 세상의 불합리한 제도를 고발하는 프로그램에서 성장탕에 대해 자세히 언급하였습니다. 방송에서 한의사들이 나와서 여러 말들을 했습니다.

모자이크 처리를 해서 꼭 문제가 있는 것처럼 보였지만, 제가 듣기에는 그들의 말에 잘못된 것이 별로 없었습니다.

"키 크기 위해서는 방법이 없을까요?"라고 묻는 어머니의 말에 한의사는 "한약을 먹어야 된다."라고 말하는 것이 한의사는 한의학을 공부한 사람으로, 그 말이 당연합니다. 그럼 직업이 한의사인데, "별로 방법이 없네요…"라고 하거나 병원에 가서 성장 호르몬주사를 멈출 때까지 꾸준히 맞아야 한다고 말하지는 않습니다. 청소년에게 도움이 되는 좋은 한약이 얼마나 많은데, 당연히 권해야죠.

약을 먹어야 할 때 먹어야 한다고 말해주는 것, 혹은 약을 먹어도 효과가 없고, 소용없으니 먹지 말아야 한다고 정확하게 말해주는 것!

그것은 자신감과 직업적인 정명 정신이 있어야 가능한 것입니다.

사실 성장탕이란 이름만 성장탕일 뿐입니다.

그 어린이 몸의 불균형을 해소하여주는 것이 바로 성장의 방해요소를 제거하는 것이 되고, 그것이 바로 성장탕이 되는 것이겠죠. 아이의 성장은 방해를 받지 않는 것이 핵심입니다.

성장으로 가야 할 에너지가 감기와의 싸움에 소비되고, 아토피, 비염과의 싸움에 이용되고, 집중하게 되면, 당연히 그 문제 해결 시간 동안은 성장이 더디게 되는 것입니다.

편식하고 소화기관이 약한 아이는 골고루 잘 먹도록 만들어주며,

수면이 부족하고 집중력이 약하면 마음을 편히 하고 수면을 깊게 해주고,

비염이 있는 아이는 비염을 치료해주고, 아토피가 있으면 아토피를 없애주며,

감기가 잦은 아이들은 감기에 덜 걸리도록 몸을 건강하게 해주며,

생활습관, 체질 등의 원인으로 성조숙증이 나타날 수 있는 어린이는 몸의 문제와 생활습관의 문제를 개선하도록 도와주며, 간 기능과 비위의 기능이 약하여 나무처럼 하늘로 뻗어 올라가는 기운이 약한 어린이 등의 빠져나가는 기운을 보강해주는 것.

이렇게 어린이의 몸을 정상화시키는 것이 바로 1차 성장탕이 되겠습니다.

아프지 않고 밥 잘 먹고 건강하게 뛰어노는 날이 지속되어야 키가 잘 큽니다.

만약 비염으로 한 달을 고생했다면, 그 한 달이란 시간은 성장을 잃어버린 시간이 됩니다. 즉 제로가 되죠. 어린이가 몸에 균형을 잃고 병증이 발생한다면 성장할 기회와 에너지를 잃어버리게 되는 것입니다. 예를 들어, 비염으로 두 달간 고생한다면, 비염으로 인한 두 달간의 에너지 소모로 성장으로 갈 영양이 부족하게 되는 것입니다. 즉, 이것의 해결이 우선이죠. 그것이 해결되고 난 후 선천, 후천지정을 보강하여 생장과 발육을 돕고 질병에 흔들리지 않는 몸을 만드는 것이 성장탕을 제대로 복용시키는 원리입니다.

즉, 선천적인 발육과 근본에너지를 보강 하는 것이 바로 2차 성장탕이 되겠습니다.

감기, 아토피, 비염, 기침 등 몸의 병증을 치료하는 것이 성장을 위한 1차적 목표 → 성장 방해요소 제거	→	선천지관인 신장의 정을 보충 생장, 발육에너지를 강화하여 성장 및 건강유지가 2차 목표 → 선천, 후천지속 보충

그래서 사실 성장탕이란 처방이름은 없는 것이지만, 이러한 여러 설명을 하기가 어려우니, 광고효과를 위해 그냥 성장탕이라 불렸던 것 같습니다.

방송에서 언급한 성장탕의 문제는 효과도 검증되지 않은 비싼 한약이 과연 비싼 만큼 효과가 있는지가 핵심이었습니다. 그리고 중국, 일본 등 한의학의 문화권에 있는 나라들은 한약도 처방전이 공개된다는 주장을 합니다. 또한, 우리나라는 아직 처방을 공개하기에는 제도적인 뒷받침이 부족하다는 의견도 추가했죠. 맞는 말입니다. 제도적 뒷받침 없이는 처방을 공개하기 힘들겠죠.

성장탕에서 가장 효과가 좋고 자주 사용하는 처방 순서대로 적어볼까요?

우선 보중익기탕 계열, 신장을 보하는 육미나 팔미지황탕계열,

활동력을 높여줘서 키를 크게 하는 십전대보탕,

그리고 생각과 근심이 많은 아이에게 좋은 귀비탕 처방계열이었습니다.

편식 등의 문제에는 비위에 도움을 줘 후천지기 생성을 높이는 처방들인 삼령백출산, 삼출건비탕, 자음건비탕 계열 등도 사용할 수 있습니다.

물론, 처방의 좋고 나쁨의 차이는 없습니다. 처방의 결정은 아이들의 몸 상태에 따라 달라지겠죠. 여기 언급된 처방들은 성장에 도움되는 처방들 중 일부에 불과하지만, 뒷날 어린이 성장에 대해 공부하실 기회가 있을 때 한번 참고해보시기 바랍니다.

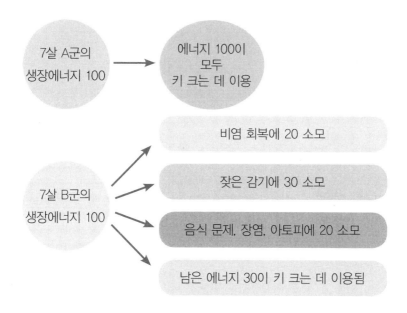

[그림 25] 성장 방해 예시

성장에 가장 중요한 것은 무엇입니까? 네? (녹)용을 먹는 것이라고요?

물론, 녹용은 키를 크게 하는 가장 뛰어난 약초 중 하나이지만, 그것보다 더 중요한 것은?

그 어린이 가진 몸의 불균형을 조화롭게 해주는 것,

즉, 몸의 증상에 맞고, 불편한 곳을 없애주는 것이 기본이고,

그 후에 선천, 후천을 보강해주어 1년 동안 감기 5번 걸릴 것 한 번도 걸리지 않게 해주는 것이 최고의 성장탕인 것입니다. 몸의 에너지가 감기치료에 얽매이면 그만큼 다른 아이보다 덜 클 수밖에 없는 건 당연한 이치입니다. 그렇게 생각하시면 위의 처방들도 그저 참고용일 뿐이죠?

성장탕이란

- 몸의 불균형을 바로 잡아 병증을 없애주는 것이 우선이다. 병증을 최대한 없애고, 육체가 병증과 싸우는 데 에너지를 소비하지 않고, 성장과 건강에 집중할 수 있을 때가 최상의 몸 상태다.
- 이때 선천과 후천을 지속 보강해주며 성장을 돕는 한약을 복용하는 것이 어린이들의 건강과 성장을 위한 핵심이 된다.

몸의 불균형, 질병 – 에너지가 질병에 소비됨.
몸의 균형, 건강함 – 에너지가 성장에 소비됨.

5. 방제의 응용

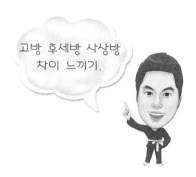

고방 후세방 사상방 차이 느끼기.

:: 처방은 얼마나 많을까?

한의학에서 지금까지 알려진 처방은 대략 몇 개일까요?

500개 정도일까요, 아니면 1,000개가 넘을까요?

『동의보감』은 한의학을 집대성한 의서이므로 그 속에는 한의학의 거의 모든 처방이 기록되어 있을까요? 현재까지 구체적인 숫자를 조사해보지 않았겠지만, 구석구석 숨어있는 처방까지 모두 모으면 아마 10만 개도 넘을 것 같습니다. 엄청나게 많죠?

그럼 그 많은 처방을 어떻게 공부하고 이해해나가야 할까요?

처방 1만 개 정도는 공부해야 실력 있는 한약전문가일까요?

한의학 서적들은 '내경(內徑)'이라는 아주 오래된 의서부터 시작하여 각 시대와 역사를 거치며 수없이 많은 의서들이 탄생되어 내려온 것입니다.

『상한론』, 『금원사대가』, 『동의보감』, 『방약합편』, 『동의수세보원』 등등 이 생소한 이름의 수많은 책들을 어떻게 공부해야 할까요? 입문 편에서 좀 이른 면이 있지만, 이번 시간은 우리가 앞으로 그 많은 처방을 어떻게 공부해야 할지, 그 방법을 같이 생각해보겠습니다.

수많은 처방은 여러 기준에 의해서 분류되는데요, 가장 보편적인 분류법이 고방, 후세방, 사상방. 이 세 가지로 나뉘는 것입니다.

고방, 후세방, 사상방이란 과연 어떠한 뜻일까요?

쉽게 말해 고방은 古方, 옛날처방이라고 해석할 수 있겠네요.

후세방後世方, 고방의 반대말로 최근이나 후대사람의 처방이라 해석할 수 있고요.

사상방은 이제마의 사상의학처럼 사상체질을 기초로 한 처방입니다.

그럼 고방에서의 옛날이란 언제를 말하는 것일까요?

그리고 후세방에서의 최근은 도대체 언제를 말할까요?

후세방은 조선 시대부터! 뭐 이런 식으로 명확한 구분이 있는 건 아닙니다.

앞에서 여러 번 언급했던『상한론』기억나시죠?

중국 한나라 때 『금궤요략』이란 책과 짝으로 출판된 의서로, 보통 고방이라고 이야기하면 바로『상한론』의 처방이 고방의 핵심이라고, 우선 이해하시면 되겠습니다.

그럼 또 역사의 시간이 흐르고 흐릅니다. 그 사이 수많은 의가의 고수님들이 출현하게 됩니다. 수많은 의서들과 처방들도 생성되고 소멸되겠죠.

그렇게 시간은 흐르고 흘러, 우리나라에서는 조선 시대에 허준 선생님께서『동의보감』을 탄생시키게 됩니다. 이『동의보감』에 기록된 처방들이 대다수 후세방이라고 생각하시면 됩니다. 즉, 우리나라에서는 후세방의 유명한 처방은『동의보감』에 잘 나타나 있구나! 생각하시면 됩니다. 또 역사는 흘러갑니다. 좀 전과는 달리 이번에는 몇백 년(?)밖에는 안 흘렀지만, 체질이라는 개념을 보완한 의학인 사상의학이 이제마 선생님에 의해 탄생하게 됩니다.『동의수세보원』이란 의서로, 이 사상의학에서 사용되는 처방을 '사상방'이라 합니다.

지금까지 제가 말한 것은 지극히 우리나라와 우리 한의학의 입장에서 말씀드린 겁니다. 고방, 후세방, 사상방으로 나눈 것도 단순화했습니다. 왜 그랬냐 하면요,

우리의 수명이 만약 1만 년이라면 세상 모든 처방을 다 공부해볼 수도 있습니다만, 우리는 수많은 처방을 다 공부할 수도 없고, 모두 공부할 필요도 없습니다.

그래서 우리가 중점으로 공부하고 처방 공부의 핵심으로 삼아야 할 것은 바로

첫째, 고방 영역의 중심이고 핵심이라 할 수 있는 『상한론』의 처방'과

둘째, 수많은 후세방들 중 훌륭한 처방을 선별해 놓은 『동의보감』의 처방'과

셋째, 고방과 후세방에서 나타나지 않은 체질적 불균형을 보완한 '사상방',

크게 이 세 가지입니다. 하지만 후세방과 사상방도 결국에는 고방의 줄기에서 시작합니다.

고방의 특징은 처방에 본초의 숫자도 적고 깔끔한 느낌입니다. 병의 원인을 말끔히 청소해주는 명쾌한 느낌입니다. 특히, 변증론치와 외사에 대한 치료원리가 매우 뛰어납니다.

현대 사회에서 소화제로 자주 사용되는 반하사심탕이란 처방이 있습니다. 물론, 『상한론』에는 반하사심탕이 소화제라 나와 있지는 않습니다만, 고방의 하나인 '반하사심탕'을 복용하면 몇 분 뒤 가슴이 답답하던 소화불량 환자가 바로 트림이 나오며 명치 쪽의 답답한 증상이 점차 풀어집니다. 한사(寒邪)에 침범을 받아, 오한 발열에 땀이 안 나는 실증(實證)감기 초기에 『상한론』의 '마황탕'. 단 한 번의 복용만으로 땀이 나면서 몸살감기를 바로 잡을 수 있습니다.

고방은 처방 속 약종류도 후세방에 비해 간단한 편이구요. 반하사심탕이나 마황탕의 느낌처럼 칼같이 날카롭고 명쾌한 느낌이 듭니다.

그래서 뒷날 『상한론』과 『금궤요략』에 기록된 300여 가지의 고방을 열심히 공부해야 합니다. 그러면 뒷날 후세방과 사상방도 보다 쉽게 이해할 수 있을 겁니다.

후세방이란, 고방과 달리 만성병 등의 치료에 자주 사용되는 처방이 많습니다.

세상이 점차 문명화되었습니다. 고량진미 증가 + 활동력의 부족 + 스트레스 증가! 이로 인해 발생하는 증상은 무엇이 있을까요?

칠정병, 음식, 과로, 만성질환 및 당뇨, 고혈압 등의 성인병이 대표적이죠?

그래서 후세방에는 고방에서보다 더 깊은 병증까지 파고들 수 있는 처방들이 나타납니다. 이런 생활 속의 만성 질환은 병의 증상도 겹쳐 있고, 증상도 복잡하므로, 처방도 고방보다 더욱 복잡하고, 약의 양도 고방보다 많은 것이 많답니다. 『상한론』에는 부족한 부분인 만성병에 장복할 수 있는 처방들이 많이 수록되어 있습니다.

사상방은 개인의 선천적인 체질의 불균형을 보완한 처방을 기록하였습니다.

고방과 후세방에서 부족한 체질 불균형의 문제를 사상방에서 보완할 수가 있겠습니다.

고 방		후 세 방		사 상 방
『상 한 론』 뒷날 많은 처방들의 기본처방이 됨.	→	『동의보감』 음식문제, 성인병 칠정병 등 만성병 처방 발달.	→	『동의수세보원』 체질적 보완의 장점.

지금까지 처방공부의 영역을 소개했는데요.

아직은 뒷날의 일이지만, 우선 우리가 공부해야 할 처방의 방향을 소개해드렸습니다. 여기서 단 3가지 의서, 『상한론』, 『동의보감』, 『동의수세보원』만 제시하였지만, 바로 저 자신부터가 단 한 가지 영역도 제대로 공부한 것이 없습니다.

그런데 왜 실력도 없는 놈이 벌써 건방지게 글을 쓰고 있는 것인지,

사실 저도 처음에는 일반인들도 이해할 수 있는 한약의 입문서가 있으면 좋겠다고 생각만 했습니다. 그렇게 상상을 해보니 한두 권으로는 아무리 해도 수박 겉핥기가 되었습니다.

보기보다 긴 시간과 큰 노력을 요구하는 것이라, '나중에 해야지.' 마음먹고 있었는데, 그저 시작이 되었습니다. 좋게 말하면 정명 정신, 직선적으로 이야기하자면 세상에서 한약의 가치를 제대로 인정받고 싶은 한약에 대한 자존심입니다. 책 제목이 '흰 띠 한약사'가 된 작은 이유입니다.

또 아파서 우는 아기와 초조해하는 엄마, 나이 드셔서 병들어 아프신 어르신을 뵈면 아들과 내 부모님의 또 다른 모습인 거 같아 안타까운 마음.

약 일주일, 한달만 먹어도 치유가 될 병인데, 온갖 검사를 받으며 원인을 찾지 못해 걱정하는 사람들을 보면 또 답답한 마음에 글을 적기 시작한 것이 점점 발동이 걸려서 이렇게 계속 가게 됩니다. 이 책만 완벽하게 마스터하면 내 아들이 커서 가족건강을 지키는데, 두려움이 많이 없어지겠지 생각하니 바쁘지만, 의욕도 생겼습니다.

이것이 책 제목이 '흰 띠 한약사'가 된 큰 이유입니다. 우리 모두 흰띠를 매고 자기의 건강을 위한 첫 번째 걸음을 내딛어 스스로 한약사, 한의사가 되길 바라는 목표입니다.

여러분도 위에 적은 제 마음하고 똑같으시죠?

늙어가는 부모님 보면 뭔가 해드리고 싶은데, 그러다 병이 발생하여 병원에 입원이라도 하면 저리고 아픈 마음, 귀여운 아기 되도록 안 아프고 건강하게 키우고 싶은 마음. 그래서 우리는 이렇게 공부를 하고 있는 것 아닐까요?

『동의보감』이란 아무리 훌륭한 의서가 출간되어도, 현대 사회에는 음양오행, 동양철학 같은 학문 자체가 생소하므로 한의학을 이해하기에는 한계가 있습니다.

그 어려운 미적분은 고등학교 정규과목에 있지만, 식물잎속의 구성과 엽록체는 기본으로 배우지만, 우리 몸의 구성인 오장육부나, 정·신·기·혈, 음양오행, 이런 내용들은 교육과정에 없습니다. 그래서 어려운『동의보감』과『동의수세보원』이란 책을 쉽게 이해할 수도 없습니다. 그래서 그것들의 공부는 내 몸을 이해하고 약이 내 몸에 어떻게 적용할 수 있는지 이해한 후의 2차적인 과정입니다.

앞편에서도 말씀드렸듯이 여러분의 1차 목표는
첫째, 내 몸을 잘 이해하여, 병을 보고 병의 원인을 파악하는 것과
둘째,『동의보감』같은 의서를 보고 그 병의 원인에 맞는 처방을 고를 수 있는 눈.
바로 이 두 가지입니다. 그 목표는 조금만 노력하면 누구나 도달할 수 있다고 생각합니다.

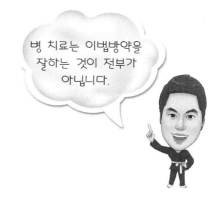

병 치료는 이법방약을 잘하는 것이 전부가 아닙니다.

:: 처방응용 1

이번 시간은 처방을 복용한 실제 한 사례를 살펴보겠습니다.

이를 통해 병을 치료하는 전체 과정을 본인이 직접 주인공이라 생각하며 읽어보십시오.

환자에게 병증이 발생하여 처방을 정하고 한약을 복용하는 순간부터 복용이 끝나고 치료를 마무리하는 과정을 살펴보며, 우리의 공부에 어떠한 것을 더 보충해야 할지 곰곰이 생각해보는 시간을 가지겠습니다. 치료과정이 약간 특이했던 여성분을 소개해 드릴게요. 그래야 우리가 무엇을 보완해야 할지 피부로 느끼게 됩니다. 자, 시작해볼까요?

37세 칠정병 여성환자입니다.

주요증상

- 상열 왕래 = 얼굴에 열이 올랐다가 사라졌다가 하는 증상.
- 불면, 선잠 있음.
- 분노, 짜증이 심함.
- 단중혈(가슴과 가슴 사이 오목한 가슴뼈)이 아프다고 손으로 자주 만지고 있음.
- 소화불량, 월경부조.
- 오전에 얼굴과 손이 많이 붓는다. 붓기가 심해 손이 뻣뻣해요.
- 대소변 불리, 대변과 소변이 시원하지 않고 찝찝해요.
- 몸이 피곤하고 힘이 없으며 무겁다.
- 부종과 몸이 무거워지는 것이 심해지며 체중이 증가.
- 안구건조증, 어깨결림.

주요증상들이 많습니다. 칠정병이 의심된다고요? 네 저도 그렇네요.

하지만 불면과 분노 등의 증상이 있다고 하여 울화병이라고 확신할 수는 없습니다. 여러 증(症)들로 병인(病因)을 유추할 수는 있으나 100% 확신할 수는 없는 것, 알고 계시죠?

몸에 나타나는 여러 증상들은 하나의 결과물일 뿐입니다.

어떤 집 창문에 뿌옇게 습기가 차서 김이 서려 있는 것이 보인다고 생각하면, 그 원인은 여러 가지가 있을 겁니다. 부엌에서 어머니께서 곰탕을 오랜 시간 끓일 수도 있고요, 아니면 가습기를 장시간 가동했을 수도 있겠습니다.

어제 이 집 엄마가 오늘 아침에 마트 가서 가습기를 구매했다고 해서 99% 가습기일 것이라 확신할 수 있습니까? 예상 밖으로 부엌에서 곰탕을 끓이고 있을지 모르는 일입니다.

몸 밖으로 나타나는 증상은 병을 파악하는데 매우 중요한 단서일 뿐입니다.

즉, 내가 증상을 읽고 판단해야지, 증상이 나를 읽어버리면 안 된다는 겁니다.

이 말은 표출되는 증상에 내가 끌려다니면 안 된다는 중요한 개념입니다.

위의 환자는 사실 위의 증상만으로도 병의 원인을 쉽게 파악할 수 있지만, 여기에서 한 발 더 나가 환자의 생활과 마음속 생각 등을 더 깊이 체크하여 병의 근본 원인이 어디에서 발생했는지 파악하여야 정확합니다. 칠정병이 강력히 의심되지만, 좀 더 이야기를 들어보고 난 후, 확실한 스트레스의 원인이 있다면, 비로소 칠정병이라고 확신하고 처방을 결정해야 합니다.

다른 병증들도 이와 마찬가지입니다.

사실 몇 가지 확인만으로도 병의 원인을 찾아내고 치료할 수도 있습니다. 한약은 그렇게 간단하게 약을 사용해도 치료 확률이 매우 높습니다. 하지만 그것은 오랜 시간과 경험이 쌓인 뒤의 일입니다. 처음부터 그런 식으로 약을 사용하면 분명

실수하는 일이 발생합니다. 실력도 제자리걸음이 될 수 있습니다. 육체를 다루는 중요한 일이므로 처음에는 우선 깊고 철저하게 확인, 검증해나가야 합니다.

다시 정리하면 이 여성은 병증 원인이 칠정병인지 100% 확신할 수 있도록 생활과 마음까지 확인하여야 합니다. 칠정병이란 마음의 문제이므로 마음 진단이 핵심인 것은 당연합니다. 이 여성의 생활과 마음까지 확인한 결과 우리가 예상한 대로 칠정병(스트레스)이었습니다.

가정업무와 바깥업무, 남편, 자식 등의 관계에서 발생한 울화병이죠. 병의 근본원인을 파악하려면 스트레스의 원인인 여성분의 사생활을 자세히 언급해야겠지만, 고객 사생활 노출죄가 되기에 단, 그 병의 원인이 스트레스임을 명시한 후 여성분의 주요 증상만 기록했습니다.

처방: 분심기음 45봉. 하루 3회 복용, 계획은 두 달. 한달내 편하게 될 것이라고 설명드림 분심기음이란 처방명이 나왔습니다.

잘 기억해두세요. 분심기음만 잘 사용하여도 수많은 현대여성을 건강하게 해줄 수 있답니다. 분심기음은 귀비탕, 소요산, 육울탕, 배농산, 대시호탕 등 스트레스로 인한 병증에 주로 사용되는 처방 들 중 매우 훌륭한 처방입니다.

어린이에게 육미, 평위산, 소건중탕이 절대적으로 필요하다면, 30대 이상 여성들에게는 분심기음을 잘 응용해야 합니다. 많은 여성이 위 여성처럼 칠정병을 가지고 있습니다. 위 증상들처럼 분노, 얼굴에 열이 오르고 내리며, 가슴에 단중혈을 만지면 통증이 있고, 기혈순환이 안 되어, 얼굴, 손이 붓거나, 심장이 가끔 뛰고, 예민하고 짜증을 내는 증상이 칠정병으로 심화가 상승한다고 판단될 때는 분심기음이 명약이 됩니다.

이 분심기음은 육미 등과는 다르게 수시로 복용하는 약이기보다는 칠정병이 있을 때 한두 달 지속 복용해서 몸을 치료해주는 한약처방이 됩니다.

어떤 아주머니는 머리도 아프고, 몸도 무겁고, 무릎, 허리도 아프고, 자궁도 적출하고, 피곤하고, 붓고, 온몸이 종합병원이라 좋다는 양한방 병원에서 수년을 검사하고 치료했으나, 여전히 몸이 아프다고 오셨습니다. 그분은 정말 온몸에 안 아픈 곳이 없었습니다.

이렇게 복잡할 때는 계속 원인 확인을 위해 파고들어야 합니다.

그러다 확인한 사실이 10년 전 사기를 당해 수십억 날린 일이 있었습니다. 그 이후로 몸이 이렇게 무너진 것인데, 몸의 증상들이 칠정병의 증상과 대부분 일치합니다. 결국 요통, 부종, 두통 등 병증은 수도 없이 많지만, 근본은 칠정병이 핵심이라 판단했습니다.

분심기음 한 달분에 수년간 치료해도 괴롭고 아프던 몸이 좋아졌습니다. 이는 제 자랑이 아니라 분심기음을 자랑하고 있는 겁니다. 저나 여러분은 이러한 분심기음이란 훌륭한 무기를 사용하면 그만입니다. 칠정병이 많이 좋아진 후에는 선천을 보강하는 처방이 지속 들어가 주면, 이분의 몸은 점점 더 완벽하게 되겠죠?

이렇게 우리가 심사숙고 끝에 결정한 분심기음이 정말 칼처럼 완벽하다면 이제는 병이 완치될 일만 남았겠군요. 99% 끝났다고 생각할 수 있습니다. 하지만 과연 그럴까요?

이제 치료과정을 살펴보겠습니다.

여성분 복용 3일째,

단중혈 통증이 어느 정도 사라졌다고 말함.

대소변이 조금 양호해짐.

손, 얼굴 부종이 양호해짐.

피부가 간지럽다. 몸에 붉은 점이 약간씩 올라온다.

→ 흡연하다가 금연했을 때처럼 울체 되었던 기혈순환의 영향으로 피부 간지러움

발생하고, 기존 울체 된 火와 순환 등으로 열이 피부로 표출되었으니 지속 복용하시라 함.

복용 7일째,

단중혈통은 많이 사라졌다고 함. 오전 부종도 80% 사라짐.

상열왕래는 아직 약간 남아있음. 대소변도 더 편해짐.

마음이 편해지고, 수면이 양호해지기 시작함.

몸이 간지러운 것은 조금씩 없어졌는데, 발진이 머릿속 두피 쪽으로 발생함.

얼굴도 푸석하게 변함. 효과가 있으나 피부가 건조해지니 불안해하시기 시작하심.

→ 기혈순환과 울체된 화의 표출 및 대소변 배출이 원활하여 몸속 수분이 부족해졌다고 판단, 수분섭취도 부족, 따라서 수분섭취를 지금보다 많이 늘리도록 권유하고 하루 세 봉 지속 복용하도록 함.

복용 15일째,

수분섭취 후 두피의 발진이 차츰 사라지고, 피부가 푸석했던 것도 없어졌음.

대소변 등 모든 증상이 소멸되고, 단중혈통 소멸되었다고 신기해함. 단, 부종도 없어졌었는데 2일 전부터 갑자기 몸이 심하게 붓는다고 하심. 그래서 약을 임의로 끊었다고 함.

다른 사람이 말하는데, 한약 먹고 간에 부담을 주고 간이 손상되어 붓는 거라 확신하고 있음. 약을 못 드시겠다고 함.

→ 확실한 원인이 없어 약을 임의로 중단해서 다시 붓는다고 우선 판단하고 지속 복용하도록 권유. 증상이 확연히 좋아지다가 몸이 힘들어진 원인 파악이 안 되는 상태임.

복용 18일째,

몸이 무겁고 붓는 증상이 더 심하다고, 분명히 한약이 독하여 간을 상하게 했다고 믿음.

약 못 드시겠다고 말하심. 자! 여기서 여러분은 어떻게 하시겠습니까?

손님보다는 이해시키기 쉬운 여러분의 어머니라면 어떻게 하실는지요?

어떻게 하실지 고민해보세요.

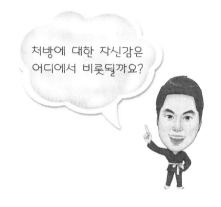

처방에 대한 자신감은
어디에서 비롯될까요?

:: 처방응용 2

복용 18일째,

여성분 왈(曰), 한약을 계속 복용해 간 손상으로 몸이 안 좋아진 것 같다 믿음.

기존의 스트레스 증상은 치료도 되었으니 약을 그만 먹고 싶다고 말하심.

여기서 우리 어떻게 할까요?

우선 정말 간이 손상되었는지, 몸에 다른 문제는 없는지도 체크해야 합니다.

1. 우리 몸의 간이라는 장기는 한약 한 가지만으로 손상이 오거나 큰 부담을 느끼지 않는다. 간 손상의 핵심은 스트레스와 수면부족이고 그다음 음주나 음식, 약물이다.

2. 스트레스 체크함. 최근에 신경 쓰는 일, 스트레스 없다고 함. 그럼 스트레스 요인은 배제.

3. 폭음, 폭식을 했거나 체한 적은 없는지 확인했으나 없음.

4. 과로하거나 수면시간이 부족했는지 체크– 이상 없음.

5. 몸살이나 감기가 발생했는지 체크– 이상 없음.

자 여기까지 살펴보니 스트레스나 음식, 과로 부분에서 전혀 문제가 없습니다.

또 다른 양약이나 약품을 드시는 것도 없습니다.

그럼 분명히 간에 부담이 되는 상황이 아닙니다. 환자 말처럼 간에 큰 부담이 되거나 간이 힘든 상황은 아니라고 확신하고 설명했습니다.

그럼 다른 무엇을 더 체크할까요?

여성이므로 여자의 몸에 가장 중요한 자궁, 즉 월경주기를 체크해야 합니다.

월경일을 체크하니 월경일이 3일 남았다고 말씀하셨구요. 여기서 확신했죠. 월경!

원래 스트레스나 어혈 등이 심한 사람이 몸이 정상화되는 시점에서 월경을 할 때는 몸이 살아나려는 몸부림으로 인해 몸이 붓고 힘들어질 수가 있습니다.

지금껏 스트레스로 인해 순환이 안 되고, 월경이 정지되었던 자궁이 약을 복용하고 울체 되었던 기혈이 순환하면서, 월경 전 몸의 에너지가 모두 생리배출에 몰려 있는 상황인 것입니다. 나를 믿고 월경 끝날 때까지 약을 계속 복용해달라고요.

월경이 끝나면 붓고 힘든 증상이 없어질 것이라 믿었습니다.

그 후 일주일 정도 연락이 없으시길래 좋아졌다고 생각이 들었습니다.

보통 환자분들은 무소식이 희소식일 때가 대부분입니다.

10일 정도 후에 여성환자께서 방문하셨더군요. 몸이 힘들고 붓던 것이 월경 후에 다 없어졌다고 하시고, 월경 시 덩어리도 많이 나왔답니다.

지금은 아침에 일어나는 것이 너무 편하다고 하십니다.

가슴 아픈 증상도 다 없어지고, 마음도 편해졌다고 합니다.

그럼 이제 한 번만 더 복용하고 마무리로 선천을 보강해주는 처방을 사용하면 완벽하겠죠? 이 경우를 보고, 우리는 앞으로 공부를 해나가면서 어떠한 것을 보충해야 할까요? 처방을 증상에 딱 맞게 사용한다 하더라도, 이 세상에는 여러 변수가 참으로 많습니다. 약 복용 중에 감기에 걸리는 바람에 복용이 흐지부지되는 경우도 많고요. 여행, 회식 등 음식문제 등 수 많은 경우에서 예상치 못한 장애물들이 발생합니다.

위 경우도 15일이나, 18일째 여성분이 만약 약 복용을 중단하였으면, 이분 역시나 '한약은 역시 간에 좋지 않구나! 절대 오래 먹지 말아야 하고, 아이들에게도 먹이지 말아야지.' 이렇게 생각하셨을 겁니다. 위의 분은 본인과 남편분이 기존에 약을 드시고 효과를 보신 분들이라 이렇게 이끌어올 수 있었지만, 만약 처음 오신 분께는 저렇게 끌고 올 수 있었을까요?

위와 똑같은 경우의 여성분이 계셨는데, 그분은 저와 처음 만났던 분입니다.
스트레스의 증상은 수십 년 묵은 중증이었습니다. 위의 분은 비교도 안 될 만큼 말이죠.

복용 3일째 되던 날,
몸과 얼굴에 열이 오르시고, 몸이 간지럽다며 짜증를 냅니다.
몸도 힘들고 열이 올라 잠을 못 잤답니다. 제가 길면 2주일 지속될 수 있으나, 이 것을 참고 넘겨야 오래된 병을 치료할 수 있다고 말했습니다. 하지만 결국 약을 드시지 않고 중단하셨습니다. 안타깝지만 어쩔 수 없습니다. 약이란 주는 사람이 아무리 잘 해줘도 안 먹으면 치료가 불가능합니다. 저는 아마 돌팔이 약장수로 기억에 남아있을 겁니다. 건강도 복불복이란 것을 느낍니다. 물론 이런 여성에게는 분심기음을 복용시킬 때 열을 내려주는 과립제를 조금 합방해주면 이런 부작용은 거이 없습니다만, 나타나야 하는 증상이 나타나는 것인데, 굳이 그럴 필요가 없겠죠? 지금까지 긴 이야기를 한 이유는 아무리 칼 같은 처방을 사용해도 생활에서는 여러 장애요인이 많다는 것을 이야기해드리는 겁니다.

증상과 원인에 맞는 처방을 결정하는 실력과 정성스럽게 약을 조제하는 것만큼 중요한 것이 바로, 치료가 마무리될 때까지 큰 장애물 없이 복용을 마무리시킬 수 있는 능력입니다.
그 힘은 어디에서 나올까요?
첫 번째 원인에 딱 맞는 처방을 사용했다는 자신감에서 비롯됩니다.
1차적으로 병의 원인을 제대로 파악했고,

2차적으로 그에 맞는 처방을 사용하였고,

근본적으로 약을 사용하는 사람이 그 한약처방에 대한 자신감이 없다면

'어, 아닌가?' 하며 중간 중간의 장애물에 부딪쳐 포기하고 중단될 가능성이 크다는 겁니다.

그래서 첫 번째 중요한 것은 처방의 결정과 병의 원인에 대한 확고한 자신감입니다. 그 자신감은 앞에서도 말했듯, 증상에 따른 세밀하고 철저한 원인파악이 이루어져야 자신이 정한 처방에 확신이 생깁니다. 그래야 비로소 가질 수 있는 자신감입니다.

병의 원인에 대한 모든 가능성을 열고 환자의 한 마디 한 마디를 놓치지 말고 집중해야 합니다. 확신이 없다면 20년, 30년 전 생활도 물어보고, 어머니, 아버지부터 조모, 조부 체질까지 다 체크할 수도 있습니다. 그리고 아무리 실력이 뛰어난 사람이라도 스스로 부족한 분야가 있다는 것을 항상 알고 스스로 건방지지 않도록 경계해야 하는 겁니다.

두 번째 중요한 것은 그 사람과 내가 지어주는 이 한약과의 인연입니다.

약을 사용하는 것도 인연에 따라 만남이 이루어집니다.

한약이란 것은 복용하는 사람이 약을 조제하는 상대방과 한약에 대해 믿지 못하신다면 아무리 딱 맞는 처방을 권한다 하더라도 무용지물입니다. 환자들도 느낌과 직관이 있습니다. 그래서 이곳에 가면 내 병을 치유해 줄 수 있겠다. 이 사람이면 나의 병에 도움이 되겠다. 이 한의원, 이 병원, 약국에 가고 싶다는 느낌이 든다는 겁니다. 그게 인연입니다. 즉 반대로 이야기한다면 실력있는 분들이 처음에는 먹고 살기 힘들지 모르지만, 결국 실력과 마음이 준비되고, 약을 정성스럽게 조제하는(한)의사나 (한)약국에 환자가 몰릴 것은 당연한 진리라는 겁니다.

다시 정리하자면 우리가 갖춰야 할 것은 크게 두 가지입니다.

첫 번째는 병의 원인을 파악하고 그에 맞는 처방을 결정하는 능력,

두 번째는 복용과 치료를 지속시킬 수 있는 자신감과 믿음, 치료에 장애물이 나타나지 않는 덕 있는 사람이 되는 것, 이 두 가지입니다.

저도 그렇게 되기 위해 노력하고 있는 사람 중의 한 명입니다. 나중에 한약도 분업이 된다면 저는 정성껏 환자에게 조제해드리고, 복약 지도하는 것이 제 소중한 일이고요. 우리의 직업을 배제하고 생각하여도 여러분과 나의 근본 목표는, 자신과 소중한 사람에게 병마가 접근해도 그것에 겁먹지 않을 수 있는 능력을 갖추는 것입니다. 집에 문이 고장 나고, 전구가 나가면 수리할 수 있듯 말이죠. 중요한 몸을 스스로 지킬 수 있는 능력이 있고, 병원은 도움을 받는 곳이 되어야 합니다. 당신 몸의 진단과 파악의 주체는 당신 자신이지, 의사가 주인공이고 그 권리자가 아닌 것입니다. 아플 때마다 아무 것도 모른 채 소중한 내 몸을 그저 병원에만 맡겨버리는 것은, 우리의 소중한 육체와 생명을 너무 가볍게 보는 것은 아닐까요?

처방복용 시 갖춰야 할 것
- 방(方)을 결정한 근거와 자신감.
- 치료를 지속시킬 수 있는 믿음과 환자에 대한 리더십.

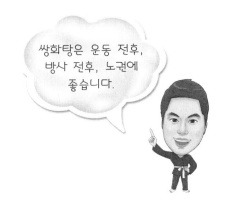

쌍화탕은 운동 전후,
방사 전후, 노권에
좋습니다.

:: **처방예**

이번 시간은 처방의 실제 예를 보면서 처방을 공부해보는 시간입니다.

유명한 쌍화탕을 간단히 공부해보겠습니다. 처방 편 책의 내용을 미리 가지고 왔습니다. 내용을 줄여 가져왔습니다. 지금은 한번 읽어보는 것만으로도 처방이란 어떤 것인지 이해하는 데 충분합니다. 그럼 우리에게 친숙한 쌍화탕이 어떤 친구 인지 살펴봅시다.

- 쌍화탕은 기본적으로 보약이다.
- 하지만 감기약으로 자주 찾는 쌍화탕이다.
- 감기와 관련된 수많은 처방 중 쌍화탕은 왜 이렇게 유명해졌을까?

쌍화탕	작약	당귀	천궁	숙지황	황기	육계	감초	생강	대조
	10	4	4	4	4	3	3		

처방 분석	쌍화탕은 기본적으로 혈관에 부족해진 진액과 혈액을 충전하는 처방이다. 이름 그대로 음과 양을 조화롭게 해주는 약이다. 『동의보감』에는, "기혈이 모두 상하며 또는 방사 후 힘든 일을 하거나, 혹은 힘든 일을 한 후에 방사한 경우, 혹 큰 병을 치른 뒤에 허로하여 자한증이 나타날 때 사용." 이라고 되어있다. 쌍화라는 이름처럼 남녀 양쪽을 조화롭게 해준다. 우리 몸의 무너진 기혈을 바로 잡아주고, 음양의 불균형을 해소해준다. 쌍화탕의 구성원리를 살펴보면 황기건중탕 + 사물탕의 합방으로 보면 된다.

사물탕은 간장혈을 의미한다. 즉, 쌍화탕은 간장혈의 명약인 동시에 그 보충된 혈의 에너지를 表까지 끌고 간다.

간장혈의 부족이나 과로로 인한 간혈허증일 때 쌍화탕은 명약이 된다.

사람이 성관계를 가지면 우리 몸 곳곳의 정액과 진액을 소비하게 된다.

정액은 혈액보다 100배 귀하다. 이러한 정액이 일시에 소모되었다 생각하자.

근육 등 우리 몸의 조직에 진액과 혈액 등 영양상태가 부족하게 된다. 이렇게 기혈이 허해진 상태에서 육체적으로 무리를 하거나 찬바람을 맞으며 활동을 하게 되었을 때 감기몸살에 걸릴 수 있다. 이때의 감기를 방사 후에 허해서 온 감기라 부른다. 즉, '방사 후 허로 감기'다.

쌍화탕은 방사 후 허로 감기의 대표적인 처방이다.

쌍화탕을 성관계 전후 복용하는 것은 현명하다.

허나 쌍화탕이 비아그라처럼 정력제는 아니다. 성관계 시 에너지 고갈을 근본적으로 보강하는 의미가 강하다. 이때 선천지정을 보강하는 육미를 같이 복용하면 더욱 좋다.

쌍화탕의 군약인 작약은 혈관과 근육 속으로 에너지를 강하게 공급한다.

작약은 간에 영양을 주며, 밤에는 몸의 혈액을 모두 가두고 재충전시킨다.

또한, 해독과 재생작용으로 힘들어하는 간장을 부드럽게 달래주는 역할도 하는 것이다.

근육은 간장과 밀접한 연관이 있다. 간주근(肝主筋)이라 하지 않는가.

그리고 계피와 황기는 충전된 혈관을 온몸으로 순환시켜준다.

숙지황, 당귀, 천궁의 사물탕류는 손상된 혈을 보강하면서 작약을 따라 혈관으로 충전, 에너지원이 된다.

동시에 황기와 계피를 따라 혈액의 순환을 돕는다.

쌍화탕은 보중익기탕과 같이 허로의 대표 처방이다.

운동선수들 과도하게 땀을 흘려서 근육이 굳고 쥐가 날 때, 오랜 시간 등산으로 산꼭대기에서 쥐가 났을 때 쌍화탕이 명약인 이유를 이해할 수 있다.

效·主治	主治：氣血俱傷, 房室後勞役, 或後勞後犯房, 大病後氣乏自汗
처방 적용	성관계 전후 회복, 기혈손상 예방. 방사과도로 인한 성 기능 쇠약, 정력감퇴 방사 후 허로로 인한 자한증 → 허로 감기, 방사 후 감기 대병 후 기력회복, 기혈양허

처방 비교		
계지탕 쌍화탕의 기원 • 계지탕과 쌍화탕 비교하기 ☞ 계지, 작약, 생강, 대조, 감초	**황기건중탕** 계지탕에서 이당을 넣 은 소건중탕 • 소건중탕증 자한, 기허가 심해 황기 를 가함 • 황기건중탕 + 사 물탕 즉, 쌍화탕	**십전대보탕** 쌍화탕에 기를 보하 는 기본방 • 사군자탕의 의미 를 더하면 기혈을 보하는 십전대보 탕

소건중탕

☞ 계지, 작약, 생강,
  대조, 감초 + 이당

↘ ↑ ↗

← **쌍 화 탕** →

↙ ↘

쌍패탕
쌍화탕 + 패독산

보중익기탕
노동, 과로 등으로 인한 허로증에 사
용한다.
• 허로 감기에 보중익기탕
• 쌍화탕과 비교

☞ 황기, 인삼, 백출, 감초, 당귀, 진
  피, 승마, 시호

육미지황환
신음허를 치료하는 대표 처방
• 육미는 남성들의 명약

☞ 숙지황, 산약, 산수유, 목단피,
  택사, 복령

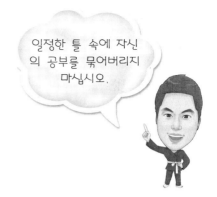

일정한 틀 속에 자신
의 공부를 묶어버리지
마십시오.

:: 방제 편 마무리

초등1학년 때 학교에서 나온 시험문제가 기억이 납니다.

"밥을 먹을 때 가장 먼저 먹어야 하는 음식은?"

1. 반찬 2. 밥   3. 국   4. 물. 정답이 뭔가요?

문제를 읽으며, 황당했던 기억이 납니다. 저는 밥부터 먹으니 밥이라고 했습니다.

정답은 국이었죠.

문제를 바꿔봅시다.

"부모님과 식사를 할 때 누가 먼저 식사를 시작하는 것이 올바른 예의일까요?"

1. 배고픈 사람이 먼저 2. 무조건 내가 먼저 3. 어른이 먼저 4. 애완견 복실이

우리가 어른과 식사를 시작할 때, 만약 내가 배고파 죽을 것 같이 힘들다면,

"아버지! 죄송한데, 제 뱃가죽이 등가죽에 붙어서 생명에 위협을 받고 있습니다. 그래서 먼저 한 숟가락 떠도 될까요?" 이렇게 여쭤보는데, 버릇이 없다고 분노할 부모님 아무도 없습니다. 이렇게 평소 지켜야 할 예의와 규범적인 측면도 꼭 틀에 얽매일 필요는 없습니다.

우리가 공동체로 같이 살아가면서 지켜야 하는 규범과 예의를 묻는 2번 같은 문제는 충분히 이해할 수 있습니다. 하지만 이러한 경우를 제외하고 1번 같은 문제로 우리의 사고를 일정한 틀에 가둘 필요는 없는 것입니다. 국을 먼저 먹는 것이 도덕적입니까? 아니면 건강의 원리입니까? 첫 번째 문제는 규범도, 예의, 건강원리도 아닌, 단순한 습관에 불과합니다.

"제가 밥 먹을 때 국은 되도록 천천히 먹으면 안 될까요?"라고 말하면 틀린 사람

입니까?

　우리는 어릴 적부터 제도화되고 일률적인 교육환경에서 자랐습니다. 그래서 어른이 될수록 사고의 틀을 깨부수기가 점차 어려워집니다. 물론, 사회적인 입장에서는 전체를 안정시켜야 하기에 일률적이고 체계적으로 교육제도를 만들어 갈 수밖에는 없습니다. 하지만 우리 개개인은 창조적이고 유동적인 사고방식을 잃지 않도록 노력해야 합니다. 특히, 한약 공부에서는 그런 유연한 사고방식이 필수라는 것을 다시 한 번 강조합니다. 앞에서 공부한 쌍화탕에 대해 다시 언급하며 설명하겠습니다.

　앞편에서는 감기 몸살약으로 인식하던 쌍화탕이 정력제로도 처방될 수 있었습니다. 또한, 땀을 많이 흘리는 운동선수나 높은 산을 오르는 등산인들에게는 근육에 에너지를 공급하는 피로회복의 역할과 근육에 쥐가 나는 것을 방지하는 역할도 했습니다. 기혈이 크게 약해진 어르신이나 큰 병후 약해진 체력의 소유자에겐 비싼 보약이 될 수 있고요.

　"쌍화탕은 감기약이냐?"라고 말하면 당연히 무엇이라 하시겠습니까?

　"감기에도 사용할 수 있는 한약이다."라고 해야겠죠?

　쌍화탕의 근본원리만 이해한다면 그 응용범위는 무궁무진할 수밖에 없습니다.

　한약처방을 공부할 때,

　감기몸살에는 마황탕, 계지탕, 쌍화탕, 갈근탕 등등.

　소화불량에는 평위산, 반하, 생강사심탕, 안중산, 향사육군자탕, 팔미 등등.

　아토피에는 인진호탕, 온청음, 생혈윤부음, 십미패독산, 황련해독탕 등등.

　이렇게 틀에 넣고 공부하면, 얼마 못 가서 실력과 공부에 한계가 오게 됩니다.

　또한, 실제 생활에서 환자를 보면 전혀 응용할 수도 없게 됩니다. 하지만 이렇게 공부하는 것도 당사자의 마음가짐에 따라서는 좋은 방법 중 하나입니다.

마음대로 공부하여도 마음속으로 이 한 가지만 명심하면 됩니다.

계지탕, 쌍화탕, 갈근탕은 감기약이다.- 이건 ×

계지탕, 쌍화탕, 갈근탕은 감기몸살에도 사용될 수도 있는 원리가 있다.- 이건 ◎

이런 마음만 있으면 될 것입니다.

왜 그럴까, 계지탕, 쌍화탕, 갈근탕의 근본원리는 무엇이길래 감기에 사용될까?

이럴 수도 저럴 수도 있다는 유연한 사고. 이는 생각의 종이 한 장 차입니다. 하지만 이러한 종이 한 장의 차이는 받아들이는 그릇의 차이를 가져오게 됩니다.

그리고 그것이 나비효과가 되어 뒷날에는 엄청난 실력과 사고의 차이를 가지고 오게 될 것입니다.

앞에서도 언급했던 상대성의 원리와 똑같은 내용입니다.

『동의보감』이든, 사상체질이든, 병인론이든, 운동요법이든 당분간 어떠한 학문의 틀에도 얽매이지 마세요. 공부하시다 보면 자신에게 어떠한 안정된 틀을 마련하고 그 틀에서 보호받고 싶은 큰 충동을 느끼실 겁니다. 그 틀이 없으면 실제로 병을 맞닥뜨렸을 때 불안하기 때문입니다. 환자 몸의 복잡한 병증을 보면, 도대체 어떠한 기준으로 병의 원인을 찾고, 어떠한 기준으로 처방을 정할지 혼란스럽기 때문입니다.

병에 따른 처방을 목록화해놓고 그에 따라 처방을 딱딱 사용하면 얼마나 명쾌합니까? 약을 처방할 때 크게 고민하고 불안할 것이 없습니다.

병의 모든 원인을 어혈이나 담음으로 보고, 우선 어혈, 담음 치료부터 우선시한다고 마음을 정하면 어떨까요? 가치관이 흔들리지 않고 불안함이 많이 사라지게 됩니다. 저도 학교 다닐 때 이러한 고민을 했고 다른 동료도 마찬가지였을 겁니다. 앞으로 여러분도 마찬가지일 것이고요. 그래서 공부의 정답을 찾기 위해 수없이 찾아다니고 듣고, 노력합니다.

하지만 가장 중요한 것은 당신의 마음입니다.

하나의 학문의 틀 속에 들어가면 불안함이 줄어들고 혼란스럽지 않지마는, 그곳은 비닐하우스 속 온실에 불과합니다. 그 속이 안전하고 완벽하다 생각하며, 밖의 찬바람은 애써 외면하는 상황입니다. 이해되시죠? 보호막이 없어 불안해도 틀에 자신을 가두지 말고 계속 산과 들을 헤매며 방황하십시오. 이 정도 방황했으면 되었다 생각될 때, 그때 어떠한 틀과 기준으로 자신의 집을 만드세요. 아니, 스스로 틀을 만들지 않아도 시간이 지나면 자연스럽게 자신의 틀이 생기게 됩니다.

당신 마음의 크기를 믿으세요.

나와 당신의 마음은 모든 것을 흡수하여 하나로 만드는 큰 능력이 있기 때문입니다.

별 볼 일 없지만

저놈 크면 풀리겠지
다 커도 볼일 없고

아내와 자식에게
또다시 볼일 없는

돈에는 평생 다 가도
볼일 없는 꼬락서니

돈만이 그러하냐
모든 일이 다 그렇다

갈 곳도 정하잖고
허랑하게 보낸 뱃길

회한(悔恨)이 밀려올 때면
부끄러워 고개 꺾네.

똑딱똑딱 가든 시계
후딱후딱 흘러가고

잘난 구석 간 곳 없고
못난 일만 남아 있네

그래도 마음을 풀자
별(星) 볼 일은 남았으니

– 이창희 시인

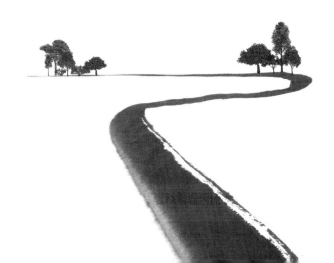

제5장
입문 편 마무리

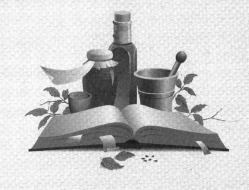

1. 음양오행과 한약

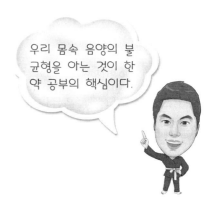

우리 몸속 음양의 불균형을 아는 것이 한약 공부의 핵심이다.

:: 음양 1

음양(陰陽)의 개념은 앞에서 간단히 공부했습니다.

음양오행의 원리는 한약 공부의 핵심원리로서 간단한 듯하면서도 심오합니다.

그래서 하루 이틀 만에 음양오행의 원리를 공부하고 이해할 수는 없습니다.

우리의 목적은 주역, 명리학같은 음양오행을 통달하는 것이 목표가 아닙니다.

우리의 음양공부는, 나와 가족의 건강을 지키고, 한약실력을 높이기 위해 음양의 상대성을 이해하는 것이 목표입니다. 정리하자면 한약을 복용할 때에, 음양을 구분하여 병증을 정확히 판단할 수 있도록 하는 것이 근본 목표가 되겠습니다.

즉, 지금부터 공부할 음양 편에서는 음양이란 개념이 한약을 사용하는 데 있어 어떻게 적용되는지 이해해보는 시간을 가지겠습니다.

몸에 대한 음양의 개념을 간단한 예를 들어봅니다.

'첫째, 몸에 열이 많다. 반대로 몸에 열이 없고 차가운 편이다.'

열이 많은 것이 양이 되고 반대로 차가운 것이 음이겠죠. 참 쉽죠?

이런 식으로 몸의 음양을 구분하는 것이 기본입니다.

그럼 환자 몸의 여러 예를 들어가며 문제를 내겠습니다. 음양을 구분해보세요.

1. 고혈압 / 저혈압

　　혈압이 올라가고 내려가는 원인에 따라 달라질 수 있겠지만, 통상 고혈압은 음양 중 양에 속할 것이고, 저혈압은 음에 속할 것입니다. 고혈압 뿐만 아니라 몸의 수많은 병증도 이와 마찬가지입니다. 원인에 따라 다를 수 있겠지만, 우선 단편적인 예를 바라보며 음양 구분의 연습을 해봅시다.

2. 심장이 빨리 뛰는 경우 / 느리게 뛰는 경우

3. 얼굴이 붉은 편 / 얼굴이 하얀 편

4. 입이 마르고 물을 많이 마심 / 입이 잘 마르지 않고 물을 적게 마신다

5. 소변이 노랗다 / 소변이 맑고 투명한 편이다

6. 배를 만지면 빵빵하고 아프다 / 배를 만져주면 편안하고 좋다

7. 시원한 것을 좋아한다 / 따뜻한 것을 좋아한다

8. 활동적이다 / 사색적이다

9. 분노를 잘하고 성질이 급하다 / 조용하고 차분하며 내성적이다

10. 혓바닥이 노랗다 / 혓바닥이 투명하다

11. 손톱 색이 붉다 / 손톱 색이 하얀 편이다

12. 갑상샘 항진증 / 갑상샘 저하증

13. 월경주기가 빠르다 / 월경주기가 느리다

14. 맥박이 빠르다 / 맥박이 느리다

15. 어깨가 넓고 엉덩이가 작다 / 어깨가 좁고 엉덩이가 크다

16. 무릎이 붓고 열나며 아프다 / 무릎이 차갑고 시리며 아프다

자, 여기서 음양을 구분하셨습니까?

구체적 증상에 따라 다를 수도 있지만, 대체로 처음이 양이고 두 번째가 음이 되겠습니다. 한약을 사용하기 위해서는 몸의 음과 양을 파악하는 것이 가장 기본이기 때문에, 위와 같이 우리 몸의 병증을 음과 양으로 구분해서 파악하는 것이 치료의 핵심이 되겠습니다.

앞에서 배운 '팔강과 팔법', 기억나십니까?

표·리·음·양·한·열·허·실(表·裏·陰·陽·寒·熱·虛·實) 팔강을 다시 봅시다.

몸의 기혈이 허하면 음증인가요, 양증인가요? 음증이 되겠죠?

손발이 냉하여 동상에 자주 걸린다면 음증인가요, 양증인가요? 음증이죠?

감기에 걸린 첫날 오한 발열이 나고 땀도 전혀 나지 않는 증상은 표증인가요, 리증인가요? 사기가 표에 침투하였으므로 표리 중 표증이 되고, 사기가 왕성한 상태이므로 표실증(表實症)이 됩니다. 표실증의 반대는 표허증(表虛症)이 되겠죠.

그럼 표실증은 음인가요? 양인가요? 표실증은 표허증에 비해 상대적으로 양에 속한다고 말하면 정답이 되겠습니다.

이렇게 팔강은 **병증을 음양으로 구분하는** 데 핵심적인 키가 됩니다. 중요하죠?

팔강을 음양으로 구분하면,

양- 표, 열, 실

음- 리, 한, 허 이렇게 되었죠?

병증의 음양을 판단하는 대표적인 기준이 바로 팔강입니다.

이렇게 팔강을 기준으로 음양을 구분한 후에는 무엇을 해야 할까요?

우리 몸에 병증을 발생시킨 불균형을 찾아서 그것을 바로 잡아줘야 합니다.

즉, 음양의 불균형을 균형 있게 잡아줘야 하는 거죠.

그 방법이 바로 **팔법**입니다.

한법(汗法)·토법(吐法)·하법(下法)·화법(和法)

온법(溫法)·청법(淸法)·보법(補法)·소법(消法)!

우리 몸 음양의 불균형을 바로 잡는 방법 중 대표적인 방법이 바로 팔법입니다.

우리는 병증을 보고 몸속 불균형을 정확히 체크하여 그것을 균형 있게 잡아주는 방법을 찾으면 그게 공부의 전부가 됩니다. 하지만 음양의 불균형을 체크하는 문제가 그리 쉬운 일은 아니겠죠. 심장이 빨리 뛰는 것은 양, 느리게 뛰는 것은 음이라고 했는데, 모든 상황에서 다 적용되는 원리일까요? 심장이 빨리 뛰는 것은 느리게 뛰는 것에 대비하여 양에 속한다는 의미일 뿐입니다.

고혈압도 무조건 양의 문제일까요? 꼭 그렇지만은 않겠죠?

다음 시간에는 예를 보며 더욱 정확한 음양을 구분해보도록 하겠습니다.

음양은 몸의 병증을 구분하는 핵심원리.

- 병증을 음양으로 구분하는 핵심 = **팔강**

  양— 표. 열. 실

  음— 리. 한. 허

- 팔강으로 음양을 구별한 후, 몸의 음양 불균형을 바로 잡는 방법 = **팔법**

  한(汗法), 토(吐法), 하(下法), 화(和法), 온법(溫法), 청법(淸法), 보법(補法), 소법(消法)!

  변증론치는 = 팔강(변증) → 팔법(론치)

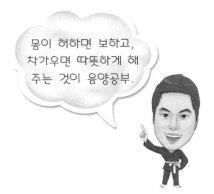

몸이 허하면 보하고,
차가우면 따뜻하게 해
주는 것이 음양공부.

:: 음양 2

이번 시간은 음양의 개념을 우리 몸에 적용해보는 시간입니다.

인체는 소우주이므로, 자연환경을 예로 들어 몸의 음양을 쉽게 판단해봅시다.

먼저 사막으로 한번 가볼까요? 사막의 땅은 항상 메말라 있습니다. 그 열기가 느껴지시나요? 사막에는 태양이 매우 강렬하나, 상대적으로 물이 부족하므로 식물이 쉽게 자랄 수 없는 환경입니다. 그럼 사막이라는 생태계는 물은 부족하고 태양의 양기가 워낙 강하니, 사막같은 몸은 차가운 한증에 가깝나요, 아니면 뜨거운 열증에 가깝나요?

정답은 열증이겠죠?

우리 몸도 사막과 마찬가지입니다.

양의 기운이 매우 상승하고 몸에 음이 상대적으로 부족해진다면, 사막의 경우처럼 열증이 나타날 수 있습니다. 이를 '양승즉열(陽勝則熱)'이라 할 수 있겠죠.

몸에 열이 있고, 땀도 나고, 맥박도 빨라지고, 얼굴도 붉고, 입이 마르고, 가슴이 답답할 수 있겠습니다.

우리 몸이 이러한 열증(熱證)의 상태가 지속되었다고 생각해봅시다.

열로 인해 땀이 계속 나고 몸의 진액은 열로 인해 점점 고갈되고 말라가겠죠?

혓바늘을 넘어서 사막의 갈라진 땅처럼 우리의 혓바닥도 건조해서 갈라질 수도 있겠고요. 건조한 입을 넘어서 입술도 건조해지며 갈라질 수 있겠네요.

이렇게 열증이 오랜 시간 동안 지속되면 우리 몸의 진액이 고갈되는 증상이 나타납니다. 즉, 양이 강해져서 음이 소멸하는 상황입니다. '양장음소(陽長陰消)'.

하지만 인생은 세옹지마라고 합니다. 항상 한쪽이 강할 수는 없습니다.

음양이 서로서로 변하듯 변합니다.

여름이 지나면 겨울이 오고, 뜨거운 태양이 지면 밤이 찾아오듯, 뜨거웠던 사막도 결국 밤을 맞이합니다. 낮에는 열로 인해 무덥고 열이 나지만, 태양이 사라진 밤이 오면 급격히 온도가 떨어지고 추워집니다. 도시의 밤보다도 훨씬 춥습니다. 왜 그럴까요? 사막은 물이 절대적으로 부족한 지역입니다.

물이 풍부한 바닷물은 여름에는 시원하고 겨울에는 얼지 않습니다. 하지만 물이 부족한 사막은 냄비처럼 금방 뜨거워지고 금방 식어버립니다. 바닷물이 뚝배기라면, 사막은 양은냄비죠. 우리 몸도 마찬가지입니다. 몸에 진액과 혈액이 부족한 사람은 사막과 비슷합니다. 여름에는 남들보다 상대적으로 더위를 잘 타고, 겨울에는 남들보다 추위를 잘 느낄 수 있습니다. 이렇게 혈액이 부족한 사람은 그 원인이 분명 있을 겁니다. 단순하게 방법을 찾아본다면 진액과 혈액을 보충하면 되겠죠?

팔법 중 한 가지인 보법을 이용하는군요.

진액과 혈액을 보하는 것은 양을 보하는 것인가요, 음을 보하는 것인가요?

기를 보강하는 것이 양이라면, 상대적으로 혈액은 음이라고 할 수 있겠죠?

그럼 진액과 혈을 보강해서 음(陰)을 보충해주는 것이 핵심이 되겠습니다.

병증에 따라 처방에 열을 내려주는 처방 등이 조합될 수 있거나 영양의 생성이 부족하다면 비위의 활동을 보강해주는 약 등이 더해질 수 있을 겁니다.

그럼 이번에는 사막이 아닌 얼음의 땅, 러시아로 가보겠습니다.

땅이 얼어 있습니다. 태양의 온기가 스며들지 않습니다. 이곳에는 씨앗을 뿌려봤자 싹도 나기 전에 섞어버리기 일쑤입니다. 곳곳에 얼음이 얼고 땅이 굳어버려 오래된 쓰레기들과 섞은 물들이 뒤섞여 있습니다. 농사하기 참 힘든 땅입니다.

자궁의 환경이 차가워서 임신이 쉽지 않은 여성도 이와 같습니다. 자궁에 들어간 씨앗은 봄날처럼 따뜻한 날씨를 좋아하는데, 자궁이 허한 하여 겨울처럼 추운 환경입니다. 그래도 배란 후 씨앗이 착상을 잘하도록 매월마다 두껍게 집을 만들어 놓았습니다. 그런데 정자가 들어오지 않아 착상이 안 되면 다시 자궁에 쌓은 벽을 밖으로 내보내야 합니다. 이때 자궁이 허한 하면 추워서 기혈의 순환이 제대로 이루어지지 않게 됩니다. 밖으로 내보내야 하는 찌꺼기들이 밖으로 깨끗이 빠져나오지 않고 정체되기 시작합니다. 이렇게 어혈 및 찌꺼기가 자궁에 남게 되므로, 자궁의 순환은 더욱 힘들어집니다. 이러한 상황에서는 당연히 착상된 씨앗을 심어도 잘 자랄 수 없을 겁니다.

그럼 이러한 자궁의 상태는 음증인가요, 양증인가요?

환경은 음증이죠? 그런데 어혈로 막혀버린 상태는 실증입니다.

그럼 팔강 중 어떠한 방법을 사용할까요?

여기서는 음과 양 중 양을 보강하는 방법과 어혈을 제거하는 방법을 사용하면 되겠습니다. 차가운 자궁을 따뜻하게 데워주면, 얼었던 땅이 봄날처럼 따뜻하게 녹기 시작할 것입니다. 또한, 그동안 정체되었던 기혈의 순환도 도와줍니다. 만약 타고난 기혈이 부족하다면, 기혈을 보강하는 방법도 같이 사용하면 되겠습니다.

기와 혈의 순환이 양호해지고, 자궁의 환경이 봄처럼 온기 가득하면 임신이 수월해지며, 수정된 아기도 편한 환경에서 커나가게 되겠죠? 참고로 이러한 여성은 보통 월경의 주기가 약간씩 뒤로 밀리는 경우가 많으며, 월경의 통증도 남들보다 심한 경우가 많답니다. 여성의 자궁 그리고 음양의 문제, 이해되시죠?

사막같이 건조한 몸 → 촉촉하게 해줘서 균형 찾기

시베리아처럼 차가운 자궁 → 따뜻하게 해줘서 균형 찾기

몸이 사막이라면, 팔강 중 陽, 熱의 개념으로

팔강 중 혈과 진액 등 음(陰)을 보해주고, 열을 내려주는 방법.

열증의 판단 → 보법(補), 청법(淸)의 사용.

자궁이 시베리아처럼 차갑다면, 팔강 중 陰, 寒의 개념으로

팔강 중 따뜻하게 해주는 온법(溫)과 어혈을 제거해주는 것은 소법(消), 기혈을 보강해

주는 것은 보법(補) 사용.

이렇게 몸의 판단도 음양의 개념. 치료 방법도 음양의 개념이 적용.

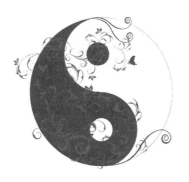

:: 음양 3

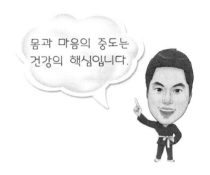

몸과 마음의 중도는
건강의 핵심입니다.

이 책과 만나신 분들 중,

"'한약 공부를 하는데 이런 병에는 이런 약을 사용한다'고 알려주지 않고 왜 이런저런 잡다한 말을 하나?"라고 생각하시는 분은 없겠지만, 혹시나 있다면 그분에게 이 책은 시간 낭비할 뿐, 별 도움이 안 될 것입니다. 주변에 불치병에 효험있다는 약초서적 많습니다. 그것을 참고하는 것이 훨씬 빠를 겁니다.

지금 우리가 공부하는 시점에서, 어떠한 질병에 어떠한 처방을 사용한다는 사실은 전혀 중요한 내용이 아님을 지금 글을 읽고 계신 여러분이라면 충분히 아실 겁니다.

만약 내가 소화가 잘 안 된다고 했을 때, 소화에 도움이 되는 처방을 20가지나 알고 있다고 해도 별 소용이 없습니다. 그건 생선회를 떠보지도 못한 사람에게 날카로운 회칼을 20개 주는 것과 같죠. 차라리 처방을 몰라도 내가 소화가 안 되는 원인이 무엇인지 체크할 수 있으면 그것이 우선입니다.

예를 들어 봅니다. 환자들은 평소 흔한 말로

"나는 장이 냉한 편이에요."

"나는 신경을 쓰거나 요즘 신경을 많이 써서 소화가 안 돼요."

"나는 저녁에 회식으로 폭식을 해서 위장이 안 좋아요."

"나는 태어났을 때부터 장이 약하고, 설사도 자주 했어요. 아빠도 위암으로 가셨어요." 환자들은 이렇게 말을 합니다.

오호라! 벌써 자기가 왜 소화가 안 되는지 원인까지 다 파악하고 있지 않습니까?

나의 장이 냉하다, 즉 비위가 냉하다는 뜻이죠. 이미 비위의 음양을 이미 파악하고 있군요. 업무, 짜증 등 스트레스로 인한 소화불량일 때, 이미 마음에 불균형인 칠정병이 원인임을 파악하고 있습니다. 폭식으로 인한 식적일 때, 이미 생활습관의 문제임을 파악하고 있구요. 비위가 허약한 체질일 때, 이미 체질적인 음양의 불균형인 것도 파악하고 있습니다.

우리는 단지 이런 판단 이후에는 그것을 어떻게 해결하는지 모를 뿐입니다.

우리는 여기서 한 발짝만 더 나갈 수 있다면, 목적이 달성됩니다.

허나 우리는 이런 상태에서 한발작 더 나가지 못합니다. 거기서 끝입니다. 해결방법을 찾으려 노력하지 않고 병원에 몸뚱이를 의지해버립니다.

자기 몸을 알고 건강을 위해 한 발짝만 더 다가는 노력!

그럼 우리 해결책을 공부해볼까요?

자기 몸에 나타난 병증의 원인만 알고 있다면, 이는 팔강을 몰라도 이미 팔강을 기준으로 자신의 몸을 이해하고 있다고 말할 수 있습니다. 그럼 불균형의 원인을 해결할 방법만 찾으면 되겠군요. 그러려면 우선 음양오행이 몸에 적용되는 개념을 이해하고, 병증의 근본원인을 찾을 수 있는 눈을 가져야 합니다.

그래서 원인을 찾을 수 있는 눈을 가지는 것이 가장 우선입니다. 그래야 『동의보감』 등 여러 의서의 훌륭한 처방들이 자신의 무기가 될 수 있습니다. 하지만 근본원인을 찾을 눈도 없고 몸의 문제를 알지도 못하면서 '어떤 약이 어디에 효과 좋다'라고 암기한다면 어떻게 될까요? 흔하게 먹는 쌍화탕도 자신이 사용할 수 있는 무기가 될 수 없습니다. 그런 상황에서는 처방을 알면 알수록 환자를 보면 볼수록 그저 혼란스럽기만 할 겁니다. 그래서 음양의 원리가 기본인 팔강, 팔법이 중요한 것입니다.

위의 예를 다시 살펴볼까요?

1. "나는 장이 냉한 편이에요."

자신의 비위가 음양 중 음에 치우쳤다는 겁니다.

2. "나는 신경 쓰면 소화가 안 돼요."

자신의 마음의 즐거움과 괴로움 중 괴로움에 치우쳤다는 겁니다.

3. "나는 저녁에 폭식을 해서 위장이 안 좋아요."

밤이 되었으면 잠을 자야 하는데, 폭식을 했군요. 식생활의 불균형이죠.

4. "나는 태어났을 때부터 장이 약하고, 설사도 자주 했어요. 아버지도 위암으로 가셨어요."

4번은 아마 체질이 소음인일 가능성이 크죠. 타고난 오장육부의 불균형입니다.

단순한 장기에서부터 자신의 체질 및 생활, 마음까지 이 모든 것은 전부 음양의 조화가 깨졌을 때, 비로소 몸에 어떤 병증이 발생하게 되는 것임을 알 수 있습니다. 그래서 예로부터 '중도(中道)', '중용(中庸)'을 중요하게 생각했습니다.

치우침 없는 행동과 몸, 마음

즉, 몸과 마음의 중도와 중용은 정신과 육체를 건강하게 하는 키포인트죠.

🍷 육체든 정신이든, 우리는 본능적으로 음양의 균형을 향해 달려갑니다.

그럼 쉬어가는 문제입니다.

여러분이 여자라면 어떠한 남자를 선택할지 골라보세요.

1. 조용하고 내성적임. 단 운동은 싫어함. 머리가 좋고 공부 잘하는 모범생.

2. 남자답고 운동도 잘하며 터프한데, 책을 매우 싫어하는 격투기 선수.

3. 내성적이고 소심하며 남성적 매력이 없고 공부, 운동 다 못하는 남자.

4. 남자답고 운동도 잘하며, 머리가 좋고 지적이며 공부도 잘하는 모범생.

5. 성격이 남자다우면서도 때론 내성적일 때도 있고, 운동도 남들 만큼하고 지

적인 면도 있는 남자.

몇 번 선택하셨습니까? 4번 아니면 5번이겠죠?

개인적인 취향에 따라 1, 2번도 당연히 있을 것 같습니다. 이런 개인적인 취향도 음양의 법칙을 따르겠죠?

1번은 음양 중에서 음이라고 할 수 있죠. 양적인 여성들이 좋아할 수도 있습니다.

2번은 음양 중에서 양이라고 할 수 있죠. 음적인 여성들이 좋아할 수도 있습니다.

3번은 음양이 모두 쇠약하다고 할 수 있죠. 대부분의 여성이 거부할 가능성이 높습니다.

4번은 음양이 모두 발달되어 있군요. 약간은 부담스럽지만 가장 이상적인 남성입니다. 킹카가 되겠죠.

5번은 음양이 왕성하지는 않지만 무난하게 조화스럽습니다. 호감형입니다.

이렇게 우리는 이성을 선택할 때도 음양의 균형과 조화를 본능적으로 살피게 됩니다. 어떤 사람은 시도 때도 없이 방을 닦고 머리카락이 떨어져 있으면 또 닦고 밀고, 싱크대 또 닦고, 소파 또 닦고, 그러며 잠시도 쉬지 않고 잔소리하는 여자.

어떤 사람은 아침부터 밤까지 이불 그대로 펴놓고, 쓰레기 한 달이나 방치하고, 화장품에는 먼지가 가득 쌓였는데, 다소곳이 앉아서 얼굴만 예쁘게 꾸미는 게으른 여자.

세상엔 이 두 명의 여자만 있답니다. 만약 당신이 남자라면 둘 중에 어떠한 여성을 선택하시겠습니까? 네? 꼭 이 두 명밖에 없느냐고요?

네! 이 두 명 중 한 명하고 무조건 평생 한방에서 살아야 합니다.

어떻습니까? 둘 다 불만족스럽죠? 당연합니다.

첫 번째는 양만 가득하고, 두 번째는 너무 음만 가득하기 때문이죠.

우리 인간은 본능적으로 음양이 조화로운 상태를 추구합니다.

한방공부란 그러한 본능이 우리 몸 안에도 그대로 적용된다고 생각하시면 됩니다. 여러 원인에 의해 우리 몸의 음양 균형이 무너지면 그것이 바로 병이 되는 것입니다.

우리는 우리 몸의 음양 밸런스가 무너지지 않도록 하려면, 평상시 음양의 법칙을 이해하고 음양의 원리에 순응하며 살아가는 것이 가장 기본입니다.

해 뜨면 자리에서 일어나 활동하는 것,

어제 과로했다면 오늘은 되도록 활동을 절제하고 몸을 쉬게 하는 것,

나의 타고난 비위가 약하다면 인공식은 줄이고, 아침·점심·저녁을 소식으로 잘 챙겨 먹는 것, 스트레스받고 화가 날 때는 그 화난 마음을 잘 조절하는 것,

이러한 모든 것들을 조화롭게 잘 조절하는 사람이 건강한 사람이겠죠?

『흰 띠 한약사』 시리즈의 목표는 음양의 조화 중, 육체의 음양 조화를 추구합니다.

육체의 음양 조화를 위한 여러 수단 중 한약을 이용한 치료법을 공부하는 책입니다. 제가 일하다가, 아니면 새벽에 갑자기 타타타… 타자를 때리며 글을 막 적으니, 아무 생각, 계획, 기승전결도 없이 그냥 막 적는다고 말을 하지만, 한번 끝까지 공부해보십시오. 마지막 공부를 마치시고 한방에 대해 이해하시게 되는 날, 제가 왜 이렇게 한약, 한약하며 한의학에 집착하는지 이해해주실 겁니다.

분노, 슬픔, 욕망, 좌절 등

우리가 자신의 마음까지 잘 조절할 수 있다면, 옛 어르신들의 말씀처럼 중용, 중도에 한 발짝 더 가까워진 건강한 사람이겠죠.

우리의 육체부터 생활, 마음까지 음양이 조화로운 사람, 저를 비롯하여 이 책을 읽으시는 모든 분이 이러한 음양화평지인이 되시길 진심으로 기원합니다!

- 자기 몸을 알고 건강을 위해 한 발짝만 더 다가가는 노력이 필요.
- 인간의 몸과 마음은 본능적으로 음양이 조화로운 상태 추구.
- 몸과 마음의 음양 밸런스가 무너지면 그것이 병이 된다.

한방공부란

이러한 음양의 법칙이 우리 몸에 그대로 적용하여 원인을 찾고 치료를 하는 것.

치우침 없는 몸과 마음 → 몸과 마음의 음양균형이 키포인트.

한약은 치우친 약성을 이용하여 몸의 불균형을 바로 잡는 가장 효율적인 수단.

한약 공부는 음양 불균형의 원인을 찾을 수 있는 눈을 가지는 것이 우선.

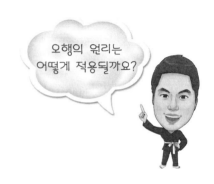

오행의 원리는
어떻게 적용될까요?

:: 오행 1

이번 시간은 우선 오행의 의미를 좀 더 살펴보고, 다음 시간에는 오행의 개념들을 몸에 대입시켜 보겠습니다.

 🍵 오행은 목(木)·화(火)·토(土)·금(金)·수(水) 다섯 가지라고 했습니다.

질문) 오행 중 목이라는 개념은 나무다? 맞습니까?

틀렸죠? 나무는 목의 개념에 포함된다고 공부했습니다.

목·화·토·금·수는 하나의 대상을 지정한 것이 아니라, 커다란 개념을 표현한 단어라는 것을 꼭 명심하고 공부에 들어갑니다.

오행 중 목(木)에 성질을 가진 계절은 무엇이었나요? 봄이었죠.

봄에는 나무가 하늘을 향해 푸른 잎을 연신 뿜어냅니다.

즉, 잠자던 개구리가 땅속에서 밖으로 다시 태어나듯, 긴 겨울에 응고되었던 생명의 기운이 세상을 향해 분출하는 시간입니다.

봄날 아침, 동쪽에서 해가 뜨며 하루가 새롭게 시작되면, 겨우내 잠을 자던 곰들도 먹이를 찾아 서서히 활동을 시작합니다.

우리 몸의 오장 중에서 목의 성질을 가장 많이 가진 장기는 간(肝)이었습니다.

즉, 봄날의 푸른색은 간의 색깔임을 알 수 있습니다.

간의 병증과 질환은 사계절 중 봄이란 계절과 밀접한 연관이 있을 것이라 유추해볼 수 있겠습니다.

봄 다음으로 간에 영향을 미치는 계절은 무엇이라 유추해볼까요?

오장육부의 질환은 보통 자신이 속한 계절이나 그 계절을 이기는 계절에 발생하기 쉽습니다. 목을 이기는 것은 금이죠.

그러므로 간은 봄날에 병이 가장 많고, 그 다음은 가을일 수 있다고 유추할 수 있습니다. 그럼 간에 병이 있는 사람은 봄과 가을을 주로 조심해야겠죠?

봄날 지체없이 자라나는 생명들의 성격처럼 사람도 추진력과 결단력이 강하고, 새로움을 추구하고, 유행을 잘 따르는 사람은 오행 중 목의 성질이 강한 사람일 거라 예상할 수 있습니다. 어떠한 일을 망설이고, 추진력과 결단력이 부족한 사람은 간담의 기능이 약한 사람이라 의심할 수도 있습니다.

오행 중 화(火)에 성질은 가진 계절은 여름이었습니다.

여름에 나무들은 붉은색, 분홍색 등 아름다운 꽃들을 피우며, 젊은 청춘을 뽐냅니다. 쑥쑥 자라던 어린 시절을 뒤로하고 이제는 완성되고 성숙된 자신만의 왕성해진 기운을 분출합니다. 즉, 열정적이고 화려한 계절입니다. 호기심과 욕망도 화(火)의 성격입니다.

태양이 동쪽에서 떠올라 남쪽 중천에 떴을 때, 온 세상을 뜨겁게 달구는 양기 충만한 그 시간이 바로 오행 중 화가 되겠습니다.

오장(五臟) 중에서 화의 성질을 가장 많이 가진 장기는 심장이었습니다.

즉, 여름철 열기와 붉은 열정은 심장의 성질임을 알 수 있습니다. 심장 질환은 여름철에 많겠죠. 그 다음은 무슨 계절일까 유추해볼까요?

화를 이기는 물, 즉 겨울철과 밀접한 연관이 있을 것이라 유추할 수 있습니다. 여름처럼 열정적이고 화려한 사람, 타인에게 빛을 비춰주는 밝고 외향적인 사람은 오행 중 화의 기운이 긍정적으로 작용하는 사람이라 유추할 수 있습니다. 열정이 부족하고, 음침하며, 기쁨보다는 우울한 사람은 심장의 열정이 부족한 사람이 많죠.

오행 중 토(土)에 성질을 가진 계절은 장마철과 환절기입니다.

즉, 토의 계절인 환절기는 계절이 바뀌는 시기입니다.

오행 중 토는 목화금수를 조절하고 중재하는 역할을 담당합니다.

계절에서도 토는 봄과 여름 사이, 여름과 가을 사이 등 환절기를 주관하죠.

봄과 여름 사이 장마의 계절도 토의 개념에 포함됩니다. 우리나라의 장마철은 많은 양의 물이 육지에 뿌려지나 육지는 그것을 감당하려고 노력합니다. 국에 밥을 말아 먹고, 식사 중간 많은 물을 마시며, 맥주 등 술을 폭음하고, 아침 공복에 냉수를 마시며 우리 몸을 힘들게 하는 사람의 비위장과 비슷하군요.

소화기관인 비장은 입으로 들어오는 음식과 수분을 스펀지처럼 흡수합니다.

그런데 비장의 음식과 수분이 대장, 폐장으로 이동되기 전, 즉 비장이란 스펀지가 마르기도 전에 수많은 음식물이 연거푸 비장으로 내려온다면 어떨까요?

항상 축축한 비장은 너무나 괴롭습니다.

물에 젖은 비장은 힘내서 따뜻한 기운을 빌려 와서 열심히 활동해줍니다. 그래서 수분과 습기를 겨우 말려놓습니다. 그리고 밤이 되면 비장도 잠을 자려고 하죠, 하지만 주인은 밤에 잠도 안 자고 맥주를 마셔버립니다. 밤에는 잠을 자야 하고 피곤한데, 또 일을 해야 하니 제대로 일이 되겠습니까? 대장과 폐에서도 잠을 자려고 이미 문을 닫아 버렸죠.

비장이 비몽사몽 일을 했으니, 비장에 들어왔다가 대사가 안 되고 그대로 남아버린 수분은 넘쳐흘러 어디로 가나요? 얼굴, 손, 발 등 온몸 구석구석으로 퍼져버렸습니다. 아침에 일어나니까 얼굴이 퉁퉁 부어있게 됩니다.

아침에 거울을 보며 주인 왈, "신장이 안 좋아서 자주 붓는가 봐. 병원에 가봐야겠어."라며 걱정을 하고 있고요. 그 말을 들은 비장이 참 답답해하며 소리를 지릅니다.

"저녁밥을 그렇게 먹고, 또 맥주를 마시고는 병원? 무슨 헛소리야! 밤에 제발 그만 먹어! 그리고 붓는다고 괜히 혈액 순환제나 이뇨제 좀 먹지 마, 더 힘들어. 무식한 주인아!!"

힘들다고 이렇게 말하고 싶은 비장이지만 그저 묵묵히 웬만한 폭식과 야식도 이겨내는 비장에게 우리는 당장 감사해야겠죠?

육지도 마찬가지입니다.

많은 비가 내리고, 육지의 누런 황토색 물이 강을 덮어버리지만, 며칠이 지나면 금세 회복을 하죠. 대지는 우리의 생명을 키우고 비바람, 먼지 등 모든 것을 포용합니다. 이렇게 넓은 마음의 토라는 것은 항상 중앙에서 조화를 위해 노력합니다.

지역 환경에 따라 오행의 개념이 적용되고, 되지 않고의 문제이지, 북극에 사는 사람도 계절적 오행 개념이 우리보다 부족할 뿐, 오장육부에 생장화수장 등 오행의 개념은 어디나 존재하는 것입니다. 즉 토(土)라는 성질은 중재와 처리, 조화를 의미합니다. 포용력 있는 사람은 오행 중 토의 기운이 좋은 작용을 하는 사람이라 유추할 수 있습니다.

오행 중 금(金)의 성질을 가진 계절은 가을이었습니다.

가을에는 푸르던 나뭇잎도, 화려했던 꽃들도 시들어버립니다.

그 대신 다음을 위한 씨앗과 열매를 남깁니다.

새벽 5시 나이트클럽 넓은 무대에 마지막 남은 3명의 춤사위는 그저 쓸쓸하고 고독해 보이기만 합니다. 이제는 정리하고 집으로 돌아가야 하는 시간입니다. 봄, 여름 발산되었던 생명의 기운이 수렴하고 정리되는 시간, 더 놀고 싶어도 집에 가야 하는 시간!

칼같이 서늘한 엄마나, 마누라가 도끼눈을 뜨고 기다리는 시간이기 때문입니다.

가을이 되면 곰도 겨울잠을 자기 위한 준비를 시작합니다.

서쪽으로 해가 지면 우리도 일과를 정리해야 합니다. 야근은 그냥 똥통에 던져버립시다.

우리 몸의 오장 중에서 금의 성질을 가장 많이 가진 장기는 폐였습니다.

쇠처럼 차갑고 냉정한 기운, 반짝이는 쇠의 하얀빛은 폐의 색깔입니다.

폐의 질환은 가을이란 계절과 밀접한 연관이 있을 것이라 유추할 수 있습니다.

그 다음으로 폐에 영향을 미치는 계절은 무엇이라 유추해볼까요? 화극금(火克金), 즉 여름이네요.

폐는 가을의 건조한 기운에 가장 약하지만, 여름의 뜨거운 기운에도 쉽게 손상되기 쉽습니다. 또한, 겨울의 차가운 기운에도 자주 약한 모습을 보입니다.

이야기하다 보니 폐가 완전 동네북이군요. 1년 중 조심하지 않을 때가 거의 없습니다. 참고로 말하자면, 폐는 우리 오장 중 가장 외부를 담당하는 장기라서 감기 등 1차적인 병마에 직접 노출되는 장기라고 할 수 있답니다. 그래서 폐는 아주 민감하고 연약합니다. 바람에 휩쓸리는 갈대처럼, 겨울은 겨울대로 여름은 여름대로 힘듭니다. 불쌍한 폐장입니다. 오행 중 금의 성격은 가을처럼 차갑고 냉정하며, 정에 얽매이지 않으며 현실적인 판단과 결단을 잘하는 사람, 오행 중 금의 성질이 강한 사람일 거라 예상할 수 있습니다.

오행 중 수(水)의 성질을 가진 계절은 겨울이었습니다.

겨울에는 낙엽도 없는 앙상한 나뭇가지에 동물들도 어디로 간 건지 조용하기만 합니다. 앙상한 나무도 조용한 산속도, 모두 죽은 생명들 같습니다. 바짝 마른 옥수수 씨앗들도 꼭 생명이 없는 것 같습니다. 모두 일과를 정리하고 잠을 자는 시간입니다.

밤에는 북쪽 하늘의 북두칠성의 별빛만 반짝이고 있습니다.

겨우내 바짝 말라 쓸모없어 보이던 씨앗들도 봄날이 되면 땅속에서 겨우내 응고했던 기운을 분출합니다. 즉 겨울은 죽음의 계절이지만, 그것은 새로운 생명의 탄생을 의미합니다. 어두운 밤은 활동을 잠시 중단하지만, 그것은 새로운 활동의 준비를 의미합니다. 지구가 태양을 돌고 돌듯, 생명도 탄생과 죽음 사이를 돌고 돕니다.

우리 몸의 오장 중에서 수의 성질을 가장 많이 가진 장기가 신장이었습니다.

겨울의 기운, 어두운 밤의 색깔은 신장의 색깔임을 알 수 있습니다.

신장의 질환은 겨울이란 계절과 밀접한 연관이 있을 것이라 유추할 수 있습니다. 그다음은 영향을 미치는 계절은 무엇이라 유추해볼까요?

토극수(土克水), 즉 환절기네요 신장병은 겨울을 극복하는 것이 가장 관건이며, 그 다음 환절기를 이겨내는 것도 중요합니다. 신장병은 특히 어르신들이 많습니다. 신장이 약한 어르신들은 겨울을 잘 극복하는 것과 환절기를 무난하게 지내시는 것이 중요합니다.

수(水)는 성격이 차분하고 침착한 사람, 머리, 즉 두뇌가 좋고, 지혜로운 사람, 평상시는 조용하고 차분하여 약해 보이나, 불같이 화내는 사람도 결국 이길 수 있는 사람. 이런 사람은 오행 중 수의 성질이 강한 사람일 거라 예상할 수 있습니다.

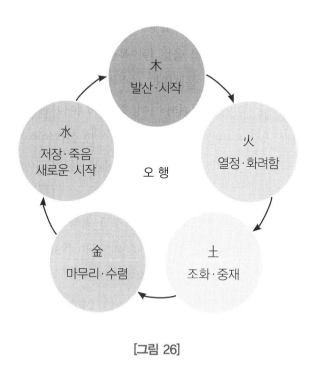

[그림 26]

오행의 느낌을 한 번씩 살펴보았습니다.

오행이라는 개념은 책에 기록되어 있는 것이 전부가 아닙니다.

이 세상 유형, 무형, 생각 등 모든 개념에서 분류되고 나눌 수 있습니다.

음양오행이란 옛날의 학문이고 비과학적인 학문이 아닙니다.

음양오행은 그저 우리 인생의 원리이고, 하나의 법칙입니다.

학문처럼 어렵게 접근할 필요가 전혀 없답니다. 우리는 이러한 오행의 법칙을 우리 몸에 대입하면 그만입니다. 그럼 문제를 한 개 풀어보고 다음 시간으로 넘어갑시다.

문제) 우리 몸의 귀는 오장 중 어디에 속할까요?

이목구비 중 귀는 오장 중에 신장에 속한답니다.

그럼 코는요? 밥을 먹는 입은요? 눈은요?

오행은 목(木), 화(火), 토(土), 금(金), 수(水)

- 오행 중 목(木)의 성질을 가진 계절은 봄.
  장기는 肝, 색깔은 푸른색, 동쪽의 떠오름.

- 오행 중 화(火)의 성질을 가진 계절은 여름.
  장기는 心, 색깔은 붉은색. 남쪽의 강력할 때. 열정.

- 오행 중 토(土)의 성질을 가진 계절은 장마철과 환절기.
  장기는 脾胃, 색깔은 황토색. 중앙의 조율과 중재를 의미.

- 오행 중 금(金)의 성질을 가진 계절은 가을.
  장기는 肺, 색깔은 흰색. 서쪽의 저무는 시간. 정리. 수렴.

- 오행 중 수(水)의 성질을 가진 계절은 겨울.
  장기는 腎, 색깔은 검은색. 북쪽. 블랙홀. 감춤. 죽음. 탄생의 준비.

:: 오행 2

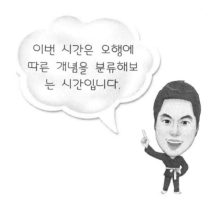

이번 시간은 오행에 따른 개념을 분류해보는 시간입니다.

한 가지 예를 들어 볼까요?

우리 얼굴의 이목구비 중 코는 폐와 연관 있고, 오행으로 분류하면 금金에 분류됩니다. 오장 중 금에 포함되는 장기는 무엇이었나요? 폐장이었죠.

즉, 코는 오장 중 폐장과 관련이 있다는 것을 알 수 있겠죠?

이목구비의 오행 예) 코	→	오행의 금 코는 폐와 연관	→	코의 병증은 폐와 관련

찬바람을 맞고 코에서 묽은 콧물이 난다든지, 콧물, 코막힘, 재채기 등의 증상은 폐와 연관이 있을 수 있겠다고 유추할 수 있겠습니다.

다음, 오장 중에 선천의 에너지를 주관하는 장기는 신장이라고 했죠?

나이가 들며 신장의 기운이 약해지면 모든 신체에 문제가 발생하겠죠? 특히 이목구비에서는 특히 신장과 연결되어 있는 귀가 점차 멀게 됩니다.

나이 든 어르신들이 서로 고함치듯 이야기하는 것은 화나서 싸우시는 것이 아니죠. 신허로 인하여 귀의 청각이 떨어지셨으니, 어쩌면 당연한 것인지도 모릅니다.

다른 예를 들어볼까요?

오장 중 간장은 목(木)에 속하고 바람(風) 역시 목의 기운에 포함됩니다.

우리 몸 안에서도 온도와 기압 차이로 인해 바람이 만들어집니다.

바로 우리 몸에서 바람(風)을 잘 생성시키는 장기가 바로 간이거든요.

앞에 식풍이란 단어를 공부했죠? 이를 보고 '간화내풍'이라고 부릅니다.

간의 화로 인해 우리 몸 안에서 바람이 만들어졌다는 것이죠. 스트레스로 인한 간의 화는 몸 안에서 끔찍한 중풍으로 이어질 수 있다고 유추할 수 있습니다.

목·화·토·금·수, 오행의 개념을 몸에 대입해보니, 조금은 재미있고 또 중요할 것 같은 느낌이 드는데요. 오행배속을 간단히 살펴봅시다.

오행

목(木)·화(火)·토(土)·금(金)·수(水)

우선 앞에서도 공부한 오장을 오행으로 분류해봅시다.

간(肝)·심(心)·비(脾)·폐(肺)·신(腎) 이렇게 분류됩니다.

다음은 오장 다음으로 육부를 오행으로 분류해봅니다.

담(膽)·소장(小腸)·위(胃)·대장·방광(膀胱)

간은 담과, 심장은 소장과, 비장은 위장과, 폐장은 대장과, 신장은 방광과 짝.

다음은 앞에서 배운 육기(六氣)와 계절을 오행으로 분류해봅니다.

풍(風)·서(暑)·화(火)·습(濕)·조(燥)·한(寒)

봄·여름·장하·가을·겨울

다음은 얼굴의 이목구비입니다.

눈(目)·혓바닥(舌)·입(口)·코(鼻)·귀(耳)

화가 나서 간에 열이 심하면 눈이 붉어지죠.

앞에서 신장이 약해지면 귀가 먹는다고 했습니다. 즉, 이목구비 중 귀는 신장에 연결되어 있고, 오행으로는 수(水)에 속합니다.

음식물을 먹는 입은 소화기관은 비위와 관련 있네요.

다음은 우리 몸 형체입니다.

근육 근(筋)·맥(脈), 살 육(肉), 피부와 털 피모(皮毛), 뼈 골(骨)

간에 문제가 있으면 근육통, 근육 떨림 등의 문제가 발생합니다.

즉, 근육은 간과 연관이 있고, 오행 중 목(木)에 포함됩니다.

비위가 허약하여 소화흡수가 약하면 살이 찌지 않습니다.

반대로 비위가 습하고 정체되면 기육에 찌꺼기가 쌓이며 체중이 증가합니다.

기육에 수독이 정체되며 부종이 형성되죠.

피부질환을 잘 치료하는 한의원에서 폐를 맑게 한다는 한약을 광고합니다.

폐가 피부를 주관하는 것을 의미합니다. 골다공증, 디스크 등의 뼈의 문제는 신장과 밀접한 연관이 있습니다. 나이가 들며 뼈가 약해지고 허리가 휘는 것은 신장의 쇠약으로 인한 것이죠. 디스크를 치료하는 한약의 근본 효능은 신장을 강화하는 것임을 이해하고 계십시오.

다음은 우리의 감정입니다.

분노 노(怒), 기쁨 희(喜), 생각 사(思), 슬픔 비(悲), 두려움 공(恐)

분노라는 감정은 간에 밀접한 연관이 있습니다.

화를 내면 간의 기운이 울체가 되면서 눈도 붉어지고, 간경락이 흐르는 뒷골도 당기고, 간화가 상승하여 혈압도 올라가고 두통도 발생할 수 있습니다.

생각을 깊이 하며 식사를 하면 금세 체합니다. 생각은 비위장에 연결이 되고, 과도한 생각은 비위장의 기능을 저해하기 때문입니다.

다음은 색깔입니다.

청색 청(靑), 붉은색 적(赤), 노란색 황(黃), 하얀색 백(白), 검은색 흑(黑)

얼굴이 푸른색이면 간에 병증이 있나?

얼굴이 불그스레 변했다면 심장에 병증이 있나?

얼굴이 노르탱탱 하다면 비위에 병증이 있나?

얼굴이 하얗게 창백하다면 폐에 병증이 있나?

얼굴이 시커멓게 변했다면 신장에 병증이 있나?

유추해 볼 수도 있겠죠? 참고로 신장이 상해서 얼굴이 검게 변한 상태가 가장 위험한 경우가 되겠습니다.

방위입니다.

동쪽 동(東), 남쪽 남(南), 중앙 중(中), 서쪽 서(西), 북쪽 북(北)

사물의 생장입니다.

태어남 생(生), 자람 장(長), 조절·균형 화(化), 정리·거둠 수(收), 마무리·죽음 장(藏)

마지막 맛입니다.

시큼한 맛 산(酸), 쓴맛 고(苦), 단맛 감(甘), 매운맛 신(辛), 짠맛 함(鹹)

여기서 신맛은 간과 연결됨을 이해할 수 있죠?

그럼 매운맛은 어딥니까? 폐장이겠죠.

위 오행의 배속이 처음 보는 것처럼 그렇게 생소하시진 않으실 겁니다.

2. 오장과 오행

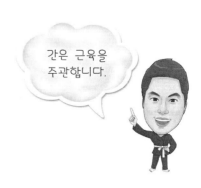

간은 근육을 주관합니다.

:: 오장주관 1

다음책은 생리병리편으로 오장육부를 기준으로 우리 몸속을 공부하게 됩니다.

우리 몸을 자세히 알아나가는 단계로, 이는 병증과 맞서기 위한 핵심적인 과정이죠? 지금부터는 그것을 위한 예습의 의미도 있습니다.

이제 오장과 오행의 개념을 살펴보며 몸의 공부를 준비하겠습니다.

다시 한 번 오행배속을 보겠습니다.

> 간- 근육 근(筋), 심장- 맥(脈), 비장- 살 육(肉)
>
> 폐장- 피부와 털 피모(皮毛), 신장- 뼈 골(骨)

간장은 근육을 주관합니다. 심장은 혈맥을 주관하고요. 비위는 기육을 주관합니다. 폐는 피부, 신장은 뼈가 됩니다.

🖤 속에서부터 올라오면 뼈는 신장 → 근육 간 → 혈은 심장 → 기육 비위 → 피부 폐 이렇게 됩니다.

간장이 근육을 주관하는 쉬운 실례를 살펴봅시다.

여러분 앞에 한 여성분이 있다고 상상합니다.

목소리가 날카롭고, 짜증이 가득합니다. 잠잘 때는 가족이 걸어 다니는 소리도 신경 거슬린다고 하십니다. 그래서 본인이 잠을 자려고 할 때는 가족들이 숨도 못 쉬고 각자 방에서 대기합니다. 말을 하는 도중에도 연신 가슴을 쓸어내리며, 한숨을 쉽니다. 이런 분들은 옆구리가 아프다든지, 아니면 아침에 팔이 뻣뻣하다, 어깨가 아프다, 근육이 꿈틀거린다라는 경우가 많은데요? 몸에 아픈 증상은 너무나 복잡해도 병증 원인은 단순하죠?

병의 원인이 뭔가요? 파악하셨죠?

1. 육체적 노동이 심해서

2. 신장이 약해서

3. 마음의 문제, 칠정병

다들 아시겠죠? 3번 칠정병입니다. 목소리 톤만 들어도 스트레스가 느껴지죠. 허나 주변 상황을 물어보면 그렇게 스트레스받을 일도 없는 경우가 많습니다.

경제적인 것도, 가족들도, 건강도, 자식도…. 모두 정상입니다.

우리 스스로가 마음의 번뇌를 만들고 있었습니다.

그런데 이분 왈, "몇 달 뒤에 큰 병원에 검사예약을 해놓았다."며 이렇게 아픈 병의 원인을 찾기 위해 자주 가는 병원에 또 갈 예정이라고 자주 말한답니다.

원인이 자기 마음속에 있는데, 우리는 그 원인을 밖에서만 찾으려고 합니다.

가정문제부터 경제적 문제, 사기당하거나 사랑하는 사람과 이별하는 등.

우리는 살아가며 극심한 스트레스를 받게 됩니다. 그 스트레스가 축적이 되면 간의 기운이 소통되지 못하고 울체 됩니다. 즉, 우리 마음의 불균형이 병이 되었죠?

소통되어야 하는 간의 기운이 울체가 되니 간이 팽창되고 붓습니다.

평소 얌전하던 자식이 어느 날 극심한 스트레스를 받아서 부모님께 분노하고, 화내고, 덤빌 수 있습니다. 스트레스로 간이 부어서 그런 겁니다. 간이 울체 되면 자기도 모르게 신경질이 잘 나거든요. 이렇게 간이 부어버리면 그 옆의 비위가 억눌려서 답답해집니다. 간이 울체 되어 기혈이 순환도 실조됩니다. 기혈의 순환이 실조되니 온몸이 무겁고 아프며, 몸이 붓고, 저릴 수도 있습니다. 소화도 안 되고, 간이 부어서 팽창까지 되니, 옆구리가 당기고 아프기 시작합니다. 혈을 제대로 공급받지 못한 근육은 꿈틀, 팔딱거리며 스스로 살길을 도모합니다. 이 상황이 간의 불균형으로 인해 근육에 문제가 발생한 대표적 경우라고 할 수 있습니다.

물론 결과적으로는 손으로 혈액순환이 안 돼서 그런 거지만, 왜 순환이 되지 않고 근육, 신경이 저려오는지가 중요한 것입니다. 스트레스로 간기가 울체 되면 가슴과 가슴 사이 오목한 단중혈이 막혀버린다고 했습니다.

단중혈이란 모든 기의 흐름의 시발점이라고 할 수 있는 중요한 곳인데요, 단중혈이 있는 가슴에 흐름이 막혀버리니 가슴이 답답하겠죠? 기가 막혀 답답하니 한숨을 쉴 수밖에 없습니다. 한숨을 쉬어도 답답하다면, 본능적으로 가슴에 손이 갑니다. "아이고 내 팔자야!" 하며 가슴을 칩니다. 이렇게 기의 흐름이 막히면 당연히 기혈의 순환이 저조하게 됩니다.

그럼 혈액순환을 담당하는 심장은 어떨까요?

손끝, 발끝까지 혈액을 공급하려고 쉬지 않고 펌프질을 합니다. 평소에는 혈액이 온몸으로 부드럽게 전달되었는데, 간의 문제로 인해 기혈의 순환이 울체 되니, 심장이 아무리 펌프질을 해도 전신이 꽉 막혀 전달이 잘 안 됩니다. 그래서 더 열심히 펌프질을 합니다. 심장이 열 받겠죠? 그리고 간의 열도 전달됩니다. 심장이 과열되었습니다.

평소 심장이 두근거리는 느낌을 받을 수 있겠죠? 혈액순환이 되지 않아 손발은 차가운데, 심장의 열로 인해 얼굴에만 열이 화끈 오르는 경우가 많아지네요.

심장에 과도한 열이 발생하니, 밤에도 심장의 열이 가라앉지 않아 불면증이 발생하게 됩니다. 그래서 겨우 잠이 들었으나 선잠을 자며 꿈도 많이 꾸게 됩니다.

잠도 깊이 못 자고 손, 얼굴은 퉁퉁 붓고, 온몸 구석구석이 쑤시고 아프니 아침에 일어나면 몸이 얼마나 무겁고 피곤하겠습니까?

혈액순환, 근육의 병증은 간의 불균형에 의해서도 발생될 수 있음을 실제 예를 통해 살펴보았습니다.

간은 소설의 기능이라 하여, 혈액은 간이 주관하는 각 근육으로 소통하고 뻗어나가려는 성격이 있습니다. 그 성질을 막아버리면 결과적으로 근육이 경직되는 현상이 발생하는 것입니다.

간의 활혈 간장혈 기능	→	간의 병증은 혈의 공급 실조	→	간과 연결된 근육의 문제발생

'간주근(肝主筋)'!

위의 원인을 제외하고도 간이 근육을 주관한다는 다른 이유와 현상도 더욱 많을 겁니다. 그래서 위의 증상은 그저 제가 설명하려는 상황에 적합한 증상을 적은 것뿐입니다.

비장의 기운이 약해져도 근육에 쥐가 날 수도 있습니다.

단순한 자세의 문제일 수도 있습니다. 아니면 어혈과 담음의 문제일 수도 있습니다. 이렇게 우리 몸은 유기적으로 연관되고 연기되어 있습니다.

우리 몸은 서로서로 연기되어 있기에, 근본적으로 내과, 외과, 이비인후과, 안과, 피부과, 정신과 등으로 구별하는 것이 한의학에서는 불가능합니다.

간은 내과고, 근육 신경은 신경외과죠? 눈코입의 병은 단순한 눈코입의 문제가 아니었죠? 눈만 보아도 간과 연결되어 있고, 코도 폐와 연결되어 있죠. 또 신장의 기화작용이 약화되면, 수분 조절이 실조되어 코로 물이 나오게 됩니다. 겉으로 보면 비염이겠습니다.

한약의 공부는 그래서 이럴 수도 있고 저럴 수도 있다는 상대적, 유동적 사고가 핵심입니다. 절대적인 정답은 없다는 것을 꼭 명심해야 합니다. 제가 술 먹은 것도 아닌데 했던 말 또 하고, 또 하는 것은 그만큼 중요하기 때문이겠죠?

혈액순환이 안 되는 이유는 간의 기운이 울체가 되어서 그렇구나.– ×죠?
손발이 저리고 혈액순환이 안 되는 이유는 간이 울체되는 것도 하나의 원인이 될 수 있구나.– ○ 맞죠?

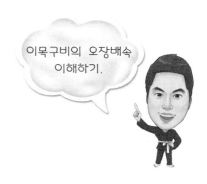

이목구비의 오장배속
이해하기.

이번 시간에는 심장에 대해 간단히 공부하겠습니다.

이번에는 다른 오행배속을 보겠습니다. 얼굴의 이목구비입니다.

간– 눈(目)

심장– 혓바닥(舌)

비장– 입(口)

폐장– 코(鼻)

신장– 귀(耳)

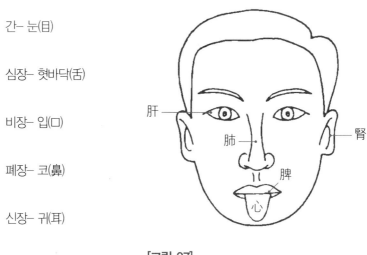

[그림 27]

✔ 오장의 건강상태는 이목구비에서 나타납니다.

간장은 피로를 주관하는 장기입니다. 그래서 육체적 노동이 심하거나 꿀잠을 자지 못자면, 간이 피로를 회복하지 못합니다. 간이 활혈하고 재생하지 못하게 됩니다.

그럼 당연히 간장과 연결된 눈에서 표시가 나겠죠? 눈이 충혈되거나 누렇게 되고, 따갑거나 시력이 흐려지게 됩니다. 눈물이 날 수도 있습니다. 누가 보면 깜짝 놀라겠죠? 눈이 벌겋게 충혈되어 홀로 눈물을 흘리고 있으니까요.

그럼 간의 건강상태를 돕는 약초 중에는 시력을 좋게 해주는 약초들이 있겠다고 유추해볼 수 있겠습니다.

우리가 일상에서 물에 넣고 달여 많이 마시는 '결명자'.

간의 풍열을 내려주는 꽃, 노랗고 하얗게 피는 '국화'.

간과 신장이 허한 것을 보하는 '구기자'.

간뿐만 아니라 신장에도 도움이 되는 '저실자', 하수오 등 이 밖에도 많은 약초가 있겠죠?

이 개념을 응용하여 실제 한 어르신을 봅시다.

1. 수면부족으로 간에서 활혈된 에너지가 눈으로 전달되지 못합니다. 스트레스로 간화가 발생하여 열이 눈을 공격하여 간과 연결된 시력이 나빠지고, 그 열로 약간의 녹내장도 있습니다.

2. 눈은 간장과 연결되었으니, 간의 건강상태 파악이 핵심이라 생각해봅시다. 간의 건강에 영향을 미치는 요소들인 수면, 음주, 음식 및 스트레스와 약물 복용 등도 체크해보구요. 그리고 노화에 따른 간신의 허손도 예상합니다.

3. 간신의 허증이 문제라고 판단했다면, 간과 신장을 보해주고, 허열(虛熱)을 내려주며, 잠을 잘 자서 간을 편하게 해주면 눈의 문제가 많이 회복되겠구나 판단합니다.

구기자처럼 간장과 신장을 보해주는 약초가 시력을 좋게 하면 간장뿐 아니라, 신장이 허하여도 시력에 영향을 주는구나. 그럼 녹내장을 예방하기 위해, 눈 쪽으로 발생한 열을 내리고, 동시에 간신의 허약함을 보충하는 처방을 사용해야지!

이렇게 암기하지 않고, 여러 개념을 서로 연결해나가시며 공부를 해나갑시다. 암기 대신 이해, 유추하며 공부해야 완전히 자기 것으로 되겠죠?

두 번째, 혓바닥은 심장과 연결되어 있습니다.

어느 날 갱년기 여성 왈 "혓바닥이 뻣뻣하면서, 맛도 잘 모르겠으며, 쓰린 것 같으면서도 깔깔하고 아프다."라고 합니다.

몇 년 동안 증상이 지속되어 병원에 다녔는데, 원인은 잘 모르겠다 합니다.

특이한 증상이니 우리가 모르는 질병일까요?

아닙니다. 한약을 공부하는 우리는 처음 보는 증상이나, 혹 원인불명의 병증이 나타나더라도 긴장할 필요가 없습니다. 뿌리는 하나인데, 증상만 요란하게 나타날 뿐입니다.

우리는 원인을 간단하게 생각하면 됩니다. 혓바닥에 문제가 있으니, 심장과 연관이 있구나, 이렇게 유추해나가면 됩니다. 여성이 갱년기도 한창이고, 스트레스도 많이 받았습니다. 그럼 심장의 화를 내려주는 처방을 찾아보면 되겠죠?

혓바닥이 맵고 따가운 여학생은 왜 그럴까? 매운 것을 많이 먹어서 그렇다고요?

혓바닥이 누렇게 두꺼운 사람은 왜 그럴까? 혓바닥에 칫솔질을 않아서 때가 끼었다고요? 이런 답변에도 공부한 여러분은 이해하기 쉽게 근본원리를 설명할 수 있어야 합니다.

"혓바닥이 맵고 따가운 것은, 심화가 상승해서 그런 것인데, 혓바닥은 심장과 연결되어 있어 심화에 직접적으로 화상을 당한 것과 같습니다. 그래서 불에 약간 화상 당한 것처럼 따갑고 뜨거운 음식을 못 먹을 수 있습니다."

"혓바닥이 누렇게 두꺼운 사람은 몸 안의 날씨가 습하고 열한 장마철 같은 사람입니다. 그래서 혓바닥도 습기에 부풀어있고, 습열로 인해 설태도 두껍게 끼인 것입니다.

혓바닥이 늘어났기 때문에 치아에 대인 부분은 치아 자국이 생겼을 수도 있습니다. 그래서 이런 분은 몸의 습열을 없애주는 처방을 꼭 복용해야 합니다." 이렇게 친절히 설명해 드립시다. 우리 혓바닥도 한번씩 거울에 비춰 보시고요. 이런 상태에서는 한 두달에 절대 치료할 수 없습니다. 시작부터 계획을 잘 세워야 병을 이길 수 있습니다.

다음 소화기관인 비장입니다.

비장은 이목구비 중에서 밥을 먹는 입과 연결되어 있군요.

주변에 입술이 잘 트는 여성들이 많습니다.

여러분 근처에 입술이 자주 트고, 갈라지는 분을 보시면 소화가 잘되는 편인지 물어보세요. 아마 대부분 소화력에 문제가 있거나 약한 편이라 할 겁니다.

절대적일 수는 없습니다만, 입술이 잘 트는 체질은 4체질 중 어느 체질이 가장 많을까요?

1. 소화력이 강한 소양인- ×   2. 소화력이 약한 소음인- ○

입술 하나만 봐도 30%는 파악하고 병증 확인에 들어갈 수 있는 겁니다.

이렇게 입술과 입은 비위와 연결되어 있습니다.

다음 폐장은 이목구비 중 코와 연결되어 있습니다.

겨울에 찬바람이 부니, 갑자기 코에서 콧물이 납니다.

아기들은 아직 미성숙하여 작은 날씨변화에도 콧물이 흐르기 일쑤입니다.

찬바람으로 인해 흐르는 투명한 콧물은 폐가 차가운 것을 나타낼까요? 아니면 덥다는 것을 나타낼까요? 투명한 콧물은 첫 번째 경우로 폐가 차가운 것이겠죠.

반대로, 폐의 병사가 오래되어 그것이 열성화되면 투명하던 콧물도 점차 누렇게 변하게 되죠. 이렇게 콧물의 색깔로 몸 안의 음과 양을 구분하실 수 있겠죠?

호흡을 하여 공기를 흡수할 때는 공기 중 여러 세균과 먼지가 코로 1차 통과하며 여과하고, 2차로 기관지 편도를 거치며 3차로 폐에 들어갑니다.

폐의 기운은 곧 인체 방어력, 면역력과 직접적인 연관이 있습니다.

홍삼이 폐기를 보하여 우리 몸의 방어력을 높이는 것처럼 폐의 기운이 떨어지게 되면 우리 몸의 1차적인 폐의 방어력이 떨어지게 됩니다.

그렇게 폐 기능과 방어력이 떨어지면 평소에는 별거 아닌 먼지나 꽃가루, 이불 속의 진드기 등에도 굉장히 예민하게 반응하게 됩니다. 코가 간질간질하고, 외부 물질이 안으로 못 들어오게 연신 콧물배출과 재채기를 하죠. 요즘 말로 이런 알레르기는 과잉, 이상 반응이 아니라 몸 상태에 따른 정상 반응이라 했습니다. 몸이 신호를 주는 반응은 모두 소중한 것입니다.

마지막으로 신장입니다.

신장은 이목구비 중에서 귀와 연결이 되어있네요.

어느 날 지나가시던 할아버지 한 분이 들어오셨습니다. 점점 귀에서 소리가 멀어지고, 최근에는 고름도 약간씩 나온다고 하십니다. 이러한 경우가 매우 안타까운 경우입니다. 여러분도 바로 느끼시겠지만, 원인은 간단하지 않습니까?

바로 노화로 인해 신장이 허해진 것이죠.

노화로 신장이 허해지니 신장에 연결된 귀가 먹게 되고 병이 발생하게 된 것이죠. 감기 등 많은 병들은 약을 잘 사용하고, 몸을 쉬면 절로 좋아지지만, 이런 노화현상의 결과는 막을 수가 없습니다.

나이 들어 신장이 약해지면, 자연스럽게 뼈가 약해지고, 이와 머리털이 빠지며, 귀도 먹게 됩니다. 세월의 힘을 막고, 되돌릴 수 있는 사람은 없기 때문에 저도 해결책은 없습니다. 그래도 신장을 보해주면 어릴 때처럼 눈에 보이는 효과는 없겠지만 도움이 좀 되겠죠? 신장에 좋은 처방인 '육미지황탕' 한 박스 챙겨드린 기억이 납니다.

다 드시고 다시 오셨습니다. 귀에서 고름이 조금 줄었다고 감사해 하셨습니다.

그래서 다시 육미지황탕을 챙겨드리니, 이번에는 그냥 받을 수 없다며 주먹 쥔 손을 펴십니다. 그리고는 돌돌 뭉쳐진 3만 원을 기어코 제 책상에 던져버리시던 어르신…. 어르신께 3만 원이면 얼마나 큰 돈이었을까요?

이러한 어르신들은 한약을 드시고 싶어도 돈 때문에 못 드시죠. 안타깝습니다.

한약 수요를 늘려 과립이나 알약 등을 더욱 일반화하여 약값을 낮추는 방법 등 많은 수단이 한약의 문턱을 낮추는 해결책이 될 수는 있습니다. 하지만 의약분업 이후 한약의 수요가 없으니 한방제약회사들도 제품을 계속 축소해나가고 있습니다. 안타까운 현실이죠. 당신이 갑상샘이란 병증이 있다면, 당연히 병원으로 갈 것입니다.

이는 갑상샘에 왜 한약을 먹어야 하는지 전혀 모르기 때문입니다. 하지만 갑상샘이란 병의 이유를 이해하고 치료법을 자신 있게 판단할 수 있다면 상황은 아주 달라지겠죠. 여기에 갑상샘 치료하는 한약이나 양약이나 똑같이 5천 원이란 동일한 비용이 든다고 예를 들면, 우리 국민은 과연 한약을 많이 선택할까요, 양약을 많이 선택할까요?

'신허(腎虛)를 보강하고, 심화(心火)를 내려서 몸을 정상화시키면 갑상샘도 근본 치유되겠지.' 예상하며 한약을 복용하는 사람도 매우 늘어날 것입니다. 이는 양약을 무시하는 것이 아닙니다. 그저 한약의 우수성과 우리에게 큰 도움이 된다는 것을 알리고 싶을 뿐입니다.

간– 눈(目)
간의 문제로 시력저하가 발생 → 간을 치료.

심장– 혓바닥(舌)
심장의 문제로 혓바닥에 병증 발생 → 심을 치료.

비장– 입(口)
비위의 문제가 입과 입술에 나타남 → 비위의 병을 참고함.

폐장– 코(鼻)
폐의 문제가 코로 나타남 → 폐의 상황을 유추, 치료.

신장– 귀(耳)
신장의 문제가 귀로 나타남 → 신장의 상황 유추, 병증 치료.

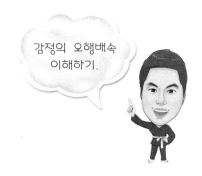

감정의 오행배속 이해하기.

:: 오장 주관 3

비장의 오행배속을 공부해봅시다. 감정(感情)을 오장에 분류시켜 봅시다.

🔹 간 – 노(怒), 심 – 희(喜), 비 – 사(思), 폐 – 비(悲), 신 – 공(恐)

기억나시죠?

비장은 생각을 주관합니다.

생각이 지나치게 많은 사람들은 인생무상이라며, 이 생각 저 생각, 힘없이 걱정과 잡념, 망상에 잠길 가능성이 큽니다. 우리는 살아가면서 직장, 학업, 자식 문제, 이성 문제, 금전적 문제 등으로 고민이 깊어지면 밥맛이 없어지는 경우를 한번쯤 느껴보셨을 겁니다.

이는 사고와 생각이 너무 깊으면 비장의 정상적인 활동을 방해하기 때문입니다.

우리 모친께서 걱정하시며 식사하실 때는 어김없이 체해서 토하셨던 모습이 어릴 적 기억에 있는데요. 이렇게 과한 고민, 걱정으로 비장의 운행이 정상적이지 못하게 되면 당연히 음식물의 소화가 실조되게 되고, 영양생성이 부족하여 영양이 몸으로 잘 전달되지 않겠죠?

그래서 과도한 사고와 걱정은 심장의 건강도 약하게 하는데요.

이는 쉴 틈 없이 뛰어야 하는 심장이 비장으로부터 영양물질을 제대로 전달받지 못했기 때문이고, 또한, 깊은 생각과 고민은 우리 몸의 진액과 에너지를 갉아 먹게 됩니다. 심장에 영양공급도 안 되고 진액은 소멸되니, 혈액과 진액이 매우 부족해지겠군요.

이 둘의 원인으로 인해 시간이 지날수록 비장과 함께 심장 역시 허해지게 됩니다.

비장과 심장이 동시에 약해진 이러한 상황을 '심비양허(心脾兩虛)'라고 합니다.

자식인 비장이 힘들고 고민하니 부모인 심장도 같이 아프고 힘든 경우입니다.

이러한 몸 상태에서 심장에 좋은 약초나 소화력에 좋은 약초 한두 가지를 복용한다고 해서 그 병의 근본 원인을 뿌리 뽑기에는 한계가 있습니다.

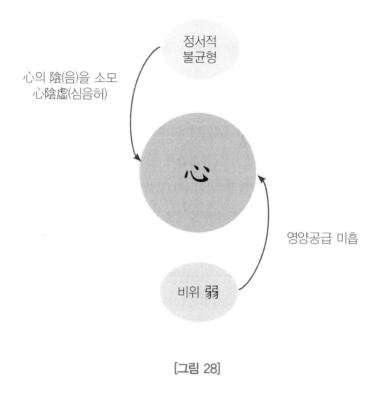

[그림 28]

그래서 여러 약초가 절묘한 원리대로 조합된 처방이라는 무기가 중요한 것입니다.

이러한 '심비양허증'에 사용하는 가장 대표적이고 처방은 뭘까요?

생각이 많은 여성, 공부하는 수험생 등에 자주 사용되는 '귀비탕'이라는 처방입니다. 여성들과 학생 등과 정신적인 노동이 많은 남성들에게 아주 좋은 명방이니까 응용할 일이 많을 겁니다. 귀비탕의 효능! 예를 들어볼까요?

최근 기억나는 귀비탕 복용의 한 예입니다.

어떤 여성분이 오셔서 왈, 남편이 밤마다 잠꼬대를 한답니다.

그런데 잠꼬대가 너무 크고 시끄러워 아기들도 놀라 잠에서 깨버린답니다.

잠꼬대를 대화처럼 하신답니다. 욕설도 하시고요. 그분의 성격을 물어보니 평상시에는 섬세하고, 말없이 착하신 분이었습니다. 정신적인 노동이 많은 직업이고요. 남편에게 귀비탕 한 달분을 복용시켰습니다. 한 달 후 그분께서 수년을 가지고 있던 잠꼬대와 욕설이 없어졌습니다. 예상보다 빠른 시간에 치유가 되었던 경우였습니다.

분노(怒), 화내고 성내는 것은 간과 연관이 됩니다.

화내고 스트레스 등으로 열 받으면 간화가 발생하게 되는데, 간화가 발생하면 또 화를 냅니다. 그럼 간화가 있으니까 화를 잘 낼까요? 화를 잘 내니까 간화가 잘 발생할까요? 이건 닭이 먼저인지, 달걀이 먼저인지의 질문과 비슷합니다.

여기서 말하고자 하는 것은 우리 인생에서 수시로 화내고, 우울하고, 혼자 있으면 두렵고, 악몽에 시달리고, 두근거리는 등의 여러 정신과적인 문제들이 꼭 정신과의 문제만은 아니라는 겁니다. 우리 몸의 오장이 깊은 관여를 하고 있음을 알아야 합니다.

어떤 8살 남자아이가 있었습니다.

혼자 있지를 못하고, 잠도 잘 못 자고, 귀신도 가끔 보고, 수시로 깜짝 놀라고, 수시로 엄마를 찾으니, 엄마가 너무나 힘들어서 아들을 데리고 왔습니다.

이 아이의 상태를 보니 정신적인 두려움이 30%라면 몸의 문제가 70%였습니다.

그럼 우리는 이 아이의 정신적인 두려움 30과 몸의 문제 70을 해결해주면 됩니다. 성격적이고 정신적인 두려움은 대화와 면담으로 해결책을 제시하고, 몸의 문제는 한약으로 충분하답니다. 이 아이에게는 그에 적합한 처방을 사용하여

70%의 문제를 해결하고, 무서울 때 지니고 있을 상징적인 목걸이를 가지도록 하여 30%를 해결하도록 유도하였습니다. 시간이 지날수록 금방 좋아졌겠죠?

사소한 일에도 분노를 하고, 과잉 반응하는 사람도 마음의 문제인 동시에 오장육부의 문제인 것입니다. 그래서 가족이나 소중한 사람이 요즘 왜 저렇게 화를 낼까…? 옆에 있으며 그것이 감당하기 힘들 때는 저 사람의 몸에 문제가 있으니 본마음과는 다르게 저렇게 분노를 할 수 있다, 이렇게도 배려한다면 서로 간의 관계에 이해의 폭이 넓어지게 될 것입니다.

심장은 기쁨을 주관하는군요. '기쁠 희(喜)'입니다.

폐장은 슬픔을 주관하고요. '슬플 비(悲)'.

신장은 두려움과 공포와 연관되어 있습니다. '두려울 공(恐)'.

심장이 기쁨을 주관한다??

심장에 문제가 생기면 두근거리고 불안 초조해서 청심환을 복용한다더니 심장의 감정은 기쁨이라? 이건 또 무슨 말인가요? 두근거리고 불안하며 두려운 것은 신장에 가까운데 말입니다. 왠지 이럴 때는 한약 공부가 헷갈리고, 코에 걸면 코걸이, 귀에 걸면 귀걸이 같은 느낌이죠? 이런 부분이 한의학의 가장 큰 특징입니다.

앞에서도 한번 언급했었죠.

우리 몸은 서로서로 연결되어 있고, 여기서 공부하는 오행과 오장육부도 서로 상생 상극하며 유기적으로 영향을 주고받는 것이 첫 번째 원인이고, 두번째는 심장 자체에서도 음양이 분리되는 상대성이 있기 때문입니다. 지금은 어려운 내용이지만, 수시로 두근거리고 불안한 심장이 왜 기쁨을 주관하는지, 그 개념을 한 번 살펴보겠습니다.

오장 중에 간장은 목에 속한다고 했었죠?

여기서 간이 목에 속한다는 것은 간이라는 장기가 목의 성질을 제외한 다른 성질은 일체 가지지 않는다라는 뜻이 아닙니다.

예를 들어, 간장은 밤이 되면 간장혈(肝臟血)의 기능을 수행합니다.

즉, 혈액이 바깥에서 일하는 농부라면, 간장은 밥해주고 휴식을 주는 편안한 집이죠. 이러한 이유로 인해 간은 피로를 주관하는 장기라고 합니다.

이러한 간의 성질은 오행 중 목木이라는 양적인 성질이 가까운가요?

수水라는 음적인 성질에 가까운가요? 밤에 모두 모여 저장되어 있는 상태는 양적이기보다는 음적인 성질에 가깝죠? 즉, 간(肝)에도 발산하는 기운만 있는 것이 아닙니다. 뻗어 나가고 발산하는 소설의 작용은 양적인 작용에 속하고, 간장혈처럼 저장하고 수렴하는 것은 음적인 작용에 속합니다. 음적인 간장혈이란 작용은 양적인 소설작용을 실현하기 위한 준비과정에 속합니다.

음양의 법칙이죠? 이렇듯 우주에도 음양오행이 있고, 모든 생명체에 음양오행이 있고, 밤에도 있고, 우리 몸속 오장육부 각자도 음양오행의 성질을 고루고루 포함한답니다. 단 우리의 몸과 마음은 음양화평지인처럼 균형적이고 완벽한 존재는 아니기 때문에 양적인 성격이 강한 사람, 혹은 음적인 성격이 강한 사람으로 치우치는 것뿐입니다.

본론으로 돌아가서, 심장의 화를 조절시키는 것은 '심장의 음(陰)이 됩니다. 심장의 음(陰)은 수화지교에 의해 신수(腎水)'의 도움을 받아 유지되죠.

이러한 심장의 음이 부족해지면, 심장이 과열되고, 심화가 위로 뜨며, 심장에 자리 잡은 신(神)이 자리를 지키지 못하게 됩니다. 이 상태에 앞서 설명한 심비양허가 겹쳐 영양의 공급까지 미약해진다면, 어떻게 될까요? 심음이 더욱 부족해지겠죠?

수화지교 미흡	+	비위 영양생성 미흡	→	심음허증
- 신음 부족		- 심음부족		

심장이 막 뛰고, 불안 초조해질 수도 있고, 밤에도 신이 안정되지 못하여 꿈도 많이 꾸고 가위도 눌릴 수 있습니다. 이때 명문화나 심장의 양기가 쇠약했던 사람은 주로 불안, 초조의 증상으로 많이 나타나고요, 반대로 심장이 이런 허증보다는 실증의 상태일 때는 기분이 과열되고 떠들고 쓸데없이 웃는 '조증(躁症)'으로 나타날 수도 있습니다. 즉 불안 초조, 두근거림은 심장의 허증에 속하고, 날뛰는 조증은 실증에 속한다고 할 수 있습니다.

두 번째는 심장의 기능에 문제가 생기면, 평소 심장의 감정을 조절해주는 신장의 감정과 폐의 감정에 영향을 받는 것입니다. 특히 신장의 감정이 심장의 감정을 이겨버리게 됩니다. 그렇게 되면 본래 가진 기쁜 마음보다 두렵고 불안한 마음이 생길 수 있는 겁니다.

심장의 허(虛),		신장의 감정이		두려움
음적인 개념	+	심장의 감정을 억누름	→	불안, 공포

이렇게 본래의 감정인 기쁨과 반대의 상황이 나타나게 되는 것입니다.

오장육부의 상생, 상극 개념과 음양의 상대성이 결합된 개념.

이런 상태에서 정신적인 충격을 크게 받거나, 자신의 주신(主神)을 이겨버려 심장의 神을 밖으로 내쫓아버리면, 그때는 허실의 틀을 벗어나 정신 나간 사람처럼 미쳐서 계속 뛰고 웃고 다니게 됩니다. 심장의 감정이 봉인이 풀려버려 통제가 불가능한 상태가 된 것이죠. 심장에 머물던 자기의 神이 심장을 떠나버린 상태입니다.

신수(腎水)와 폐의 조절을 받는 정상적인 상태에서는 밝고 즐거움을 지향하겠죠.

신수의 통제, 폐의 조절? 아직은 어려운 말입니다.

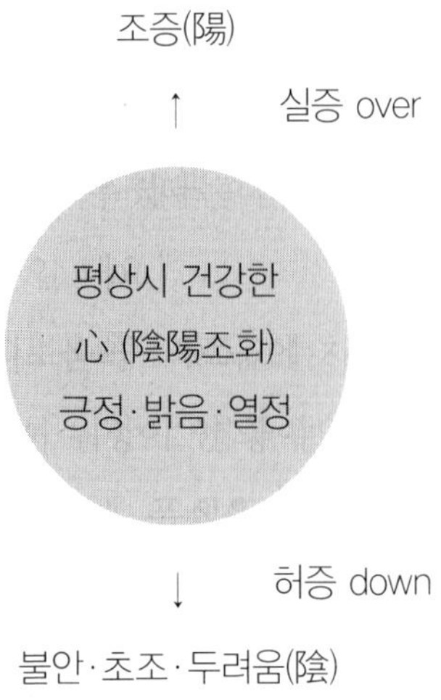

조증(陽)

↑　실증 over

평상시 건강한
心 (陰陽조화)
긍정·밝음·열정

↓　허증 down

불안·초조·두려움(陰)

[그림 29]

다음 시간은 맛의 오장배속에 대해 간단히 살펴봅니다.

간 – 노(怒)　심 – 희(喜)　비 – 사(思)　폐 – 비(悲)　신 – 공(恐)

사고와 생각이 너무 깊으면 비장의 정상적인 활동을 방해.

오장의 감정 불균형은 장기의 허약을 유발하고

장기의 허약은 감정의 불균형을 유발한다. 닭과 달걀의 관계.

모든 분야는 음양의 관념이 성립.

심장이 허(虛)해짐 + 신장의 감정이 심장 통제 → 본 감정인 기쁨이 사라짐.

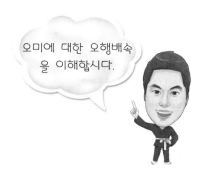

오미에 대한 오행배속을 이해합시다.

:: 오장주관 4

 이번 시간은 폐장의 오행배속 중 한 가지로 오미(五味)에 대해 간단히 살펴보겠습니다. 우선 우리가 느끼는 맛을 오장에 분류시켜 봅시다.

> 간- 시큼한 맛, 산(酸)미라고 합니다.　　폐- 매운맛, 신(辛)미라고 합니다.
> 심- 쓴맛, 고(苦)미라고 합니다.　　　　신- 짠맛, 함(鹹)미라고 합니다.
> 비- 단맛, 감(甘)미라고 합니다.

 여기에서 폐장은 매운맛을 주관하는군요.

 예를 들어 남편이 음식을 먹는데, 몸이 덥고 화끈하며 땀도 난다고 가정하면 남편이 먹은 음식은 무엇일까요?

 1번 오렌지, 2번 케이크, 3번 사탕, 4번 청양고추와 마늘, 5번 다시마.

 정답은 4번이겠죠. 매운 청양고추와 마늘이란 것을 예상할 수 있습니다.

 사탕 먹고 땀 흘리는 사람은 제 주변에는 3살짜리 우리 아들밖에 없습니다.

 사탕만 보면 흥분해서 열심히 빨아먹습니다.

 매운탕, 매운 마늘이나 청양고추 등을 먹으면 우리는 보통 등이나 얼굴에서 땀이 날 수 있죠. 매운맛은 폐장에 속한다고 했습니다.

 폐장은 피부와 모공 등 피부호흡과 직접적인 관련이 있죠? 매운맛은 폐장으로 가서 열을 발산하고 체온을 상승시킵니다. 그리고 폐장이 주관하고 있는 피부의 땀구멍을 열어버립니다. 특히, 폐장은 오장 중 가장 위쪽에 위치하고, 매운맛으로 인한 열 역시 위쪽으로 올라가므로, 그 열과 땀의 배출은 주로 얼굴에서 이루어지게 됩니다. 그럼 여러분이 매운 고춧가루로 만든 얼큰한 매운탕을 먹었다고 가정합니다. 얼굴에서 땀을 흘리며 먹고 있습니다.

자! 그럼 문제입니다.

매운 것을 먹고 얼굴에서 땀이 납니다. 주로 어디에서 날까요?

1번 눈, 2번 코, 3번 귀.

눈이나 귀보다는 주로 코에서 땀이 많이 나겠죠? 얼굴의 위쪽인 이마나 머리에서도 땀이 날 수 있고요. 매운맛은 폐에 영향을 미쳐 폐장과 연결된 코에서 땀이 잘 분비되는 것을 알 수 있습니다.

매운맛 – 폐장 – 피부, 땀구멍 – 코

우리 몸은 이렇게 서로서로 연관 있는 것 느껴지시죠?

본초를 공부할 때 약초의 맛은 중요한 역할을 담당했습니다.

'귀경(歸經)'과 '포제(炮製)'라는 단어도 기억나시고요?

예를 들면, 본초를 포제 할 때 이 본초가 간으로 잘 귀경하여 그 효능을 높이기 위해서는 주로 식초를 이용하여 포제를 하게 됩니다.

본초뿐만 아니라 처방의 효능을 높이기 위해서도 응용이 됩니다.

만약 어떤 처방이 신장으로 가서 효능을 내야 하는 처방이면, 그 처방 속의 어떤 약초는 소금물에 볶는 포제법을 이용합니다.

이것은 오미 중에서 짠맛이 신장으로 가는 성질을 이용한 거죠.

위와 같은 원리가 바로 맛의 오행배속이 중요한 이유 중 하나입니다.

맛, 즉 오미는 본초의 효능을 결정하는 성질 중 중요한 구성원리이기 때문입니다.

산미(酸味)는 간으로 향하는 성질이 있고, 수렴하며

고미(苦味)는 심으로 향하는 성질이 있으며, 내려가며

감미(甘味)는 비위로 향하는 성질이 있고, 완화하며

신미(辛味)는 폐로 향하는 성질이 있고, 발산하며

함미(鹹味)는 신으로 향하는 성질이 있고, 부드럽게 풀어준다.

오미는 장부의 역할을 보완해주는 의미입니다.

실제 간은 평소 수렴하기보다 발산하고 상승하려 하며,

심장은 화의 장기로, 평소 열이 치솟고, 양 기운이 편승하여서 문제인 것입니다.

그래서 간은 수렴해주는 맛으로 발산의 기운을 조절해주고,

심장은 쓴맛을 이용하여 치솟는 열을 하강시켜주는 것입니다.

우선은 오미의 오장배속만 이해하시고 넘어갑시다.

현대 과학에서는 마늘의 매운맛보다 그 구성성분인 알리신을 중요하게 생각하죠.

하지만 우리는 그러한 사고보다 그 틀을 더욱 넓게 가져야 합니다.

친구를 사귈 때 그가 가진 차, 집, 옷도 중요하지만 더욱 중요한 것은 마음이 따뜻한지, 꿈은 무엇인지, 무엇을 잘하는지, 성품은 어떤지 이해하는 것이 더욱 중요한 게 아닐까요?

본초의 성분도 매우 중요하지만 그것 이상 그 녀석의 맛이나 귀경, 따뜻한 녀석인지, 차가운 녀석인지 이해하는 것이 한약 공부에는 더욱더 중요합니다.

마늘이 나왔으니 조금만 더 이야기하고 넘어갑시다.

모든 약초가 맛에 의해서 귀경이 결정되는 것은 아닌 경우입니다.

마늘의 매운맛이 절대적으로 폐에 작용하는 것은 아닙니다.

마늘은 그 기운이 주로 심장과 신장으로 귀경하죠.

그래서 마늘은 심장에도 작용해서 심장을 운동시켜 주고요.

신장으로 향해서는 양기를 높여주죠. 그래서 마늘이 정력에 좋다는 것은 유명합니다. 그래서 스님들은 다섯 가지 음식인 오신채 섭취를 금하고 있죠.

그 오신채 중 대표적인 것이 마늘입니다. 맵고 따뜻한 성질의 마늘이 심장으로 가서 강심작용도 하지만, 신장으로 가서 신장의 양기를 돕는 작용도 한다는 의미입니다. 하지만 위에서 배운 오미와 귀경의 특성은 본초의 기본 특성이기에 꼭 알아두어야 합니다. 다음 시간은 오행배속의 마지막 시간입니다.

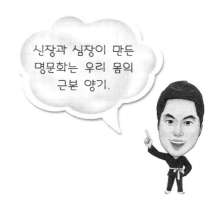

신장과 심장이 만든
명문화는 우리 몸의
근본 양기.

:: 오장주관 5

이번 시간은 오장배속을 공부하는 마지막 시간, 신장의 오행배속 중 하나를 살펴봅시다.

앞에서 육기(六氣), 육사(六邪)의 개념을 공부했었죠?

간- 풍(風)	간- 봄
심- 서(暑), 화(火)	심- 여름
비- 습(濕)	비- 장마, 환절기
폐- 조(燥)	폐- 가을
신- 한(寒)	신- 겨울

육기를 오행으로 분류한 결과입니다.

심장을 예로 들어보면, 육기 중 심장은 더위와 열, 즉 화(火)와 깊은 관련이 있었습니다.

이 뜻을 여러 가지로 유추해본다면,

첫째, 심장은 바람이나 건조, 찬 기운보다는 화(火)와 더욱 깊은 연관이 있다.

둘째, 그러므로 심장은 화로 인해서 병이 발생하기 쉬울 것이다.

셋째, 심장은 화로 인한 병이 자주 발생하니, 식혀주고 진정시켜주는 약물과 처방이 많이 사용될 것이다. 우선 이렇게 생각할 수 있습니다

다음은 비장을 예로 들어봅니다. 습사가 비장에 속하는군요.

습사와 관련된 오장인 비장은 건조한 가을보다는 장마철처럼 습하고 눅눅한 기운에 영향을 더 잘 받을 것이라 예상할 수 있습니다.

저녁에 물만 먹어도 잘 붓는 사람은 신장이 약해졌거나, 폐의 불균형일 수도 있지만, 어쩌면, 비위의 기능이 떨어진 것도 한 원인일 수도 있습니다.

비장의 기운이 약해지거나, 비장의 용량보다 과도한 음식이 들어온다면 어떻게 될까요? 들어오는 음식물과 수분을 바로바로 처리하지 못합니다. 그럼 남은 수분과 찌꺼기 등으로 인해 비장이 눅눅하고 축축하게 되겠죠. 즉, 습사입니다.

이것이 비장에만 머무르지 않고 우리 몸 구석구석에 퍼지게 되면 어떻게 될까요?

비위와 연결된 기육(肌肉)에 물이 가득 차 있으니 몸도 무거울 수밖에 없습니다.

저녁에 물만 먹어도 몸이 붓게 됩니다.

이러한 습사가 몸속에서 오래 지속되면 점점 찐득하게 농축됩니다.

즉, 이것을 '담(痰)'이라고 합니다.

우리가 흔히 보는 가래가 담의 대표적인 모습입니다.

이렇게 찐득한 담이 생길 정도로, 비위가 습하고, 눅눅한 환경이라면 세균이나 바이러스도 평소보다 과도하게 번식하겠죠. 그렇다면 헬리코박터균이나 위염, 이질 등의 증상은 이러한 담음과 습으로 인해 더욱 잘 발생할 수 있을 겁니다.

몸에 수분대사가 안 되는 것이 대장 기능에 불균형이 발생하거나, 신장이나 폐장의 기능에 문제가 발생하여도 수분대사가 실조되지만, 습사나 담을 발생시키는 비장과도 큰 연관이 있음을 알아봤습니다. 우리 몸의 수분대사도 절대적이진 않네요. 상대적입니다.

상대적이라는 개념을 지금 공부하는 육기에서도 살펴봅시다.

'심장이 화(火)와 밀접한 연관이 있다는 말'을 보면요,

심장은 쉽게 화가 발생하고, 과도한 열이 발생하죠? 그래서 열을 내리고, 음을

보하는 약초들이 많이 발달하여 있습니다.

그런데 이와 반대로 '부자' 같은 본초는 심장을 진정시키는 것이 아니라 강심(强心)하게 만듭니다. 심장의 양(陽) 기운이 약한 사람에게 사용할 수 있죠.

심장도 양기를 더해줘야 할 때도 있습니다.

모든 것은 음양의 원리처럼 서로 반대되는 측면이 있다는 것을 알고 있습니다.

이런 측면에서 본다면 육기 중에, 차가운 기운인 한사(寒邪)도 마찬가지입니다.

약간 어려운 개념인데요, 외부의 차가운 기운에 1차적으로 민감한 장기는 신장, 방광도 있지만 1차 방어벽을 주관하는 폐장이 더욱 민감합니다. 그런데 한사는 오행 중 수(水)에 속합니다. 한(寒)이라는 것이 폐보다 신장에 더욱 관련 깊은 이유를 알아볼까요?

오행 상 수(水)는 차가움, 북쪽, 어둠, 오장 중에서는 신장과 가장 밀접한데요.

이러한 오행배속도 중요합니다만, 여기서 더욱 중요한 개념을 알아둬야 합니다.

손발이 차갑고 몸이 냉한 사람들은, 주로 우리 몸의 어느 곳을 따뜻하게 하여야 근본치유가 될까요?

몸이 차가운 사람에게 비장이나 폐장을 따뜻하게 해줘도 큰 도움이 됩니다.

또한, 폐나 비장 등 일정부위에 차가운 기운이 몰려있다면 당연히 그 부위를 치료해야 합니다. 하지만 근본적으로 양기를 올리고 몸의 한(寒)을 없애는데 도움이 되려면 신장의 양기운, 즉 명문화를 올려줘야 합니다.

즉, 선천지관인 신장의 근본 양기는 우리 몸의 생명을 유지하는 근본적인 불꽃이라 할 수 있습니다. 사람이 죽으면 몸이 싸늘하게 식어버리듯, 신장의 명문화가 꺼져버리면, 심장이 멈추고 폐의 호흡이 멈추게 됩니다.

이 신장의 기운이 부족한 사람들이 주로 수족냉증, 자궁허한 및 불임부터 비위가 약하고 차가워서 발생하는 소화불량 등, 몸의 병을 더욱 심하게 합니다.

우리 몸에서 발생하는 차가운 기운의 근본원인과 해결책은 바로 신장이 그 키를 쥐고 있습니다.

자궁이 냉하고, 생리통도 심하며, 소변을 잘 못 참고, 손발이 냉하면 신장의 명문화를 보강해야 합니다. 찬바람에 콧물이 흐르는 비염증상도 명문화를 보강하여 폐와 방광의 기화 작용을 튼튼히 해줘야 재발을 최소화하고 근본을 바로 잡을 수 있는 것과 같습니다.

신장의 양기는 우리 몸의 활동과 생명력의 근본적인 힘이라고 우선 이해합시다.

명문화란 뭘까요? 명문화도 이름만 우선 들어둡시다. 중요한 단어랍니다.

그런데 신장의 명문화라는 것이 우리 몸의 양기를 주관하는 근본적인 장기라면, 양기의 대표인 화(火)에 속해야지 왜 차가운 수(水)냐고요?

위에서 설명한 신장의 양기, 즉 명문화라는 것은 신장의 수(水)가 심장으로 가서 열(熱)을 얻어 오는 것입니다. 즉 신장의 근본양기인 명문화를 생성, 조율하는 것은 결국 신수(腎水)의 역할이 됩니다.

중요한 수화지교의 개념 기억나시죠?

그 심화(心火)가 신장에서 명문화로 채워지는 것입니다.

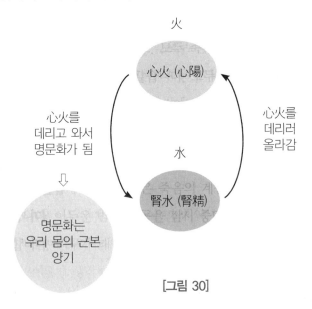

[그림 30]

명문화도 결과적으로는 신수(腎水)의 역할에 달린 것이죠.

그래서 오장 중 신장은 우리 몸의 대표적인 음(陰)으로 심화(心火)의 반대적 속성을 지닌다고 이해하시면 됩니다. 다시 한 번 정리해보면요.

우리 몸의 차가운 기운을 근본적으로 치료하려면 신장을 꼭 짚고 넘어가야 한다는 뜻입니다. 다른 장기도 마찬가지죠. 예를 들면, 몸의 습(濕)를 다스리려면 가장 핵심이 비장의 습(濕)을 제거해주는 방법을 찾아야겠죠? 그렇지 않으면 근본 치료가 불가능하다는 뜻입니다.

우리 몸의 신장은 음양 중 대표적인 음의 장기입니다.

우리 몸의 심장은 음양 중 대표적인 양의 장기입니다.

그래서 심장 등 양의 기운이 강한 장기는 화를 내리는 청열해독, 청열사화 약초가 양기를 올리는 약초보다는 더욱 많이 사용됩니다.

반대로, 음의 장기인 신장은 보(補)하는 약물이 많이 사용됩니다.

신장의 양을 보하던, 음을 보하던, 보하는 약물이 발달하여 있습니다.

심장은 사해주고 내려주는 약초를 자주 사용하여도 신장은 그와 반대라는 거죠.

즉, 신장은 함부로 사하거나 기운을 내리지 않는다는 것도 신장의 중요한 개념입니다. 앞에서도 말했지만, 신장은 우리 몸의 근본으로 항상 보충해줘야 하는 개념이랍니다.

지금까지 오장에 관련된 오행을 공부했습니다.

예를 들면, 습사가 비장과 연관되어 있다거나, 매운맛이 폐와 연관이 있다 등의 내용들을 인식하는 것이 목적이었습니다. 이러한 내용이 단순해 보이지만, 앞으로 우리 몸을 이해하고, 병을 이겨내는 데 있어서 매우 중요한 사실이라는 것도 어느 정도 이해하셨죠?

간– 풍(風) 봄, *내풍(內風)과 외풍(外風)이 있음. 간은 바람과 밀접한 관련.

심– 서(暑) 화(火) 여름, 심장은 화(火)와 밀접한 관련.

비– 습(濕) 장마, 비장은 습(濕)과 밀접한 관련.

폐– 조(燥) 가을, 폐장은 조(燥)와 밀접한 관련.

신– 한(寒) 겨울, 신장은 한(寒), 수(水)와 밀접한 관련.

3. 병과의 대화

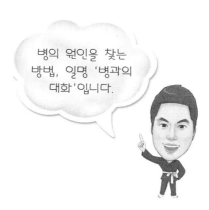

병의 원인을 찾는 방법, 일명 '병과의 대화'입니다.

:: **망문문절**(望聞問切)

지금 공부하는 망문문절부터 변증론치는 매우 중요한 내용입니다.

육체에 병이 오면 평소 느끼지 못했던 고통과 괴로움에 몸과 정신이 힘들어지죠. 예를 들어, 갑자기 허리가 아파 생활이 불편해진다면, 평상시 건강할 때가 얼마나 행복한지 절실히 느끼게 됩니다. 그래서 몸에 병이 발생하면, 우리는 그 병을 최대한 빨리 없애버리고 싶어합니다. 하지만 병이라는 것은 어떠한 원인이 있어서 생겨난 결과물입니다. 그러므로 병을 빨리 없애고 싶다면 그 결과적인 증상보다는 그 병증이 발생하게 된 원인에 더욱 집중해야 합니다. 허나 당장 몸이 아프고 괴롭기에 우리는 병이라는 결과적 현상에만 집중하게 됩니다.

예를 들어, 평소 소화불량인 심한 사람은 속 쓰림과 위염 등 증상에만 집중합니다. 빨리 위염과 전투를 벌여 위염과 속 쓰림이란 나쁜 녀석을 없애버리려고만 합니다. 위염과 속 쓰림을 없애는 것도 중요하지만, 더 중요한 것은 위염과 속 쓰림이 발생하게 된 근본 원인이 되겠죠. 그리고 위장의 염증과 마구 분출되는 위산도 원인에 따른 결과이므로, 어쩌면 속 쓰려 괴로운 나와 같이 일종의 피해자입니다. '속

쓰림과 염증은 왜 나에게 왔을까'라는 질문에 답할 수 있도록 우리를 만들어가는 노력이 필요합니다.

그래서 우리는 그들과 먼저 대화를 나누어야 합니다. 병과의 대화죠.

병들이 얼마나 힘든지, 왜 발생하게 되었는지 지켜봐 주기도 하고요.- 망(望)

그들이 무슨 말을 하는지, 어떠한 하소연을 하는지 들어봐 주기도 하고요.- 문(聞)

궁금하면 우리가 그들에게 먼저 물어보고,- 문(問)

어루만져 주고, 사진도 찍으며 대화를 해야 합니다.- 절(切)

그렇게 대화를 나누다 보면 주인을 아프게 하는 그들이 어디서 왔는지 알 수 있습니다. 그들의 주인이 스트레스로 과음하였는지, 과로로 기혈이 쇠약해졌는지, 병증과 대화를 하며 그들이 내 몸에 찾아온 원인을 알아가야 합니다.

이러한 ☕ 병과의 대화를 '진단(診斷)'이라고 합니다.

의사선생님들이 청진기를 가슴에 대고 병의 소리를 듣는 것처럼 말이죠.

한의학에서는 이렇게 병과 대화하는 방법을 크게 4요소로 설명하고 있습니다.

첫 번째는 보는 것입니다. 망(望)이죠.

우리는 일상생활에서 매일매일 보는 망(望)의 진단을 하고 있습니다.

아침에 일어나면 자신의 얼굴을 보며 건강히 잘 잤나~ 체크해 봅니다.

그런데 퉁퉁 부었군요. 어제 과음을 했나 봅니다. 출근 준비를 해서 회사에 갔습니다. 과장의 얼굴을 보니 어떤 이유에서인지 무지하게 화가 나 있습니다. 독사 눈을 뜨고 뒷골을 만지며 한숨을 쉬고 있군요. 어제 집에서 스트레스 받는 일이 있었나? 아침에 부장한테 욕먹었나? 어쨌든 지금 과장은 스트레스로 칠정병이 생겼군! 휴…. 오늘은 좀 조심해야겠군요.

요즘 드라마 허준을 시청하는데, 허준이 공부에 매진하여 가정경제가 무너지니, 그 아내가 매일 고된 일을 하고 있더군요. 핏기없는 새하얀 얼굴로 돌밭을 가꾸고, 가녀린 팔로 나무 캐고 장사도 하고 막일도 하고…. 그렇게 핏기없는 하얀 얼굴을 보면 우리는 '저 사람의 기력이 많이 쇠약해지고 힘들구나.' 자연스럽게 판단할 수 있습니다. 기력이 쇠약해지면 왜 핏기없는 얼굴이 될까요?

우리 몸의 폐는 기(氣)를 주관하는 장기입니다.

과도한 노동은 본래의 기운 자체를 소모하므로 기허(氣虛)증이 생깁니다.

기혈이 허해진 몸의 상태를 '허로증(虛勞)'이라고 하죠

둘째, 음식을 잘 섭취하지 못하면 후천지기인 비장의 기가 약해지고, 비에서 폐로 전해져야 할 영양분 역시 부족해지게 됩니다. 당연히 폐의 기운은 점차 쇠약해져 가겠습니다. 이렇게 기를 담당하는 장기인 폐가 약해지면 기혈의 순환은 실조되고, 폐는 자신이 힘들고 지쳤다고 우리의 얼굴에 표현하게 됩니다.

폐기가 약해지고 영양이 부족하여 이로 인해 심장 기혈의 순환과 영양이 부족해져 얼굴에 혈액이 부족하니 결국 귀신처럼 하얗게되는 상황입니다.

간의 병증	심의 병증	비의 병증	폐의 병증	신의 병증
푸른색	붉은색	노란색	흰색	검은색

그럼 간에 문제가 있으면 얼굴에 무슨 색이 돌아야 하나요? 푸른색이겠죠?

심장에 문제가 있으면 오행 중 火의 色인 붉은색이 얼굴에 나타나겠군요.

실제 가장 많이 보고 쉽게 관찰할 수 있는 얼굴 色이 바로 붉은색과 흰색입니다.

얼굴이 노르스름하면 우선 비위의 문제를 유추해보면 되고요.

신장의 불균형으로 검게 변했다면 병의 상태가 가볍다고 볼 수 없는 경우가 많습

니다. 이처럼 사람을 보고 병을 판단하는 것을 '망진(望診)'이라고 합니다.

망진의 범위는 매우 넓습니다.

머리카락, 눈 색깔, 코, 얼굴색, 다크써클, 손톱, 혓바닥, 모공크기. 피부상태, 입술, 그리고 사람의 체형 등 머리끝부터 발끝까지 모든 것이 망진의 대상이 됩니다.

두 번째는 듣는 것입니다. 문(聞)이라고 하죠.

그 사람을 알기 위해 그의 목소리를 듣고 그 사람의 향기를 느끼는 것입니다.

사람은 사람을 좋아할 때 눈에 보이는 외형도 중요시하지만, 목소리나 그 사람의 향기도 보이는 것 이상으로 중요하게 생각합니다.

입 냄새가 없던 사람이 입에서 심한 냄새가 발생한다면 몸에 어떤 문제가 생겼다고 유추할 수도 있습니다. 친구의 말투에서 분노가 자주 느껴진다면, 칠정을 유추할 수 있습니다.

이렇게 소리나 냄새로 사람의 상태를 판단하는 것을 '문진(聞診)'이라고 합니다.

평상시 생활에서 우리는 자연스럽게 문진을 하고 있는 것이죠.

세 번째는 상대방에게 궁금한 것을 물어보는 것입니다. 문(問)이라고 하죠.

언제부터 이렇게 아팠는지, 소화력은 좋은지, 잠은 잘 주무시는지, 추운지 더운지, 허리가 아프지는 않은지…. 상대방에게 궁금한 것들, 병증의 원인을 알아내기 위해 확인해야 할 것을 구체적으로 물어보는 방법입니다.

예를 들어, 어떤 사람이 허리를 만지며 앞으로 상체를 약간 꾸부정하게 숙이며 인상을 쓰고 있습니다. 허리가 아프다고 에고에고 하며 신음을 내는군요.

지금까지가 바로 허리 꾸부정한 것을 보는 것(望)과 에고에고 신음을 듣는 것(聞)까지가 망문의 단계가 되죠?

이 사람의 허리는 왜 아플까요? 디스크라서 아프다고요?

그런 답변은 우리는 이제 거부합니다. 그죠?

신장이 허한가? 음식의 원인인가? 과도한 성생활? 기순환이 안 돼서? 삐끗했나? 어혈과 담음? 자연스럽게 허리를 아프게 할 수 있는 여러 이유가 머리에 떠오를 수 있을 것입니다. 그럼 이제 상대방에게 물어만 보면 되겠죠?

운동하다 삐끗하셨나요? 최근 방사를 자주 하셨나요? 최근 과식을 하셨나요?

허리라는 것은 신장이 허(虛)한 것을 기본적으로 염두에 두고, 여러 원인을 확인해나가면 됩니다.

오랜만에 만난 친구의 얼굴에 분노가 가득한 상태군요. 그럼 위로를 해줘야 하겠죠? 왜 그래 친구야? 이렇게 물어보니 남편이 주식을 하다가 8천만 원을 날렸다고 한숨을 쉬네요. 보통 이렇게 물어보는 세 번째 과정에서 병의 원인이 대부분 파악됩니다. 이 과정을 '문진(問診)'이라고 합니다.

마지막 네 번째는 맥을 확인하거나 배를 만져보는 것, 절(切)이라고 합니다.

1차적으로 소량의 약을 복용시켜 몸의 반응을 확인하거나 병원에서 내시경이나 초음파, 엑스레이 등을 활용해 병을 확인하는 방법도 절에 해당합니다.

'절'이라는 개념은 앞의 망문문, 세 가지 방법으로 병을 판단한 다음, 마지막으로 병을 확인하는 단계라고 생각하시면 됩니다. 절(切)이라 하여 판단한다는 의미입니다. '절진(切診)'이라고 합니다.

약을 사용하여 몸을 테스트해보는 것도 절진에 포함될 수 있습니다.

또한, 임신테스트기 같은 기구를 이용하는 것도 당연히 절진에 포함됩니다.

물론, 예전에는 이러한 테스트기, 내시경이나 엑스레이, 초음파 같은 기계가 없었죠. 이런 부분에서 옛날에 비하면 현대 사회는 아주 좋습니다.

임신이 의심되면 임신테스트기 하나로 확인할 수 있습니다.

디스크인지 확인하려면 MRI 사진이면 충분합니다.

예를 들어 만약 '망·문·문' 세 단계에서 본인의 요통의 원인인 신장의 허약함을 확인하였다면, 결과적으로 디스크든 협착증이든, 여러 증상들은 결과적인 모습들에 해당하겠죠. 필요할 때는 기기의 도움을 충분히 받는 것이 좋습니다.

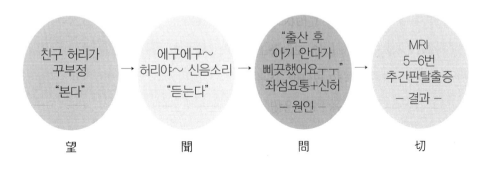

[그림 31] 망문문절의 예

다음 시간은 병의 증상을 표현하는 '증'이라는 개념에 대해 알아보겠습니다.

병이 왜 왔는지 알려면 우선 병과의 대화를 해야 한다.

대화의 방법– 진단 = 사진(四診)

보는 것을 망(望). 환자의 말을 듣고 기운을 느끼는 것을 문(聞).

확인할 것, 궁금한 것을 물어보는 것을 문(問).

유추한 것을 확인하기 위해 만지고 찍어보고 테스트하는 것을 절(切).

병을 알기 위해서는 위의 4가지 수단이 잘 활용되어야 한다.

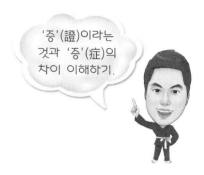

'증'(證)이라는
것과 '증'(症)의
차이 이해하기.

:: '증'이란

'증'이란 단어는 병의 상태나 병의 이름을 나타낼 때 사용됩니다.

단 한의학에서는 '증'이란 단어를 심화시켜 이해할 필요가 있는데요.

✔ 한의학에서 증이란 단어는 '증(證)'이라는 것과 '증(症)',

이렇게 두 가지의 개념이 있습니다.

'증(證)'   →   '증(症)'

'증'의 개념을 설명하기 전에 우리가 먼저 이해하고 넘어가야 할 것이 있는데, 그것은 양의학에서 바라보는 병의 개념과 한의학에서 병을 바라보는 관점 차이입니다.

피부가 간지러운 병증을 예로 들어봅니다.

피부가 간지럽다고 생각하면 우선 떠오르는 것들이 건선이나 아토피, 지루성 피부염과 묘기증, 습진 등이군요. 피부질병만 해도 종류가 굉장히 많습니다.

한의학에서는 이 사람의 피부의 증상은 아토피이며, 저 사람의 병증은 묘기증이지만, 그 원인은 같고 처방 역시 동일할 수 있습니다.

양의학에서는 눈에 보이는 객관적인 사실을 중요시합니다.

면역반응 이상, 유전, 환경오염 등 사실적 확인이 가능한 요소들을 중시합니다.

반면 한의학에서는 눈에 보이는 사실은 병을 참고하는 근거들이며, 눈에 보이지 않는 몸속의 부조화를 더욱더 중요시합니다. 예를 들어 아토피의 핵심원인을 신허

(腎虛), 태열, 숙식(宿食)으로 판단했을 때, 태열, 신허증, 숙식열이 눈에 보입니까?

한의학에서도 아토피라는 병을 하나의 증상으로 바라봅니다.

A라는 어린이가 아토피든, 지루성 피부염이든 그 증상은 참고의 내용일 뿐입니다.

A군의 피부에 그러한 문제가 발생한 근본 원인이 더욱 중요하지요.

이러한 근본적인 원인이 바로 1차적인 병증이 됩니다.

그럼 결과적으로 나타난 병증이 아토피이고 병의 1차적 원인이 만약 숙식열과 신허, 간혈허라는 병증이라면, 한약으로는 신허증과 숙식열이라는 병증을 치유하는 것이 목표가 되겠습니다.

여기서 아토피라는 2차적 병의 증상이 바로 '증(症)'이 되구요.

아토피의 원인인 숙식열과 신양허라는 병증이 '증(證)'이 된답니다.

증(症)과 증(證)! 아주 중요한 개념입니다. 약을 사용하기 위한 핵심 개념입니다.

'증(證)'이라는 개념이 더욱 포괄적이고 근본적인 개념을 의미합니다.

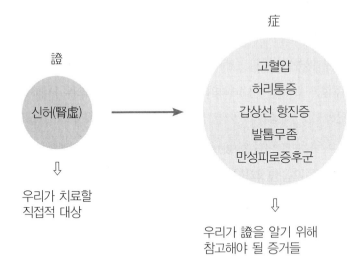

[그림 32]

예를 들면, 신양허증이라는 병증(病證)으로 인해 수많은 증(症)상들이 나타날 수 있습니다. 허리가 약한 디스크증상, 갑상선 호르몬의 수치 변화로 인한 갑상샘 저하증, 당뇨병, 뼈가 약해지는 골다공증, 귀에서 소리가 나는 이명증상, 탈모증상, 고혈압, 정력감퇴 및 발기부전 등 수많은 2차 병증들이 나오는군요.

『동의보감』에도 신장이 약해서 요통이나 당뇨가 온다고 적혀있네요.

간단히 적어보면,

"신장이 견고하면 허리나 등이 아프지 않다. 신장이 약하면 소갈이라는 당뇨가 발생한다."

바로 이러한 디스크, 갑상샘 항진증, 골다공증 등의 2차 병증이 '증(症)'이 됩니다.

두 가지의 증, 이해하셨죠?

신허(腎虛)는 증(證)　　→　　디스크나 당뇨, 골다공증, 탈모, 고혈압은 증(症)

그럼 우리는 앞으로 병증을 할 때 어떻게 해야 좋을까요?

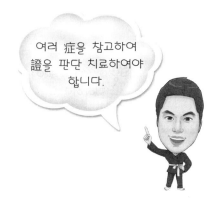

:: '증(證)'의 중요성

병증에 관해 이어서 공부하겠습니다. 예를 들어, 아토피라는 병을 치료하기 위해서는 먼저 어떻게 해야 할까요?

"가장 첫 번째는 아토피에 좋은 약초와 처방을 공부하는 것입니다."

라고 말하면 이제 장난인 줄 아시겠죠?

☑ 핵심은 아토피라는 증(症)이 발생하는 원인인, 증(證)을 밝히는 것이 가장 우선입니다.

아토피는 위장의 문제인 숙식열에 의해서 발생할 수도 있고, 폐나 간의 불균형으로도 발생할 수 있습니다. 이렇게 한약 공부를 한다는 것은 증(症)상에 대한 원인을 고민하고 증(證)을 찾을 수 있는 실력인 것입니다.

위와 더불어 한약공부의 핵심 과정은 바로 증(證)으로 인해 나타날 수 있는 여러 2차 증상들을 생각하고 공부하는 것입니다.

신음허라는 증(證)으로 디스크, 유정(遺精), 탈모, 고혈압, 두통 등의 발생 이유를 이해하는 것이겠죠.

☑ 이렇게 '증(證)'과 '증(症)' 사이를 오가며 공부해나가는 것이 중요합니다.

이렇게 연구하고 고민하려면 신음허 등을 이해하기 위해 오장육부의 생리·병리를 이해하는 것이 우선이기 때문에 생리·병리 편의 공부가 본초 편, 방제 편의 공부 이상으로 중요한 이유가 됩니다. 도표를 보며 이해해봅시다.

증(證)을 기준으로 증(症)을 공부하기

1차 병증		2차 병증
비위허한증(證)으로 인해 나타나는 증(症)은?	→	소화불량, 가래 기침, 복통, 결핵, 폐렴, 피부 가려움, 두통, 설사, 대하증(帶下症), 허로 등의 증(症)

증(症)을 기준으로 증(證)을 공부하기

2차 병증		1차 병증
고혈압이란 증(症)이 나타나는 원인 증(證)은?	→	신음허증(證), 심양항성(心陽亢盛), 간화상염(肝火上炎), 어혈(瘀血), 노권증(勞倦證)

증(症)과 증(證)의 공부가 피드백 되어야 합니다!

이렇게 열심히 공부해나가도 실제 가족이나 자기 몸에 병이 발생하면 불안하기 쉽습니다.

병원에서는 혈압약을 계속 먹지 않으면 뇌출혈 등의 큰 병이 발생하니 끊으면 안된다 할 때, 과연 몇 명이나 마음에 흔들림 없을까요?

많은 사람이 이 과정에서 혼란을 겪고 고민을 하게 될 것입니다.

너무 피곤해서 피검사를 하니 갑상샘 저하증이라서 최근 피곤한 거라고 합니다. 그런데 그 진에 갔던 한의원에서는 신장의 양기가 부족하고 기혈이 급격히 쇠약해져서 몸이 피곤하다고 말하고 "팔미환을 복용해!"라고 했습니다.

통상 이렇게 되면, 피검사를 해서 나온 정확한 수치와 통계, 많이 들어본 병증인 갑상샘 저하증이란 병명에만 우리 마음이 집중됩니다.

"아! 피검사를 하니 '갑상샘 저하증' 때문에 내가 이렇게 피곤했구나. 신장의 양기가 어쩌고저쩌고, 하간…, 비싼 한약 팔려고…" 이렇게 돼버리는 겁니다.

이런 상황은 한의학을 공부한 사람에게도 나타나는 현상입니다.

당연히 제대로 공부하지 않은 선무당이겠죠.

제대로 공부해나가야 합니다. 수박껍질만 맛보고 수박 속의 맛을 안다고 자신하는 인간이 되면 안 됩니다. 원리를 모르니까, 실력이 깊지 않고 얕으니까, 저런 병증을 선고 받으면 바람에 흔들리는 갈대처럼 자신의 가치관이 이리저리 흔들리게 되는 겁니다. 아니면 약을 그냥 막 쓰든지요. 위와 같이 신장의 양이 부족하다는 설명에는 이미 "당신은 곧 갑상샘 저하증이란 결과가 나타날 수도 있다."라는 것을 내포하고 있는 겁니다.

신양허와 기혈허손으로 인해 나타날 수 있는 증(症)들이 얼마나 많겠습니까?

갑상샘뿐이겠습니까? 너무 많으니까 다 설명 못 했을 겁니다.

어떻게 병을 이겨내야 하는가?

예를 들면, 디스크 증상이 발생하였다면, 앞으로 어떻게 해나가야 하는가?

이 부분은 작은 병이든 큰 병이든, 우리내 인생에서 한 번쯤은 직접 겪게 되는 일입니다.

병의 원인과 자기 몸 상태에 대해 어느 정도만 파악하고 있으면 인생의 고뇌와 고통을 최소화할 수 있다고 생각합니다. 실력은 여유와 자신감으로 이어지겠죠?

병원에 가더라도 그 원인과 치료 계획을 자신이 먼저 생각하고 고민해 볼 수 있어야 하고, 자기 몸에 대해 의사와 같이 대화할 수 있어야 합니다.

번역서나 고전을 제외한 여러 의서를 읽으면 이 사람의 실력이 높은지, 낮은지는 금방 알 수 있습니다. 아무리 어려운 단어를 나열해도 실력은 금방 드러납니다.

하지만 책을 읽는 사람이 한의학에 문외한이면 그것을 구별할 수가 없습니다.

환자도 이와 마찬가지입니다. 환자가 실력이 있어야 실력 있는 곳을 찾아갈 수 있습니다.

콧물, 재채기. 일명 비염이 심해 한의원에 방문했는데, 만약 한의사가 "알러지 때문에 그렇습니다. 면역력이 약해서 그렇습니다." 이런 설명을 한다면, 여러분은 이제 그 수준을 쉽게 판단할 수 있습니다. 『흰 띠 한약사』를 마스터하신 후, 이것을 동네 작은 한약국으로 기준 잡으세요. 그럼 크고 화려한 다른 의원, 한의원의 실력은 동네 한약국보다 훨씬 뛰어나야겠죠? 공부 열심히 하셔서 여러분이 의사, 약사를 판단하시기 바랍니다.

병이 발생하면 치료과정이 머릿속에 쭉 그려지도록 공부해야 합니다.

쉬운 예를 들어볼까요? 만약 다리가 부러졌으면 어떻게 해야 할까, 이미지 트레이닝 해봅니다. 먼저 병원에 가서 의사의 지시에 따라 수술을 하고 쇠를 박아야 합니다. 그리고 1차적으로 다리의 어혈과 붓기 등을 근본적으로 제거하는 당귀수산과 소경활혈탕이란 한약처방을 복용하여야 하고 진통제와 소염제도 일정 기간 복용합니다. 그리고 뼈가 잘 붓고 뼈와 근육 회복을 빨리하기 위한 2차 한약처방을 복용해야 합니다. 그때쯤이면 진통제와 소염제는 복용하지 않아도 될 것 같습니다.

이런 치료 결정을 환자에게 해주는 곳은 없습니다.

한방과 양방이 이원화된 의학체계에서는 본인 스스로 자기 몸을 알고, 의사 등 전문가의 도움을 받는 방법이 최선입니다. 의료 일원화가 되고 이상적 의료체계가 완성되어도 사실 사람은 평생 항상 아프니까, 자기 몸은 자기가 알아야 합니다.

그래서 우리 몸을 알고, 병증의 근본을 이해하기 위한 공부를 해나가야 합니다.

증(症)과 그 처방에만 머물면 흔들리는 갈대가 될 뿐입니다.

처방공부는 이렇게 몸과 증(證)을 이해하는 기초바닥에 더해져야 꽃을 피울 수 있습니다.

한약은 우리 삶에 너무나 유용한 수많은 명 처방이 있습니다.

갑상선저하증에 사용할 수 있는 처방을 봐도 팔미환, 십전대보탕, 녹용대보탕.

갑상샘 항진증에 대표적으로 사용되는 처방만을 간단히 살펴봐도,

원인에 따라 청심연자음, 육미, 자감초탕, 천왕보심단 등 명 처방이 많습니다.

자, 여러분은 이제 이러한 명처방들을 여러분의 갑상샘 문제에 적합하게 사용할 일만 남았습니다. 그런 명 처방을 효과적으로 복용하기 위해서는 '증(證)'과 '증(症)'을 이해하고 몸을 아는 것이 우선임을 명심합시다.

병의 1차적 원인은 증(證).

여러 증(症)이 발생하는 원인이 증(證).

'증(證)'과 '증(症)' 사이를 연구하고 공부해나가는 것이 실력향상의 지름길.

본초와 방제의 공부는,

증(證)과 몸을 이해한 기초에 더해져야 흔들림 없는 실력을 가질 수 있다.

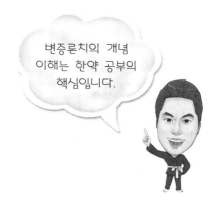

변증론치의 개념 이해는 한약 공부의 핵심입니다.

:: **변증론치**(辨證論治) **1**

☞ 변증론치(辨證論治)의 개념은 중요합니다.

이는 사실 무수히 설명했던 개념입니다. 몸과 증을 알고 한약을 처방하는 일련의 결정체라고 할 수 있죠. 이법방약 기억나시죠? 그리고 이 표를 가만히 보십시오.

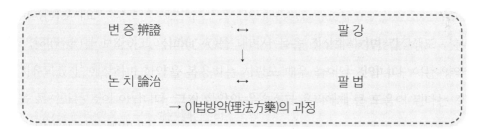

변 증 辨證	↔	팔 강
↓		
논 치 論治	↔	팔 법
→ 이법방약(理法方藥)의 과정		

생각나십니까? 팔강과 팔법. 그리고 이법방약!

☞ 소화불량, 변비, 복통, 사지무력 등 몸의 여러 증(症)들을 살펴서 비위허한 증이란 '증(證)'을 구별하는 것을 '변증'이라 합니다.

그리고 그렇게 구별한 비위허한증에 적합한 처방과 치료법을 찾는 것이 '론치'라고 합니다. 쉽게 말해, 몸을 보고 아픈 원인을 찾아 그 치료법을 찾아내는 과정입니다. 즉, 변증론치는 바로 팔강과 팔법을 통한 이법방약의 과정입니다.

"변증론치를 통해 이법방약 한다." 이해되시나요? 이법방약의 수단 → 변증론치.

변증은 이법방약의 이(理)의 과정을 의미합니다.

음양(陰陽), 한열(寒熱), 허실(虛實), 표리(表裏).

8가지의 팔강을 기준으로 진행됩니다.

몸에 나타난 여러 증'(症)의 모습을 관찰하고, 팔강의 기준으로 판단하여, '증(證)'을 구별하는 것이 1차, 2차는 론치, 론치는 치료방법을 정하는 단계로 이법방약 중에 '법'과 '방' 과정을 의미합니다. 이는 팔법과 관련이 있습니다.

론치는 한(汗)·토(吐)·하(下)·화(和)·온(溫)·청(淸)·보(補)·소(消).

8가지 치료방법인 팔법을 기준으로 병증의 치료 방법을 결정하는 과정이 되겠습니다. 가장 중요한 것은 몸에 나타나는 여러 '증'(症)들을 팔강을 기준으로 확인하여 증(證)을 알아내는 것입니다. 쉬운 실제 사례를 보고 이해해봅시다.

여러분도 이 사람의 핵심병증(證)과 치료법은 무엇일까 유추해보세요.

여러 증(症) 관찰	이 사람은 매일 피로합니다. 야근근무가 많고 수면도 부족했습니다. 잘 때 땀도 흘립니다. 도한증이죠? 감기에 자주 걸립니다. 최근 혈압도 상승하였습니다. 탈모가 시작되었습니다. 밤이 되면 몸에 열이 오르는 느낌이 있습니다. 밤이면 피곤했던 아침보다 활동적으로 변합니다. 체중이 감소하는 등의 여러 증(症)들이 있습니다. 이것들을 팔강이라는 기준에 비추어 봅니다.
변증 단계	팔강에 대입해볼까요? 허실 중에서는 허(虛)의 개념에 속합니다. 허(虛)증으로 인해 허열이 발생하였습니다. 그래서 밤에 땀도 납니다. 한열 중에서는 열(熱)이네요. 허로증이면 표리 중에서는 주로 리(裏)증이라 말할 수 있겠죠? 허해서 허열이 발생한 상태로, 몸의 기혈정이 쇠약해진 허로증이라 유추할 수 있습니다. 여기까지가 변증론치 중 변증이 되겠습니다.

론 치
단 계

그럼 허로증의 문제를 바로 잡기 위해 론치의 과정을 거쳐봅시다.

허증이므로, 팔법 중 보법을 사용하는 것이 우선입니다. 혹시 허열이 심하다면, 청법(淸法)도 겸해줄 수 있겠습니다. → 보법 + 청법

그럼 보법과 청법의 효능을 가진 적절한 처방을 복용하면 되겠죠?

통상 노권(勞倦)증을 치료하는 처방을 사용하겠죠? 여기까지가 변증론치 중 '론치'가 되겠습니다. 변증론치 쉽죠? 이법방약과 같은 의미입니다.

간단히 한 40대 여성의 예를 더 봅시다.

주요 증(症)들을 살펴보니, 심장이 두근거린다. 두통이 심하다. 불면증이 심하고, 꿈도 많다, 어지럽다, 허리가 아프다, 탈모증, 족열증, 당뇨 수치 증가 등.

자, 여기까지 여러 증(症)들을 살펴보니 심장의 문제나 신장의 문제 같은데, 팔강으로 허실, 한열의 구분이 헷갈린다고요? 맞습니다. 어렵습니다.

단지 팔강만으로 병증의 근본 원인을 찾아낼 수는 없습니다. 변증이라는 과정에서 팔강이 중요하지만, 팔강보다 더 중요한 것은 무엇일까요?

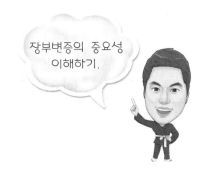

:: **변증론치**(辨證論治) 2

장부변증의 중요성
이해하기.

지난 시간 변증과 론치의 과정을 살펴보았습니다.

변증의 과정에서는 팔강이라는 기준이 중요했고요.

론치에서는 팔법이라는 기준이 중요했습니다.

그런데 팔강, 팔법을 통하여 변증론치를 하기 위해서는 무엇이 가장 중요할까요?

☞ 여기서 중요한 것은 바로 오장 육부의 특성을 이해하는 것입니다.

변증이라는 것은 모든 사실을 총집합하는 것입니다.

그중 오장육부의 특성을 이해하는 것이 가장 중요합니다. 그 내용을 바탕으로 팔강의 잣대를 적용하여 변증을 해야 합니다.

그래서 위의 40대 여성의 증상들을 듣고, 심장, 신장과 관련된 증상임을 체크할 수 있는 능력이 중요합니다. 오장육부, 특히 신장과 심장의 생리·병리를 이해하고 있어야 병증이 판단되겠죠? 수화지교 기억나시죠? 그 개념에서 유추해야 합니다.

"신수가 심화를 통제 못 하여 심음이 부족하고 심화는 치솟는 상황이라 두통이 나타나고, 심장이 두근거리며, 밤에도 신(神)이 안정되지 못해 꿈을 많이 꾸고, 신허로 인해 요통이 발생했을 것이며, 심장이 신수의 조절을 벗어나 홀로 과열되니 몸이 항진되었을 것이다." 변증의 결과는 '신허로 인한 심양의 상승'과 '심음허증'이다 라고 증(證)을 판단한다면, 그에 따른 여러 증(症)들은 자연스럽게 나열되겠죠?

☞ 장부변증!

이렇게 오장육부의 특성을 토대로 증상을 살피고 변증하는 것을 '장부변증'이라

합니다. 즉 정확한 변증을 하기 위해서는

1. 팔강을 기본으로 하되,

2. 몸속 오장 육부, 기혈진액의 특성을 잘 알고 있어야 하고,

3. 육사(六邪), 즉 외사의 특성들도 잘 이해하고 있어야 합니다. 이해되시죠?

심음허라고 변증되었으면 치법을 정해야합니다. 그럼 신수(腎水)와 심장의 음을 보하고, 상승된 심화(心火)를 서늘하게 내려주는 방법을 사용하여야 하겠죠?

이 단계가 완성되면 마지막이 뭡니까? 바로 변증론치 한 결과에 가장 적합한 처방을 정하는 것입니다.

처방은 '심음을 보하는 천왕보심단' + 수화지교의 명약인 청심연자음 + 신정을 더하고 명문화를 내려주는 팔미, 육미, 이런 식으로 말입니다.

이 과정은 매우 중요한 개념으로, 한약 공부의 전반적 핵심과정입니다.

변증론치! 어렵죠? 지금 처음 접한 것이니 당연히 어렵습니다. 대학에서 전공으로 배워야 할 내용을 책 몇 장에 설명했으니 머리가 터질 수도 있습니다.

한약 공부를 하면 가장 어려운 것이 변증입니다.

처음 한약에 관해 공부를 시작하며, 책으로 공부할 때는 병에 대해 자신 있고 쉽게 느껴질 수 있으나, 막상 아픈 사람을 보거나 주변에서 병이 생기면 도대체 어떤 처방을 사용해야 할지 모르겠고, 증(證)이 무엇인지 혼란스러운 경우가 다반사입니다. 그래서 공부를 시작한 지 몇 년 되지도 않았는데, 학문의 일정한 체계와 틀을 찾게 되고, 그 틀에 들어가지 않으면 불안하고 병을 대하는 데 자신이 없어진다 했습니다.

그러면 한의학도 양의학처럼 기계를 이용하여 과학적 방법을 이용하면 체계적인 발전이 가능할까? 라는 생각이 듭니다.

한의학도 환자의 병증을 구별하고 적합한 처방을 사용하는 시스템이 갖추어지면 좋겠죠.

예를 들면 위에 설명한 심음허라는 증상을 피검사나, 체열촬영, 내시경, 안압측정기 등의 검사를 통하거나 심음허증이 있는 사람은 대체로 어떠한 바이러스가 많이 검출되고, 체열 촬영 시 심장과 얼굴 쪽에 고유의 붉은색을 공통으로 나타낸다든지 하는 객관적인 기준을 내는 것입니다. 이런 시스템이 구축되어, 피 검사하고 사진 찍으면 '신음허증'이라고 딱 나오면 얼마나 좋겠습니까? 앞으로 우리는 이러한 노력이 필요합니다. 허나 분명 한계가 있습니다. 왜냐하면, 마지막 판단은 인간의 몫이기 때문입니다. 깨달음과 직관의 학문이기 때문이죠.

거기에 상대성의 개념도 포함됩니다. 세상의 모든 일을 기계가 대신해줄 수 있어도 인간의 주관적인 판단은 기계가 할 수 없는 것입니다.

또한, 여러분이 실력이 높다면, 대화 몇 마디 하면 신음허증을 확신할 수 있는데, 굳이 수많은 검사를 해서 신음허증을 판단할 필요도 없습니다.

수많은 검사자료도 사람이 판단을 돕는 자료에 지나지 않기 때문입니다.

기계나 과학기술은 인간이 판단하고 결정하는데 결정적인 자료와 사실을 제공할 뿐, 마지막 판단은 인간 스스로가 해야 합니다.

변 증	론 치
① 팔강을 기준 ② 이법방약 중 이(理) ③ 장부의 특성파악이 중요 ④ 기혈 진액, 외사의 파악도 중요	① 팔법을 기준 ② 이법방약 중 법·방·약(法·方·藥) ③ 본초와 방제의 이해가 핵심

[그림 33]

실제로 피부가 간지러운 여성이 있습니다.

어떤 곳에서는 지루성 피부염이라고 하구요. 어떤 곳에서는 묘기증이라고 하고요. 어떤 곳에서는 면역력 저하와 미세먼지가 원인이라고 하네요.

이 여성의 피검사, 알레르기 검사, 면역검사 등 수많은 검사와 객관적 사실의 자료가 있습니다. 하지만 이는 마지막 판단의 중요한 참고사항일 뿐, 과연 이 여성의 피부가 왜 간지러운지는 인간의 주관적인 판단력이 필요할 수밖에 없습니다.

몇 달 전 해산물을 먹고 그다음 날부터 피부가 간지러웠던 사실은 기계로는 절대 모를 일이기 때문이죠. 그래서 과학적이고 기계적인 방법이 발전이 한의학의 발전에 분명 힘이 될 수는 있어도 그 중심은 인간의 판단력입니다.

정리하자면 자신의 몸에 '증(症)'을 살펴서 1차 원인인 '증(證)'을 판단하고 그에 따른 처방을 정하는 과정이 변증론치였습니다.

병증론치

몸에 나타난 여러 '증(症)'의 모습을 관찰하여 그것들을 팔강의 기준으로 판단하여, '증(證)'을 구별하는 것이 1차.
음양(陰陽), 한열(寒熱), 허실(虛實), 표리(表裏), 8강은 변증의 기준이 된다.

구분된 증(證)을 치료하는 방법은 팔법과 같은 방법 참고.
한(汗)·토(吐)·하(下)·화(和)·온(溫)·청(淸)·보(補)·소(消), 팔법을 이용한 론치는 2차.
정확한 변증론치를 위해서는?
팔강, 팔법을 이용한 정확한 판단을 위해 장부의 기능이해 + 외사의 개념 등 이해하기.

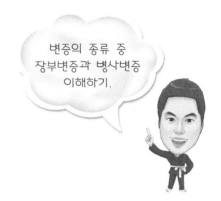

변증의 종류 중
장부변증과 병사변증
이해하기.

:: 변증의 구분 1

변증은 證을 판단한다는 개념이었습니다.

그럼 證을 판단하기 위해서는 앞에서 배운 '망문문절'을 동원해야겠죠?

망문문절이란 수단을 통해 여러 症들을 살펴보고 분석하면 證을 판단할 수 있을 겁니다.

평소 이러한 변증론치는 일상에서 자연스럽게 이루어지는 과정입니다.

"두통이 생겼네? 신경 쓰면 더 아프네? 일 때문에 스트레스 받았구나.- 변증.

신경 덜 쓰고, 친구들 만나 스트레스 좀 풀어야겠다.- 론치"

이러한 일상생활이 모두 변증과 론치이고, 망문문절입니다. 이해되시죠?

앞서 변증을 정확히 하려면 장부의 특성을 이해하는 것이 중요하다 했습니다. 예를 들어, 소변이 하얀 편이고 설사를 한다, 찬 음식에 소화가 안 된다, 하얀 가래가 나온다 등. 이러한 여러 症과 생활 습관 등의 요소를 꼼꼼히 살펴서 '비위의 허한증'이란 증(證) 구별할 수 있어야 합니다. 허한증이긴 한데…, 간장의 허한증인가? 이렇게 나오면 곤란합니다. 여기서 '비위허한증'같이 장부의 불균형을 근거로 변증 하는 방법을 '장부변증 혹은 오장변증'이라 한다고 언급했습니다.

예를 들어, 앞에서 말한 간장의 소설기능에 문제가 생기면 간의 기운이 막히게 되겠죠? 이러한 증상을 '간기울결증(肝氣鬱結證)'이라고 합니다. 많은 여성이 가지고 있는 병증에 속합니다. 간의 기운이 막히고 소통이 잘 이루어지지 않으면 간이 답답하겠죠?

답답해서 간에 열이 발생하게 됩니다. 열은 위로 올라가려는 성질이 있죠?

이런 증상을 두고 '간화상염증(肝火上炎症)'이라고 합니다. 얼굴 쪽으로 화가 올라가니 두통이 발생하겠고, 간과 연결된 눈도 붉어질 수 있겠죠?

이러한 사람의 성격은 조급하고 화를 잘 낼 수 있다고 유추해 볼 수 있겠습니다.

다른 예로 앞에서 공부한 '납기(納氣)'라고 기억나십니까?

납기의 개념은 신장의 기능이었죠?

나이가 들수록 신장이 쇠약해지니, 호흡 역시 점점 위로 올라가게 됩니다.

아이들은 복식호흡을 하지만, 숨이 더 차올라 입까지 올라오면 숨이 끊기게 됩니다. 신허(腎虛) 납기기능이 약해지면, 호흡의 기운을 단전까지 당겨오지 못해 호흡이 차고, 숨이 가쁘며, 기침을 할 수 있습니다. 이러한 증상은 폐에 불균형이 생겨도 똑같이 발생합니다. 이러한 증상만 보고 이것이 신장의 불균형인지, 폐의 불균형인지 이해할 수 있는 힘이 바로 장부변증론치의 핵심이 되겠습니다.

변증에는 특별한 방법과 수단이 있지 않습니다.

체질을 판단하고, 사주나 손금을 잘 보면 쉽게 처방을 정할 수 있다 생각할 수도 있습니다. 물론, 사주나 체질의학 모두 학문의 깊이와 정확성도 있습니다.

하지만 이는 평소 근본적인 부족함을 보완해주는 수단으로 활용해야 합니다.

왜냐하면, 병증이란 여러 가지 유형으로 수도 없이 나타나기 때문입니다.

어제 친구에게 사기를 당해서 혈압이 급격히 상승하고, 눈알이 튀어나올 것 같아 당장 죽을 것 같을 때, 어제 고기를 먹고 피부에 아토피가 발생하였을 때, 우리의 아기가 지금 고열에 시달리고 콧물이 흐르는 것을 정해진 체질이나 사주 등으로 원인을 찾을까요? 아니죠? 병의 원인파악을 통한 변증론치의 과정이 핵심일 것입니다. 그래서 한약 공부에는 변증론치가 중심이 되어야 하고, 그 속에 체질 등 여러 이론과 개념을 참고하여야 합니다.

변증의 정확도를 높이는 방법은 무엇일까요? 범인 찾는 것과 비슷한 개념인데요, 만약 위의 숨이 차고 기침을 하는 사람이 폐의 불균형인지, 신장의 불균형인지 판단하려면, 기침, 호흡곤란 외에 나타나는 몸의 다른 증(症)들을 살펴보고 그 원인을 찾을 수 있다면 쉽게 해결할 수 있는 문제일 겁니다.

예) 기침을 합니다.		
이틀 전 한사의 침입, 콧물, 비연, 역상(逆上), 오한 발열의 증상들	어제 폭식 후 기침 가래가 심해짐 소화기능저하, 구토, 구역	오래된 기침, 밤에 특히 심하다. 도한증, 허열, 요통, 허로 등 발생
↓	↓	↓
폐의 불균형	비위 + 폐의 불균형	폐 + 신장의 불균형

이 사람의 주증은 기침이므로, 우선 폐를 기본으로 두고 나머지 증상들을 살펴봅니다.

그중 "허리가 아파요, 신우신염이 있고요, 탈모가 있어요, 발바닥이 뜨거워요, 월경이 불순해요, 밤에 기침이 심해요." 등 여러 증상이 신장과 관련 있다면, 이는 폐와 신장의 불균형일 것이다! 이렇게 유추할 수 있죠? 거기에 더하여 만약 신장이 약한 체질이거나 사주에 신장이 약하다고 나오면 그 판단에 더욱 정확성을 높여줄 것입니다. 즉, 이러한 종합적인 과정이 변증론치의 지름길입니다. 절대적인 단 하나의 비법은 없습니다.

마지막으로 한 가지 변증 개념만 더 보고 넘어갑시다.

앞에서 병의 원인에 관해 제일 처음 공부한 것이 외사였죠?

그 종류에는 무엇이 있었습니까?

'六氣'가 정상범위를 넘어 몸에 병을 발생시키게 되면 '六邪'라고 했습니다.

風·寒·暑·濕·燥·火, 이렇게 6가지였죠.

그럼 풍사에 의해 병이 발생했다면 '풍증'이라고 하면 되겠군요.

풍사가 한사와 같이 들어왔다면 풍한증이라 하면 되겠고요.

풍사가 몸에 들어와 濕邪와 만나면 뭐라고 하면 될까요?

풍습증(風濕證)이 되겠죠?

장마철에 몸이 무겁고, 부종도 생긴다면 습(濕)이 침투했을 확률이 높겠죠?

위와 같이 병의 원인이 바로 외사가 되므로, 변증도 그에 따라 이름을 붙이게 됩니다. 이러한 변증을 병사변증(病邪辨證)이라고 합니다.

변증의 종류

장부변증— 장부의 상태를 보고 증을 판단한 것.

병사변증— 외사의 요인으로 병증이 발생한 것.

변증은 망문문절을 이용하여 판단한다.

변증의 핵심적인 수단과 비법은 없다.

오장육부를 이해하여 여러 증(症)의 원인을 이해하는 것.

생활습관, 체질, 사주 등의 여러 요소는 증(證)을 알아내기 위한 좋은 수단들이다.

핵심은 변증을 정확하게 하기 위해 몸을 알고 증(症)을 잘 참고하는 것이 중요.

:: 변증의 구분 2

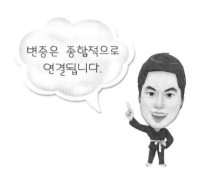

변증은 종합적으로 연결됩니다.

어느 날 친구의 얼굴을 보니 무척 수척해졌습니다. 살도 빠지고 힘도 없어 보이고, 갑자기 일어나면 눈앞이 핑 돌며 깜깜해진답니다. 바빠서 아침도 잘못 먹는다는군요. 누가 봐도 이 사람은 몸이 허해졌다는 것을 알 수 있죠? 허하니까 보법을 써야겠죠. 보약을 좀 복용해야겠습니다. 이런 몸 상태를 보고 '허증(虛證)'이라 하겠죠?

길을 걷다 여자 친구의 손을 꼭 잡아보니, 손이 차갑네요.

추운 것을 싫어하고 따뜻한 것을 좋아합니다. 평소 손발이 아주 차갑습니다.

이 사람은 누가 봐도 몸이 차갑다는 것을 알 수 있죠?

이를 보고 '한증(寒證)'이라 합니다.

몸이 차가우니까 당연히 몸을 따뜻하게 해주는 온법(溫法)을 써야겠죠? 어? 그런데 어느날 애인과 다투고 난 뒤, 애인 눈이 쪽 찢어지고 차가운 기운이 엄습합니다. 이 때도 당연한 듯이 한증에 온법이라 온법을 사용하면 안됩니다. 그럼 끝장나더라구요. 이때는 거리를 좀 두고 분노를 식혀주는 청법을 활용합시다.

그럼 한증의 반대말은 무엇인가요? '열증(熱證)'이겠죠?

허증의 반대말은 앞에서 배웠듯이 '실증(實證)'이 되겠습니다.

실증은 병을 발생시킨 사기나 병의 상태가 왕성한 것을 의미하였습니다.

예를 들어, 감기에 걸린 사람이 있는데요.

몸에서 땀이 나지 않고 오한 발열이 심하며, 맥이 빠르고 위로 뜬다면, 이는 실증이라 하구요. 반대로, 몸에 힘이 없고 땀도 줄줄 흐르며, 맥이 가라앉은 감기는 허증이라 한답니다.

이렇게 병증의 기본적인 성질인 한열허실도 중요한 변증의 기준이 된답니다.

◗ 병의 기본 성질로 병증 판단에 기준을 삼는 방식을 '병성변증(病性辨證)'이라 합니다. 병성변증, 이해하시겠죠? 한열허실을 판단하여 변증하는 것으로 장부변증과 더불어 중요한 변증분류가 되겠습니다.

그럼 허증·실증·한증·열증! 이 네 가지 중에서

한증은 음에 속합니까, 양에 속합니까? 음에 속하겠죠?

그럼 한증은 '음증(陰證)'의 개념으로 이해합니다.

반대로 열증은 '양증(陽證)'에 속하겠습니다. 허증과 실증도 마찬가지입니다.

허증과 실증 중 허증은 음증의 개념이고, 실증은 양증의 개념에 속합니다.

지금 계속 설명하다 보니, 앞에서 배운 팔강이 생각나는군요.

팔강은 뭐였습니까? '음양·한열·허실·표리', 이렇게 8가지였습니다.

표리는 뭐였죠? 몸의 안과 밖을 의미하죠?

즉, 병이 몸의 바깥 부분인 피부 쪽에 있으면 '표증(表證)',

병이 몸의 안쪽에 있으면 '이증(裏證)'이 되겠습니다.

표(表)와 리(裏)!

이렇게 ◗ 병의 위치로 병을 판단하는 것을 '병위변증(病位辨證)'이라 합니다.

병이란 표와 리뿐만 아니라 머리 쪽인 위에 있을 수도 있고, 다리 쪽인 아래에 있을 수도 있죠. 심장에 있을 수도 있고, 신장에 있을 수도 있습니다. 즉, 상하의 개념입니다. 즉 병위변증은 표리, 상하 등 병의 위치에 따라 변증하는 것이라 알아두시면 되겠습니다.

지금까지 공부한 변증의 구분은 각자 독립된 것은 아닙니다.

장부변증, 병위, 병성변증 등은 서로 유기적으로 연관되어 있겠죠?

그 외 여러 변증 방법이 있는데요.

몸의 위기영혈이란 개념이 있습니다. 기혈이 부족한 현상도 의미하지만, 몸의 위치적인 개념도 있습니다. 이를 '기혈진액변증' 혹은 '기혈영위변증'이라 합니다. 우선 들어놓읍시다.

태양증, 소양증 등 몸에 흐르는 경락과 위치를 기준으로 살펴보는 변증인 '육경변증'이라 하는 방법도 있습니다. 사실 변증의 종류가 중요하기보다는 특성을 파악하고 이해하는 것이 중요합니다. 병증은 종합적이기 때문입니다. 특히, 육경변증이나 장부변증 등은 하루 이틀 공부한다고 알 수 있는 것이 아니죠.

다음 시간은 임신에 관련된 한약을 공부하는 시간입니다.

병의 성질로 병증 판단에 기준으로 삼는 방식을 '병성변증(病性辨證)'이라 합니다.

병의 위치를 기준으로 하여 병을 판단하는 것을 '병위변증(病位辨證)'.

기혈·진액의 상태로 병증 분석 변증 하는 것을 '기혈진액변증(氣血津液辨證)'.

경락과 위치를 기준으로 살펴보는 변증 육경변증.

4. 한약에 대한 질문

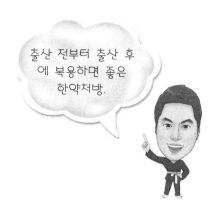

출산 전부터 출산 후
에 복용하면 좋은
한약처방.

:: 임신 한약 1

여성의 임신과 출산은 신체적으로나 정신적으로 큰 변화를 가져오고, 평생 건강에 가장 크게 영향을 미치게 됩니다. 잉태된 소중한 나의 아기도 마찬가지입니다. 엄마 뱃속에 자리 잡은 순간부터 산모의 건강 상태에 따라 아이의 건강도 영향을 받을 수밖에 없습니다. 즉, 건강하지 못한 임신과 출산은 어머니와 아이의 건강에 부정적인 영향을 미치는 반면, 건강한 임신과 출산은 어머니와 아이의 건강에 긍정적인 영향을 줄 겁니다.

우리 선조들께서는 산모와 아기의 건강을 위해 꾸준히 한약을 복용하게 하였습니다. 더불어 감사하게도 출산 전, 후에 복용할 수 있는 처방을 자세히 기록에 남겨 주셨습니다.

이는 잉태 간에 태동의 불안이나 오저, 유산 등의 여러 문제를 줄일 수 있겠죠.

한의학을 활용하면 자연 분만 시 고통을 많이 줄이는 동시에 산모와 태아의 건강에도 도움이 되게 할 수 있습니다. 또한, 출산 후 자궁 정상화 문제, 산후풍, 체중증가 등의 여러 문제를 최대한 예방할 수 있습니다. 적절한 한약처방은 아기의 건강에도 도움이 됩니다. 맞벌이로 바쁜 엄마가 아픈 아기와 병원에서 기다리는 모습이 훨씬 줄어들 수 있을 겁니다.

실제 실험과 테스트도 없이 산모와 아기에게 위험할 수도 있는데, 어떻게 이렇게 확신하느냐고 묻는 사람이 있을 겁니다. 만약 예방접종하는 것처럼 출산 과정에 한약 복용을 사회적으로 제도화되어 할 수 있다면 어떨까요? 그렇게 10년, 20년 지난 뒤에 지금과 삶의 건강지표를 한번 비교해보고 싶네요.

출산과 관련된 한의학지식을 잘 활용한다면 여성과 아이의 건강에 분명 큰 도움이 될 것인데, 하지만 현대 사회에서는 그 소중한 유산들이 전혀 사용되지 못하고 있습니다.

일절하고, 이번 시간에는 출산과 관련된 한약처방들을 간단히 살펴보겠습니다.

> **1. 조경산(調經散) – 온경탕**이라고도 함.
> 처방구성: 맥문동 8, 당귀 6, 인삼 4, 반하 4, 백작약 4, 천궁 4, 목단피 4, 아교주 3, 감초 3, 오수유 2, 육계 2, 생강.

말 그대로 경맥을 따뜻하게 하고 여성에 혈의 순환과 흐름을 바로 잡아주는 처방입니다.

여성들은 자궁으로 경맥이 연결되어 있어, 그 경맥이 차갑거나 순환이 불량하게 되면, 자궁의 영양상태나 환경이 나빠집니다. 당연히 월경도 불순하게 되고, 순환 장애로 월경통도 발생할 수 있겠죠. 심하면 월경 시 턱 주변에 여드름도 발생할 수 있고, 월경 시 혈액에 검은색이나 자색 덩어리들도 많이 나타나게 됩니다.

수정된 아기가 이렇게 불량한 자궁상태에 착상이 되는 것은, 아마 아기를 좋은 환경에서 따뜻하게 잘 먹이며 키우는 것이 아니라, 추운 겨울 판잣집에서 밥도 없이 키우는 것과 비슷한 상황이 됩니다. 이 상태에서 만약 임산부가 심한 노동을 하거나 영양이 제대로 공급되지 않거나, 혹은 스트레스로 자궁의 기혈순환이 정체되었을 때는 유산의 가능성이 높아집니다. 이러한 이유로 조경산이란 처방은 임신 전 여성들에게 매우 자주 사용되는 처방이 됩니다.

즉, 조경산은 자궁이 허한하고 경맥 순환이 미흡한 여성들에게 황금과도 같은 한약이 되겠습니다. 그래서 일명 '천금조경탕'이라고도 합니다.

『동의보감』의 온경탕 설명을 볼까요?

충맥과 임맥이 허손되어 월경이 고르지 못하거나 빨리 나오고, 혹 늦게 나오며 또는 양이 많거나 적으며 달이 지나도 나오지 않거나 두 번씩 나오는 경우, 유산을 해서 자궁에 어혈이 머물고, …생략… 오랫동안 임신을 하지 못 하는 증세를 치료한다.

『방약합편』왈, "기가 허한 데는 인삼을 배로 쓴다. 향부자와 익모초를 넣으면 더욱 좋다."라고 되어있네요.

그럼 두 번째 처방을 살펴봅시다.

---

2. 안태음(安胎飮)

처방구성:

백출8, 황금6, 당귀4, 백작약4, 숙지황4, 사인4, 진피4, 천궁3.2, 소엽3.2, 감초1.6.

태동이 불안할 때는 안태음이 유산을 방지할 수 있다는 것, 이해하시고요!

조경산으로 건강한 임신을 하였습니다. 이제는 엄마 뱃속에서 아기가 안정되게 잘 자라는 것이 중요하겠죠. 안태음은 이러한 상황에 적용할 수 있는 처방으로, 말 그대로 임신 중 태동이 불안할 때 사용하는 처방입니다. 뱃속의 태아를 안정시키는 효능이 있습니다.

『방약합편』왈, "임신 중에 태동이 있는 것을 치료하는데 임신 5~6달에 늘 2~3 첩씩 먹는 것이 좋다. 아교를 더 넣어 쓰기도 한다. 냉이 있으면 황금을 뺀다. 허 하면 인삼을 더 넣어 쓴다."

---

3. 가미팔진탕(加味八珍湯)
처방구성:
인삼 대신 해삼12~20, 백복령4.8, 백출4.8, 감초4.8, 숙지황4.8, 백작약4.8, 당귀4.8, 천궁4.8, 진피4, 사인4.

병원에 가서 초음파를 해보니, 우리 아기가 체중이 미달이랍니다.

혹시 산모의 체질이 약해서 그런가? 아빠 정자가 약했나? 괜스레 걱정됩니다.

이럴 때 복용할 수 있는 훌륭한 처방이 바로 가미팔진탕입니다.

제 설명보다는『방약합편』의 간단한 문구가 훨씬 이해가 빠르겠군요.

『방약합편』왈, "부인의 타고난 체질이 허약하여 임신된 태아가 튼튼하게 자라지 못하는 것을 치료한다. 보하는 약이므로 임신 초기부터 마지막까지 이 약을 많이 쓰는 것이 좋다."

"몹시 허하면 인삼을 넣고 또 두충과 속단, 상기생을 더 넣어 쓰는 것이 좋다. 임 신 7~8달에 이르면 대복피를 더 넣어 쓰고 9달이 되면 소엽을 넣어 쓴다."

여기서 두충, 속단, 상기생은 태아의 성숙과 안정에 도움이 되는 대표적인 약초 들입니다.

4. 불수산(拂手散)

처방구성:

당귀 24, 천궁 16.

부처님의 손과 같은 처방이니 참 자비롭고 여성을 돕는 처방이겠군요.

앞에서 한번 설명드린 처방인데, 단녹용탕과 더불어 산부에게 기본이 되는 처방입니다.

5. 달생산(達生散)

처방구성:

대복피 8, 감초 6, 당귀 4, 백출 4, 백작약 4, 인삼 진피 소엽 지각 사인 2, 파잎 5.

축태음이라고 합니다. 출산하기 직전에 복용하는 한약입니다.

태아를 축소시킨다고 하여 축태음이라 불립니다.

이런 처방은 더욱 유명해져서 섬마을 시골집까지 퍼져 나가야 합니다. 철분제같이 말이죠. 축태음이 왜 좋을까요?

1. 출산 전 아기의 쓸데없는 노폐물을 배출해주어 출산을 더욱 쉽게 합니다.

2. 출산 전 복용하면 산모에게도 병이 쉽게 발생하지 않습니다.

3. 축태음을 복용하고 태어난 아기는 평생의 건강에 많은 도움이 됩니다. 축태음을 복용한 아이들은 타고난 출발 시점부터 선택받은 행운아입니다.

『방약합편』왈, "임산부가 몸 풀 달에 20여 첩을 먹으면 쉽게 해산하고 병이 생기지 않는다."

다음 시간에 임신 한약 2를 이어서 공부하겠습니다.

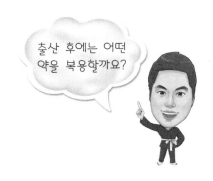

:: **임신 한약 2**

출산 후에는 어떤 약을 복용할까요?

이어서 임신 한약을 소개합니다.

> **6. 생화탕(生化湯)**
>
> 처방구성:
>
> 당귀25, 천궁9, 도인6, 감초3, 건강3.
>
> 여기에 익모초를 더 넣고 사용하는 경우가 많습니다.

출산 직후 바로 복용할 수 있는 한약입니다.

출산 후 체질과 증상에 따라서 처방이 변경될 수 있지만, 출산 후에는 가장 우선시되는 것은 바로 자궁의 정상화입니다. 생화탕은 출산 후 어지러워진 자궁환경과 어혈을 청소하고 정상적 크기로 축소시킵니다. 특히, 한사에 몸이 상할 수 있는 냉한 체질에 더욱 효능을 발휘합니다.

해산 후 오로가 빨리 빠지도록 하는 데에는 당귀건중탕 등 여러 처방이 있지만, 생화탕이 매우 효과가 좋습니다.

산후에는 몸을 보하는 것이 가장 중요하지만, 그렇게 기혈이 쇠약해지지 않았다면, 자궁 정상화와 어혈제거가 먼저 이루어져야 합니다. 그렇지 않다면, 몸을 보하는 약과 동시에 투여되어야 합니다. 해산 후 오로 제거와 자궁 정상화, 병의 발생 예방에는 생화탕! 단, 출산 후 허증으로 몸에 열(熱)이 심하게 발생한다면 생화탕 복용은 적합하지 못합니다.

이때는 보하는 것과 오로 배출이 적절하게 이루어져야 하는데요,

오로 배출 없이 무조건 보(補)해줘도 안 되고, 그렇다고 허증인데 보하는 것 없이 오로 배출만 할 수도 없고, 어찌해야 하나요? 이러한 이유 때문에 공부해야 합니다.

---

7. 보허탕(補虛湯)
처방구성:
인삼 6, 백출 6, 당귀 4, 천궁 4, 황기 4, 진피 4, 감초 2.8, 생강 3쪽.

산후보약의 가장 대표되는 처방입니다.

출산 후 생화탕 등으로 자궁을 정상화하였다면 그 후 바로 복용하는 것이 좋습니다. 물론 출산으로 산모의 기혈이 많이 약해졌다면 오로 배출보다도 보해주는 것이 우선입니다. 그래서 출산 후 바로 복용하여도 좋다고 나와 있습니다.

『방약합편』 왈, "몸 푼 뒤에는 반드시 기혈을 크게 보하여야 한다. 비록 이러저러한 증세가 있더라도 먼저 보하고 치료하는 것이 좋다.

열이 약간 있으면 복령을 배로 넣어 쓴다. …중간 생략… 기가 허하여 숨이 차면 인삼의 양을 늘려 40~80으로 하고 육계, 부자, 건강을 더 넣어…. 빨리 구원해야 한다…. 몸 푼 뒤에 생긴 온갖 병에는 그 증세에 따라 이 약을 가감하여 쓰는 것이 좋다."

마지막으로 알아두셔야 할 개념이 있습니다.

비만인 여성들이나 비위가 허약한 여성, 폭식하는 여성도 계류유산이나 임신이 잘 안될 수 있답니다. 비위와 자궁은 서로 연결되어 있습니다. 그래서 자궁은 비위의 상황에 밀접한 영향을 받죠. 임신 초기에는 비위에 음식물이 너무 많이 들어가

면 자궁이 비위의 소화운동에 따라 같이 흔들리게 됩니다. 그래서 초기에는 음식 맛이 없고, 구역질하는 경우가 많습니다. 이렇게 자궁 흔들림이 심하고, 자궁에 문제가 있다면 착상된 아기는 위험에 처하게 됩니다. 붙어 있는 것은 약한데 위의 위장이 계속 흔들어서 힘이 듭니다.

즉, 태아가 자궁에서 쉽게 떨어질 수 있겠습니다. 이는 임신중독증의 유발 및 계류유산의 대표적인 원인이 되겠습니다.

그래서 비위가 약한 사람들은 임신 초기에 구역질이 나고, 밥맛이 없을 때 굳이 많은 음식을 먹을 필요가 없습니다. 그리고 임신 전에 신장과 자궁을 튼튼히 해주는 처방을 복용하면 계류유산을 최대한 방지할 수 있겠죠?

이 내용은 다음 권 생리·병리 편에 소개했습니다. 하지만 미리 예습차원에서 그 내용을 다음 장에 가져와 보겠습니다. 좀 어려울 수 있어도 이제 곧 생리·병리 편을 공부해야 하기에 한번 맞닥뜨려 보도록 합시다.

지금까지 출산에 관련된 대표적인 처방들을 간단하게 살펴보았습니다.

제가 임신 한약에 두 장이나 편성한 이유는 임신 시에 한약 복용은 위험하다는 편견을 깨고 싶은 마음이 강했던 것 같습니다.

위의 소개한 한약처방들은 한의사의 처방전 없이는 조제할 수 없는 처방들이 더욱 많습니다. 또한, 수요성이 적은 임산부를 위해 가미팔진탕, 달생산 같은 한약을 제약회사에서 과립이나 환약으로 생산하기에는 경제성이 떨어집니다. 이러한 훌륭한 처방들이 일반대중 모두의 건강에 도움이 되도록 응용되려면, 좀 더 시간이 지나야 하겠죠.

여성들이 임신 중 가미팔진탕, 달생산이란 처방을 엽산을 복용하는 것처럼 상식화된다면, 제약회사에서도 한방임신시리즈를 제품화할 것으로 생각합니다.

참고로 한약을 전공하지 않는 분들은 아직은 위의 처방을 임의로 복용하기는 위험합니다.

 복용하시려면 우선 주변 한의원에 방문하시기 바랍니다.

임산부의 한약 복용은 중요!

조경산(調經散)　안태음(安胎飮)　가미팔진탕(加味八珍湯)

불수산(拂手散)　달생산(達生散)　생화탕(生化湯)　보허탕(補虛湯)

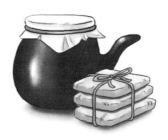

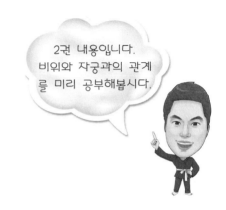

2권 내용입니다. 비위와 자궁과의 관계를 미리 공부해봅시다.

:: 임신오저

어려워도 예행연습이라 생각하시고 한번 정독해봅시다.

비장과 자궁의 관계입니다. 비위는 자궁에 어떠한 영향을 미칠까요?

비위의 문제로 자궁에 영향을 미치는 것 중 주변에서 가장 자주 볼 수 있는 병증은 크게 2가지가 있습니다. 2의 경우를 지금 같이 공부해봅시다.

비위 → 자궁

첫 번째는 유산과 입덧입니다. 비위가 유산에 영향을 미친다니….

어떤 과정으로 이런 영향을 미치는지 살펴봅시다.

정자와 난자가 수정하면, 앞으로 자라갈 곳인 자궁에 자리를 잡고 안착을 하게 됩니다. 이를 착상이라고 하죠? 이렇게 착상을 한 초기에는 수정된 아기가 안정되지 못하고 튼튼히 자리 잡지 못한 경우가 많습니다. 물론, 자궁의 건강상태에 따라서 그 안정도에 차이는 분명히 존재합니다. 자궁과 신장이 튼튼한 여성은 착상이 안정적으로 될 것이고요, 만약 자궁과 신장이 허약하고 차가운 경우는, 겨울밭에 씨를 뿌려 놓은 것처럼 수정란이 뿌리와 싹을 내지 못하고 죽을 수도 있겠죠? 아니면 자궁의 환경이 여름 장마철처럼 습하고 탁한 이유로, 씨앗인 수정란이 미처 발아하지 못하고 썩어서 죽을 수도 있습니다.

만약 여러분의 자궁이 위와 같이 허약하여 수정란이 착상을 튼튼하게 하지 못한 상태라고 가정합시다. 자궁에 착상된 수정란은 불안하게 지내는 상황일 겁니다.

꼭 약한 줄을 잡고 높은 공중에 위험하게 매달려 있는 느낌이죠.

그런데 이때 개념 없이 어떤 녀석이 위에서 줄을 막 흔든다고 생각해보십시오. 식겁하겠죠? 수정란 입장에서는 정말 짜증 나고 분노할 일입니다.

이렇게 생각 없이 자궁을 흔드는 악당이 바로 비위가 되겠습니다.

왜냐구요?

비위는 자궁과 직접적으로 연결되어 있습니다. 그래서 밥을 먹고 비위가 소화를 하면, 밥이 소화되는 그 과정 동안 비위가 움직이는 만큼 자궁도 흔들리게 됩니다. 비위와 자궁이 튼튼하고 강력한 에쿠스 같아서 잦은 소음과 움직임 없이 조용하게 음식을 처리하면 자궁도 편하겠지만, 만약 옛날 티코 같은 자동차처럼 도로의 재질까지 다 느껴지는 그런 비위장을 가진 여성이라면, 수정란이 착상된 자궁은 음식물이 비위로 들어올 때마다 심하게 요동칠 것이 뻔합니다. 그럼 달랑달랑 매달린 수정란이 하얗게 사색이 되겠죠?

이렇게 비위가 허약하거나 평소 폭식 등으로 음식찌꺼기가 많은 여성은 비위의 운동이 차분하지 못하고 요란스럽게 이루어집니다.

그래서 수정된 아기는 차라리 "엄마가 음식을 보면 구역질 나도록 해버려야지, 원! 흔들리는데 약하게 매달려 있기가 너무 위험해." 그러면서 엄마가 음식을 먹자마자 아예 구토를 해서 밖으로 내보내 버립니다. 착상이 안정화될 때까지 말이죠.

이것이 입덧, 즉 임신오저, 임신중독증의 첫 번째 원인이 됩니다.

비위가 정상적인 사람도 약간의 입덧은 할 수 있습니다.

이는 정상적인 몸의 반응이죠? 착상이 제대로 되고, 태아가 안정될 때까지는 과도한 음식물이 들어오는 것을 몸이 싫어합니다. 태아가 음식물 때문에 답답할 수도 있고, 비위의 움직임 때문에 스트레스를 받을 수도 있거든요. 그래서 음식냄새를 싫어하도록 만들어버리죠.

착상된 수정란에 불과하지만, 이도 어쩌면 생명의 위대함이라 할 수 있습니다.

두 번째 원인은 바로 앞에서 배운 '비생습'이 되겠습니다.

비위에서 생긴 濕이 왜 임신오저에 영향을 미칠까요?

비위에서 숙식으로 인해 생긴 습열은 몸 곳곳으로 퍼져 나간다고 했습니다.

자궁도 예외가 될 수 없습니다.

비위에서 발생한 습은 자궁으로 흘러들어 가게 됩니다.

'나는 다른 여자들보다 냉이 많은 것 같다.'라고 생각하시는 분들은 공통으로 비위허약이나 음식습관에 문제가 있습니다.

비위가 허약해서 숙식과 습이 자궁에 영향을 미치기 때문에 자궁으로 내려간 습은 냉이란 물질이 되어 질로 빠져나오게 되는 것입니다.

이 냉이란 것을 '대하(帶下)'라고 한다고 공부했습니다.

이 대하가 하얀색이면 백대하라고 합니다. 누런색이면 황대하라고 합니다.

황대하가 보통 백대하보다 열성적인 상태라고 판단합니다.

즉, 황대하가 나오면 비위의 습열이 자궁에 영향을 줬을 가능성이 크고, 백대하가 나오면 비위의 한습한 기운이 자궁에 영향을 줬다고 판단하는 겁니다.

이것이 냉, 즉 대하의 원인 중 가장 핵심이 되는 케이스라고 말할 수 있습니다.

정리하자면 비생습 → 자궁에서 대하의 발생. 이렇게 됩니다.

착상이 된 자궁은 당연히 비위에서 내려오는 이런 찌꺼기 물질을 싫어합니다.

위에서처럼 만약 자궁이 습해진다면, 착상된 수정란이 위험할 수도 있으니까요.

이러한 비위의 습은 보통 숙식에 의해서 잘 생성되죠?

그래서 자궁과 착상된 수정란은 비위에서 숙식이 머물 수 없을 만큼 강력하게 청소를 시작하게 됩니다. 그래서 음식물을 모두 구토하게 하여 음식을 못 먹게 했으면서도, 지속적으로 구토를 시켜, 기존에 있던 숙식까지도 모두 비워지게 만들어 버립니다. 일체의 음식찌꺼기를 허용하지 않는 것이죠.

이것이 바로 임신오저의 두 번째 원인입니다. 심하면 임신중독증이 되겠죠?

자궁은 비위에서 내려오는 습열한 기운, 혹은 한습한 기운을 최대한 막으려고 노력하는 것이죠. 착상된 새로운 생명이 살기 위한 당연한 반응입니다.

비위가 자궁에 영향을 미치는 것.

유산이나 대하, 그로 인한 임신오저 등이 있었습니다.

그럼 임신오저는 되도록 그냥 두면 될까요?

여성의 임신오저는 임신 초기에는 당연한 것입니다. 심하지 않다면 그냥 둬도 됩니다. 하지만 임신오저가 너무 심하다면 어떻게 해야 할까요?

위에서 공부한 내용대로 유추해봅시다. 중요합니다. 여기에서 유추와 연구!

왜냐하면, 이 과정이 바로 한약 공부의 핵심이기 때문입니다.

위에서 공부한 비위와 자궁과의 관계가 바로 우리 몸을 아는 과정입니다.

이 과정이 가장 기본이자 핵심이죠.

그 다음이 바로 처방을 결정하고 몸의 균형을 바로 해주는 과정이죠?

이 두 번째 과정으로 넘어가기 위해서는 어찌하여야 합니까? 우리 몸의 생리병리를 이해하고, 여기서 한 걸음 더 나가야 합니다.

"그럼 임신오저가 심할 때는 어떠한 방법을 사용해야 할까?"

"백대하가 심하다면 어떠한 방법을 사용해야 할까?"

"자궁이 약한 것 같은데, 임신 전에 자궁을 튼튼하게 해주는 방법은 없을까?"

이러한 질문을 스스로에게 해나가면서 공부해나가야 합니다.

임신오저가 심할 때는 어떠한 방법을 사용해볼까요?

티코 같은 비위를 에쿠스 같은 비위가 되도록 힘을 넣어주면 되겠죠?

또한, 비위에서 발생한 습을 제거해주는 도움도 필요할 것입니다.

정리하면 비위에 힘을 주고 + 비의 습을 제거해주는 것.

혹은 비위가 흔들려도 흔들리지 않는 즐거운 자궁 침대를 만들어주면 되겠죠?

이런 처방을 고르면 됩니다. 그래서 나중에 처방공부를 열심히 해야 하는 겁니다.

비위허약		신장, 자궁의 허약		대 하
숙식발생, 착상된 자궁을 흔듦.	+	수정란이 지내는 침대가 매우 흔들림. 계류유산의 가능성.	+	숙식, 비습의 하주 자궁의 환경을 습하게 함.

참고로, 이렇게 어떤 병증에 맞닥뜨려 그것을 처리하려면 약간 늦은 감이 있죠. 현명한 사람은 미리미리 손을 써둡니다. 문제가 없도록 말이죠.
만약 당신이 임신할 예정이라면 어떠한 방법으로 미리미리 손을 써 놓으실 건가요?
위에서 공부한 것 그대로 인용해봅시다.

첫째, 비위와 자궁이 서로 연결되어 있으니, 비위에서 마구마구 흔들어도 자궁에서 수정란은 흔들림 없는 환경을 만들어 주면 되겠죠? 이것 역시 자궁 상태가 티코냐, 에쿠스냐의 차이입니다. 흔들림의 차이죠. 수정된 아기가 도로의 재질까지 느껴지고, 파인 곳이라도 지나가면 엉덩이가 아픈 티코 같은 자궁이냐, 아니면 승차감 좋은 에쿠스 같은 자궁을 만나느냐는 복불복입니다. 엄마 잘 만난 복이죠. 하지만 우리는 지금 한약을 공부하고 있습니다.
그래서 임신 전 미리 자궁을 업그레이드시켜놓을 수 있죠. 얼마나 좋습니까?
행복하지 않습니까? 미래에 대해 불안함이 사라지고 자신감이 생기지 않습니까?
자궁도 결국 신장에 영향을 받죠. 그럼 신장과 자궁을 튼튼하게 해 줄 처방은 무엇일까요? 궁금하시죠? 이렇게 궁금해하며 처방을 공부해야 처방이 머릿속에 자연스럽게 들어옵니다.

둘째, 자궁을 튼튼하게 하면서도 이왕이면 비위의 허약함이나 숙식도 어느 정도 보완해주고 임신하면 더욱 좋겠죠?

그럼 이때도 위에서 언급한 비위에 힘을 주고 + 비의 습과 숙식을 제거해주는 처방으로 미리미리 손을 써두면 마음 편하겠죠? 이렇게 손을 써두면 임신해서 임신오저가 발생해도 걱정하거나 불안하지 않고, 한결 마음에 여유가 생길 것입니다.

이러한 여유와 자신감, 그리고 그것이 행복과 건강으로 이어지게 하려고 우리는 지금 열심히 공부하며 노력하고 있는 것입니다.

비위 → 자궁

- **유산의 원인**

비위와 자궁은 연결되어 있음. 착상이 안정되지 않은 수정란은 비위의 움직임에 의해 계류될 수 있다. 그래서 자궁과 수정란은 비위에 저항을 한다.

이 저항이 바로 임신오저이다.

- **임신오저**

비위에 움직임을 최소화하고, 비위의 숙식 제거, 습의 발생을 최소화한다.

비위에서 발생한 습이 자궁으로 내려오면 수정란에 부정적인 영향을 미치게 된다.

- **대하**

비위에서 생긴 숙식 및 그로 인한 습은 습열한 상태나 한습한 상태로 자궁으로 흘러들어 간다. 이렇게 발생한 것이 바로 냉, 즉 대하라고 한다.

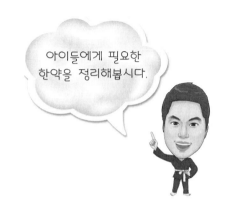

아이들에게 필요한 한약을 정리해봅시다.

:: 아이 한약

    평상시 아이들의 건강을 위한 처방을 다시 한 번 더 알려드리겠습니다. 공부가 부족한 부모 때문에 아이가 아픈 것이 안타깝기 때문입니다. 이때 공부의 부족함이란 학벌, 지식, 학문의 차이가 아닙니다.

    편협된 사고방식과 아집, 독선적 판단, 그리고 몸을 이해하고 건강을 지키려는 노력이 부족한 부모죠. 그런 부모 만나는 것도 복불복이므로 제가 나설 일은 아닙니다만, 여러분은 꼭 아이 증상에 따라서 처방을 정하고 행복한 가정 만들어가시길 기원합니다.

1. 곽향정기산

'곽향정기산' 아이들의 감기는 보통 내상과 외감을 동시에 가지고 있다 했습니다.
몸 안의 음식문제와 동시에 감기증상이 나타난 것이죠.
곽향정기산이 어린이의 명약 중 하나지만, 허한 아이에게 장복시킬 수는 없답니다.
육미나 평위산보다는 응용하기 어려운 처방입니다.

2. 평위산, 위령탕

아이들은 소화기관이 아직 미성숙하여 음식에 쉽게 탈이 나죠?
음식에 탈이 나도 감기처럼 열이 나고 아플 수 있다고 했습니다.
만약 설사를 동반하는 등 몸살증상이 아니고 음식의 문제가 의심될 때, 꼭 변증을 잘 해서 아이들의 건강을 지켜나가기 바랍니다. 물론 병이 발생하지 않아도 과식, 밀가루 음식 섭취 후 수시로 복용시켜주는 것도 아이의 건강상태에 큰 도움을 줄 수 있습니다. 설사를 한다면 위령탕을 복용시키면 됩니다.

3. 보중익기탕

아이들은 어른보다 사기에 대한 방어력이 약합니다. 그래서 찬 기운, 바람 등에 쉽게 감기가 옵니다. 그래서 평소 홍삼처럼 섭취해두면 방어력에 좋은 한약이 보중익기탕입니다. 보중익기탕은 후천적 에너지를 보강시켜주는 처방입니다.

비위에서 영양을 생성해서 온몸에 전달해주는 과정을 도와줍니다.

평소 기력이 약하거나 쉽게 피로해하고, 콧물, 알레르기, 비염, 땀이 과도하게 나는 등의 증상에 꾸준히 복용시키세요. 특히 현대 사회는 대기 오염으로 공기가 탁하기 때문에 인후부가 건강을 유지하기 힘듭니다. 특히 어린아이들은 이 오염된 공기 속에서 더욱 힘들겠죠.

보중익기탕에 감길탕(감초와 길경으로 이루어진 처방. 목이 붓고 아픈데, 기관지염 등에 사용하는 기본처방)을 같이 복용시켜도 좋습니다. 염증이 발생했다면 일시적으로 소시호탕과 은교산, 길경석고탕이란 처방도 함께 복용하면 됩니다.

4. 육미지황환

육미는 선천적인 신장의 기운을 보강하면서도, 양기 덩어리인 아이의 음양을 조화롭게 합니다. 꾸준히 장복해야할 처방이랍니다. 육미 + 보중익기탕도 좋습니다.

앞에서 배운 소건중탕을 응용해도 됩니다. → 육미 + 소건중탕.

오늘 저녁부터 육미 + 소건중탕 과립제를 한 번씩 복용시키고 재우라고 우선 알려드렸습니다. 하루에 한 번 저녁에 선천을 보강해주는 것이 감기 10번 걸릴 아이를 1번 걸리게 하는 방법입니다. 암, 중풍 등이 먼 이야기가 될 수 있을 겁니다.

5. 소건중탕, 당귀건중탕

아이에게 영혈의 에너지를 공급합니다.

진액과 영양이 부족한 변비에도 도움이 된다고 했습니다.

육미가 가장 핵심이구요. 몸이 허할 때는 소건중탕을 같이 복용시켜주면 좋습니다.

6. 감맥대조탕

장조증의 아기에게 도움이 된다고 했습니다.

야채증, 짜증이 심한 아이 역시 오장에 영양이 부족해서 발생한 결과일 뿐입니다. 감맥대조탕은 심장과 뇌에 영양을 공급하고, 오장에 진액을 보충시켜 줌으로 장조증을 완화, 치료합니다.

밤에 자주 깨는 아이에게 복용시켜보세요.

이외에도 많지만 우선 가장 필요하면서 무난하고 간단한 처방만 알려드렸습니다. 중요한 것은 이러한 처방을 많이 알고 있다는 것이 아니겠죠?

아이가 열이나고 설사를 할 때 갈근탕을 사용할지, 위령탕을 사용할지 그것을 판단할 수 있는 눈을 가지는 것! 그 눈이 비방이고 명방이라고 말씀드렸습니다. 그 눈을 가지기 위해서는 오직 꾸준한 공부밖에는 다른 방법이 없습니다. 생리·병리편에서 더 심도 있는 원리를 열심히 공부해봅시다.

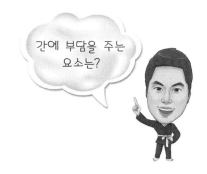

간에 부담을 주는
요소는?

:: 한약은 간에 해롭다

여기서는 우리 같이 부담 없이 쉬어가는 시간을 가집시다.

한약을 먹고 대표적으로 발생하는 증상에는, 간 수치가 올라갔다거나 황달이 생겼다 등이 있습니다. 꼭 황달이란 병증이 한약 때문에 발생하는 것처럼 인식되었습니다.

본론으로 들어가서 한약을 복용하면 정말 간에 부담을 줄까요?

네, 물론 한약은 간에 부담을 줄 수 있습니다.

특히, 증상에 맞지 않고 몸에 적절치 않은 처방을 사용하면 더욱더 간에 부담이 될 수 있죠. 그럼 양약도 간에 부담을 줄 수 있을까요?

네, 양약 역시 간에 부담을 줄 수 있습니다. 항암치료제, 결핵약 등 약성이 강한 약일수록 당연히 간에 부담이 될 수 있습니다. 간장은 해독작용을 담당하고 있으니까요. 약이라는 것은 효과가 있는 만큼 독성도 가지고 있어 약이 몸에 들어가면 간의 해독작용을 거치며, 약은 언제든 간에 부담을 줄 수 있는 것입니다.

술을 많이 먹어도 간에 부담을 줄까요?

네, 이건 누구나 알고 있는 내용입니다. 알코올 역시 일정량을 넘어가면 간의 해독작용에 큰 부담이 됩니다. 이 역시 간 수치를 높일 수 있습니다.

30대인 이 여자분은 남편에 대한 스트레스로 분노와 짜증을 자주 냅니다.

그래서 거의 매일 술을 마시는데, 그 양이 많은 편이고요. 병원에 가니 간 수치가 너무 높다고 술을 줄이라고 하였습니다. 술을 줄이니 간 수치가 일시적으로 떨어졌는데요, 다시 폭음하니 간 수치가 높게 올라갔습니다.

이 경우의 원인은 단순하게 과음하는 것이죠? 스트레스도 부가적 원인이 될 수 있죠? 그럼 구운 고기, 인스턴트, 방부제 등 식품첨가물이 많은 음식을 자주 먹으면 간의 해독작용에 부담이 될까요? 이것도 과음의 경우와 동일한 내용입니다.

음식이란 것도 몸에 들어오면 당연히 간의 해독작용을 거쳐야 하니까요.

고민이 많고, 업무, 자식, 남편 등의 스트레스가 많아서 울화병이 생기면, 이도 간장과 연관이 있겠죠? 간 건강을 망가뜨리고 간 수치를 높이는 가장 핵심적인 원인은 바로 스트레스입니다. 스트레스가 대장이죠. 특히, 스트레스는 수면부족으로 연결되죠. 수면이 부족해지면 간의 재생능력이 떨어집니다. 이렇게 칠정병과 수면부족이 겹칠 시, 간에는 핵폭탄만큼 강력한 해를 끼치게 됩니다. 스트레스는 비위기능도 약화시키죠. 즉, 음식해독이 안 되고 숙식(宿食)이라는 찌꺼기가 장에 남게 됩니다. 이렇게 간강이 악순환되는 첫 단계가 바로 스트레스입니다.

수면부족과 과로는 간에 얼마나 부담이 될까요?

화와 분노를 자주 내면 간에 어떤 영향을 미칠까요?

간의 건강에 영향을 미치는 요소들의 예를 들어 보겠습니다.

어떤 여자 분이 결핵에 걸렸습니다.

병원에서 처방을 받아 약을 먹기 시작하는데요, 결핵약은 약성이 강하여 간 수치를 올라가게 할 수 있습니다. 그래서 우선 복용하던 결핵치료 한약을 잠시 중단하고, 음식도 조심하고, 잠도 일찍 자도록 노력하였습니다.

여러 노력으로 간 수치가 조금 올라가도 정상범위를 유지되었습니다. 한약 복용도 같이 시작했습니다. 간 수치 역시 조금 올라가도 정상범위를 유지했습니다.

그런데 어느 날 가족 때문에 신경을 쓰게 되었고, 스트레스를 며칠 지속적으로 받았습니다.

병원에 가서 정기검진을 하니 결핵약을 지속 복용할 수 있을지 의사가 고민할 만큼 간 수치가 매우 높게 나왔습니다. 그러던 어느 날 아침 결핵약을 빈속에 먹고 화장실에 갔다가 그대로 의식을 잃고 기절해 버렸습니다.

이때의 간 수치 증가와 부작용의 원인은 양약 때문이라 할까요? 스트레스 때문이라 할까요? 아니면 화장실에서 일시적 저혈압으로 쓰러졌다고 말할까요? 한 번도 이런 적이 없었는데 말입니다. 쓰러진 당시에 만약 한약국이나 한의원에서 한약을 지속 복용하라고 말하여, 환자가 한약을 먹고 있었다면 100% 죄인은 한약이 될 수도 있습니다. 이렇게 까마귀날자 배떨어지는 것이 두려워 치료법이 보이는 환자에게 한약을 복용시키지 않을 수도 없습니다. '과전불납리(瓜田不納履)와 이하부정관(李下不整冠)'이라 생각하며, 위험하다면 약을 조제하지 말까요?

그건 직업상 정의롭지 못하잖아요. 그저 딱 오해받기 좋은 상황입니다.

이분은 스트레스받지 않는 환경에서 결핵약도 먹고 다시 한약도 꾸준히 섭취하였지만, 다시 간 수치가 급격히 올라간 경우는 없었습니다. 치료도 잘 되었고요.

이 경우의 간에 문제는 스트레스가 핵심 원인이죠?

위와 비슷한 경우로 이번에는 40대 여자분입니다.

직장에 일이 너무 많아서 수면시간이 하루에 4시간도 못 되는 경우가 다반사고요. 약간의 스트레스와 업무가 많고 힘들어 몸이 항상 피곤합니다.

병원검사 결과, 간 수치가 정상보다 높은 편이고 자궁에 혹이 갑자기 커졌습니다. 하혈도 합니다. 이 경우 갑자기 자궁근종이 커지고 간 수치가 상승한 원인이 무엇인가요? 누구나 이해하듯, 정답은 과로와 수면부족입니다.

간은 피로를 담당한다고 했습니다. 피극지본이라 하죠. 잠을 못 자고 과로를 하면 간이 재생을 못 하므로 간 수치는 당연히 올라갈 수밖에 없습니다.

간을 손상하는 요소를 정리해보면,

스트레스가 왕이고, 그 밑으로 수면과 약, 음주, 음식 등이 있답니다. 이 요소들이 어떻게 결합하느냐, 강도가 얼마냐에 따라 간이 받는 영향력이 다르겠죠.

한약이든 양약이든 어떠한 건강식품이든, 술과 음식뿐 아니라 생활습관, 스트레스, 수면부족 등등 간의 기능에 장애를 줄 수 있는 요소들을 머릿속에서 펼쳐봅니다. 그리고 그 사람의 몸과 생활, 마음을 파악하고 이해해봅니다.

위의 두 가지 과정은 의식하지 않아도 머리에서 자동으로 체크하고 인식하게 될 것이며, 그 원인과 증상에 알맞은 처방이 알아서 떠오르실 겁니다.

간에 관해 공부하시면 어떻게 해서 황달이 왔는지, 왜 간 수치가 올라갔는지 조금만 고민하시면 충분히 파악할 수 있을 겁니다. 어떻게 알 수 있느냐고요?

우리 몸에서 간의 역할을 이해하면 충분합니다.

위와 관련된 스트레스의 예를 들어 볼까요?

칠정병으로 간이 답답하게 울체가 되어버리니 간이 제 역할을 당연히 못 하겠죠?

특히, 간과 짝을 이루는 담은 간의 힘을 빌려 담즙을 분비해야 하는데 그것 또한 장애를 받겠군요. '분노는 간이 주관하는 것. 지나치면 간이 손상된다.'

'황달이란 증상이 나타날 수도 있다.'

앞으로 한방에 관해 공부하시면 병원에 가야 하는 여러 상황에 고민이 많이 줄어들 겁니다. 예를 들어볼까요?

목에 뭐가 걸린 것 처럼 답답하고 기침이 나네요. 아마 매핵기증상 같습니다. 내과에 가시겠습니까?

고기만 먹으면 피부에 반점이 나타나서 간지럽다. 피부과에 가시겠습니까?

손과 발에만 땀이 난다. 손과 발의 땀샘을 없애러 대학병원에 가시겠습니까?

공부하시면 이러한 때 병원에 가야 되는 경우는 많이 줄어들게 됩니다.

반대로, 자궁에 문제가 생긴 것 같습니다. 그런데 무서워서 병원에 안 가겠다는 사람이 보기보다 참 많습니다. 그냥 빨리 병원에 가서 그 상태를 확인하는 것이 현명합니다.

몸이 매우 가렵고 벌레가 있는 것 같습니다. 간지럽고 흉터가 생기기 시작합니다. 모기는 아닌데요. 부끄러워 못 가겠다고요? 그냥 빨리 피부과로 가야 합니다.

사면발니(사면발이), 진드기 같은 것이 내 몸에 번식하기 시작하여 방치하면 뒷날 그 괴로움은 말도 못하게 큽니다.

평소 한약으로 건강을 지켜나가면서 사진 등으로 뭔가 의심되는 부분을 확인하고 싶을 때, 수술이 필요할 때, 골절 등 외상을 입거나 진통제나 항생제, 소염제 등의 복용이 필요할 때, 필요한 순간에 필요에 의해서 병원의 도움을 받으면 금상첨화겠죠? 공부가 쌓이면, 가야 할 때 가지 말아야 할 때를 알고 먹을 것 안 먹어도 될 것을 구분할 수 있게 되겠습니다.

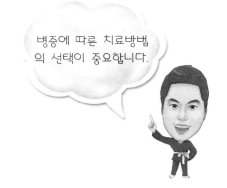

병증에 따른 치료방법의 선택이 중요합니다.

:: 한약은 효과가 느리다

'한약은 양약보다 부작용이 적으나, 효과는 느린 편이다'라는 인식이 강한데요, 정답은 뭘까요? 정답은 그런 부분도 있고 아닌 부분도 있습니다. 이런 차이는 병의 원인을 바로보는 시각차이와 그 치료방식이 다르기 때문에 나타나는 현상입니다.

병의 원인이 다른 두 가지 경우를 예로 들어보겠습니다.

첫째, 겨울철 찬 기운에 몸이 상하면 감기몸살이 발생합니다.

오한이 나고 열도 나고, 심하면 온몸이 쑤시고 아픈 몸살도 극심해집니다.

저는 찬바람에 몸을 오한 발열 몸살 기운이 왔다고 생각하는 그 즉시, '마황탕' 등의 證에 따른 한약을 복용하고 몸을 따뜻하게 해줍니다.

그렇게 새벽이 되면 막혀있던 땀구멍이 열리며 땀이 나게 됩니다.

땀이 나면 오한 발열이 사라지죠? 몸에 들어온 찬바람, 즉 감기를 금세 이긴 것입니다. 한약도 그 원인을 파악해서 처방을 정확하게 사용하면 효과가 굉장히 빠르고 근본 치료가 됩니다. 한방에서는 이러한 감기에 사용되는 처방도 수없이 많습니다.

그만큼 감기만 해도 수많은 원인과 증상이 있다는 것을 의미합니다.

게임 속 주인공들이 여러 무기 중 적의 상태에 정확한 무기를 사용하면, 적이 소멸되고 모든 것이 사라지며 빠른 시간 내 우리 몸이 정상으로 회복하게 됩니다.

위의 차가운 기운으로 발생한 한 초등학생 감기의 예를 한번 살펴볼까요?

추운 날 조심하지 않고, 외투를 벗고 뛰어놀았습니다. 추운 날 벗고 놀았으니 우리 몸의 1차 방어를 담당하는 '위기'가 모공을 제대로 방어하지 못했습니다.

그러자 몸의 땀구멍으로 찬바람이 침투합니다. 참고로 한방에서는 그 땀구멍을 '규리'라고 합니다. 그렇게 찬 기운이 침투하자, 어린이 몸에서 1차로 사기를 받는 폐가 찬 기운에 위축되어 버렸습니다. 찬 기운에 놀란 위기와 폐는 빨리 땀구멍이란 성문을 닫아버립니다. 몸 더 깊이 들어오지 못하게 말이죠.

즉, 1차 방어선을 지키는 상황입니다.

그때부터 모공으로 인한 피부호흡이 이루어지지 않고 땀과 열이 배출되지 않습니다. 그리고 아이의 몸 안에서는 들어온 침투한 적을 물리치기 위해 우리 몸의 정기가 한사와 싸움을 하고 있습니다.

땀구멍이 막혀 피부호흡이 이루어지지 않고 열이 배출되지 않는 상황인데, 몸에서는 정기와 사기의 전쟁이 한창이니 체온이 올라갈 수밖에 없습니다.

열이 심하게 나서 체온이 40도 이상 올라갈 수 있습니다. 어린이가 고열로 힘들어하니 얼음찜질을 해줄까요? 부모가 오슬오슬 떨고 있는 아이에게 차가운 얼음찜질을 시작합니다. 오! 땀구멍을 열어 차가운 기운을 내보내 줘야 하는데, 오히려 땀구멍을 더 막아버리네요.

열병이나 온병, 그 외 체온이 40도 이상 올라가서 환자의 뇌세포나 생명에 치명적인 문제가 발생할 수 있는 상황이 아니라, 이렇게 사기가 표에 침투하여 열이 날 때는 절대 찬물에 목욕하거나 얼음찜질을 하는 것이 얼마나 어리석은 행위임을 한약을 공부한 여러분은 이제 충분히 이해하실 겁니다. 결국 아이의 모공이 열려야 한사가 나가고 열이 내려가는데, 더욱 닫히게 되었습니다. 어린이의 몸 상태가 더 아파옵니다. 안타까운 상황입니다. 참고로 아이가 40도가 넘는 고열에 땀을 흘리고 갈증이 심하다면, 백호가인삼탕이란 처방이 적격입니다. 우선 이름만 들어놓으세요. 각설하고, 다시 위의 정기와 사기의 전쟁터로 돌아갑시다.

1차 관문인 땀구멍을 막아버려 피부에서 체온을 조절하는 기능을 상실하게 됩니다. 그때 신온해표 한약처방은 차가운 기운으로 인한 폐의 위축을 정상화시켜줍니다. 그리고 닫힌 땀구멍을 열어주어 '한사'를 밖으로 쫓아버립니다.

한약처방이 땀구멍을 극적으로 열어 한사를 밖으로 보내버리는 순간, 땀이 나며 체온은 정상으로 내려가고 병의 원인인 한사는 깨끗하게 사라지게 되었습니다.

이렇게 원인을 1차 관문에서 못 잡아내면 그 사기는 점차 몸속 깊이 들어가게 됩니다. 그렇게 되면 치료도 길어지고 우리 몸도 많이 상하게 됩니다.

감기로 1달씩 힘들어하는 분들이 너무 많은 이유입니다.

현대의학은 감기의 원인을 바이러스로 봅니다. 그 말도 맞습니다.

만약 몸의 정기혈이 쇠약해지고, 사기로 인해 약해진 신체상황은, 평소에는 내 몸에서 꼼짝도 못하던 바이러스들이 내가 약해진 틈을 타 온몸에 난동을 부리고 다닙니다. 허나 우리 몸에 들어온 바이러스를 다 죽이면 그것이 병의 끝이 아닙니다. 바이러스는 지금 여러분의 몸속부터 손. 입, 코, 컴퓨터에도 수없이 존재하고 있으니까요. 우리 몸의 균형이 깨지며, 약해지는 순간, 내 손과 휴대폰의 바이러스는 언제든 전염이 될 수 있고 그것이 병을 일으킬 수 있는 것입니다.

그럼 감기의 원인은 찬바람인가요? 아니면 바이러스인가요? 면역력인가요?

정답은 셋 다입니다.

한사 등의 외사나, 세균 및 바이러스의 역병, 그리고 우리 몸의 정기신 및 오장육부의 허실, 체질! 바로 이 3가지가 질병의 3대 요소라고 말할 수 있습니다.

우리 학교 다닐 때 불을 내기 위해서 필요한 요소를 배웠죠?

우선 불을 낼 수 있는 온도가 있어야겠고, 가스레인지를 켤 때 조그만 불꽃이 반짝 점화를 일으키며 불을 만들어 냅니다. 그리고 산소가 필요하겠죠?

공기를 없애면 아무리 석유가 있어도 불을 피울 수 없는 것처럼 질병의 요소도 마찬가지죠. 세균이나 바이러스가 한 마리도 없다면 감기에 걸릴 일이 없겠죠? 허나 다 못 없애죠. 반대로, 세균이나 바이러스가 득실거려도 감기는 걸리는 사람만 걸립니다. 바이러스, 세균이 병의 원인으로 매우 중요한 요소이지만, 현대 사회에서는 그것에만 너무 큰 비중을 두는 것이 약간은 걱정이 됩니다. 세균과 바이러스 그 이상으로 고려해야 하는 것이 우리 몸의 균형입니다. 내 몸의 기혈이 충만한 것만 바라봐도 안 되고, 바이러스에만 집중해도 안 된다는 것입니다. 병의 원인에 따라 치료법도 달라지고, 그 치료법에 따라 치료 속도도 결정되는 겁니다.

만성질환인 여드름을 볼까요?

한방은 여드름의 원인을 상체 쪽 열이나 혈의열, 아니면 자궁의 어혈이나 소화기관의 불균형, 스트레스 울화, 변비 등의 여러 원인을 두고 그 해결책을 찾습니다.

만약 여드름의 원인이 자궁과 스트레스의 2가지가 문제라면, 자궁의 근본문제와 스트레스를 없애는 방법으로 치료를 시도하겠죠. 스트레스로 인하여 기혈의 순환이 막히고, 심장이 과열되고, 간에 열이 올랐다면 그것을 정상으로 돌려야 합니다. 양약의 소염제, 스테로이드는 차단의 효과가 아주 우수하죠. 허나 위와 같이 자궁의 병증, 소화기관의 병증, 간화 등은 고려하지 않습니다. 이렇게 만성병증에 대해 접근하는 방식의 차이로 인하여 한약의 치료가 양약보다 느리다고 생각될 수도 있겠습니다.

한 약	양 약
→ 회복, 근본치유를 위해 병의 근본원인에 직접 작용한다.	→ 몸이 스스로 회복될 때까지 병증을 차단, 억제해주는 효능이 우수하다.

지금까지 한약의 효과가 빠른지 느린지 공부했습니다. 느린가요? 빠른가요?

5. 입문 편 마무리

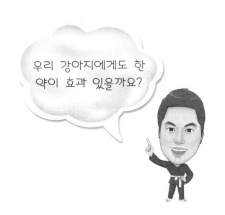

우리 강아지에게도 한 약이 효과 있을까요?

:: 동물 한약

입문 편의 마지막을 달려가고 있습니다. 열심히 달려왔으니 머리 좀 식힐까요?

홍삼을 먹으면 기력을 보강되죠. 그럼 만약 홍삼을 우리 멍멍이 고양이에게도 먹여볼까요? 비싸다고요? 네, 비쌉니다. 인간이 먹기도 비싼데, 하물며 동물에게 홍삼이라니요. 하지만 핵가족 사회에서 반려동물 역할이 커지면서, 강아지, 고양이들에게 들이는 정성도 사람 못지않게 커지게 되었습니다.

멍멍이가 집 지키고 찌꺼기 처리하던 시대는 점차 사라지고 동물의 가족화 시대가 온 것이죠. 애완동물 한 마리 키우는 것이 자식 한 명 키우는 것과 비슷한 비용, 정성이 든다고 합니다. 물론, 아직도 시골 등 많은 곳에서는 멍멍이들이 애완용이라기보다는 잔반처리용이죠.

제가 근무하던 뒷산에는 짬 타이거라고 불리는 고양이들이 간부숙소의 남은 음식들을 처리해주었습니다. 이때 고양이들이 찌꺼기 중에 유황오리 찌꺼기를 자주 먹었다면, 그 동물들도 사람처럼 기력이 보강될까요?

동물에게 한약을 사용하면 우리 인간처럼 효능이 나타날까라는 질문입니다. 정답은 사람과 비슷하게 효능이 난다고 봅니다. 그럼 좀 더 구체적으로 들어가서 동물에게 신장을 튼튼하게 하는 처방을 복용시킨다면, 사람처럼 신장이 튼튼해질 것이라 예상할 수 있을 겁니다.

어느 날 여성 손님이 한 분 오셨습니다. 한약을 조제한 후 자신의 반려동물인 고양이의 건강에 대해 질문하였습니다.

"우리 고양이가 방광염이 자주 걸립니다. 금전초가 방광염에 좋다고 하여 달여 먹이는데 고양이가 잘 안 먹어요. 금전초를 가루로 해서 캡슐에 넣어 먹여도 되나요?" 이렇게 물어보셨습니다. 그래서 저는 금전초가 방광 신장에 염증을 내리고 소변을 잘 나오게 하는 기능이 있으므로 가루로 먹어도 된다고 말한 후, 혹시 고양이가 중성화수술을 했느냐고 물었습니다. 손님이 그렇다고 하더군요.

그래서 "사람도 자궁이나 고환을 제거하면 그것과 연결된 신장의 기능이 약화되게 됩니다. 신장이 약화되면 신장염, 방광염, 요도염은 물론이고, 뼈 건강 악화, 스테미너 저하 등의 여러 증상이 당연히 빈번하게 발생할 수 있습니다.

동물도 사람과 마찬가지입니다. 금전초는 염증을 내리는 기능이 우수하지 신장을 보하지는 않으니, 집에서 쉽게 구할 수 있는 복분자를 같이 가루 내서 먹어보세요."라고 말씀드렸죠.

결과는 어떻게 되었을까요? 금전초만 먹일 때는 방광염이 재발하였는데, 복분자를 같이 먹이니 방광염이 재발하지 않는다고 좋아하셨습니다.

사료를 취급하는 회사에서 사료를 더욱 한약으로 만든 제품들도 보였습니다.

신장에 좋은 사료 이름이 '간신(肝腎)'이더라구요. 그 안의 성분을 보면 요즘 뜨는 하수오, 구기자, 산수유, 복분자, 황기 등 간신에 도움되는 한약재가 들어있더군요. 반려동물 한방화장품, 건강식 등 동물들에게도 한약이 점차 대중화되고 있는 현실을 보여주는 것입니다.

동물도 아프면 괴롭습니다, 그런데 더 괴로운 사람은 주인입니다.

반려동물이 만약 요도염 등으로 병원에 다니기 시작하면 그 비용이 만만치 않습니다. 허나 아파서 오줌도 잘 못 싸고 괴로워하는 귀여운 강아지, 고양이를 그냥 방치해서 죽일 수도 없지 않습니까? 그래서 주인은 눈물을 머금고 계속 돈을 쓰는 겁니다. 화기애애한 분위기를 위해 선택한 반려동물이 이제는 점점 스트레스가 되는 것입니다. 따라서 저는 동물의 건강에 한약이 크게 좋은 효과를 줄 것이라 자신합니다.

애완동물도 살아가는 동안 건강할 권리가 있고, 주인도 애완동물 때문에 금전적으로 정신적으로 힘들지 않아야 합니다.

『흰 띠 한약사』를 읽으시는 분들 중 애완동물을 키우는 분이 계시면 열심히 공부하셔서 애완동물에게도 한번 응용해보십시오. 굳이 복잡한 처방이 들어갈 필요도 없습니다. 과립제를 먹이든지, 그것도 힘들면 약초 한두 가지 선택해서 사료에 섞어 먹이는 노력만으로도 우리 반려동물들을 행복하게 해주는 방법이 되는 것입니다. 물론 제가 반려동물 약을 개발해보려고 한번 시도해보았을 때, 가장 큰 문제는 한약을 먹이기가 쉽지 않다는 것입니다. 특히, 입맛이 까다로운 고양이는 더 힘들죠. 따라서 치즈, 캔류, 사료 등의 유형으로 맛있게 만들어 내면 좋겠죠.

도시에 사는 반려동물들은 시골, 야생에서의 생활과 달리 중성화수술 및 운동 부족 등으로 많은 질병을 가지고 살아갑니다. 이러한 애완동물을 위해 한약을 복용시키고 싶다면 앞으로 공부한 내용을 바탕으로 한번 응용해보시기 바랍니다.

:: 처방 변화의 원리

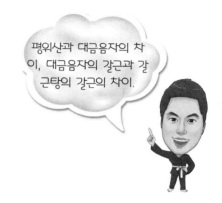

평위산과 대금음자의 차이, 대금음자의 갈근과 갈근탕의 갈근의 차이.

평위산(平胃散)이란 처방을 살펴봅시다.

이름 그대로 위장을 편안하게 해준다는 뜻처럼 비위장에 작용하는 처방입니다. 주로 숙식(宿食)을 처리하는 데 사용하는 처방입니다.

창출 - 군약	진피	후박	감초	생강, 대조

창출(蒼朮) 7.50g, 진피(陳皮) 5.25g, 후박(厚朴) 3.75g, 감초 2.25g, 생강 3쪽, 대추 2개.

의서에 따라 평위산의 4가지의 용량은 조금씩 차이 나지만 창출이란 약초가 주인공인 것은 변함이 없습니다. 자! 그럼 여기서 처방을 변신시켜 봅시다.

주인공인 군약 창출을 신하로 만들어 버리고, 대신 진피가 군약이 된 처방을 살펴보겠습니다.

진피 - 군약	창출	후박	감초	생강

진피(陳皮) 12g, 후박(厚朴)·창출(蒼朮)·감초(甘草) 각 2.8g에 생강 3쪽.

4가지 약초 구성은 동일하나 약초의 용량이 조정되며, 창출에서 진피로 군약이 바뀌었네요. 지금 보시는 이 처방은 숙취 해소에 널리 사용되는 '대금음자'라는 처방입니다. '대금음자(對金飮子)' 황금을 대신할 만큼 훌륭한 처방이란 뜻인데요.

구성은 같으나 군약이 변경되면서, 음주, 즉 주상(酒傷)에 좋은 처방이 탄생하였습니다. 즉, 숙취해소제죠. 성분과 구성도 거의 동일하지만, 이렇게 군약의 차이로 또 다른 처방이 되는 것의 예처럼 한약처방의 원리는 참으로 재미있습니다.

대금음자 중『방약합편』왈,
'갈근(乾葛) 8g, 적복령(赤茯笭)·사인(砂仁)·신곡(神曲) 각 4g을 더하면 더욱 좋다. 냉하면 양강(良薑) 8g, 초두구(草荳蔲) 4g을 더해도 좋다.'
이렇게 기록되어 있습니다.

이런 글을 보면 여기서 갈근 같은 약재 한두 가지가 추가되고 변하는 것이 크게 중요한 것 같지는 않죠? '더해도 좋다.' 이렇게 적혀 있으니까요.

처방 구성을 공부하다보면 위 처방의 군약인 진피나 창출 같은 약초는 중요한 역할을 차지하죠. 반면에,『방약합편』가감법의 갈근이나 초두구 같은 약초가 빠진다고 하여 대금음자란 처방의 의미가 퇴색되지는 않죠?

이것은 창출이란 약초는 중요하고 갈근이란 약초는 중요하지 않다는 의미가 아닙니다. 각 처방의 목적과 의미에 따라 구성약초의 중요성은 큰 차이가 나게 된다는 것이죠.

대금음자는 약국에 가면 탕약이나 과립제로 쉽게 구할 수 있습니다만, 주변에 흔히 볼 수 있는 숙취해소음료들은 대부분 헛개열매나, 오리나무 미강 추출물, 꿀 등을 이용합니다. 하지만 '대금음자'나 '갈화혜성탕'이라는 것은 사람들이 모릅니다. 술로 인한 병에 대표적인 한약처방인데 말이죠.

과음과 기름진 음식 등으로 인한 몸의 문제를 근본적으로 살피는 대금음자! 이를 숙취해소제를 식품으로 대중화하여 기존의 숙취해소제들과 경쟁하여 이기고 싶은 마음이 들지 않습니까? 한약의 자존심이라 할까요?

그럼『방약합편』을 기본으로 더욱 효과 있는 숙취해소제를 만들어 봅시다.

대금음자 × 5 + 지구자 400g, 갈근 250, 복령, 건강 등등.

여기에 꿀이나 흑설탕을 기호에 맞게 첨가합니다. 단맛도 비위를 도와 숙취를 해소하는 데 효능이 있죠. 자! 그럼 식품공장에서 제조해봅시다. 헉! 그런데 큰일입니다. 이 처방은 식품회사에서 제조가 안 된다고 하는군요.

대금음자에 들어가는 후박이란 약초가 식품으로 사용할 수 없는 약초였습니다. 한방처방 숙취해소제의 자존심을 지켜보려 했는데 식품으로의 생산은 중단하여야 할까요? 아니면 식품으로 만들기 위해 처방 약초 중 후박을 빼버리는 것은 어떨까요? 후박도 처방 안의 수많은 약초 중의 하나일 뿐이니까요. 가능할까요?

대금음자 처방에서 진피와 창출, 후박은 핵심약초에 포함됩니다. 즉, 쉽게 빠질 수 없는 약초죠. 하지만 지구자, 갈근 등은 빠질 수도 있다는 겁니다.

대금음자에서는 후박이 중요한 역할을 하기에, 후박의 효능을 유사하게 대체할 약초가 있으면 모를까, 후박이 빠져버리면 처방의 의미를 잃을 수도 있습니다. 물론, 약초를 대체하여 효능을 유지하거나 보완할 수 있는 실력이 있으면 가능할 수 있을 겁니다.

위의 예가 무슨 뜻인지 이해하시겠죠?

처방에 따라 핵심적인 약초가 있는 반면, 추가적으로 보완해주는 정도의 약초도 있다는 것입니다. 숙취해소제 처방에서 칡뿌리인 갈근이란 약초는 쉽게 빠질 수 있으나, 후박은 못 빠지죠? 이는 갈근 자체가 중요하지 않다는 뜻이 아니라는 것.

이제 아시겠죠?

예를 들면, 갈근탕이란 처방에서는 갈근이 주인공입니다. 갈근 없이 다른 약초들만으로는 갈근탕이란 처방의 의미가 없어지는 것입니다. 처방 속 약초 구성의 변화! 흥미롭죠?

약초 한 가지의 용량 변화로 처방의 목적이 바뀔 수 있다.

예) 평위산 대금음자.

약초 한 가지가 빠져도 무방한 처방이 있고, 불가능한 처방도 있다.

➡ 대금음자에서 갈근. 갈근탕에서 갈근의 역할.

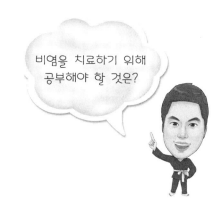

비염을 치료하기 위해
공부해야 할 것은?

:: 1권을 마무리하며

1권을 마무리하는 시간입니다.

책 한두 권으로 몸을 이해하고 병을 이길 수 있는 방법을 알려드리면 저도 좋겠지만, 그것은 절대 불가능한 방법이었습니다. 그래서 『흰 띠 한약사』의 공부는 인내와 시간이 필요합니다. 그래서 이 이야기를 미리 하지 않고 공부가 계속되면, 도대체 언제 병을 고칠 수 있느냐고 불만이 생길 수도 있고, 시간만 낭비하실 분들도 아주 일부 있으실 것 같아 미리 언급합니다.

지금 공부한 입문 편은 앞으로 공부할 워밍업에 지나지 않습니다. 몸 좀 푼 것입니다. 몸을 알고 병을 치료한다는 것이 책 한두 권으로 이루어질 수 있는 쉬운 일이 아닙니다.

왜 한두 권으로 쉽게 끝내지 못하는지 비염이라는 증상을 통해서 그 예를 들어 보겠습니다. 우선 비염을 치료하기 위해 비염에 좋은 처방과 약초를 적어봅시다.

비염에 좋은 본초로는 홍삼, 신이, 갈근, 유근피, 마황, 생강, 형개, 박하, 진피, 창이자, 만형자 등의 약초들.

처방은 형방패독산, 팔미, 보중익기탕, 소청룡탕, 오령산, 삼소음, 갈근탕가천궁신이, 이중탕, 아니면 수술이나 항알레르기약 등의 양약.

위와 같은 내용으로 여러분이나 주변 사람의 비염에 적용해서 복용, 근본 치료를 하실 수 있습니까? 도대체 뭘 써야 되나요? 이러한 단순한 약초나 처방 소개로는 절대 근본 치료를 할 수가 없습니다. 그래서 밑을 봐봅시다.

비염이라는 병의 원인은?

| 한사로 폐·방광 위축 | 노권상, 칠정병 | 신장의 쇠약 | 비위의 습(濕)·담(痰) |

비염을 발생시키는 대략적 원인 4가지를 한번 살펴봤습니다. 4가지는 쉽게 말해 찬기운, 과로, 근본쇠약, 소화불균형 4가지군요. 이 4가지 병증의 발생 원인을 알아야 비염이라는 병을 치료할 수 있겠죠? 그럼 4가지의 원인을 파악하기 위해 우리가 알아야 되는 내용을 찬기운에 속한 요인부터 하나하나 살펴봅시다.

한사로 폐·방광 위축	노권상, 칠정병	신장의 쇠약	비위허 습(濕)·담(痰) 생성
각 부분에서 알아야 될 내용들은?			
육사(六邪)의 개념	후천치기 생성 미흡	정(精)의 개념	비위허한증 이해
폐의 기화작용	간주소설 기능	명문화의 개념	소화. 승청강탁 이해
방광의 기화작용	간장혈 기능	명문화의 역할	비생습. 담의 이해
수분대사 과정	허열의 개념	수화지교란	습담의 병증 이해
위기(衛氣), 해표 개념	칠정의 개념	명문화와 기화작용	숙식의 병증 이해

비염 하나 이해하기 위해서도 위와 같이 20가지의 개념공부가 필요합니다.

20가지 안의 내용을 알기 위해서도 얼마나 많은 노력이 필요할까요? 비염을 설명하고 치료하기 위해서는 위의 내용들을 풀어내지 않고는 절대 한 발짝도 나갈 수 없는 겁니다.

수화지교라는 개념 하나도 그렇게 만만하지 않았죠? 그런 것들이 20개나 있습니다. 그럼 비염 하나 치료하는데 이렇게 많이 공부해야 한다면 다른 병들도 마찬가지니까. 그럼 공부할 양이 너무 많다고 욕 나온다구요?

반대로 생각하면요.

위의 20가지만 공부하면, 비염뿐만 아니라 고혈압, 감기, 부종, 소화불량, 도한, 자한증, 아토피, 갑상샘, 녹내장, 중풍 등 여러 병증치료도 동시에 이해하게 되는 것입니다. 즉, 하나를 깨달으면 다른 것은 저절로 이해하게 되는 것입니다. 그래서 한방 공부는 재미있고 쉬운 것입니다. 제일 처음에 한의학은 깨달음의 학문이라 했었죠.^^

위에 보니 입문 편에서 어느 정도 배운 것도 있죠?

외사인 육사(六邪)의 개념이나 위기, 해표의 개념, 간주소설, 간장혈, 칠정의 개념과 수화지교, 정의 개념, 습담 등 가만히 살펴보니 은근히 많은 것을 배웠습니다. 나머지는 생리·병리 편에서 배울 것입니다. 위와 같은 단어들이 자연스럽게 이해가 되고, 머릿속에서 떠오르는 수준이 되어야 처방공부로 넘어갈 수 있는 겁니다.

즉, 하나하나 풀어서 글을 쓰는 저도 쉽지 않은 과정이고, 어려운 한약을 공부하는 여러분도 쉽지 않은 과정입니다. 내용도 점점 어려워집니다. 그래서 포기하실 분은 미리 포기하시라고 말씀드립니다. 힘든 길을 따라올 수 있는 분이 단 1명도 상관없습니다. 같이 갑시다. 그렇다면 저도 마지막 편까지 글을 쓰겠습니다!

:: 2권을 맞이하며

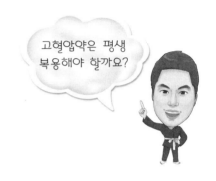

고혈압약은 평생 복용해야 할까요?

드디어 이 책의 마지막 장이 되었습니다.

내 아들이 크면, 한약을 전공하지 않아도 쉽게 이해할 수 있게 그 누구나 이해하기 쉬운 한약입문서를 쓰고 싶었습니다. 허나 저의 부족한 글솜씨 때문에 그것이 잘되지 않은 것 같아 아쉬움이 많이 남는군요.

요즘 제 아들이 푹 빠져있는 자동차 장난감을 조립하다가 마음대로 안 되니 굉장히 짜증을 내더군요. 부모들은 조립과 분리를 하루에도 수십 번 반복해야 하고, 아이는 그 로봇 만화만 보려고 합니다. 아무 도움이 안된다 싶어 장난감을 숨겨 창고에 넣어두었습니다. 아들은 며칠간 장난감을 찾다가 점차 잊어버리고, 그것이 없던 때처럼 막대기 하나로도 잘 놀고 있습니다. 요즘 그 로봇 장난감이 아이들에게 흥미를 제공해줘서 좋은 면이 있겠지만, 좋은 면 이상으로 부모와 아이들을 힘들게도 합니다.

세상 모든 물건이 위의 그것과 크게 다르지 않을 것입니다. 긍정적인 부분과 부정적인 부분은 빛과 그림자처럼 항상 따라다니니까요. 특히, 자본주의 사회에서는 이러한 특성에 더욱 경계를 해야 합니다. 아들이 과자를 맛보지 않았을 때는 고구마를 잘 먹었죠. 하지만 입을 자극하는 과자를 맛본 후에는 고구마는 찬밥이고, 수시로 "까까, 까까!"를 외쳐댑니다.

현대 사회에서는 이윤추구가 우선입니다.

상업적인 부분이므로 강제로 이를 제재할 수는 없습니다. 제재하면 자본주의가 아니죠. 그래서 제품을 계획할 때 중독성으로 인한 재구매율이 가장 중요할 수밖에 없습니다. 커피, 콜라, 흰설탕, 밀가루 다 마찬가지죠. 이러한 특성은 약이라는 분야도 마찬가지입니다.

저도 자본주의 상업성을 무조건적으로 비판할 자격은 없습니다. 그 상업성이 잘 못된 것도 아니고요. 허나 약은 건강과 직결되기에, 로봇, 식품보다는 그 중요성이 훨씬 큽니다. 그래서 우리는 우리가 내 몸을 위해 올바른 방법을 선택할 수 있는 실력이 필요합니다.

실제 예를 들어봅니다.

어떤 40대 후반 여성이 피부병이 생겨 호르몬제를 복용하였습니다. 호르몬제를 꾸준히 복용하니, 다른 것은 다 좋아졌는데 갑자기 체중이 증가하였습니다.

어쨌든 체중이 증가하여 다이어트를 마음먹었습니다. 이 분은 과도한 감량 욕심에 밥맛 확 떨어지는 강한 약을 원해서 지금은 판매 중단된 리덕틸이란 다이어트약을 몇 달 복용했습니다. 그리고 체중을 감량했습니다. 그런데 다이어트 도중 약간의 탈모가 왔네요.

걱정이 되어서 다이어트약 복용을 중단하고 탈모치료를 하였습니다. 이제 탈모약을 먹네요. 그런데 다이어트약을 끊고, 다시 생활을 불규칙하게 하니 요요현상이 나타나기 시작합니다. 체중이 다시 늘어났네요. 탈모에, 체중감량 직장 업무 등으로 최근 스트레스를 받고 몸이 힘들어졌습니다,

간 수치가 올라가고 고지혈증에 어지러움이 나타나고, 혈압도 상승해서 고지혈증약과 혈압약 2가지를 처방받았습니다. 이 여성의 복용약은 호르몬제 하나에서 고지혈증약, 혈압약, 탈모약, 이렇게 4가지로 늘어났습니다.

그렇게 식생활은 조절하지 못하고 지속 고칼로리 음식에 저녁 늦게 음주를 하였습니다. 남편과 자식, 일 때문에 스트레스도 많이 받고요. 정기검진 날 검진을 받으니 당뇨수치가 평균보다 높게 나왔습니다. 그래서 당뇨약을 복용해야 하는군요.

이렇게 복용해야 하는 약이 늘어나기 시작합니다.

먹는 약이 많아서 약을 줄이고 싶지만 마음대로 혈압약을 끊을 수도 없고, 호르몬제를 끊어버리자니 겁이 납니다. 그러는 와중 평소에 불면증이 있었는데, 갱년기로 더욱 잠이 오지 않고 최근 심리적으로도 우울하였습니다. 그래서 정신과 약을 처방받아 복용하니 밤에는 깊은 잠을 잘 수 있어서 좋았습니다.

그렇게 나이가 들어갑니다. 갱년기가 지나고 호르몬제와 탈모약은 끊었지만, 아들딸이 부모님이 걱정이 되어 보약에 홍삼에 글루코사민, 오메가 3, 종합비타민 등을 선물합니다.

와! 이제는 정말 하루 종일 약만 먹어야 되는 날이 다가왔습니다. 그렇게 살아가다가 노화가 오며 선천지정이 쇠약해졌습니다. 몸이 너무 피곤하여 병원에 가니, 갑상샘 수치가 떨어지며 갑상샘 저하증이 발생하였답니다. 자, 또 갑상샘 저하증 약이 추가되었군요.

이 여성의 복용약에다가 여러 가지 건강식품을 합쳐버리니, 정해진 약만 먹다가 하루가 다 가버립니다. 위의 이야기는 실제 사람의 이야기입니다. 사실 많은 사람이 나이가 들수록 손에 쥐고 있는 약 봉투가 늘어나는 게 현실입니다. 혹시나 뇌경색이나 뇌출혈이 와서 쓰러진다면, 그때는 정말 남은 인생이 너무 슬퍼집니다.

이 분은 다이어트가 문제가 아닙니다. 우리는 앞으로 이런 몸을 보고 어떻게 약을 써야 할지 머릿속에 복용설계도가 쫙 그려져야 됩니다.

고혈압약을 평생 복용해야 할까요? 자신의 몸을 자신이 모른다면 불안해서 혈압약을 평생 복용해야 합니다. 하지만 자신의 몸을 자신이 안다면 평생 복용하지 않아도 됩니다. 이것은 양약을 비판하는 것이 아닙니다. 여기서 제가 말하는 것은, 양약이나 한약 모두 자신 있게 판단할 수 있는 실력과 자기 몸을 살피는 정성이 기본이 있어야 됩니다. 왜냐구요? 만약 자신이 고혈압이라 가정합니다.

그 어떤 의사나 약사 등 전문가가 왈, "이 시점에서 혈압약을 끊어보자. 그리고 2

일간 몸의 반응을 체크해봅시다. 그리고 약간의 문제가 있으면 다시 혈압약을 2일에 한 번씩 복용하며 한 달을 지켜보자. 그리고 스트레스가 줄어들고 몸 상태도 많이 좋아지면, 다시 혈압을 체크하고 혈압약을 중단해보자. 그리고 다시 3일을 있어보고 다시 몸을 체크하자. 3일간 아무 이상 없으면, 다시 3일 더 중단해보자. 그런데 혈압이 다시 올라온다면 다시 몸을 체크하여 복용 여부를 결정하자. 혈압에 좋은 음식도 알아보고 생활에서 따라 하시고, 한약처방 중에서도 혈압에 도움이 되는 것이 있는지 잘 아는 한의사 친구에게 물어보고 도움될 수 있는지 알아보자. 그리고 한약과 동시 병행하면서 혈압을 체크해보며, …생략…."

이렇게 당신만의 혈압을 위해서 자세히 설명해줄 사람이 지구상에 있습니까?

이건 가족이나 사랑하는 사람밖에 못 합니다. 이것을 할 수 있는 사람은 오직 자기 자신인 당신뿐인 겁니다. 또한, 대부분은 혈압약을 끊어야 하는 이유도 모릅니다. 평생 먹어야 한다고 믿고 있습니다. 국가나 병원입장에서는 수많은 국민의 건강을 책임져야 하니 차라리 안정적으로 혈압약을 평생 복용하는 것이 효율적일 수 있습니다. 또 고혈압환자가 존재해야 회전이 되는 하나의 시스템도 존재합니다. 무슨 뜻인지 이해되시죠? 하지만 개인적인 입장은 그게 아니죠.

그럼 과연 어떻게 하는 것이 정답일까요?

다만, 저는 우리 몸은 장난감과는 다르게 소중하다는 것을 말하고 싶습니다. 자기 몸의 결정권은 자신이 가지자는 의미입니다.

지금까지 입문 편을 읽고 공부하신 분이면 충분히 위와 같은 상황을 만들지 않으시리라는 확신을 합니다. 여러분은 나이가 들면서 약봉지가 늘어나는 삶이 아닌, 행복과 마음의 여유가 넘치는 삶을 살아갈 수 있습니다. 건강한 삶, 바로 지금 이 글을 읽으시는 여러분이 그 주인공입니다.

허나 몸을 알고 약을 정확히 사용하는 게 끝이 아닙니다. 중요한 것은 내 몸과 환자에 대한 리더십입니다. 환자에 대한 리더십이란 뭘까요? 예를 들어, 여러분의 어머니에게 한약을 복용시키고 싶은데 안 드신다면 어떻게 할까요?

어떤 사람은 3개월 동안 차근차근 치료해야 하는데, 환자가 과연 3개월 동안 당신을 믿고 따라올 수 있는지의 문제입니다. 3개월 못 따라오면 결국 그 사람의 치료는 실패하는 거죠. 이 리더십과 믿음이란 것은 어디에서 나오는지 이미 설명했습니다. 이는 병을 치료하는 데 실력만큼 중요한 내용일 수 있습니다.

지금까지 입문 편을 공부하신다고 애쓰셨습니다. 다음 편은 우리 몸을 이해하는 생리·병리 편과 질병 편 제1권입니다. 이 과정만 제대로 이해한다면 여러분의 실력은 급격히 상승할 겁니다. 입문과정보다 어렵고 또는 재미있는 시간입니다. 쉽지는 않지만, 지금까지 달려오신 여러분은 다음에도 충분히 자신의 것으로 흡수하실 수 있으실 겁니다.

건방진 말씀이지만, 혹, 마지막으로 당부드릴 것은,

비전공자분들은 책의 중요한 내용에 형광펜을 그으시며 다시 한 번 입문 편을 정독해서 읽으시기 바랍니다. 그렇게 한 번 더 읽으시고 또, 다시 한 번 이해하시며 읽으십시오. 이렇게 2번 더 반복해서 읽으신 후 다음은 형광펜 부분만 빠르게 읽으십시오. 그러면 입문 편 한 권을 읽는 데 한 시간도 걸리지 않게 됩니다. 꼭 그 상태에서 다음 단계로 넘어가시기 바랍니다. 그렇게 해야 생리·병리공부를 따라갈 수 있는 최적의 실력을 갖추게 됩니다.

『흰 띠 한약사』 다음 시리즈 생리·병리 편과 질병 편 제1권(아토피, 건선)에서 우리 다시 만납시다!

목련꽃 당신

사랑

활짝 핀 목련꽃이 나비를 반겨 웃고,
날 향한 환한 미소 내 마음 설레었네
긴 세월 목련꽃 당신 사랑하고 안아주리

이별

꽃 지고 그 자리에 향기만 가득 남아
짧은 사랑 꽃내 품은 아쉬운 날갯짓만
다음 봄에 또 오시겠지 열흘 뒤엔 나도 가오

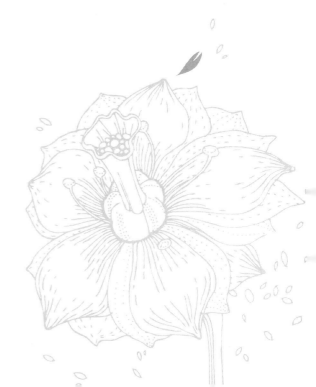